U0295482

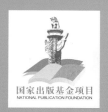

国家出版基金项目
NATIONAL PUBLICATION FOUNDATION

"十三五"国家重点图书出版规划项目

Precision
Medicine

精准医学出版工程

精准预防诊断系列

总主编 詹启敏

健康医疗大数据的管理与应用

Management and Application of
Health Data Science

张路霞 段会龙 曾 强 等

编著

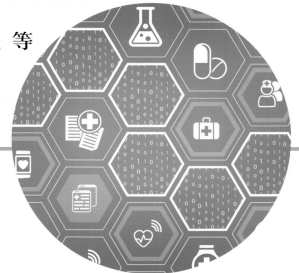

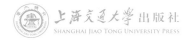
上海交通大学出版社
SHANGHAI JIAO TONG UNIVERSITY PRESS

内容提要

    本书为"精准医学出版工程·精准预防诊断系列"图书之一。大数据作为一种颠覆性的技术,几乎影响了所有行业,而医疗健康将是其影响最大、最深远的领域之一。本书由多位在健康医疗大数据领域具有丰富实践经验的专家和学者共同编写而成,书中介绍了健康医疗大数据在健康管理、临床医疗、公共卫生等多个领域的研究和应用的新进展,内容丰富且专业性强。希望对健康医疗大数据感兴趣,并愿意在健康医疗大数据领域从事相关研究和应用工作的读者能从中得到一定的帮助和启发。

图书在版编目(CIP)数据

健康医疗大数据的管理与应用/张路霞等编著. —上海:上海交通大学出版社,2020

精准医学出版工程/詹启敏主编

ISBN 978-7-313-20477-6

Ⅰ.①健⋯ Ⅱ.①张⋯ Ⅲ.①医学—数据处理 Ⅳ.①R319

中国版本图书馆 CIP 数据核字(2018)第 269048 号

健康医疗大数据的管理与应用
JIANKANG YILIAO DASHUJU DE GUANLI YU YINGYONG

编　　著:张路霞　段会龙　曾　强　等

出版发行:上海交通大学出版社　　　　　　　地　　址:上海市番禺路 951 号

邮政编码:200030　　　　　　　　　　　　　电　　话:021-64071208

印　　制:苏州市越洋印刷有限公司　　　　　经　　销:全国新华书店

开　　本:787 mm×1092 mm　1/16　　　　　印　　张:23.75

字　　数:468 千字

版　　次:2020 年 4 月第 1 版　　　　　　　印　　次:2020 年 4 月第 1 次印刷

书　　号:ISBN 978-7-313-20477-6

定　　价:194.00 元

版权所有　侵权必究

告读者:如发现本书有印装质量问题请与印刷厂质量科联系

联系电话:0512-68180638

精准医学出版工程·精准预防诊断系列

编 委 会

总主编

詹启敏(北京大学常务副校长、医学部主任,中国工程院院士)

编 委
(按姓氏拼音排序)

卞修武[中国人民解放军陆军军医大学第一附属医院(西南医院)病理科
　　　主任,全军病理学研究所所长,中国科学院院士]

崔大祥(上海交通大学转化医学研究院副院长,纳米生物医学工程研究所
　　　所长,讲席教授)

段会龙(浙江大学生物医学工程与仪器科学学院教授)

府伟灵[中国人民解放军陆军军医大学第一附属医院(西南医院)检验科
　　　名誉主任,全军检验专科中心主任,教授]

阚　飙(中国疾病预防控制中心传染病预防控制所副所长,研究员)

刘俊涛(北京协和医院妇产科副主任、产科主任,教授、主任医师)

刘烈刚(华中科技大学同济医学院公共卫生学院副院长,教授)

罗荣城(暨南大学附属复大肿瘤医院院长,南方医科大学肿瘤学国家二级
　　　教授、主任医师)

陶芳标(安徽医科大学卫生管理学院院长,出生人口健康教育部重点实验
　　　室、人口健康与优生安徽省重点实验室主任,教授)

汪联辉(南京邮电大学副校长,江苏省生物传感材料与技术重点实验室主
　　　任,教授)

王　慧(上海交通大学医学院公共卫生学院院长,教授)

魏文强(国家癌症中心、中国医学科学院肿瘤医院肿瘤登记办公室主任,
　　　研究员)

邬玲仟(中南大学医学遗传学研究中心、产前诊断中心主任,教授、主任

医师)

邬堂春(华中科技大学同济医学院副院长、公共卫生学院院长,教授)

曾　强(中国人民解放军总医院健康管理研究院主任,教授)

张军一(南方医科大学南方医院精准医学中心副主任,主任医师)

张路霞(北京大学健康医疗大数据国家研究院院长助理,北京大学第一医院肾内科主任医师、教授)

张　学(哈尔滨医科大学校长、党委副书记,教授)

朱宝生(昆明理工大学附属医院/云南省第一人民医院遗传诊断中心主任,国家卫健委西部孕前优生重点实验室常务副主任,教授)

学术秘书

▼

张　华(中国医学科学院、北京协和医学院科技管理处副处长)

《健康医疗大数据的管理与应用》
编 委 会

主 编

张路霞（北京大学健康医疗大数据国家研究院院长助理，北京大学第一医院肾内科主任医师、教授）

段会龙（浙江大学生物医学工程与仪器科学学院教授）

曾　强（中国人民解放军总医院健康管理研究院主任，教授）

副主编

付　君（哈尔滨医科大学附属第一医院教授）

吕旭东（浙江大学生物医学工程与仪器科学学院教授）

王海波（北京大学健康医疗大数据研究中心研究员）

詹思延（北京大学医学部公共卫生学院教授）

编 委
（按姓氏拼音排序）

邓　宁（浙江大学生物医学工程与仪器科学学院副教授）

高　培（北京大学医学部公共卫生学院研究员）

侯　艳（哈尔滨医科大学副教授）

黄　薇（北京大学医学部公共卫生学院研究员）

黄正行（浙江大学生物医学工程与仪器科学学院副教授）

贾海英（中国人民解放军第 306 医院副主任医师）

贾忠伟（北京大学中国药物依赖性研究所研究员）

李昊旻（浙江大学转化医学研究院助理研究员）

刘济全（浙江大学生物医学工程与仪器科学学院教授）

刘　雷（复旦大学生物医学研究院教授）

秦健勇（广州医科大学附属第三医院荔湾医院副主任医师）

谢朝辉（国家电网公司北京电力医院主任医师）

赵　鹏（解放军杭州疗养院副主任医师）

郑延松（中国人民解放军总医院副主任医师）

钟文昭（广东省人民医院、广东省肺癌研究所主任医师）

学术秘书

杨　羽（北京大学健康医疗大数据研究中心助理研究员）

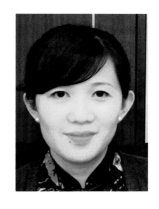

张路霞, 1976 年出生。北京大学医学部临床医学专业博士、哈佛大学公共卫生学院公共卫生专业硕士,现任北京大学健康医疗大数据国家研究院院长助理,北京大学第一医院肾内科主任医师、教授、硕士生导师。自 2004 年以来,一直致力于慢性肾脏病的流行病学研究,先后在我国慢性肾脏病的患病率、危险因素及并发症、患者管理模式等方面开展了若干项国内领先、国际先进的科研工作;在国内率先开展了健康医疗大数据在肾脏专科领域的研究。近 5 年来主持各类研究基金项目 6 项,包括北京市科技计划课题《慢性肾脏病早期诊断路径与进展评估模型的建立与验证》、首都医学发展科研基金项目《北京市社区慢性肾脏病教育与干预模式的研究》等。作为第二完成人获得 2015 年中华预防医学会科学技术奖二等奖和 2015 年北京市科学技术奖三等奖。入选教育部"新世纪优秀人才计划",获得中华医学会肾脏病学分会"青年研究者奖"。在 *The New England Journal of Medicine*、*The Lancet* 和 *British Medical Journal* 等国际期刊发表研究论文 40 余篇,并在 *American Journal of Kidney Diseases* 发表了中国第一个肾脏疾病年度报告。

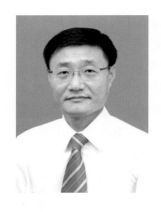

段会龙，1963 年出生。浙江大学生物医学工程专业博士，现任浙江大学生物医学工程与仪器科学学院教授、博士生导师，医疗大数据应用技术国家工程实验室副主任。主要研究方向为医疗仪器、生物医学信息学、医疗信息系统、医疗健康大数据、医学人工智能等领域。2006—2008 年，承担了我国首个数字化医疗领域的 863 计划目标导向类课题《医疗信息融合与临床支持系统》，并以此为基础建成了大型的数字化医院示范工程，该课题的研究成果已作为国家 863 计划生物和医药技术领域的代表性成果，收入《国家科技计划年度报告 2009》；承担国家自然科学基金委员会-中国工程院联合基金项目《国家电子健康档案基础信息构架战略研究》，为我国发展国家电子健康档案提出了战略规划。2012 年起先后承担"十二五"863计划重大项目《医疗信息集成融合技术与系统开发》、国家科技重大专项项目《面向数字医院的医疗物联网关键技术研究与设备开发及验证》、"十三五"国家重点研发计划项目《疾病表型数据标准化技术体系建设》等课题。获得国家科学技术进步奖二等奖 1 项，省部级科学技术奖 3 项。近几年来，在国内外重要期刊和会议上发表学术论文 100 余篇，出版专著 1 部。在数字化医疗、医疗大数据领域获得发明专利近 10 项、软件著作权60 余项。

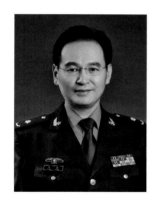

曾强，老年心血管内科专业医学博士，现任中国人民解放军总医院健康管理研究院主任，教授、博士生导师，老年医学、健康管理专家，是我国健康管理学科的创立者之一，也是我国健康管理行业的积极推动者和实践者。长期从事心脑血管疾病的基础和临床研究。近年来，潜心研究健康体检和健康管理问题，率先提出并积极实践体检中心的三个战略转变：由单纯经营型向学科建设型转变，由单纯体检向健康管理转变，由单纯疾病检查向整体健康评估转变。作为国家卫生部"健康体检管理办法"起草委员会的专家组成员，参与了国家卫生部《健康体检管理暂行规定》和《健康体检项目目录》的编写和制订工作。作为首席科学家承担国家863计划和国家科技支撑计划项目"亚健康研究"课题各1项，承担国家自然科学基金、全军医药卫生基金项目多项。荣获国家和军队科学技术进步奖7项，以及"健康管理杰出贡献奖"（中华医学会健康管理学分会评选，2013年）、"科学中国人年度人物"（2016年）、"中国健康管理十大风云人物"（《健康报》评选）等多项荣誉。同时还担任国家科技部人口健康领域专家以及国家自然科学基金委评审专家等职。兼任中国健康管理协会副会长、中国老年医学学会副会长、中华医学会健康管理学分会主任委员、联合国教科文组织生命技术研究院（亚洲区）副主席、国际心脏代谢风险学会会员、《中华健康管理学杂志》总编辑。在国内外期刊发表论文200余篇，其中SCI收录论文46篇。

　　"精准"是医学发展的客观追求和最终目标，也是公众对健康的必然需求。"精准医学"是生物技术、信息技术和多种前沿技术在医学临床实践的交汇融合应用，是医学科技发展的前沿方向，实施精准医学已经成为推动全民健康的国家发展战略。因此，发展精准医学，系统加强精准医学研究布局，对于我国重大疾病防控和促进全民健康，对于我国占据未来医学制高点及相关产业发展主导权，对于推动我国生命健康产业发展具有重要意义。

　　2015 年初，我国开始制定"精准医学"发展战略规划，并安排中央财政经费给予专项支持，这为我国加入全球医学发展浪潮、增强我国在医学前沿领域的研究实力、提升国家竞争力提供了巨大的驱动力。国家科技部在国家"十三五"规划期间启动了"精准医学研究"重点研发专项，以我国常见高发、危害重大的疾病及若干流行率相对较高的罕见病为切入点，将建立多层次精准医学知识库体系和生物医学大数据共享平台，形成重大疾病的风险评估、预测预警、早期筛查、分型分类、个体化治疗、疗效和安全性预测及监控等精准预防诊治方案和临床决策系统，建设中国人群典型疾病精准医学临床方案的示范、应用和推广体系等。目前，精准医学已呈现快速和健康发展态势，极大地推动了我国卫生健康事业的发展。

　　精准医学几乎覆盖了所有医学门类，是一个复杂和综合的科技创新系统。为了迎接新形势下医学理论、技术和临床等方面的需求和挑战，迫切需要及时总结精准医学前沿研究成果，编著一套以"精准医学"为主题的丛书，从而助力我国精准医学的进程，带动医学科学整体发展，并能加快相关学科紧缺人才的培养和健康大产业的发展。

　　2015 年 6 月，上海交通大学出版社以此为契机，启动了"精准医学出版工程"系列图书项目。这套丛书紧扣国家健康事业发展战略，配合精准医学快速发展的态势，拟出版一系列精准医学前沿领域的学术专著，这是一项非常适合国家精准医学发展时宜的事业。我本人作为精准医学国家规划制定的参与者，见证了我国精准医学的规划和发展，欣然接受上海交通大学出版社的邀请担任该丛书的总主编，希望为我国的精准医学发展及医学发展出一份力。出版社同时也邀请了吴孟超院士、曾溢滔院士、刘彤华院士、贺福初院士、刘昌孝院士、周宏灏院士、赵国屏院士、王红阳院士、曹雪涛院士、陈志南院士、陈润生院士、陈香美院士、徐建国院士、金力院士、周琪院士、徐国良院士、董家鸿院士、卞修武院士、陆林院士、田志刚院士、乔杰院士、黄荷凤院士等医学领域专家撰写专著、承担审校等工作,邀请的编委和撰写专家均为活跃在精准医学研究最前沿的、在各自领域有突出贡献的科学家、临床专家、生物信息学家,以确保这套"精准医学出版工程"丛书具有高品质和重大的社会价值,为我国的精准医学发展提供参考和智力支持。

编著这套丛书,一是总结整理国内外精准医学的重要成果及宝贵经验;二是更新医学知识体系,为精准医学科研与临床人员培养提供一套系统、全面的参考书,满足人才培养对教材的迫切需求;三是为精准医学实施提供有力的理论和技术支撑;四是将许多专家、教授、学者广博的学识见解和丰富的实践经验总结传承下来,旨在从系统性、完整性和实用性角度出发,把丰富的实践经验和实验室研究进一步理论化、科学化,形成具有我国特色的精准医学理论与实践相结合的知识体系。

"精准医学出版工程"丛书是国内外第一套系统总结精准医学前沿性研究成果的系列专著,内容包括"精准医学基础""精准预防""精准诊断""精准治疗""精准医学药物研发"以及"精准医学的疾病诊疗共识、标准与指南"等多个系列,旨在服务于全生命周期、全人群、健康全过程的国家大健康战略。

预计这套丛书的总规模会达到 60 种以上。随着学科的发展,数量还会有所增加。这套丛书首先包括"精准医学基础系列"的 10 种图书,其中 1 种为总论。从精准医学覆盖的医学全过程链条考虑,这套丛书还将包括和预防医学、临床诊断(如分子诊断、分子影像、分子病理等)及治疗相关(如细胞治疗、生物治疗、靶向治疗、机器人、手术导航、内镜等)的内容,以及一些通过精准医学现代手段对传统治疗优化后的精准治疗。此外,这套丛书还包括药物研发,临床诊断路径、标准、规范、指南等内容。"精准医学出版工程"将紧密结合国家"十三五"重大战略规划,聚焦"精准医学"目标,贯穿"十三五"始终,力求打造一个总体量超过 60 种的学术著作群,从而形成一个医学学术出版的高峰。

本套丛书得到国家出版基金资助,并入选了"十三五"国家重点图书出版规划项目,体现了国家对"精准医学"项目以及"精准医学出版工程"这套丛书的高度重视。这套丛书承担着记载与弘扬科技成就、积累和传播科技知识的使命,凝结了国内外精准医学领域专业人士的智慧和成果,具有较强的系统性、完整性、实用性和前瞻性,既可作为实际工作的指导用书,也可作为相关专业人员的学习参考用书。期望这套丛书能够有益于精准医学领域人才的培养,有益于精准医学的发展,有益于医学的发展。

本套丛书的"精准医学基础系列"10 种图书已经出版。此次集中出版的"精准预防诊断系列"系统总结了我国精准预防与精准诊断研究各领域取得的前沿成果和突破,将为实现疾病预防控制的关口前移,减少疾病和早期发现疾病,实现由"被动医疗"向"主动健康"转变奠定基础。内容涵盖环境、食品营养、传染性疾病、重大出生缺陷、人群队列、出生人口队列与精准预防，纳米技术、生物标志物、临床分子诊断、分子影像、分子病理、孕产前筛查与精准诊断，以及健康医疗大数据的管理与应用等新兴领域和新兴学科，旨在为我国精准医学的发展和实施提供理论和科学依据，为培养和建设我国高水平的具有精准医学专业知识和先进理念的基础和临床人才队伍提供理论支撑。

希望这套丛书能在国家医学发展史上留下浓重的一笔！

北京大学常务副校长

北京大学医学部主任

中国工程院院士

2018 年 12 月 16 日

序

健康医疗大数据的相关研究是当前全球医药领域和数据科学领域重要且热门的课题。

本书是由国内长期从事健康医疗大数据相关领域研究工作的多位专家和学者共同编写完成的专著。全书集成了这些专家在各自研究领域所积累的大量工作经验和领悟,全面、系统地介绍了健康医疗大数据这门新兴学科的发展、理论、方法和实践,并分别介绍了健康大数据和医疗大数据基于各自特点的具体管理和应用方向。本书内容丰富、系统、详尽、实用,为国内健康医疗大数据及其相关行业领域的同行们提供了可借鉴的宝贵经验。

健康医疗大数据是所有与医疗和生命健康相关的数字化的极大量数据,是以容量大、类型多、存取速度快、应用价值高为主要特征的数据集合,是国家重要的基础性战略资源,覆盖全员人口和全生命周期,涉及国家重大公共卫生安全和生物安全,对健康医疗大数据进行采集、存储和关联分析,可以推动经济发展、完善社会治理、提升政府服务、强化监管能力。我国的卫生健康事业主要分为 4 个部分,分别是医学科学研究、疾病的预警和监控、临床治疗以及健康管理和服务。健康医疗大数据不是简单的数据收集过程,其中蕴含着科学的思维,同时还要研究产生这些数据的标准,数据的分析、伦理、安全等。更重要的是,以大数据为代表的科学研究,需要与社区健康需求紧密结合,这是大数据产生的主要来源——从临床和社区的问题或需求入手,进行转化研究,形成科学成果,再通过新的干预手段和管理措施,或者新的分子标志物和早期诊断方法等,回馈到服务临床和社区健康服务中去。

当前,我国健康医疗大数据面临重大发展机遇。习近平主席在全国卫生与健康大会上指出,"把人民健康放在优先发展战略地位,努力全方位全周期保障人民健康"。随着国务院《关于促进和规范健康医疗大数据应用发展的指导意见》发布,健康医疗大数据的发展成为建设"健康中国"的重要举措之一。李克强总理在中国大数据产业峰会上表示,中国曾屡次与世界科技革命失之交臂,今天要把握新一轮科技革命的历史机遇,

"抢占大数据发展先机"。

当前,国家对于健康医疗大数据的发展高度重视,通过一系列规划和政策推进健康医疗大数据的应用,说明发展健康医疗大数据符合我国新时期的发展和建设需求,我国健康医疗大数据的发展正迎来巨大的机遇。

当然,在迎来巨大发展机遇的同时,我国健康医疗大数据的发展也面临诸多挑战。首先,我国健康医疗大数据应用依然滞后,表现在:讨论呼声多,实际利用少;技术研究多,应用实践少;浅层应用多,深层应用少。其次,亟须加强保障体系建设:加强法规和标准体系建设,推荐网络可信体系建设,加强健康医疗数据安全保障,加强健康医疗信息化复合型人才队伍建设,建立党委政府领导、多方参与、资源共享、协同推进的工作格局。再次,创新机制缺乏,科研院校、健康医疗机构与企业的结合不够,缺乏领军人才成长平台和应用人才培养机制,缺乏应用示范引领和成果推广机制,迫切需要建立多方参与、需求驱动的创新机制与平台。最后,长久以来,由于健康医疗数据割裂在各个医疗机构之中,健康医疗专家与信息科学专家缺乏对话,也使得健康医疗大数据研究与应用的发展相对停滞不前。本书编著者汇集健康医疗、公共卫生、信息技术等多领域的专家学者,相信能在当前工作、生活、思维大变革的时代,在健康医疗大数据这个重要领域,抓住历史赋予中国的机会,给予读者一些帮助与思考,共同实现"健康中国"的宏伟目标!

本书的出版定将使我们从实现推动健康医疗大数据在我国快速有序发展的目标中获得正能量,也将实现编写本书的各位编著者的期望:以本书起抛砖引玉的作用,与国内同行们在健康医疗大数据研究领域进行更广泛和深入的交流与探讨。

最后,向为本书付出辛勤劳动的编著者们表示感谢!

北京大学常务副校长
北京大学医学部主任
中国工程院院士
2018 年 8 月 8 日

前言

　　人类大约 6 000 年的文明史，从某一个角度来看是构建在一系列很简单但是意义非凡的突破中：数字、度量衡、历法的发明。由此出发，人类开始了对于世界不断深入的认识，产生数据和信息，并从数据和信息中获得知识，文明由此发展壮大。从古巴比伦的泥版书到殷商甲骨文，从《永乐大典》到《大英百科全书》，历史的洪流奔涌到今天，世界形成了一个互联网地球村。随着泛在的数据、信息和知识爆炸式增长，一个大数据时代已来临。

　　人类在从石器、青铜器到铁器的工具发展中扩展个体能力，然后从蒸汽机革命和电气革命中突破个体能力，但所有的发展和突破还局限在人类自身的智能创造中。直到大数据时代来临，地平线上似乎出现了新的发展奇点。一时间，"阿尔法狗"使得职业围棋选手毫无还手之力，"沃森"计算机宣称能够媲美临床专家，人类开始接近突破个体智能的局限。让机器具有智能已经成为这个时代的标志，很多人相信这个智能将会超越人类智能高速进化为超级智能，可以解决人类此前所面对的一切难题。拂去历史的泡沫，可以看到其中的本质：从数据、信息到知识转化效率的质变。这个质变的基础在于我们对于数据的生成、管理、集成和利用不断提升的量变。如今每秒钟所产生的数据也许比此前一个世纪的数据还要多，而网络信息技术使得这些数据的获得、存储、集成和利用越来越便捷，大规模计算、移动计算、云计算能力呈现超指数型增长。在过去 20 年中的这种量变带来了今天知识转化效率的质变。大数据的意义也正在于此。数据智能也许是更恰当的名称。

　　大数据对所有行业都会带来冲击，而医疗健康是受其影响最大、最深远的领域之一。首先，医疗健康所涉及的生老病死是所有时期、所有地区的人们最关注的，而且这种关注的程度将会随着社会的不断进步变得越来越高。其次，传统的医疗过程本身是一个数据和信息密集型的知识决策过程，而且具有领域性的数据生成、管理和利用的生态特色，这些特色是独一无二的，是其他行业所不具备的。此外，泛在感知、移动物联网等新兴技术为建立全新的健康产业和服务模式提供了无限的可能。

全书共计 5 章。从大数据的采集、存储、整合和处理技术等基本概念和特点到健康医疗领域中的大数据资源，全面描述了医疗大数据的开发利用背景，详细阐述了医疗大数据核心的医疗信息集成融合技术。本书深入分析了医疗大数据的应用领域及技术基础，探讨了组学大数据在临床和药物研发中的利用，展望了今后的个性化诊疗发展模式和前景。同时，本书对公共卫生领域存在的数据资源进行了全面介绍，围绕传染病防治、慢性病管理、药品安全监管、环境与健康等公共卫生问题介绍了大数据开发利用带来的变革。最后，对大数据资源建设和人工智能等技术的未来发展进行了展望。

本书由北京大学健康医疗大数据研究中心张路霞教授、浙江大学生物医学工程与仪器科学学院段会龙教授、中国人民解放军总医院曾强教授主持编著，经国内长期从事健康医疗大数据领域相关工作的多位专家学者历时 1 年编写完成。第 1 章由张路霞、应俊、张立、丛亚丽、刘辉执笔，第 2 章由曾强、谢朝辉、侯艳、贾海英、郑延松、付君执笔，第 3 章由段会龙、王海波、刘雷、吕旭东、刘济全、邓宁、黄正行、李昊旻、秦健勇、全雪萍、瞿昆、罗永章、陆遥、杨玲玲、王学兴、李苏、高文超、吕有勇、王向东执笔，第 4 章由詹思延、贾忠伟、高培、杨羽、吴荣山、黄薇执笔，第 5 章由段会龙、曾强、赵鹏、吕旭东、黄正行、李昊旻执笔。

本书涉及面广、专业性强、内容比较新颖，编写难免存在一些不足之处。我们希望为读者提供一份全面、客观，同时具有前瞻性的关于健康医疗大数据开发利用的参考资料，也企盼有志投身于健康医疗大数据生成、管理和利用工作的各位读者能够从本书中获益。

编著者

2018 年 8 月

目录

1 健康医疗大数据概述

人类已经逐步进入由互联网、云技术催生的大数据时代,大到国家决策、各行各业变化,小到人们的物质财富与精神财富都正在走向数据化。时代所趋,大数据正在渗透到我们生活的方方面面,无处不在。《"健康中国 2030"规划纲要》要求加强健康医疗大数据应用体系建设,推进基于区域人口健康信息平台的健康医疗大数据开放共享、深度挖掘和广泛应用。健康医疗大数据是国家重要的基础性战略资源,正快速发展为新一代信息技术和新型健康医疗服务业态。本章将从健康医疗大数据的概念与特点、收集与管理和相关伦理问题三个方面,对健康医疗大数据进行概要介绍。

1.1 健康医疗大数据的概念与特点

1.1.1 健康医疗大数据的概念

1.1.1.1 大数据的概念与内涵

伴随着新兴信息技术与高性能信息产品的迅猛发展与应用普及,全球范围内产生的数据呈现前所未有的爆发式增长态势,全球信息化发展已经步入大数据时代。全球超过 150 亿台设备正接入互联网,每秒钟发送 290 万封电子邮件。国际数据公司(International Data Corporation)的研究报告指出:2013 年全球数据总量超过 4.4 ZB,并且每两年将翻一番,预计 2020 年总量将达到 44 ZB[1]。数据规模的增长引发了数据技术、数据应用、数据价值的一系列重大变革,数据资源以及存储、分析、管理数据的技术方法代替传统计算机硬件成为价值的源泉。

"大数据"一词最早来源于《自然》(Nature)杂志在 2008 年 9 月出版的《大数据》(Big Data)专刊,这是全球首次使用"大数据"一词描述前所未有的海量数据。该专刊从互联网技术、网络经济学、超级计算、环境科学、生物医药等多个方面介绍了海量数据带来的挑战,并研究了 PB 级容量数据流的处理策略。《自然》杂志对大数据的未来发展寄予很高的期望,该文指出,"继互联网之后,能够对企业产生最大影响力的应该就是大数据"[2]。随后,在 2011 年著名的《科学》(Science)杂志推出关于数据处理的专刊 Dealing with Data,讨论了数据洪流所带来的挑战[3]。2011 年 5 月,全球最大的外置存储设备供应商 EMC 举办了主题为"云计算相遇大数据"的大会,正式提出"大数据"的概念。此后,IBM、麦肯锡等知名研究咨询机构发布关于大数据的一系列研究报告,进一步阐述了大数据的特征以及大数据为社会经济科学发展带来的机遇和对当前信息技术的挑战,从此大数据正式进入公众视野并且开始影响人们的生活。2011 年 6 月,麦肯锡全球研究院发布研究报告《大数据的下一个前沿:创新、竞争和生产力》,文中首次提出"大数据时代"的概念[4]。

狭义的"大数据"被认为是一种特殊类型的资产,研究机构 Gartner 给出了这样的定义:"大数据"是需要新处理模式才能具有更强的决策力、洞察发现力和流程优化能力来适应海量、高增长率和多样化的信息资产。麦肯锡全球研究院给出的定义是:一种规模大到在获取、存储、管理、分析方面大大超出了传统数据库软件工具处理能力范围的数据集合。广义上讲,"大数据"的概念远远超出大量数据集合的范畴,还包括为了管理分析这些数据所必需的人力资源和组织以及相关技术,还有对海量数据分析后所获得的富有巨大价值的产品和服务,以及在此过程中产生的思想、观念、理论、模式的变革。

大数据是高科技时代的必然产物,对人类社会产生的影响既巨大又深远。在多个行业或领域中,大数据的应用推广正越来越体现出无可比拟的优势,正不断地催生出新业务与新运营模式,包括电子商务、互联网、物流交通、信息通信、医疗健康、环境科学等。联合国 2012 年 5 月对外发布了《大数据促发展:挑战与机遇》白皮书[5]。之后有报告显示,2014 年全球大数据市场增长速度达 53%,总体规模为 285 亿美元。2017 年,全球大数据市场收入达 500 亿美元,这意味着从 2011 年起连续 6 年年复合增长率达 38%。中国市场情报中心有关统计结果显示,2012 年中国大数据市场规模为 4.5 亿元,同比增长 40.6%。到 2018 年,中国大数据市场规模达到 463.4 亿元[6]。如今,大数据及其相关技术作为看待世界的一种新视角,能够超越传统的数据统计方法而获得有价值的信息,更为高效、便捷地服务于经济与社会发展,被称为引领全球未来繁荣发展的主要技术变革之一。大数据的出现主要从 3 个方面对人类认识与研究世界产生了根本性的变革:

1) 大数据帮助我们更接近于真实情况

大数据来源于真实世界尽可能完整的数据集合,在分析查找事物发展的真实原因以及对未来的准确预测上,大数据帮助人们脱离了对经验、规律、算法、模型的过分依赖,数据本身即可帮助人们贴近事情的真相。

2) 大数据帮助我们更高效地发现相关关系

大数据的研究极大弱化了事物相互之间的逻辑因果关系。通过分析海量真实有效数据,可以挖掘出不同要素之间潜在的相关关系。分析结果表明,人们可以不需要知道这些要素为什么相关或者有什么先后因果作用就可以利用其结果,在信息错综复杂的现代社会,这样的应用将提高效率,有助于人们较快掌握主要影响因素。

3) 大数据帮助我们更深入地挖掘数据价值

与传统的数据库技术相比,大数据技术能够处理复杂的半结构化或非结构化的数据信息,这使计算机能够分析的数据范畴产生了本质的变化,数据分析不仅是数字、数值计算,还可能将隐含在日常大量非结构化数据信息中的有用信息准确地挖掘出来,使得数据的潜在价值得到充分的发挥。

1.1.1.2　大数据与健康医疗

在健康医疗领域,大数据的开发与应用正在快速渗透至各个环节,大数据技术在健康医疗领域的融合应用为健康医疗产业的发展带来无限发展机遇和广阔前景。健康医疗大数据作为大数据体系的重要组成部分,是医疗卫生领域的宝贵资源,是国家重要的基础性战略资源,其应用与发展在带来健康医疗技术跨越式发展的同时,也不断激发健康医疗模式的深刻变化,成为深化医药卫生体制改革的动力和活力。

健康医疗大数据泛指所有与医疗和生命健康相关的极大量数字化信息的集合,健康医疗大数据涵盖一个人全生命周期产生的多方面数据,包括个人健康数据,医药服务、疾病防控、健康保障、食品安全和养生保健等数据。早期,大部分医疗相关数据以纸质或者胶片形式存在,如医疗机构的处方单据、检验单据、医生护士手写的病历记录、收费记录和X线片等。随着先进医学诊疗技术的发展进步、医院信息化的推广普及、数字医疗设备的广泛应用,各种异构异源数字化健康医疗数据的大量增长,健康医疗大数据的形式与内涵越来越丰富、充实。医学科技正在步入健康医疗大数据时代,包括电子病历、检验检查、处方医嘱、医学影像、生物组学以及健康行为数据、医学实验数据等在内的医疗与健康数据正以前所未有的速度产生与存储。健康医疗大数据通过整合这些来源广泛的数据,集成不同层面、各种硬件设备采集的信息,汇集形成体量极大、类型复杂的数据资源库。

健康医疗大数据的类型与来源纷繁复杂,健康医疗大数据来自不同的地区、不同的医疗机构和不同的软件应用。一旦理顺了多格式、多源头、呈爆炸性增长的大数据的整合和分析,健康医疗大数据将在提高医疗质量、强化患者安全、降低风险、降低社会整体医疗成本等方面发挥无与伦比的巨大作用。从数据特征与应用领域的角度分类,健康医疗大数据主要包括以下6个方面的数据:医疗大数据、健康大数据、生物组学大数据、卫生管理大数据、公共卫生大数据和医学科研大数据[7,8]。

1) 医疗大数据

医疗大数据是指在临床医学实践过程中产生的原始的临床记录,主要包括以电子病历、检验检查、处方医嘱、医学影像、手术记录、临床随访等为主的医疗数据。这些数据基本都是以医学专业方式记录下来,主要产生并存储于各个医疗服务机构的信息系统内,如医院、基层医疗机构或者第三方的医学中心。医疗数据是健康医疗大数据最重要的组成部分之一,直接反映了疾病诊疗的第一手真实资料,是开展临床医学循证研究与疾病诊疗管理的主要依据。医疗数据具有临床指导与分析研究的价值,通过深入发掘和利用大量医疗数据,为健康管理、疾病防治、临床诊疗、医学研究提供大量重要的有用信息。

2)健康大数据

健康大数据是指以个人健康管理为核心的相关数据的统称,包括个人健康档案、健康体检数据、个人体征监测数据、康复医疗数据、健康知识数据以及生活习惯数据,主要产生于医疗机构、体检中心、康复治疗机构以及各类生命体征监测系统。在健康数据中,个人健康测量数据与医疗数据形成了相互融合、相互补充的关系,两者共同组成个人全生命周期健康医疗大数据的集合。近年来,医疗物联网技术的发展催生了各类移动便携式生理参数监测装置的普及与应用,如运动手环、具备生理参数监测功能的智能手表、便携式心电监测装置、穿戴式医疗设备等。所监测数据包含血压、心率、心电、血糖、呼吸、睡眠、运动等方面的信息,这些信息共同组成了基于移动物联网技术的个人身体体征和活动的自我监测数据集,为我们及时了解自身健康状况提供了技术支持,既有助于识别疾病病因或防控疾病,也有助于临床的个性化诊疗,形成了一种全新的健康数据资源。

3)生物组学大数据

生物组学大数据是一类比较特殊的健康医疗大数据,包括不同生物组学数据资源如基因组学、转录组学、蛋白质组学、代谢组学等,主要产生于具有检测条件的医院、第三方检测机构、组学研究机构。"人类基因组计划"的完成,带动了生物行业的一次革命,高通量测序技术得到快速发展。这使得生命科学研究获得了强大的数据产出能力,这类数据具有很强的生物专业性,主要是关于生物标本和基因测序的信息。一个人全基因组测序(whole genome sequencing,WGS)产生的数据量高达 $100\sim600\,GB$,每年全球产生的生物数据总量已达艾字节(EB)级,生物组学大数据具有规模性、多样性、高速性 3 个特征,给传统生物信息学带来了新的挑战[9]。生命科学领域已经成为大数据研究应用的热点。生物组学大数据直接来源于人体生物标本,与临床的个性化诊疗及精准医疗关系密切,在研究基因功能、疾病机制、精准医疗等方面具有重要意义。

4)卫生管理大数据

卫生管理大数据包括医疗卫生机构中与医疗质量管理、财务管理、绩效管理相关的数据,医疗质量管理主要包括医疗质量关键绩效指标(key performance indicator,KPI)管理、住院质量统计、单病种管理、临床路径管理、抗菌药物管理、耗材管理、运营效率分析、医院感染管理、住院费用分析、门诊工作量管理、门诊费用分析、门诊工作流数据统计、患者满意度调查、医院投诉报警等。财务管理主要包括不同病种治疗成本与报销管理、医院成本核算数据管理、各类医疗保险数据管理、现金流入流出分析、资产负债表管理、预算开支分析、收支结余分析等。绩效管理包括科室成本与收入管理、人员与资产管理、单位工作效益管理、预算执行情况管理。卫生管理大数据主要是指各类医疗机构运营管理过程中产生的数据资源，主要来源于各级医疗机构、社会保险事业管理中心、商业保险机构、制药企业、药店、物流配送公司、第三方支付机构。通过深层次挖掘、分析当前和历史的医院业务数据，快速获取其中有用的决策信息，为医疗机构提供快速、准确和方便的决策支持。通过对医院各业务系统的数据进行多角度、多层次的分析，使医疗机构的决策者及时掌握各业务系统的运行情况和发展趋势，提高管理水平和竞争优势。

5）公共卫生大数据

公共卫生大数据是基于大样本地区性人群疾病与健康状况的监测数据总和，包括人口统计、计划生育、疾病监测、突发公共卫生事件监测、传染病报告等。公共卫生大数据还包括根据某些研究专题开展的全国性区域性抽样调查和监测数据，如营养和健康调查、出生缺陷监测研究、传染病及肿瘤登记报告等公共卫生数据。公共卫生大数据的核心部分是由政府公共卫生机构拥有的社会管理和公共卫生活动数据，以及由各级卫生主管部门直接拥有或在其间接支持下获得的卫生统计与调查相关数据，主要存储于各级卫生主管部门、各级疾病控制中心的信息系统，为宏观层面的公共卫生管理提供决策依据。

6）医学科研大数据

医学科研大数据是指医学研究过程中产生的数据，包括真实世界研究、药物临床试验记录、实验记录和医学文献。医学科研数据主要存在于各类医学科研院所、医学院校、医学信息情报机构以及部分制药企业。由于医学研究通常经过严格规范的科研设计，医学科研数据的完整性和规范性一般较高，数据以项目主题数据集的形式进行组织，对开展基础医学研究、疾病诊疗技术开发、新药研发等创新研究具有较好的参考价值。

1.1.2 健康医疗大数据的特点

1.1.2.1 大数据的基本特征

大数据是无法用现有的软件工具提取、存储、搜索、共享、分析和处理的海量的、复杂的数据集合，包含了结构化和非结构化数据。在现实世界中大数据有多种主要表现形式，包括消息流、文本文档、照片、视频图像、音频文件和社交媒体等。2001 年，全球最具权威的 IT 研究与顾问咨询公司高德纳（Gartner）公司的分析员道格·莱尼（Doug Laney）提出数据增长分析理论，指出数据增长有 3 个方向的挑战和机遇：量（volume），即数据多少；速（velocity），即资料传输处理的速度；类（variety），即多样性。在莱尼的理论基础上，2012 年，IBM 公司首先定义了大数据的 3 个基本特性，即大量性、多样性、快速性。随着时间的推移和人们思考的进一步完善，又有学者把价值（value）和真实性（veracity）加到大数据的特性里，业界通常认同以5个"V"描述大数据的特征，即大容量（volume）、多样性（variety）、低价值（value）、快速度（velocity）和真实性（veracity）。

1）大容量

大数据变革最早源于天文学和基因组学两个领域，先进测量技术的应用产生了大量的天文测量数据，基因测序技术的发展使得海量全基因组测序成为现实。伴随着互联网、物联网、云计算、云存储等技术的发展，以及各类数字传感设备的普及，人类社会活动中的行为与轨迹都可以被记录与存储，单位时间产生的数据量以惊人的速度呈指数级增长，而且越来越快。当前，典型个人计算机硬盘的容量为 TB 量级（1 TB＝2^{10} GB），而一些大企业的数据量已经接近 EB 量级（1 EB＝2^{10} PB，1 PB＝2^{10} TB）。新摩尔定律提出，全球数据总量每18个月翻一番。有统计表明，截至目前，人类历史上生产的所有印刷材料的数据量是 200 PB，而历史上全人类说过的所有的话，数据量大约是 5 EB。随着全球范围内个人计算机、智能手机等设备的普及，新兴市场内不断增长的互联网访问量，以及监控摄像机或智能电表等设备产生的数据暴增，全球数据规模达到惊人的 2.8 ZB（1 ZB＝2^{10} EB）。海量数据为数据分析、数据搜索、数据整合、报告生成和系统维护带来了新的挑战，成为大数据领域技术发展的最根本驱动力。

2）多样性

随着数据量的增长，数据内容、数据来源、数据类型、数据结构以及数据关联也变得更加复杂，不断形成新的模态。日常熟悉的电子化数据不仅包括数值、文本、影像等传统类型数据，还包括来自网页、互联网日志文件（包括点击流数据）、搜索索引、社交媒体论坛、电子邮件、文档、主动和被动系统的传感器数据等原始、半结构化和非结构化数据。在大数据时代，数据格式变得越来越多样，涵盖了文本、音频、图片、视频、模拟信号等不同的类型；数据来源也越来越多样，不仅产生于组织内部运作的各个环节，也来自组织外部。相对于以往便于存储的以文本为主的结构化数据，非结构化数据越来越多，如网络日志、音频、视频、图片、地理位置信息等，这些多种类型的数据对数据的处理能力提出了更高的要求；多样化的数据来源也正是大数据的威力所在。大数据不仅是处理大规模数据的利器，更为处理不同格式、不同来源的多元异构数据提供了可能。

3）低价值

低价值（价值密度低）是指随着物联网技术与设备的广泛应用，信息感知无处不在，海量信息中不可避免出现大量冗余，特别是对于某些明确主题的分析任务，需要从大量数据中找到潜在的有用信息，有用信息可能只占其中较小的比例，而其他大量的是与主题无关的内容。例如，连续不间断的视频监控过程中可能有效的数据仅有一两秒。研究表明，尽管个人和机器每天产生大量数据，使数字宇宙前所未有地不断膨胀，但仅有

0.4％的全球数据得到了分析。价值密度的高低往往与数据总量的大小成反比,但同时,只要合理利用数据并对其进行正确、准确的分析,就会带来很高的价值回报,可从各种类型的数据中快速获得高价值的信息,这一点也和传统的数据挖掘技术有着本质的不同。如何通过强大的机器算法更迅速地完成数据的价值"提纯"成为目前大数据背景下亟待解决的难题。

4)快速度

快速度是大数据处理技术和传统的数据挖掘技术最大的区别。根据市场研究公司IDC 的《数字宇宙》(*Digital Universe*)研究报告,到 2020 年,数字宇宙规模将超出预期,达到 40 ZB,相当于地球上所有海滩沙粒数量的 57 倍[10]。在如此海量的数据面前,处理数据的效率就是大数据开发的关键。很大一部分数据的价值会随着时间的推延快速衰减,因此为了保证大数据的可控性,需要缩短数据搜集到获得数据洞察之间的时间,使大数据成为真正的实时大数据,这意味着能尽快地分析数据对获得竞争优势至关重要。大数据分析的"快速"包括两个层面。首先是数据产生快。有的数据是爆发式产生,如欧洲核子研究中心的大型强子对撞机在工作状态下每秒产生 PB 级的数据;有的数据是涓涓细流式产生,但是由于用户众多,短时间内产生的数据量依然非常庞大,如点击量、日志、射频识别数据、GPS 位置信息。其次是数据处理快。高维大数据通常具有非常多的维度和参数,在处理这样的数据时,对计算资源和存储资源要求非常高。图形处理器(graphics processing unit,GPU)计算、并行计算、分布式系统、服务器集群等新兴技术与平台的出现使得快速的数据处理得以实现。

5)真实性

大数据中的内容是与真实世界中发生的事件息息相关的,大数据的研究就是从庞大的网络数据中提取出能够解释和预测真实事件的过程。大数据分析的一个重要作用就在于对各种决策的准确预判,数据的规模并不能决定其能否为决策提供帮助,数据的真实性和质量才是获得真知和思路最重要的因素,是制订成功决策最坚实的基础。大数据存在不确定性,这是其真实性的表现,不确定性依靠后期的数据清理是无法修正的;但数据包含宝贵的信息真实,并且存在于这些不确定性中。大数据技术通过使用高速的采集、发现或分析,从超大容量的多样数据中高效地提取真正的价值。大数据技术通过结合多个可靠性较低的来源融合分析,通过鲁棒优化技术和模糊逻辑方法等先进的数学方法获得更准确、更有用的结论。

1.1.2.2 健康医疗大数据的主要特点

生命科学领域所涉及的大数据与其他领域的大数据存在明显不同,具有显著的特殊性。从大数据的通用基本特征来看,健康医疗大数据的 5"V"特征都是显而易见的。除此之外,健康医疗大数据还具有数据量大、多态性、集成性、不完整性、时效性和隐私性等特点。

1）数据量大

医院信息化最初产生的数据量并不是很大，数字化程度不高，但随着医学科技的持续进步，近 10 年来，各类数字化检验检查手段、生理参数实时监测、高质量成像设备、医院信息系统（hospital information system，HIS）的应用、临床诊疗过程形成的数据呈爆炸式增长。特别是高分辨率医学影像数据的大量产生，极大提升了医院数据增长的速度。精准医学、全基因组测序技术的兴起，使得个体的基因序列数据量可以达到几十至上百 GB。以一家三甲医院的数据量为例，每年几百万人次的门诊量如果在未来几年都要管理起来，数据量就要达到 PB 级，这个量级较传统的医疗数据量已经是跨越式的增加。基于物联网技术的个体生理参数检测设备的大量使用，使得个人健康数据的自动连续监测与采集成为可能。个人健康数据集将包括生理参数、疾病康复情况、生活记录、环境与社会因素等与健康密切相关的数据，随着记录时间与记录点数的增加，个人的健康数据总量将很快超过其医疗数据总量。

2）多态性

多态性具体体现在数据结构多样和价值密度多维，数据标准化程度低。医疗数据的基本表达格式包括文本型、数值型和图像型。文本型数据包括电子病历、人口学信息、医嘱、药物使用、手术记录、随访记录等数据；数值型数据包括检验科的生理数据、生化数据、生命体征数据、生理波形、基因测序结果等；图像型数据包括医院中各种影像学检查如 B 超、X 线、CT、MRI、正电子发射计算机断层扫描（positron emission computed tomography，PET）等的影像资料。在文本型数据中，数据的表达很难标准化，对病例状态的描述存在一定的主观性与随意性，缺乏统一的标准和要求，甚至对临床数据的解释都是使用非结构化的语言。多态性是医疗数据区别于其他领域数据最根本和最显著的特性，由于个体差异大，疾病种类繁多，复合疾病常见，关系复杂，而且随着新的疾病与诊疗手段的出现与变化，医疗数据很难标准化、自动化。这种特性也在一定程度上加大了医疗数据分析的难度和速度，健康医疗大数据分析的一定是多类型数据。

3）集成性

医学诊疗是综合各类临床数据与知识经验分析判断的过程，需要查看以人为中心的健康医疗数据，需要对数据进行整合式的展现、管理以及融合式的分析。业务系统中，医疗信息系统建设已经从"以医院管理为中心"向"以患者为中心"转变，越来越多的医疗数据通过统一的集成技术整合到一个平台，通过建立标准的数据交换和集成，将原先分布在各业务系统中的信息交换整合到集成平台，实现医院各个科室之间信息的互联互通，消除信息孤岛，使信息数据实现充分的共享。医疗信息交换整合到集成平台，医院各个科室之间的信息可以实现互联互通，降低重复检查，减少患者就诊的费用和时间，最大限度地方便患者就医。医疗数据集成在医疗上方便了医院一线医护人员的工作，使一线医护人员可以快捷地获取患者的各种信息，及时为患者提供医疗服务；在管理上方便了医院决策层做出管理决策,使管理者可以及时掌握医院的各种医疗指标和运行指标,对医院资源进行合理调配,降低投入成本,提高资源利用率。在大数据分析方面,通过将临床表征数据、医学影像数据、生物组学数据进行融合分析,寻找关联关系,探索新的医学与生命科学的规律,在肿瘤、遗传性疾病、家族性疾病、罕见病等发生发展机制研究方面形成重大突破,是健康医疗大数据的研究热点。

4) 不完整性

影响个体的健康医疗数据涉及的医疗数据搜集和处理过程存在脱节,医疗数据库对疾病信息的反映有限。同时,在临床工作中,由医务人员人工记录的数据会存在数据的偏差与残缺,数据的表达、记录有主观上的不确定性。受到人类对很多疾病发生机制、发展规律认识的局限,所采集的数据还无法保证准确完整地反映出一种疾病。另外,从长期来看,随着治疗手段和技术手段的发展,新型的医疗数据被创造出来,数据挖掘对象的维度在不停地增长与更新,特别是随着新兴医疗技术的应用,将不断产生新的数据集合,使得健康医疗大数据一直存在不完整性。随着移动互联网、物联网、可穿戴设备(wearable devices)等技术的不断发展,由于个人健康数据的采集、发布渠道不断增多,健康数据质量管理机制还不完善,数据的真假与准确程度存在不可控的情况。因此,需要通过建立健全机制、使用挖掘交叉验证等多种技术手段,保证数据的真实性、准确性和有效性。

5) 时效性

与其他行业不同,面向患者需要从时间维度管理整个生命周期的健康医疗大数据,从人的出生开始直到死亡,大数据需要覆盖各个时间点上产生的健康评估结果与医疗记录。患者的就诊、疾病的发病过程在时间上有一个进度,完整的医疗过程往往包括疾病预防、发生、治疗、治愈等,这些环节中形成的数据通过时间标签形成关联,这个时间标签是健康医疗大数据鲜明的特征属性。此外,医学检测的波形信号(如心电图、脑电图)和图像信号(如 MRI、CT 等)都有其特有的时间关联性,体现为数据的时效性。例如,在心电信号检测中,短时的心电图无法检出某些阵发性信号,只能通过长期监测的方式实现心脏状态的监测。

6) 隐私性

医疗健康信息的社会关注程度很高,在对医疗数据的数据挖掘中,不可避免地会涉及患者隐私信息的处理,一旦出现隐私信息的泄露,可能对患者造成不良影响。大数据分析中主要涉及的隐私内容包括:用户身份、姓名、地址和疾病等敏感信息以及经分析后所得的私人信息。健康医疗数据的安全隐私也得到了法律法规的保护,国内外都有相应的立法或者标准规范对健康医疗数据的隐私保护与安全进行限定。在医疗服务和移动健康体系中,将医疗数据和移动健康监测甚至一些网络行为、社交信息整合到一起的时候,医疗数据的隐私泄露带来的危害将更加严重。因此在开展健康医疗大数据研究之前需要进行必要的"脱敏脱密"和"去标识化"处理。

1.1.2.3 健康医疗大数据的应用前景

大数据的兴起改变了人们以往对数据的看法,健康医疗大数据的概念与内涵随着其在医疗卫生领域应用的不断深入而得到充实与延伸。健康医疗大数据的开发应用除了对传统的健康医疗业务数据进行分析利用之外,行为数据、环境数据、社会数据等相关领域数据也逐渐引起研究者们的重视。数据中隐藏着高价值的信息。麦肯锡在《大数据:下一个竞争、创新和生产力的前沿领域》研究报告中指出,大数据在医疗领域每年能够产生3000亿美元的潜在价值。越来越多的证据表明,通过融合分析,健康医疗大数据不仅可以为患者、医务人员、器械耗材厂商、医学科研人员、医学教育工作者和各级医疗卫生工作者提供准确而全面的信息,而且在医药研发、疾病诊疗、公共卫生政策制定、健康危险因素评估和精准医疗研究等方面显现出更大的经济价值和社会价值。通过对健康医疗数据的大规模整合、清洗与挖掘,研究者与管理者可以从更大的深度与广度上探究疾病发生发展的机制,发现临床治疗的规律,查找医疗卫生管理上的瓶颈问题,从而为临床诊疗提供合理化建议,为医学科技进步提供循证支持。

1) 加快新药研发

大数据分析的核心价值之一是通过对海量数据进行专业处理与挖掘,发现不同数据集之间的潜在相关性,这些相关性将为新药物研发提供重要的线索。通过分析临床试验数据、诊疗数据以及不同患者行为、情绪等个性化信息,辅以药物效用分析与合理用药数据,可以综合评估某类药物的耐药情况、药物相互作用、药物不良反应等效果,查找到影响药物疗效的关键因素,从而改进个性化、精准化药物的研发。大数据应用于药物不良反应分析可以克服传统临床试验法、药物不良反应报告分析法等的缺点,避免受到样本量小、采样分布有限等因素影响,全面评估药物不良反应造成的影响,获得有说服力的结果。通过及时收集药物不良反应报告数据,可以加强药物不良反应监测、评价与预防。通过分析疾病患病率与发展趋势,模拟市场需求与费用,可以开展新药临床应用情况模拟预测,帮助确定新药研发投资策略和资源配置。除了降低研发成本外,健康医疗大数据还能够帮助医药研发机构或者公司加快药品临床试验的研究周期,增加药物临床试验的成功率,缩短药物的上市时间,尽快获得市场准入,尽早将更具针对性、具有更高治疗成功率和更高潜在市场回报的药物推向市场。使用预测模型后可以帮助医药企业把从新药研发到推向市场的周期从大约13年减少到8~10年[11]。

2) 支持临床诊疗

健康医疗大数据为疾病临床诊疗提供智能化支持。通过综合分析包括海量患者的临床数据、诊疗效果和医疗费用等历史数据,依托人工智能算法开展疾病危重程度评估与分级分类分析,获得疾病的致病因素和危重程度结果,形成专病治疗决策模型,确定个性化的疾病诊疗指南、临床路径和干预措施,可帮助医生确定对个体最有效和最具成本效益的治疗方案。得益于大数据技术对非结构化数据分析能力的日益加强，临床决策支持系统(decision support system，DSS)在大数据分析技术的帮助下变得更加智能，比如可以使用图像分析和识别技术识别医疗影像数据，或者挖掘医疗文献数据建立医疗专家数据库，从而为医生提出诊疗建议。基于大数据分析，开发具有预防性、预测性和可参与性的个性化医疗诊断辅助工具，可将诊断辅助工具直接集成到医疗信息系统，在诊疗过程中为临床医务人员提供治疗方案的参考建议。这样，一方面可以减轻医务人员对疾病诊疗需要进行大量循证分析的工作负担，另一方面可以减少人为因素干扰，弥补年轻医务人员知识经验不足造成的影响。临床决策支持系统的应用可有效拓宽临床医生的知识，减少人为疏忽，帮助医生提高工作效率和诊疗质量。

3）推动精准医疗

精准医疗是以个体化治疗为基础，应用基因组学、蛋白质组学技术结合患者生存环境、生活方式和临床数据，精确地筛选出疾病潜在的治疗靶点，并根据疾病不同的病理生理学基础将患者进行分类，最终实现能够针对特定患者制订个体化的疾病预防与治疗方案。精准医疗的研究就是以健康医疗大数据作为有效支撑，在健康医疗大数据研究的基础上，通过对疾病的精准分类、预防、诊断，为社会公众制订个性化、精准化的疾病预防和治疗方案，建立疾病发生分子机制的知识体系。其中，随着近年来国家对精准医疗的关注及扶持逐渐增加，癌症液体活检、癌症的个体化疗法等医疗技术发展迅速。对于恶性肿瘤、先天性疾病、遗传性疾病以及部分罕见病，研究者将大量生物组学数据和患者电子病历数据结合起来综合分析，使基因测序、个性化药物和患者的疾病个性化诊疗等精准医疗方法进入临床实践。

4）提升全民健康管理

健康风险评估是健康管理中的关键性难点问题。准确的风险评估帮助个体掌握自身健康状况，有效指导疾病的提前干预治疗，减少总体医疗支出，达到未病先防、早纠早治的效果。居民电子健康档案是居民健康管理方面的重要基础数据，运用大数据技术对其进行分析处理与预测预判，可以向居民提供个体化的健康管理服务，改变传统的健康管理模式，从环境、营养、社会、心理、运动等不同方面给予不同的居民以高效的健康服务和支持，有效地帮助和指导社会公众保持身心健康。集成分析个体的体征、诊疗、行为等数据，可以预测个体的疾病易感性、药物敏感性等，进而实现对个体疾病的早发现、早治疗、个性化用药和个性化护理等。应用人工智能技术结合个体数据与已有分析模型得出患者的健康状况评估结果，可以预测存在的健康隐患，提醒提前干预，减轻患者的医疗负担，实现疾病预防、诊疗的科学化管理。

5）强化公共卫生管理

健康医疗大数据为公共卫生监测提供大数据相关技术，可以分析疾病模式和追踪疾病暴发及传播方式与途径，提高公共卫生监测和反应速度，有效提升公共卫生部门对传染病和重大疫情的应急管理能力。公共卫生部门通过覆盖区域的卫生管理信息平台收集信息并建立居民的健康信息数据库,利用大数据技术对公共卫生数据进行实时监测和分析,快速检测传染病的发生,对疫情进行全面监测,并通过监测疫情进行预警和处置。通过对生物因素、社会因素、环境因素和家庭遗传因素等多领域数据与医疗卫生数据的融合研究,利用基于大数据的深度挖掘分析技术进行比对和关联分析,可以找出真正威胁公众健康的危险因素,进而对社会公众的生活领域进行有针对性的干预,提高居民健康水平。大数据将人口统计学信息、各种来源的疾病与危险因素数据整合起来,进行实时预测分析,可提高对公共卫生事件的辨别、处理和反应速度并能够实现全过程跟踪和处理,有效调度各种资源,对危机事件做出快速反应和有效决策,从而极大减少全社会的医疗支出,降低传染病等疫情的感染率。

6)支持卫生管理决策

利用健康医疗大数据分析医疗资源的使用情况,可以实现医疗机构的科学管理以及医疗卫生资源的高效配置,提升医疗卫生服务水平和效率。通过集成分析医疗机构临床诊疗操作与运行绩效数据集,创建可视化流程图和绩效图,识别医疗过程中的异常,可以为业务流程优化提供依据。整合与挖掘不同层级、不同业务领域的健康医疗数据以及网络舆情信息,有助于综合分析医疗服务供需双方特点、服务提供与利用情况及其影响因素,人群和个体健康状况及其影响因素,预测未来需求与供方发展趋势,发现疾病危险因素,为医疗资源配置、医疗保障制度设计、人群和个体健康促进、人口宏观决策等提供科学依据。从卫生政策管理层面,大数据通过集成各级人口健康部门与医疗服务机构数据,识别并对比分析关键绩效指标,可以帮助卫生行政管理机构快速了解各地政策执行情况,及时发现问题,防范风险。

1.1.2.4　健康医疗大数据的主要问题与挑战

大数据技术已经深刻改变人类世界的方方面面,科学运用大数据技术对健康医疗数据进行专业化分析与研究,可以在宏观分析、疾病预测、智能诊断、病因定位和质量控制等方面产生有效的方法学突破,解决医疗卫生领域曾经难以解决的复杂问题。但大数据技术并不是万能解药,如何借助大数据技术更好地发挥健康医疗大数据的作用还存在许多风险和挑战,健康医疗大数据存在的不足也是大数据特征不可缺少的部分。

1)健康医疗大数据容易导致隐私数据泄露

医疗卫生领域的大数据处理不可避免地会涉及患者的隐私问题和公众的基本信息,涉及患者不愿意公开的病情、治疗方案、个人或家庭情况甚至基因等遗传数据等。作为数据主要来源的电子病历系统(electronic medical record system,EMRS)及其他医院信息系统、医用软件和数字化设备在安全隐私的保护方面依旧缺少具有可操作性的有效的标准。用于科学研究的医疗大数据,尽管都经过匿名化的加工处理,但是仍然存在身份被重新识别和确认的风险，特别是在法规政策上也未形成健全的体制。各合作机构在独自占有数据的前提下，也没有有效地解决由共享产生的数据安全和数据隐私的问题。在大数据背景下，旨在保护部分个人隐私的传统措施，如告知与许可、匿名化、模糊化等处理手段，常常存在失去效用的可能。随着健康医疗大数据的广泛应用，信息的可信赖性成为数据共享与交换的前提，我们需要在技术、政策法规上给予足够的重视。目前，还缺乏专门针对健康医疗大数据所有权、管理权、控制权和运营权的明确的法规层面界定，因此，加快相关法律法规的制定，明晰健康数据所有权的定义，同时在管理、物理设施和技术层面加强多系统的保密性、一致性和可用性是突破健康数据安全交换与共享瓶颈最有效的方法。

2) 健康医疗大数据缺乏整合共享机制

健康医学与医疗信息化发展积累了海量的数据资源，但是数据往往在物理上分散存放在不同厂商开发的异构信息系统中，实现互联共享与整合是健康医疗大数据有效利用的前提。医疗卫生领域中的各项数据，不仅涵盖了医院行政管理和服务结算等方面的数据，同时也涉及其他海量复杂的数据资源，包括患者在治疗时的临床数据、实验室检查数据和医学影像数据等内容，甚至包括生物学当中的基因组学数据以及当地的公共卫生数据[12]。除了上述数据之外，全社会其他领域产生的数据资源也可能成为健康医疗大数据潜在的数据来源。现实中，健康医疗领域大数据来自不同行业，相应的数据资源分散在不同的数据池中，包括医院的电子病历、结算与费用数据，医疗厂商的医药、器械数据，医学研究的学术数据，区域卫生信息平台采集的居民健康档案，政府调查的人口与公共卫生数据等，但这些数据彼此间并没有太多联系。健康医疗大数据迫切需要形成跨机构的协作机制，需要医疗卫生相关部门和机构之间通力合作，突破因地区、部门、机构利益不同造成的壁垒，打破传统的管理机制局限，打通不同业界健康数据的共享渠道，实现数据技术应用的有机融合，为健康医疗大数据的整合共享提供一个有利的环境。

3) 健康医疗大数据缺乏数据标准规范

医疗领域生产的大数据种类繁多，其内涵价值及商业化空间各异。同时，由于行业的信息化发展时间较短，标准不健全，阻碍了大数据的汇集和应用。目前各机构使用的信息化系统来自不同厂商，标准不统一，不仅医院间的数据不能共享，甚至医院院内不同科室的数据也难以实现集成。当前的标准和技术缺少统一的标准架构、固定的描述格式和表示方法等，不同层次结构化、半结构化与非结构化数据的集成融合困难，难以满足健康医疗大数据整合应用的要求。因此，对健康医疗数据进行标准化是一项巨大的工程，需要依靠政府的顶层设计，通过出台相应的国家标准规范推进我国健康医疗数据的标准化程度，建立健康医疗大数据的标准体系，包括大数据服务数据规范、大数据服务接入管理规范、大数据服务开放管理规范和大数据服务安全隐私规范。

4）健康医疗大数据缺少创新技术手段

健康医疗大数据在数据属性与建设需求上有其特殊性，任何健康医学问题的解决都需要高可靠性、高准确性与高性能的技术方案，在数据采集、存储、分析3个主要环节中需要专业化的创新技术支撑，目前行业中还没有健康医疗数据分析专属的技术体系。数据采集技术的难点是针对医疗行业数据多系统、多来源、多标准的特点，构建覆盖临床、组学、健康各领域数据的整合模型，开发形成具有普适、兼容、整合功能的技术与工具。在数据存储技术方面，需要针对医疗卫生领域数据存在较大复杂性和特殊性的特点，开发相适应的文件系统及存储平台，在文件系统的基础上建立数据库系统，然后通过构建索引实现高效的数据查询和筛选等功能。健康医疗数据分析技术本质上是在不同领域健康医疗相关数据之间发现较强的关联关系，形成对人们有用的知识。健康医疗大数据中包含了大量的半结构化和非结构化的数据，给专业的分析挖掘带来较高的难度。目前还缺少标准化、可定制化的健康医疗分析手段，如符合医学文档的医学自然语言处理（natural language processing，NLP）技术、达到诊断水平的医学影像分析技术、精准医学个性化治疗预评估分析技术等。

5）健康医疗大数据缺乏专业的技术人才

在我国的医疗卫生管理部门和医疗机构中，还严重缺乏具备大数据专业知识与技能的技术专家。健康医疗大数据需要的知识体系由多个学科综合而成，包括医学、管理学、计算机科学、数学、统计学等。由于健康医疗大数据的应用还处于起步阶段，整个医疗卫生行业非常缺乏具备健康医疗大数据综合知识与能力的高水平复合型人才，加上许多医疗机构的人才流动性较大，很难形成有效的知识积累，进而影响其信息化进程。人才因素将是影响大数据发展的关键性要素，如果医疗卫生行业长期缺乏既熟悉医疗业务又擅长信息技术的人才，那么我国医疗卫生领域的大数据技术就很难发挥真正的作用。因此，国家教育部门需要逐步改进医学信息技术人才的培育模式，并且加快开展医学大数据人才的专业教育培养，这样才能更好地适应医学大数据时代的发展，更好地应对大数据时代的挑战。

1.2　健康医疗大数据的收集与管理

1.2.1　健康医疗大数据的采集

1.2.1.1　数据来源

健康医疗大数据资源既包括各类医疗数据，如检查报告、检验报告、医嘱记录、生命体征记录、护理记录、病历记录、医学影像等，也包括健康数据，如健康档案数据、健康查体数据、外部健康物联网数据等，近年来还出现新兴的生物组学数据，如基因组学、蛋白质组学、免疫组学分析结果。这些数据种类繁多、结构复杂、来源各异，既有结构化数据，也有自由文本以及大容量的非结构化数据[13,14]。目前，主要的健康医疗大数据来源包括以下方面：

1）医院信息系统

医院信息系统是医疗数据的主要来源与基础。医院信息系统覆盖了医院所有业务和业务全过程，为医疗与管理活动等提供信息化支撑。医院信息系统对医疗活动各阶段产生的数据进行采集、存储、处理、提取、传输、汇总、加工，这些数据存在于各个专业数据系统中，包括电子病历系统、实验室信息系统（laboratory information system，LIS）、医学影像存档与通信系统（picture archiving and communication system，PACS）、放射科信息系统（radiology information system，RIS）、决策支持系统等[15,16]。现代医疗系统每天的运作会产生大量的电子数据，据统计，一家三级甲等医院每天会产生数十太字节（TB）规模的数据，而且随着电子病历系统的不断完善，这个数字还会继续增大。

（1）电子病历系统。电子病历是医务人员在医疗活动过程中使用医院信息系统生成的文字、符号、图表、图形、数据等数字化信息的集合，它将患者诊疗过程中产生的诊疗数据和检查数据集合为具有统一形式的记录，是最具价值的数据来源。电子病历系统中主要包括病历首页、门（急）诊病历记录、住院病历记录、健康体检记录、转诊记录、法定医学证明及报告等数据[17]。

（2）实验室信息系统。实验室信息系统主要是指医学检验数据，包括血液学、化学、免疫学、血库、外科病理学、解剖病理学、在线细胞计数和微生物学等检验数据。这些数据来自医学检验类设备产生的数字化数据，有专用数据规范和标准，是一种结构化程度很高的数据。

（3）医学影像系统。完整的医学影像系统包括放射科信息系统和 PACS。整个医学影像库包含病理、放射、核医学、超声、内镜等相关成像信息及诊断报告[18]。各类医学影像经成像设备采集后以标准格式的影像文件存储于影像系统中，供临床诊断或医学研究调取。

（4）医院管理系统。医院管理系统是医院医疗与运维管理过程中所需数据的集合，包括医疗质量管理系统、全面预算管理系统、财务管理系统、物资管理系统、固定资产管理系统、人力资源管理系统、成本核算系统、绩效考核系统和财务监管系统等产生的数据[19,20]。

2）生物组学测序数据平台

生物组学测序数据平台保持着通过基因检测技术获得的主要基因信息，包括基因标识符、名称、物种来源、基因组上的位置、相关核酸、RNA、蛋白质、基因间的相互作用、标记位点以及表观遗传学信息等[21,22]。生物组学测序数据的数据量较大，数据采集、处理的专业化程度较高，数据的生成、采集、分析过程需要在专门的软硬件系统平台上完成，目前主要由第三方机构或者具备测序能力的医疗机构或科研院所进行采集、管理、分析。

3）区域卫生信息平台

区域卫生信息平台是连接规划区域内各机构（医疗卫生机构、行政业务管理单位及各相关卫生机构）基本业务信息系统的数据交换和共享平台，是使区域内各信息化系统之间进行有效信息整合的基础和载体，是实现多元化子系统整合的综合业务平台。区域人口健康信息主要来源于卫生健康部门下属的医院、公共卫生服务机构（如疾病预防控制中心、卫生监督所、妇幼保健院、血站、急救中心等）、计生服务机构、基层医疗卫生机构、卫生计生管理机构，还与人力资源和社会保障、银行、保险、公安、民政、工商、教育、统计等其他社会部门具有广泛联系，主要包括居民基本信息档案、儿童保健档案、妇女保健档案、疾病控制档案、疾病管理档案、医疗服务档案、健康档案等。区域人口健康信息具有来源广泛、种类繁多、信息量大、存储分散等特点。

4）公共卫生信息平台

公共卫生信息平台是面向疾病控制机构、卫生监督机构、妇幼保健机构、慢性病防治机构、社区卫生服务机构及公共卫生研究机构提供业务操作与管理服务的应用系统。该平台主要为疾病监测与卫生监督提供信息化支撑，包括传染病、慢性病及病原体的监测以及餐饮、食品、水源的监测。公共卫生信息平台的数据包含范围较广，由多渠道所得多种数据融合形成一个或多个庞大的信息系统。公共卫生信息平台的数据采集与系统建设工作主要由各级公共卫生机构承担，公共卫生信息平台内的数据包括健康档案基本数据、疾病预防控制数据、卫生监督数据、卫生应急指挥数据、医疗救治数据、妇幼保健数据、精神卫生管理信息系统数据和血液管理数据等[23]。

5）移动医疗健康监测系统

移动健康是指将通信技术应用于卫生保健领域，实现"健康传感终端＋移动通信平台＋健康服务"，从而提供实时、连续、长期的健康服务。移动设备性能的快速提升和无线网络的广泛覆盖，以及穿戴式设备与技术的发展和移动应用的广泛推广，为健康服务和个人健康管理创造了巨大的空间。基于移动物联网技术的可穿戴监测设备，因具有便捷、易用、低负载测量等特点，迅速成为个体日常健康监测评估的主要手段。此类产品形态多样，功能逐渐丰富，佩戴后成为终端传感器，不断地收集与传递个人健康数据。随着其受众范围的不断扩大，系统中积累了大量的移动医疗健康监测数据。一部分监测数据由被测者个体管理，另一部分通过网络传输到服务提供商构建的互联网云端健康数据监测系统中，这些数据的采集与汇总成为健康医疗大数据不可或缺的组成部分。受到终端设备的功能和技术限制，目前获得的健康数据还无法达到专用医疗设备的精度与准确性，在数据专业性和全面性上也无法与医疗机构数据相比，但是可以作为健康管理的参考性数据。

6）互联网数据资源

随着移动设备和移动互联网的飞速发展，各大网站中产生的疾病、健康、寻医购药等信息随之增加。互联网健康医疗大数据包括各种网站及健康检测设备产生的数据。其中,健康网站数据包括访问、在线咨询等产生的大量音视频、图片、文本等,以及各种网站的网络挂号、网售药品器材、网售健康服务等产生的数据。健康监测数据包括各商业公司开发的移动医疗产品和便携式生理设备产生的血压、心跳、血糖、心率、体重、心电图、呼吸、睡眠、体育锻炼等数据。互联网数据资源还包括公开对外服务的各类文献数据库,这类数据库规范化程度较高,覆盖面全,涵盖目前主要的医学研究文献,大部分都是以文本文件存储,包括中国知网(CNKI)、万方医学网、重庆维普中文科技期刊数据库、NSTL 外文生物医学文献数据库、MEDLINE、Elsevier、ProQuest、Springer 等国内外主要文献数据库。

1.2.1.2　数据采集与整合技术

传统的医疗信息系统和信息整合主要集中在单一医院或者区域内部,工作原理实质上是医院局域网的内部信息共享和信息服务,而移动物联网技术在健康领域的发展将移动通信技术、互联网技术和健康服务融合起来,通过智能化的终端设备完成数据的采集与接入。互联网高速通信技术为健康医疗数据的整合和共享提供支持。健康医疗大数据采集的技术难点是突破分布式高速、高可靠性的数据抓取或采集,以及高速数据的解析、标准化、转换与装载等大数据整合。

1) 数据库接口采集技术

对于政府卫生主管部门、医疗机构、公共卫生服务机构中的健康医疗数据或医学研究数据等保密性要求较高的数据,可以通过与机构合作,开发建立专线接入、特定数据库访问接口、系统数据交换接口等技术方式实现数据交互。大量健康医疗业务产生的数据以数据库的形式存储在业务系统中,大部分采用目前主流的关系型数据库如 Oracle、MySQL、Cache 等存储数据。常用的接口工具有 Sqoop 和结构化数据库间的 ETL 工具,主要用于分布式大数据 Hadoop(Hive)平台与传统的数据库间进行数据传递,可以实现和 Hadoop 分布式文件系统(HDFS)、HBase 数据库和主流关系型数据库之间的数据同步和集成[24,25]。

2) 系统日志采集技术

对于实时性要求较高的大数据的采集,为确保不影响医疗业务系统的正常运行,可以通过读取与解析数据库系统日志文件的技术手段实现同步。业界常用的系统日志采集技术包括 Hadoop 的 Chukwa,Cloudera 的 Flume 和 Facebook 的 Scribe 等。上述技术或工具均采用分布式架构,能满足每秒数百兆字节(MB)的日志数据采集和传输需求,在医院医疗信息系统数据库同步采集中发挥有效作用。

3) 网络数据采集技术

网络数据采集主要是借助网络爬虫或网站公开应用程序编程接口(application programming interface,API)等方式,从网站上获取健康医疗数据信息的过程。通过这种途径可将网络上的非结构化数据、半结构化数据从网页中提取出来，并以结构化的方式将其存储为统一的本地数据文件。

4）移动物联网健康数据采集技术

移动物联网健康数据采集技术利用移动终端的定位、记录和交互式引导功能，使用户的健康数据、个人信息得到记录与存储，建立在互联网高速通信技术之上的数据获取和交互与人的联系更加紧密。通过用户近场的各类生物传感器和移动应用程序（application，APP）采集大量的运动与健康信息，主要包括：基于用户行为模式和活动记录的数据，如即时语音、视频、GPS 地理信息，运动状态信息，运动习惯信息等；基于个体身体运动状态的检测结果，如步态、步速、跌倒检测结果等；基于用户运动中生理参数的检测数据，如呼吸、体温、脉搏、血压、血氧等检测数据。移动健康可以真正实现用户随时、随地、随身获得相关的健康信息。

5）健康医疗数据整合平台技术

数据整合平台技术以自动化或自动化与人工相结合的方式，对异构数据源进行采集整合处理并进行数据共享和交换。与医疗业务系统集成不同，在医疗大数据互联互通场景下，对数据共享平台集成技术的需求强于集成流程的需求。传统的数据共享平台重点解决的是患者个体数据的共享，数据交换的单位为文档，而在大数据环境下，医疗数据类型多样化，非结构化内容以及诸如影像、组学数据等大数据量的内容同时存在，共享更多地基于群体数据，以文档为单位的交换会显著降低交换效率。因此，大数据的集成技术重点在于多样化、群体数据交换共享的数据集成技术。面向健康医疗数据的集成技术通常采用基于《医疗健康信息集成规范》（*Integrating the Healthcare Enterprise*，IHE）的数据共享平台，通过 IHE 平台实现多个异构系统产生的医疗记录集中共享。其特点是数据共享平台包含数据接收管理能力和患者主索引管理能力，交换以医疗文档为单位，不追求实时性，适用于患者医疗记录的集中共享；此外，数据交换与共享采用通用技术标准，通常采用 HL7 CDA 等面向文档的标准和 *IHE* 的集成规范。

1.2.1.3　数据采集标准

健康医疗大数据标准化是医疗数据互通共享的基础。为提高数据采集质量，在数据采集环节必须尽量提高数据的标准化程度，采用国际国内通用标准对数据进行规范。在医疗信息化以及医疗数据互联互通方面，诸多医疗机构虽然都拥有众多的信息系统和庞大的用户数据信息，但由于信息系统的标准不同，相互之间互不开放，不同系统之间难以实现互联，数据无法互通共享。健康医疗大数据的互联互通需要建立数据表示、数据开放接口、数据安全隐私保护对应的标准，研发实用共享的健康医疗大数据共享系统，整合资源，加强数据标准化和公共服务信息平台建设，逐步实现健康医疗大数据的广泛应用。目前主要有如下的与数据采集相关的技术标准。

1）数据元标准

在数据建模与表示方面，数据元的标准化是对数据元的概念、描述、定义、表示、分类和注册等制定统一的标准，并加以贯彻实施的过程。一个完整的数据元是由数据元概念和表示类相结合构成的。基于元数据建模，制定统一的标准，根据标准规则，对现有数据进行收集、整理和分析，从而实现不同地区、不同部门、不同系统间数据的共享和信息的交换，避免信息的重复采集，减少资源浪费，实现数据的一次采集和多次重复利用。当前主要通过基于元数据建模构建数据集成框架，利用简单对象访问协议（SOAP）、表述性状态传递（REST）等技术设计数据交换接口，可以根据需要实现多种数据同步交互策略，如即时式、定时式和触发推送式，使用模型驱动架构（MDA）和可扩展标记语言（extensible markup language，XML）描述实现数据导入和导出的模型解析。

2）集成类规范

美国医疗卫生信息和管理系统协会与北美放射学会（Radiological Society of North American，RSNA）共同组织编写了 *IHE*，从流程角度规范了临床信息系统（clinical information system，CIS）。健康信息交换第七层协议（Health Level Seven，HL7）组织从事医疗服务信息传输协议及标准研究，发布了医疗信息交换标准 HL7 V1/V2/V3 三个版本，这些标准是标准化的医疗信息传输协议，汇集了不同厂商用来设计应用软件之间接口的标准格式。目前，HL7 致力于 HL7 V3 和快捷健康互操作资源（fast health interoperable resources，FHIR）标准的建设，作为下一代标准框架。FHIR 标准结合 HL7 V2、HL7 V3 和 HL7 CDA 产品线的最佳功能，同时利用最新的 Web 标准，紧密地关注可实施性方面。另外，美国放射学会（American College of Radiology，ACR）和美国电气制造商协会（National Electrical Manufacturers Association，NEMA）联合组成委员会，参考相关国际标准（CNET251、JIRA、IEEE、HL7、ANSI 等），联合推出了医学数字图像通信标准（digital imaging communications in medicine，DICOM）。*IHE* 是由医疗工作者和企业共同发起的、旨在提高医疗计算机系统之间共享信息水平的技术框架，通过提高已有通信标准之间的协同使用水平，如 DICOM 和 HL7，满足特殊临床需要，为患者提供最佳服务，形成一套完备的 *IHE* 技术框架和 *IHE* 集成模型。HL7、DICOM、*IHE* 构成整个医疗行业信息标准的基本框架，代表了国际医院信息系统以及医疗数据标准化的发展方向。

3）术语资源库

面向复杂的医疗大数据，急需从逻辑上基于本体构建术语库与知识库，通过元数据建模完成医疗数据集成，通过国际、国内标准和规范，构建医疗数据相互通信和交互的标准，达到共享一致的目标，利用面向服务的实现技术形成开放服务接口，为医疗数据共享互通提供技术支持，从而构建一个高质量、高可用的医疗大数据源，为各种应用个性化服务提供支撑。在国际上，已形成大量的标准术语集和概念体系，包括美国的医学术语和医学本体知识库、《国际疾病分类》(*International Classification of Diseases*，ICD)、"CPT 医疗服务(操作)编码系统""医学系统命名法——临床术语"以及"观测指标标识符逻辑命名与编码系统"(Logical Observation Identifiers Names and Codes，LOINC)等。一体化医学语言系统是美国国立卫生研究院经过 20 年积累开发完成的一个大型医学本体知识库，集成了 137 个常用的医学术语词典和本体库，是使用最广泛的医学本体知识库之一。国内医学术语标准化工作起步较晚，现有医学主题词表(medical subject headings，MeSH)、临床检验项目分类与代码、中国中医药学主题词表和中医临床术语集等术语体系[26]。近年来，国内外研究者开始注重知识库系统的智能性。从文献型知识库到知识集成型的专题知识库，再到具备知识发现功能的智能决策型知识库，是知识库发展的路径。

4) 疾病编码标准

在疾病分类方面，《国际疾病分类》是依据疾病的某些特征，按照规则将疾病分门别类，并用编码的方法来表示的系统。目前全世界通用的是第 10 次修订本《疾病和有关健康问题的国际统计分类》，称为 ICD-10。2016 年 10 月 13 日，我国发布了《GB/T 14396—2016 疾病分类与代码》国家标准，将促进国内健康医疗及相应行业遵循和采用这一标准。

1.2.1.4　数据采集的质量控制

从多来源集成的健康医疗大数据往往存在各种质量问题，具体体现在相同个体主索引不一致、同一术语编码不一致、数据缺失情况严重等。质量控制是数据采集过程中的关键环节，确保采集的数据能正确、完整、规范地加载到目的地，同时还需建立相应的异常处理机制，对传输异常、数据加载异常、数据结构与质量异常进行自动化处理。

1) 医疗数据质量模型和自动测度

基于 ISO/IEC 25012 软件工程数据质量模型国际标准建立适合于健康医疗大数据不同应用场景的医疗数据质量模型与医疗数据质量度量，逐步形成符合我国国情的医疗数据质量保证架构(data quality assurance architecture，DQAA)。在 DQAA 架构的基础上研发相应的数据质量自动测度软件，针对测试的差距(正偏移和负偏移)对负偏移的缺陷数据指标做出标记，指导后续的数据智能化处理。

2) 个体主索引自动匹配

不同来源医疗数据中的个体主索引不一致，导致数据很难整合利用。为此，需研究个体主索引特征向量提取算法，自动计算并提取数据集中能够标识每条记录的特征向量集，并采用模糊匹配等算法，利用主索引特征向量在各个数据集之间对数据进行主索引的自动匹配。

3) 异构医学术语自动映射

不同来源医疗数据中的医学术语(疾病名称、药品名称等)往往采用不同的编码，成为数据整合利用的障碍。为此需结合国家相关标准,建立标准化的医学术语编码规范,并应用机器学习和语言处理等技术,研究实现异构中文术语的概念标注及其与标准术语集之间的自动映射方法。

4) 数据缺失填补

由于与医疗健康相关的指标众多,病患的数据中往往存在一定的数据缺失。通常的数据缺失填补方法包括:采用无监督机器学习、深度学习、主成分分析等降维算法利用稀疏性降低数据维度、提取数据特征;利用网络表征的冗余性和通过对数据的扰动填补确实数据;针对不同的资料类型、数据缺失模式和变量类型,采用数据模拟技术模拟相应的各种完整数据集,并在此基础上构造不同缺失率的缺失数据集,采用多重填补(multiple imputation,MI)方法进行填补。

1.2.2 健康医疗大数据的存取

1.2.2.1 健康医疗大数据存取的特点

随着医学技术发展与信息科学进步,健康医疗大数据的数据量持续剧增,数据结构不断复杂化,数据组成呈现多元化,除了结构化的医学记录,还出现了大量非结构化的文本、波形、序列、影像、视频等数据格式。在此背景下,大部分基于传统关系型数据库存储数据的健康医疗信息系统在模式、技术、性能上面临很大挑战。大容量、多源异构的数据对存储设备的容量、读写性能、可靠性、扩展性等都提出了更高的要求,在设计大数据的存取系统时,需要充分考虑功能集成度、数据安全性、数据稳定性,以及系统可扩展性、性能及成本等各方面因素。高效规范的健康医疗大数据存取方案将有助于全面提升数据价值、保障数据安全、保证数据的合法使用。健康医疗大数据存储系统具体具备以下特点:

1) 存储系统的高容量

随着人口老龄化与生活水平提高,参与医疗保健、疾病诊疗、健康体检的用户越来越多,在各类医疗保健机构中产生并积累了海量的医疗数据。同时,随着新型医疗诊疗技术的发展,诊疗过程中产生了大量的数字化医学影像、组学检测、生理监测等数据。无论是在数据总量还是在个体数据方面,健康医疗数据量都呈现出指数级上升的趋势,目前个体的健康医疗数据已经达到数百吉字节(GB)级别。传统的信息化技术已经无法满足大量多元异构健康与医疗数据的产生与存储需求,健康医疗大数据系统首先要建立能够支持大容量数据存取管理的存储架构,实现高效低耗的数据资源管理。

2) 存储系统的高性能

与以往较小规模的数据处理不同,在数据中心处理大规模数据时,需要服务集群有很高的读写吞吐量才能够让海量的数据处理任务在应用开发人员"可接受"的时间内完成。这些都要求大数据的应用层能够以最快的响应速度、最高的传输带宽从存储介质中获得相关的海量数据。与其他行业的数据相比,部分医疗数据如监护数据、体征监测数据、急诊检验检查数据,具有很高的实时性要求,因此患者医疗数据的实时存储与更新对于临床科学诊疗尤其重要。实时性要求存储平台能够快速读写数据文件,实时更新患者数据,以便医生能够第一时间获取患者的医疗数据进行诊治,因此海量数据的高效存储和访问需求需要数据存储系统具备高并发的读写能力。

3)存储系统的高可靠性

患者的健康医疗数据具有隐私性,要求大数据存储平台必须具备高可靠性与安全性。存储平台具备足够的安全防范技术能力,确保患者的个人隐私安全,确保医疗数据在该平台中的存储安全,确保医疗数据不被患者本人和医生之外的人使用。此外,存储平台还具有强大的数据容灾与备份功能,确保当存储医疗数据的某个节点出现问题时,可以从其他备份节点完全地恢复数据。

4)存储系统的可扩展性

由于医疗与健康管理的资源分布具有分散性,缺少规范、统一的系统对健康医疗数据进行整合存储。这种现状不仅导致公共资源和共享资源的浪费,而且影响对个体健康状况与疾病的整体判断。大数据存储系统具备较好的可扩展性,可解决医疗资源分散性的问题。数据存储系统通过灵活的系统扩展增加整体性能和负载能力,以适应应用系统数据量扩大与数据集增加带来的需求。

5)存储系统的低成本

健康医疗数据分布于多个来源、多个机构、多个系统。数据分散存储于大量的服务器中,缺乏互联互通与协同机制,因此普遍存在多处存储、重复记录的情况,这些重复的数据资源必然造成极大的存储资源浪费。为从整体上降低存储成本、提高数据管理效率,健康医疗大数据存取需要采用集中存储的基本模式,大量采用基于资源共享机制的云存储以及基于分布式架构的平台的主流方案。在数据存储系统体系结构方面,以大量低成本服务器组成共享集群,尽可能减少数据存储硬件的消耗。

1.2.2.2 数据整合模式

健康医疗大数据的存取是按照定义的数据模型,综合采取关系型数据库、文档数据库、数据文件等关键技术,提供经整合的各类医疗健康数据资源的存储管理服务和访问服务。在大数据的存储技术应用上,对于结构化电子病历数据,采用预定义模型的关系型数据库技术管理;对于结构化和半结构化医疗文档,采用文档数据库技术管理;对于医学影像类数据,采用医学影像的文件管理系统管理;对于组学数据,采用专门的组学数据文件管理系统管理。健康医疗数据存取过程需要结合应用需求进行数据的整合管理,将各种类型的数据进行关联存储,以围绕专病专科主题数据集的形式组织数据资源。

1)健康医疗大数据多库关联存储模式

面对健康医疗数据中多种结构化、半结构化、非结构化异构信息,需要构建一个整体的、综合性的存储方案,既能适应查询的需求,也能满足对动态、数据项不确定的医疗信息的存储需求。在大量的健康档案数据中,居民的基本信息是相对静止的,结构化程度相对较高,因此适合采用关系型数据模型存储,以提高索引、查询的效率。医疗信息的复杂性在于有大量的动态更新信息,而且项目内容是异构的,包括很大比例的非结构化医疗信息,如医生书写的病历记录、检查报告等,很难将其完全分解成结构化字段。对于公共卫生和医疗服务信息这种多源异构数据,数据会随着居民病情变化或者就诊活动增多而动态更新与累积,其中包含大量非结构化的信息,通常可采用 XML 模型存储,XML 模型在描述医疗记录时允许将非结构化的信息加载在其中。健康医疗大数据采用多库关联存储模式,实现将静态的、结构化程度高的信息采用关系型数据库进行存储,将海量异构、非结构化的信息采用 XML 模型进行存储,并且将 XML 中与查询相关的关键信息提取出来作为关系数据表进行存储并作为查询 XML 内容的索引。多库关联存储模式通过将关系模型与 XML 模型相结合使用的方法存储健康医疗大数据资源,既能解决非结构化海量数据的异构性问题,降低其存储的复杂度,又能提高对信息检索和查询的效率,实现快速查询患者信息和医疗数据跨系统完整共享。

2) 模型驱动的专题数据存储模式

大数据的数据整合模式需要充分考虑数据资源的应用需求,实现信息模型到物理存储模型的统一。专科专病专题数据集建设围绕疾病治疗与健康管理专题,以某类疾病与健康问题为中心,在存取与展现上对数据进行整合,既可实现多个分散异构数据库的统一组织管理,又可满足专科专病数据库的个性化需求。专科专病专题数据集建设的关键是建立起覆盖临床、组学、健康各领域数据的整合模型,为健康医疗大数据互联共享、数据管理、技术研发打好基础,重点要实现如下技术突破。

(1) 分层次的健康医疗信息建模。应用国际主流医疗信息模型的建模方法如开放式电子健康档案(open electronic health record,openEHR)、HL7 等,构建具有高度扩展性、灵活性的分层次专科专病信息模型,把信息的语义分解成不同的层次进行表达。最底层的参考模型能抽象地表达健康医疗领域信息的共性特征,具备稳定的结构;中间层的原型模型能表达信息的概念含义,覆盖完整的领域信息;最上层的信息模板能表达具体专科应用场景的数据需求,直接面向数据应用。

(2) 构建医疗及健康整合信息模型。根据健康医疗大数据的不同应用目的(如治疗、保健、科研、个人浏览、保险等用途),综合不同数据来源(如临床电子病历数据、临床检验检查数据、治疗康复计划信息、病史数据、个人健康设备数据、疫苗接种信息、健康日记或者日常生活观察、日常食品营养数据、处方管理与院外用药数据等),结合国内外数据集和术语标准[如 HL7、openEHR、医学系统命名法(Systematized Nomenclature of Medicine,SNOMED)、观测指标标识符逻辑命名与编码系统(Logical Observation Identifiers Names and Codes,LOINC)等],建立适合各类人群(如老年人、妇女、儿童等)和疾病分类(如急危重症、慢性病、肿瘤、儿科疾病)的医疗及健康数据整合模型。

1.2.2.3 硬件基础结构

在大数据环境下,海量数据呈爆发式增长,数据类型复杂多样,除结构化数据外,还有大量半结构化和非结构化数据。大数据的应用需求也很复杂,包括复杂多表关联查询、即席查询、离线数据批量处理等。上述需求给大数据存储与分析的基础架构提出了新的挑战。根据应用场景不同,行业中主要的基础存储架构在健康医疗大数据存储管理中都得到应用。主要的存储方式根据基础硬件系统的架构不同分为内置存储和外挂存储。外挂存储根据连接方式不同分为直连式存储(direct-attached storage,DAS)和网络化存储(fabric-attached storage,FAS)。目前,网络化存储是大数据存储管理中应用最广并且兼顾经济高效的存储方式。网络化存储根据传输协议不同又分为存储区域网络(storage area network,SAN)和网络接入存储(network-attached storage,NAS)。在健康医疗大数据存储中,结构化医疗数据通常使用 SAN 进行存放,大量非结构化医疗与健康管理记录以及影像数据与组学数据采用 NAS 方式存储。由于上述数据对总容量需求大,传统单个节点的 NAS 服务器难以支撑 2 PB 以上数据的存取,通常采用分布式 NAS 进行存储管理[27]。

1) 直连式存储

DAS 是指将存储设备通过 SCSI 接口或光纤通道直接连接到服务器上,即每一台服务器都带有自己的磁盘、磁带机或磁带库。其特征为存储设备成为通用服务器的一部分,该服务器同时提供应用程序的运行,即数据访问与操作系统、文件系统和服务程序紧密相关。

DAS 储存的数据量越大,存储和恢复的时间就会越长,对服务器硬件的依赖性和影响力就越强。这种方式的弊端在于:当用户数量增加或服务器正在提供服务时,其响应速度会变慢,出现性能瓶颈,异构平台下存储资源无法均衡共享,存储设备利用率低,并且每台服务器是一个孤立的存储器,服务器出现异常会使数据不可获得,不能提供真正意义上的网络化存储。DAS 适用于部分医疗卫生机构内的数据资源存储,DAS 支持的数据量有限,运行效率不高,但结构简单,对传统系统与设备的兼容性强,存储成本低。

2) 存储区域网络

SAN 是通过专用高速网络将一个或多个网络存储设备和服务器连接起来的专用存储系统。SAN 由 SAN 服务器、SAN 存储、SAN 互连 3 部分组成,采用网状通道,通过光纤交换机连接存储阵列和服务器主机,建立专用于数据存储的区域网络。SAN 是一个单独的高速存储系统,独立于内部局域网,不会占用内网带宽,因而不会影响前台应用程序运行速度。和 NAS 相比,SAN 网络有很好的扩展性。SAN 采用了网络结构,服务器可以访问存储网络上的任何一个存储设备,因此用户可以自由增加磁盘阵列、磁带库及服务器等设备,使得整个系统的存储空间和处理能力得以按客户需求不断增大,而且 SAN 具有更高的连接速度和处理能力。SAN 存储技术适用于大规模健康医疗数据资源库的建设,适用于结构化数据以及提取分析频次较高数据的存储。

3) 网络接入存储

NAS 结构体系直接通过网络接口与网络相连,主要用于实现不同操作系统平台下的文件共享应用,其作用类似于一个专门的文件服务器。

NAS 设备可以直接挂接在主干网的交换机上,通过简单的设置(如设置机器的 IP 地址等)就可以在网络即插即用地使用,而且进行网络数据在线扩容时也无须停顿,从而保证了数据的流畅存储。与传统的服务器或 DAS 设备相比,NAS 设备的安装、调试、使用和管理非常简单,将 NAS 应用于存储服务可以大大降低存储设备的成本。NAS 克服了 DAS 进行系统升级时需要暂停业务系统运行的致命弱点,而且 NAS 上的存储信息都采用 RAID 方式进行管理,有效地保护了数据。NAS 的优点包括安装使用方便、性价比高、易于升级维护、安全性好。但在实际的应用过程中,NAS 的缺点也较为明显,如占用局域网带宽,传输能力有限,直接影响前台应用系统响应速度,并且在扩展性方面受到一定限制。NAS 系统适用于数据量大但对数据传输效率要求不高的信息网络,可满足单个单位或者多个中心共建的局域网或专用网中的数据存储需求,如区域性健康医疗数据中心、医院院区间数据中心、公共卫生机构数据中心等。目前,主流的大数据中心数据存储方案通常采用 NAS 与 SAN 相结合的方式,充分发挥两者的优势,从而提升整体的效率并满足综合性的数据需求。

4) 云存储模式

海量数据的存储经历了磁盘阵列、网络存储架构和集群存储。传统存储架构由于自身扩展性差,当应对海量的数据时,只能添加高性能的存储设备。这样势必导致管理和运营的成本较高,不利于海量数据的存储。云存储模式由云计算的概念延伸和发展而来,是指通过集群应用、网格技术或分布式文件系统等功能,将网络中大量的各种不同类型的存储设备通过应用软件集合起来协同工作,共同对外提供数据存储和业务访问功能的模式。

与传统存储设备不同,云存储不仅是一个硬件,而且是一个由网络设备、存储设备、服务器、软件、接入网络接口、用户访问接口以及客户端程序等多个部分构成的复杂系统。该系统以存储设备为核心,通过应用层软件对外提供数据存储和业务服务。在逻辑上,云存储一般分为存储层、基础管理层、应用接口层以及访问层。存储层是云存储系统的基础,由存储设备(满足 FC 协议、iSCSI 协议、NAS 协议等)构成。基础管理层是云存储系统的核心,担负着存储设备间协同工作、数据加密、分发以及容灾备份等工作。应用接口层是系统中根据用户需求开发的部分,根据不同的业务类型,可以开发出不同的应用服务接口。访问层指授权用户通过应用接口登录、享受云服务。云存储的主要优势有:硬件冗余,节能环保,系统升级不会影响存储服务,海量并行扩容,强大的负载均衡功能,统一管理,统一向外提供服务和管理效率高等。云存储系统从系统架构、文件结构、高速缓存等方面入手,针对监控应用进行了优化设计。云存储系统的数据传输可采用流方式,底层采用突破传统文件系统限制的流媒体数据结构,大幅提高了系统性能。

云存储正在成为网络化大数据存储技术的发展潮流,在健康医疗大数据领域的应用正在普及,未来将成为大数据资源存储的主流方案。云存储充分利用的云计算技术,具备超大规模、高可扩展性、廉价、稳定的特点,以满足海量数据存储和管理的要求。云存储可以提供非常高的系统冗余和安全性。存储技术在后续的平台对接整合、业务流程梳理、海量数据深度挖掘分析方面具备较好的兼容性。

1.2.2.4　存储技术和系统

在数据量快速增长、多类数据分析并存的需求压力下,数据存储与处理技术朝着细分方向发展。医疗信息化依靠一种技术或架构满足所有应用需求的情况不复存在,需要根据应用需求和数据量选择最适合的产品和技术。针对传统数据库方式在存储、处理大数据时出现的技术瓶颈,随着大数据存储应用需求的提升,衍生出面向大数据的存储技术架构。目前主要有两类主流的大数据存储技术架构,包括大规模并行处理(massively parallel processing,MPP)技术架构和 Hadoop 技术架构[28]。

1) MPP 技术架构

MPP 技术架构包括 MPP 数据库与分布式计算架构。MPP 数据库是新型数据库类型,通过列存储、高效压缩、粗粒度智能索引等多项大数据处理技术,结合 MPP 架构高效的分布式计算模式,完成对海量高密度结构化数据分析类应用的支撑。

MPP 技术广泛应用在各类健康医疗数据仓库和各类结构化数据分析领域,在健康医疗大数据存取中的核心应用优势包括:MPP 基于不共享(shared nothing)架构,数据存储的每个节点运行自己的操作系统和数据库等,节点之间的信息交互只能通过网络连接实现,此架构可以横向扩展数百个节点,有效支持拍字节(PB)级别结构化健康医疗数据的查询、关联分析等应用场景;兼容传统 SQL 引擎,采用标准接口技术,开发效率高,应用迁移方便;高价值密度结构化海量数据存储,便于进行后续的联机分析处理(online analytical processing,OLAP)、多维分析;平台运行环境多具有高性能和高扩展性的特点,可基于开放的 X86 架构服务器或者低成本计算机服务器部署,可较好地降低存储成本。

2) Hadoop 技术架构

Hadoop 技术架构主要针对非结构化数据的存储和计算、实时流处理等传统关系型数据库较难处理的数据和场景,是目前大数据领域主流的数据存储与分析平台技术架构。Hadoop 技术架构是业界研究和应用最多的云存储技术架构,最为典型的应用场景就是通过扩展和封装 Hadoop 实现对互联网大数据存储、分析的支撑。Hadoop 依托于开源技术的优势以及相关技术的不断进步和迭代更新,可支撑对于非结构、半结构化数据的处理、复杂的 ETL[extract-transform-load,数据抽取(extract)、转换(transform)、装载(load)的过程]流程、复杂的数据挖掘和计算模型。

Hadoop 技术具有的应用优势包括:采用键-值对存储方式——一种简单低耦合方式存储数据,确保数据存取的高效性;采用基于 Hadoop 的分布式文件系统(Hadoop distributed file system,HDFS),可以存储海量的结构化、半结构化、非结构化数据,满足健康医疗的全量数据存储需求;具备较强的扩展性,可以扩展到上千个节点。

3)MPP 与 Hadoop 技术架构联合应用

MPP 数据库与 Hadoop 技术具有各自的优缺点和最佳适用范围。MPP 数据库适用于处理高价值密度的结构化数据,而 Hadoop 的优势在于处理非结构化数据和流数据。Hadoop 对数据的操作模型更适于只支持单次写入多次读取,数据更新性能较低,而 MPP 数据库基于关系模型,其存储结构和处理结构可以支持对数据集合的任意更新和删除;Hadoop 对 SQL 兼容性不好,且调优算法复杂多样,而 MPP 数据库是关系型数据库,本身支持 SQL,且执行计划有多年的积累,便于进行高效的优化;Hadoop 采用 Java 编程语言开发,在运行时依赖 Java 虚拟机,内存需求较大时容易出现大量的内存垃圾,影响任务执行效率,而 MPP 数据库有完善的内存管理,保证内存和磁盘之间数据置换的平滑性。

在大数据时代,需要的是数据驱动最优平台和产品的选择。在健康医疗大数据存储与分析应用中,通常采用 MPP 数据库和 Hadoop 技术的混搭方案,充分发挥各自的优势,实现功能互补,解决大数据的诸多复杂需求。对于大规模临床诊疗结果的复杂分析、即时查询、多表复杂关联等场景由 MPP 数据库处理,而对非结构化电子病历记录的处理、对波形数据与医学影像的分析则由 Hadoop 架构负责。MPP 数据库和 Hadoop 技术的混搭方案可以实现对全量数据的处理,满足行业对大数据的应用需求。

1.2.2.5 主流数据库技术

在健康医疗活动中产生的数据类型多样,既有适合关系数据模型描述的结构化数据,也有影像、波形、文本等多种非结构化数据,这种复杂的异构性为健康医疗大数据的管理带来了很大的挑战。医疗行为对记录确定性与数据准确率要求很高,许多关键的应用场景首先要求数据管理系统要支持 ACID 要求,即原子性(atomicity)、一致性(consistency)、隔离性(isolation)和持久性(durability),而支持 ACID 特性的传统关系型数据库系统不适合存储非结构化数据。因此,通常的解决方案是采用两套架构的数据库分别存储结构化与非结构化数据,但这为两种数据之间进行连接查询与综合分析带来了困难。因此,健康医疗大数据的数据库建设方案是基于混合数据模型的管理系统,能够高效地管理结构化数据与非结构化数据,并支持异构数据之间的混合查询。目前健康医疗数据存取的主流数据库包括关系型数据库与非关系型数据库（not only SQL，NoSQL）[29,30]。

1) 关系型数据库

以 Oracle Database、SQL Server、MySQL 为代表的传统关系型数据库广泛应用于各类医疗业务信息系统，如医院常用的电子病历系统、临床信息系统、用药管理系统、ICU 监护系统等。计算机技术和网络技术的快速发展以及硬件的不断升级和更新换代，使数据呈现爆炸式增长，越来越多非结构化数据加入健康医疗相关的记录中，如影像学、生理参数波形和腔镜视频等文件。面对海量数据的存储和处理要求，传统的关系型数据库已无法满足用户需求，甚至制约着海量数据的存储和处理。在大数据存取操作时，关系型数据库常常成为性能瓶颈。数据库的低效不仅表现为查询速度慢，还表现为高频度读取效率低，数据加载与建立索引耗时长。关系数据模型虽然具有诸多优点，但受到自身技术架构的限制，不适用于存储与处理大量的非结构化数据或半结构化数据。

2) NoSQL 数据库

为了应对大数据处理的压力，在大数据数据库技术领域出现了多种为支持大规模数量集、高并发要求、高可扩展性等孕育而生的新型数据库。其中，NoSQL 数据库应用最为广泛，是面向非结构化数据存取的主流数据库技术，NoSQL 数据库通常运行于 Hadoop 架构平台，能够有效发挥出 Hadoop 平台分布式、高扩展、高效率的优势。

NoSQL 数据库按照数据模型分类，可以分为以下 3 种。

（1）键-值（key-value）存储系统：键-值数据模型将数据表示为键与值的映射关系。所有的键-值存储系统都支持的基本操作是给定一个键，查找其对应的值。当键上可以定义比较关系时，有些系统也支持键上的范围查询（range query）。键-值模型功能简单且易于实现，键-值存储系统一般具有极佳的可扩展能力和访问性能，因此多用于支持高并发的 Web 服务查询或作为其他存储系统的高性能缓存。目前主流的分布式键-值存储系统包括 Amazon DynamoDB、Redis、MemcacheDB 等。

（2）列族（column-family）存储系统：列族数据模型是在键-值模型基础上，将值定义为列族的集合，每个列族可以包含多个相关属性列。与键-值存储系统相比，列族存储系统支持的基本操作也是按值查找和范围查询，但允许用户指定返回的结果中所需包含的属性列，因此更加灵活易用，并且在仅用到小部分属性列的情况下查询性能更好。近 10 年来，最具代表性的大规模列族存储系统是 Google BigTable，类似的系统包括 HBase 和 Hypertable 等[25]。

（3）文档（document-oriented）存储系统：文档数据模型也可视为键-值模型的扩展，与列族模型不同的是它将值定义为类似广义表的数据结构。从抽象的角度看，列族模型是一种特殊的文档模型。文档存储系统除了支持基于键的查询，一般还允许用户指定值上的过滤条件(取决于具体系统实现),但更为灵活的数据结构需要更多的空间存储以及更长的时间解析,其查询速度通常比列族存储系统慢。目前主流的文档存储系统包括 MongoDB、CouchDB、Cassandra 等。

与关系型数据库相比,NoSQL 数据库采用了较为简单的数据模型。关系型数据库中的表都是存储一些格式化的数据结构,每个元组字段的组成都一样,即使并非每个元组都需要所有的字段,数据库也会为每个元组分配所有的字段,这样的结构便于表与表之间进行连接等操作,但从另一个角度看它也是关系型数据库性能瓶颈的一个因素。而非关系型数据库以键-值对存储,它的结构不固定,每一个元组可以有不一样的字段,每个元组可以根据需要增加一些自己的键-值对,不局限于固定的结构,能够为特定的查询(如按键检索)进行优化,极大地提高了查询性能,因而具备非常好的可扩展性,能够应用于超大规模的非结构化数据存取。

1.2.3　健康医疗大数据的处理

近年来,人们赋予"大数据"5 个"V"的重要特征:规模大(volume)、种类多(variety)、发展迅速(velocity)、分析预测结果准确(veracity)、潜在的研究与商业价值大(value)[31,32]。当然,健康医疗大数据也不例外。随着健康医疗信息化建设进程的不断加速,健康医疗数据的来源不断增多,不仅有电子病历、电子医嘱、医学影像资料、生理化验信息等医疗数据,还有体检报告、健康记录、可穿戴设备上提取的信息等健康数据。这些健康医疗"大数据"不仅规模庞大而且种类繁多,这正符合之前提到的 5 个"V"的特征[33,34]。然而,巨大体量的"健康医疗大数据"在未经处理时很难创造出其应有的研究和商业价值[35]。同时,来源广泛的健康医疗大数据结构化程度不高而且数据标准也不尽相同。因此,要实现健康医疗大数据的潜在价值,数据的结构化和标准化是关键[36-38]。健康医疗大数据处理的首要任务是将原始的多源异构且难以进行计算分析的数据变成能够进行计算、统计和分析的数据。同时,健康医疗大数据相对于别的大数据,更可能涉及患者的个人隐私问题乃至国家安全问题,这使得去隐私化和数据安全也成了健康医疗大数据处理的重要任务[39,40]。

1.2.3.1　健康医疗大数据的结构化与标准化

数据的结构化和标准化是实现健康医疗大数据研究和分析的前提条件。举一个直观的例子,我们希望针对一种疾病探索出一个好的疾病诊疗方案,并想要参考全国知名专科的医疗数据加以分析和建模。这些数据包括数量巨大的患者主诉、医生的临床诊断及最终的治疗方案,然而除了电子病历(electronic medical record,EMR)上有较为结构化的数据以外,其他数据通常都是整段的文本描述[41]。这些无法被计算机理解的非结构化的文本信息使得我们根本无法下手进行任何大数据分析。因此,健康医疗大数据处理的首要任务就是利用计算机技术将这些文本信息进行结构化,而这种计算机技术传统上属于自然语言处理的研究范畴[42,43]。

将非结构化文本数据用自然语言处理技术转换为结构化数据的过程,本质上是语言文本数据理解的过程。长期以来,在自然语言处理领域事实上遵循循序渐进、逐渐深入的处理思路,所处理的语言单位从基本的词句逐步增大至语篇,处理深度也逐步从词法、句法深入到语义分析处理[44]。概括而言,对于文本数据的结构化分析通常会涉及如下3个环节:一是自动词法分析,对于汉语而言,自动词法分析通常包括自动分词、自动词类标注以及命名实体识别等分析;二是自动语义分析,它是更深层次的语言处理任务,与词法分析和句法分析相比也更具挑战性,目标是实现语义层面的机器语言理解;三是篇章分析技术,在文本分析和理解中,需要与篇章打交道。篇章分析旨在研究医学自然语言文本的内在结构并理解文本单元间的语义关系,可以对文本单元的上下文进行全局分析。篇章分析更能挖掘出文本内部丰富的结构化信息,因此篇章分析技术在项目中是必不可少的一个工具。

目前,国内外均开展了大规模的语言资源建设工作[45]。例如,美国宾夕法尼亚大学构建了宾州树库和命题库,有效支持了英文等语言的词类标注、句法分析和语义分析任务的进展[46]。在国内,北京大学建立了综合型语言知识库,奠定了汉语信息处理的资源基础,有效支持了汉语分词、词类标注、命名实体识别等汉语信息处理任务的进展。目前,国际国内的语言资源建设在健康医疗大数据领域无论从规模上还是标注深度上都在持续向前发展。健康医疗大数据中的医学用语是一种专业领域语言,相关处理技术随着医疗信息化以及电子病历的推广已逐渐成为医学信息学研究的重要工具。从简单的病历信息提取、报告自动编码到较复杂的信息理解甚至新知识的发现,相关的研究和应用越来越多。

总的来说,健康医疗大数据的结构化就是利用自然语言处理等计算机技术将原始数据变成没有过多冗余信息,并具有一定格式的计算机能够理解的数据。在此基础上,计算机再将这些数据转换为诸如数据链表、树形关系图、数值数据向量等便于进行高效运算的数据。

当我们从更广的层面思考如何利用健康医疗大数据时,我们希望建立的不仅是单一专业或者单一机构的疾病诊疗模型,而是整合多家机构、多个地区乃至全国的健康医疗数据。因此,仅仅数据结构化并不能满足这个需求,需要对数据共享、互联互通等问题进行仔细考量。不同健康医疗机构在数据采集、存储、清洗等操作上存在一定的差异。即使数据有同样的结构,但是由于同义术语的表达差异等问题,仍然可能降低或者阻碍大数据分析的有效进行。因此,我们在进行数据结构化的同时还要为这些结构化的数据设立标准。

在健康医疗大数据的标准化方面,目前美国的医疗信息标准化建设较为完备和规范,具有国际领先优势。其筹建的医疗卫生信息和管理系统协会(Healthcare Information and Management Systems Society，HIMSS）负责对医院信息化的有关政策、标准、制度等提出指导意见[47]。在信息化建设的顶层设计方面，HIMSS提出了医院信息化建设的评判标准，将医院信息化建设水平分为0～7级。在信息标准方面，国际上通行的标准覆盖信息编码、数据质量、信息安全等多个方面，主要有国际标准化组织健康信息学标准化技术委员会（ISO/TC 215）标准[48]、欧洲标准化委员会健康信息学标准化技术委员会（CEN/TC 251）标准、澳大利亚的SAIT-014标准、美国医疗卫生信息技术标准委员会（HITSP）的卫生信息标准等[49]。

信息标准是各类医疗信息平台建设的基础，我国从"九五"期间开始在军队中建立试点，尝试进行军队卫生信息标准化研究。2001年，卫生部与国外机构合作，试图在我国建立医学信息标准体系。2002年，卫生部公布了医学信息化的统一标准，对药品管理、统计分析、临床医学等都设立了标准。2004年，我国成立了一个专业委员会负责卫生信息标准化建设。2006年，我国与美国合作研究电子病历标准，并于2011年推出了《电子病历系统功能应用水平分级评价方法及标准（试行）》，给出了0～7级信息化层级评判标准。近年来，随着信息标准化建设的迅速发展，我国国内针对健康医疗大数据的标准也将逐渐形成体系。未来的工作将是进一步完善各类标准，特别是针对大数据背景下的数据共享建立行业标准，促进信息标准化存储和互联互通。

1.2.3.2 健康医疗大数据的去隐私化与数据安全

在健康医疗大数据时代，在数据共享的过程中如何保障数据的安全和患者的权益至关重要。健康医疗信息的安全需求归根结底就是两点：控制与保护。而数据的控制与保护，都必须在"网络可信体系"中实现。对此，《国务院办公厅关于促进和规范健康医疗大数据应用发展的指导意见》（国办发〔2016〕47号）特别在12条中进行了权威解释："推进网络可信体系建设。强化健康医疗数字身份管理，建设全国统一标识的医疗卫生人员和医疗卫生机构可信医学数字身份、电子实名认证、数据访问控制信息系统，积极推进电子签名应用，逐步建立服务管理留痕可溯、诊疗数据安全运行、多方协作参与的健康医疗管理新模式。"早在2013年底，国家卫生和计划生育委员会（以下简称国家卫计委）就发布了《关于加快推进人口健康信息化建设的指导意见》，提出在"十三五"期间将大力推动全国人口健康信息大平台的建设，这将是一个承载全国13亿公民人口、健康、医疗等隐私信息的平台，形成了我国重要的战略数据资源，它对数据安全性的要求非常高[39,50]。

目前，我国健康医疗大数据的安全形势非常严峻。第一，从数据层面来看，数据的整合尚属初级阶段，区域级的健康医疗大数据中心尚处于建设阶段。第二，对于健康医疗数据的信息安全投入与其他有较高安全保障要求的行业相比还比较欠缺。同时，在相关信息安全人才队伍建设方面，专业的健康医疗信息安全从业人员还处于相对严重缺失状态。第三，由于健康医疗行业特殊性较强，目前行业内虽然已经推行了国家信息安全等级保护要求,但与完善的信息安全顶层设计和指导框架还有一定距离。第四,行业网络涉及面广,如我国医疗卫生机构总数已经超过百万家,化学制药企业 6 000 多家,药品经营流通企业 17 000 多家。如此大的规模和复杂的现状使得健康医疗行业难以管控。除此以外,全国医疗信息化服务与软件供应商达数百家,不同厂商的数据标准不尽相同,这也使得在行业内极易形成数据孤岛,对于数据安全也缺乏互联互通,从而给通过技术手段增加数据安全带来一定的困难。

虽然保障数据安全极具挑战,但这并不意味着我们要放缓在健康医疗大数据安全方面行进的脚步。对健康医疗大数据进行保护的一种有效技术手段就是去隐私化处理[51]。去隐私化也是现阶段医疗数据处理的基本环节,只有去隐私化后才能对医疗数据进行分析或者在研究层面上共享。在技术方面,隐私保护的研究领域主要关注基于数据失真的技术、基于数据加密的技术和基于限制发布的技术[52]。其中,基于数据失真的技术是未来医疗数据去隐私化的主要手段,它能够通过添加噪声等方法,使敏感数据失真但同时保持某些数据或数据属性不变,仍然可以保持某些统计方面的性质。其具体实现方式包括以下三种:① 随机化,即对原始数据加入随机噪声,然后发布扰动后数据;② 对数据进行阻塞与凝聚,阻塞是指不发布某些特定数据的方法,凝聚是指原始数据记录分组存储统计信息的方法;③ 差分隐私保护,仅通过添加极少量的噪声达到高级别的隐私保护。将这些方法融合起来并加以利用,可以更加合理地保障个体的乃至公共的健康医疗大数据安全。

1.2.4　健康医疗大数据的分析

对健康医疗大数据进行有效的采集、存储、处理和分析,挖掘其潜在价值,将深刻地影响医学治疗手段和人类健康水平。健康医疗大数据的分析作为整条路径的最后一环,承担着将健康医疗大数据中既丰富又庞杂的信息提炼和升华的任务。也可以说,正是健康医疗大数据的分析连接了数据和人,让人们认识到大数据在人类健康和临床诊疗上有极其重要的作用。随着新的数学、统计、计算方法的实现,大型计算平台的出现及其计算能力的不断攀升[53],健康医疗大数据的分析技术也在不断发展,更深层次的健康规律和医疗知识不断被人们发现,进而提高了临床诊疗和健康服务水平。就分析方法而言,针对健康医疗大数据的常用分析方法包括传统统计学中的分类、回归、聚类等方法,也包括数据之间的关联规则、特征分析以及深度学习、人工智能等分析方法,而针对不同类型的数据,大数据分析技术可以实现医学影像分析与临床决策分析、健康体征及远程医疗数据分析、公共健康数据分析、个性化疾病模式分析等多种多样满足不同类型健康医疗应用需求的分析[54-57]。

1.2.4.1　健康医疗大数据的分类、聚类与回归

数据分类、聚类与回归是比较类似的三种大数据分析方法[58]。其中分类是指通过

各种分类模型,将数据样本中的每个数据项映射到给定的类别。换言之,就是找出一组数据项的共同特征并按照人为设定的分类标准将其归为不同的类别。这种方法通常用于健康状态或疾病程度的分类、患者属性和特征的分析,或者是康复和治疗效果的评价等。一个直观的例子就是从糖尿病患者的临床化验指标中提取出生理信号进行模式分类,建立正常、异常和糖尿病分级的数学模型,从而将临床生理信息与患者组织脏器的功能信息联系起来,为辅助临床诊断提供依据。目前,在健康医疗数据分类中广泛使用的分类方法主要有决策树、贝叶斯、人工神经网络等算法[59-61]。特别要提到的是,决策树算法是以实例为基础的归纳学习算法,它将能够影响健康管理或者临床判断的特征按照一定的树形结构加以排列,模拟人在遇到问题时做决策的过程,找出这些特征和类别间的关系,成为一个分类或者决策的模型[62]。决策树算法因其目标明确、可解释性高而广泛用于临床疾病的辅助诊断、医疗政策的制定、公共卫生以及慢性病的管理[63]。总的来说,健康医疗大数据的分类是综合利用患者的人口学信息、生理学表达和化验以及一些健康医疗管理信息作为输入特征,通过有人工监督和人工标记的方式对数据进行的分类。而分类的精确性和模型的准确度随着数据的积累均会得到一定程度的提高。

不同于数据分类的有监督分析方式,聚类分析并不需要给每一个数据指定某一个分类的标签。作为一种无监督式的分析方式,聚类分析把一组数据根据不同的特征按照相似性和差异性分为多个类别。同时在聚类分析的过程中,算法自动使属于同一类别数据间的相似性尽可能大,不同类别数据间的相似性尽可能小。由于聚类分析相对于分类分析有更少的人工干预,它往往用于健康医疗大数据中一些探索性问题的研究,如根据大体量健康医疗记录数据中的关键词加以聚类,提取出不同疾病在特征空间中的聚合性,从而发现疾病之间可能的关系等。

而数据的回归分析与以上两种分析方法有较大差异。它反映的是健康医疗数据中不同特征变量在时间上的特点。通过将数据特征项映射到一个回归函数,可以发现特征变量间的依赖关系并进一步探索在时间维度上针对某些特征进行预测的可能性。其主要研究问题包括解释队列数据的趋势特征、对下个时间节点个体状态进行预测以及探索数据不同特征之间的相关关系等。

1.2.4.2 健康医疗大数据的关联规则和特征提取分析

健康医疗大数据的关联规则是描述数据样本中不同数据之间存在关系的规则,即某一项事件伴随另一项事件出现的规律[64]。在健康管理和临床诊疗过程中,例如在电子健康档案建立过程中,可对大量人口学信息、健康信息、临床诊疗信息进行大型的关联规则分析,在发现较为隐秘的相关关系的同时,为疾病的检测和健康的预测做准备。

特征提取分析是模式识别领域的一种分析方法,又称为特征选择分析,目的是从一组数据中提取出最能表达总体数据特征的集合。健康医疗是一个非常复杂的系统,每一种疾病呈现的状态都只是这个系统的局部。如果将这个系统中所有的变量或者特征都用于分析单一疾病的问题,很多特征可能是无关的,有时候甚至产生负效应。为了得到更好的分析效果,需要对这些特征加以筛选。所以无论是在健康管理过程中,还是在临床生理信号或者影像检测中,大样本量的数据特征提取和选择技术都得到了广泛的应用[65,66]。

1.2.4.3 健康医疗大数据分析在健康管理和临床诊疗上的作用

在实际操作中,针对不同的应用场景,我们往往将多种健康医疗大数据分析方法结合在一起以提高分析精准度。下面我们选择了比较有特点的智能临床决策支持、移动远程医疗数据分析及组学数据分析3个方面说明健康医疗大数据分析在健康管理和临床诊疗上的作用。

1)智能临床决策支持

临床决策支持是一个针对健康医疗数据分析的复杂集合。在疾病诊疗过程中对患者健康状态的判断和诊疗方案的制订时,不同的医生由于背景信息和经验资源不同往往难以达成绝对的共识。临床决策支持涉及各科的文献、专科专家会诊的意见、循证医学的证据等。如何将各类资源有机地整合在一起实现准确而高效的智能临床决策支持系统是一个难题。智能临床决策支持系统是诊疗决策支持方法的具体应用平台[67]。根据推理方法分类,临床决策支持主要可以分为基于规则推理、基于案例推理和基于模型推理3种。基于规则推理主要依赖于条件规则进行推理,以判断患者的疾病类型,对疾病治疗过程进行决策支持,如最早的 MYCIN 系统。基于规则推理系统中的决策支持方法研究主要包括规则知识的获取、规则引擎的建立、规则的推理等。基于案例推理主要是指利用已有的案例经验判定患者的病情和治疗措施,如英国的商业化临床决策支持系统 ExcelicareCBR。基于模型推理主要是指利用临床数据构建出相应的诊断或者治疗模型以支持决策,早期的临床决策支持系统大部分是基于模型的,如哈佛医学院研发的鉴别诊断系统 DXplain。基于模型推理系统中的决策支持方法研究主要集中于模型的分析、选择和应用。随着计算技术的发展、对结构化与非结构化数据分析能力的日益加强,以及深度学习等先进智能分析技术的不断完善,各种优秀的智能技术已广泛应用到辅助决策系统中,并在实践中取得较好的效果,典型的产品和企业包括 Watson、Prenetics、Lumiata、Enlitic 等。当然智能临床决策支持作为一个复杂的分析过程,还有太多的地方值得进一步研究和改进。比如,可以使用图像分割和识别技术定量地分析医疗影像数据,或者使用文本分析工具挖掘健康医疗文献数据建立医疗专家数据库,从而为医生提出辅助诊疗建议等[68,69]。

2)移动远程医疗数据分析

健康医疗大数据分析的对象是生命个体的全生命周期,即从"摇篮"到"临终关怀"的完整过程。所以,对健康医疗的认识不能局限于去医院就诊的范畴,而应囊括对慢性病管理、个体健康以及公共健康数据的分析。而移动设备的迅速发展为远程医疗数据的收集和分析提供了可能。对于慢性病患者乃至健康人群,可以利用移动智能终端及可穿戴设备实现对其健康情况的远程监控,将其身体状态、各项生命体征参数纳入综合的电子病历之中。特别是在慢性病患者的治疗过程中,远程监护可以有效地监测用户的健康状况,同时将采集到的数据经过分析后反馈给医疗机构,从而便于医生确定今后的用药和治疗方案。最近几年,移动远程医疗产业呈现"井喷"式增长。未来,移动远程医疗将成为人们就诊、缴费、体检、咨询等各类健康服务的基本平台,患者可通过移动终端完成就诊的各个环节,最大限度减少就诊的复杂度,而医生则可通过移动终端完成查房、会诊、答疑解惑等各项工作,减少工作量。移动医疗应用也将提供基于地理位置的服务,为危急患者推荐附近的医疗点,并实现更为优化的个性健康服务。移动远程医疗在提供便利的同时,也有助于实现医疗数据向健康数据的过渡,促使数据体量高速增长。总之,在大数据背景下实现个体和公众健康的正确思路是利用合理的深度学习人工智能方法、高效的云计算平台和优秀的数据传输架构,把丰富多元的生命个体的健康数据(包括锻炼习惯、生活习惯、社交媒体信息,当然也包括医疗信息)尽可能地纳入疾病模式的判断、建模与智能分析中[70]。

3) 组学大数据的分析

健康医疗大数据之所以拥有极大的数据体量,正是因为不同的组学数据[9]。其中不仅包括传统意义上的基因组学,也包括蛋白质组学、微生物组学、影像组学等。在研究层面,可以通过基因组变异检测的算法软件(如比对软件 BWA、变异检测软件 GATK 等)对不同组学数据进行尖端的科学分析。而在临床应用方面,可以利用分布式计算分析方法或者利用 GPU、FPGA 等硬件对组学大数据进行计算加速,提高大数据分析的效率。同时,随着组学数据同临床数据的整合,开发算法进行数据整合分析,或者利用机器学习、深度学习等算法构建模型开展疾病的预测也已经成为组学大数据分析的重要发展方向[71,72]。

1.3　与健康医疗大数据使用相关的伦理问题

1.3.1　健康医疗大数据的使用与伦理相关

电子病历系统的大规模应用、基因检测技术的普及和精准医学模式的提出及发展,都需要大量与患者相关的数据作为基础,需要能够容纳患者的医疗数据与生物基础研究信息,整合与患者相关的各种检测组学数据和健康历史数据。与传统的医疗模式相比,这一新的医疗模式融合了临床与科研过程,更加注重以患者个体为中心的数据整合与临床服务提供。这些数据的来源包括记录了患者各项生理指标、基因检测结果、家族遗传和生活疾病史的电子病历,医疗保险信息数据库,第三方检测机构中的数据,社交媒体、可穿戴设备及家用医疗设备中的健康数据以及医学研究数据等。未来计划同时纳入健康人与患者的数据,并将信息的收集并入常规临床工作中,以便重新定义"正常"状态,深入探索疾病自然发展史,揭示基因-环境作用机制,并找出在个体及群体层面新的健康干预措施。

这些医学新进展无疑会给患者带来希望,但信息泄露导致对患者造成伤害的案例时有发生。事实上,这些伦理问题的产生,不仅与人们在数据保护方面的理念和管理规范有待完善有关,也与数据本身的特点有关。数据不仅能够不受空间限制复制成无数备份,而且能够不受时间限制永久地存储。当数据规模较小、接触面较窄、存储时间较短时,该特性并不十分突出,但在大数据条件下,强大的数据整合能力使既往的个人保护机制遇到了严峻的挑战;而数据存储网络化,又导致个人信息泄露的可能性长期存在,该特性就表现为高风险和长期风险,因此大数据导致患者数据被泄露的可能性反倒比传统数据方式更大。

医疗大数据具有有用性,因此便涉及谁可以享有这些好处的问题;因数据大多数掌握在大机构手中,便存在资源分配是否公平的问题;因具有非预期性以及潜在风险不确定性的特点,大数据的使用存在泄漏隐私和伤害患者或受试者的风险,那么这些伤害是否必要,是否可以预防或把风险控制到最小,这些都是医学伦理中非常核心的问题。

1.3.2 健康医疗大数据使用中存在的伦理问题

大数据涉及收集、保存、集成、转移、共享、销毁等环节;医疗大数据的应用领域既可能涉及临床应用,又可能涉及临床研究与公共卫生监测等。大数据在临床医学领域的应用与许多传统的伦理规范产生了冲突,这早已引起各国学者的关注。

1.3.2.1 隐私和数据泄露带来的风险

1) 隐私概念的变迁

在大数据的临床应用和临床研究中经常涉及隐私问题。但隐私到底是什么?我们现在生活在一个地球村中,都畅游在同一个互联网上,都在为大数据做贡献,但不同文化对隐私的理解并不相同。

隐私观念的历史并不久远。进入 19 世纪晚期,随着新闻媒体、照相技术的普及,隐私问题才引起人们的注意。一般认为,沃伦(Warren)和布兰代斯(Brandeis)在 1890 年 12 月发表的《隐私权》(*The right to privacy*)一文是隐私研究的起点,被视为经典文献。他们认可 Colley 的观点,即隐私权是不受打扰或独处(right to be alone)的权利。他们认为,隐私权是更为一般的个人受保护权(right to the immunity of the person)——人格权的一部分[73]。按照他们的观点,当时新的发明及商业手段如照相技术和报刊侵入了私人和家庭的神圣领域,从而使人们相信保护个人不受打扰的必要性。

随着社会发展和新技术出现,需要新的权利以保护个人领域。隐私权的文献和判例不断出现,因而有了多种类型的隐私权。威廉·普罗瑟(William Prosser)在1960年发表的文章中将侵犯隐私权描述为四种类型[74]:公开他人私人事务的隐私侵权;侵扰他人安宁的隐私侵权;擅自使用他人姓名或肖像的隐私侵权;公开丑化他人形象的隐私侵权。

丹尼尔·沙勒夫(Daniel Solove)区分出6种隐私权,分别是:独处权、限制接触权、保密权、个人信息控制权、人格自治权和亲密关系权[75]。阿丽塔·艾伦(Anita Allen)则区分出四种隐私权,分别是:信息隐私、身体隐私、决策隐私和财产隐私[76]。

在医疗领域,人们很早就认识到患者信息泄露有可能对其利益造成不利影响,如遭遇歧视、羞辱等。一般认为,从保护患者的目的出发,接触患者信息的人员(主要是医生)应该保密,患者也可以要求医生这么做。关于信息隐私最有代表性的是艾伦·威斯汀(Alan Westin)的观点:"隐私是个人、群体或机构决定其信息在何时、如何以及在何种程度上与他人交流[77]。"类似的定义可参考查尔斯·弗瑞德(Charles Fried)[78]、亚当·卡莱尔·布雷肯里奇(Adam Carlyle Breckenridge)[79]等人的文献,也可参见美国、欧盟的立法。按照这一理论,个人对其信息有控制,即有隐私;否则,就没有。当然,一个人即便失去了隐私,他仍然拥有隐私权。关于信息隐私的理论,还有其他一些观点,如限制他人接触个人信息[80]、个人信息不为他人(尤其是公众)所知[81]等。这些观点强调对个人信息的某些具体保护,这些保护当然重要,但是用来定义私密性极强的个人健康医疗信息隐私却显得不够充分。比如个人身体检查记录,在确保不公开发表、不遗失、不进入公共数据库的前提下,可以任由专业技术人员处理吗?如果确保由计算机程序而非他人操作,就可以做任意的处理吗?对比之下,隐私的信息控制理论能够为更多人接受。目前,很多信息隐私保护观念,实际上是基于隐私的信息控制理论。尽管隐私作为一个基本概念(即不可以还原为其他概念)始终伴存争议,但这并不妨碍隐私观念在个人保护议题上发挥非常重要的作用。但每一种概念都会有力所不及之处,隐私概念也是这样。

2)隐私信息泄露可能带来的伤害和风险

(1)个人面临医疗数据泄露带来的伤害。

患者数据泄露后有可能对其本人造成无法预估的后果(包括伤害、歧视等),国内外已有很多现实案例。患者数据含有更多敏感内容,隐私性强,因而泄露之后会造成比一般个人信息泄露更严重的伤害,特别是患者的声誉、经济和职业损失。

这种伤害是一种可能的事实,不受本人的主观意愿支配。有学者[80]提出,即便经过患者知情同意,将临床试验中的敏感信息放入电子健康档案(electronic health record,EHR)仍可能存在隐私与保密问题。例如,如果将精神疾病患者的临床试验信息载入EHR这样的大规模数据库,其患有精神疾病等敏感信息就面临暴露。在美国,有一种解决方案是相关研究者从联邦机构获取保密认证书(certificate of confidentiality,

CoC），但对于不断增多的保密性要求 CoC 的功能也是有限的，如无法保护数据库中的无意暴露或恶意使用等，无法在临床试验中的信息应用于不同记录时进行区别对待。

（2）空间上无限复制、传播导致信息泄露风险。

纸质病历信息是固定在纸媒上的，不能大范围传播，易于彻底销毁。数据形态不受空间限制，可复制成无数个备份（copy）在极短时间内远距离传播，而且每一个备份都是无损的。在网络环境下，黑客行为更容易打破信息空间里的保护屏障。例如，某影视明星的血液学检查结果在医院门诊产生后，瞬时传送到医院的结算部门和政府医疗保险监管中心，最后存储在医院的电子病历系统中；此后，由工作人员工作失误或黑客攻击导致信息泄露，部分信息又被传到网络上，导致某几个网站甚至某些公众个人手机上都有其内容。

（3）时间上永久保存导致信息泄露风险。

纸质病历的保存时间受制于纸张本身的寿命，而且纸质病历的保存需要充分的空间、适宜的温度和相对湿度以及一定的人力。由于维护成本的原因，医院往往定期（通常为 10 年后）销毁纸质病历。而医疗数据每一个备份的保存都是无损的、永久的，边际成本很低，在事实上可以永久保存。随着海量存储技术的发展，这些信息有可能永久保存。例如，目前各大型医院均在其服务器上保存患者的医疗信息，规模之大在此前难以想象。

实际上，随着患者信息存储时间的延长，信息被泄露的风险也在增加。黑客入侵或者非法盗取、买卖患者信息，使患者信息可以长期保存在非法持有者手中。当数据规模较小、接触面较窄、非大规模处理时，这些风险更多的只是一种潜在的可能性，且可采取某些技术手段（如去识别化）有效保护；而在大数据条件下，个人面临的风险被放大，在医学领域同样如此。

1.3.2.2 医疗大数据的资源属性引发的公平问题

1）医疗数据是稀缺资源

医疗数据作为一种资源，是可以产生规模效益的，主要包括健康效益、管理效益、学术效益和经济效益。对于个人，医疗数据（如血型、过敏史、慢性病史、联系方式等）作为医疗服务过程的记录，对挽救个人生命具有不可替代的作用，特别是在紧急救治的状态下。在一般医疗服务中，医疗数据是必要的参考资料和记录，不仅可以协助医生进行临床决策，也可以避免重复检查带来的伤害和经济损失。对于保险机构，某些种类的医疗数据是必要的工作基础。如果没有准确和及时的医疗相关数据支持，保险机构无从做出各种筹集和支付的行为。例如，我国台湾地区的健康保险机构，可以通过了解有支付关系各医院的相关患者信息，有效控制医疗费用的支出。对于政府部门，医疗数据既可以作为医疗服务行为的调查依据（如发生医疗事故时做责任鉴定），也可以作为某些公共安全事件的观测对象。对于医学研究，医疗数据具有十分珍贵的科研价值。

　　同时,医疗数据又是稀缺的。这点可以从患者数量、就诊次数、信息量、获取机会4个方面考察。从患者数量角度来看,医疗数据是患者的诊疗数据,在一定的时间范围内,患者总人数与潜在患者人数之和是有限的,最大值不会超过总人口数。具体到某一个医院或者地区,其数量更少。谁拥有的资源多,谁就占有临床研究和应用的先机。

　　2) 医疗大数据资源导致的利益格局失衡

　　(1) 加剧患者的弱势地位。

　　在医疗大数据的运行中,患者提供了数据,但限于技术门槛,患者无能力单独查找和处理这些数据,也谈不上控制;医院及相关机构不仅接收数据,而且有必要手段保存和分析数据[82]。目前,医院已经成为医疗数据资源的实际支配者,对数据拥有真实的权力;相比之下,患者要弱势得多。某些医学检验公司也有同样的问题。

　　患者在数据资源的控制上相对医院处于弱势地位,不仅在于患者无法自己保护数据权利,更在于加深了患者对数据所在医院的依赖,实际上削弱了患者在医疗市场上的自主权利。为尽可能避免重复花钱做检查、避免重复花费时间总结诉说病史,使用已有的医疗数据是任何患者就诊就治时都必须考虑的因素。医院掌握医疗数据,实际上是用机会成本的方式将患者的就诊选择最大限度地“留”在本院。

　　患者在数据资源的利用上同样处于弱势地位。医院甚至相关的商业公司使用医疗数据的行为,往往与患者的利益没有任何关系,但对患者却构成了某种潜在的风险。美国印第安纳州立大学的 David Orentlicher 教授以药物处方数据的商业挖掘为例,分析了其中的伦理挑战[83]。他认为,这个大数据应用的结果只是对商业公司有利,如以医学学术交流推进营销的策略,利用基于医师-患者或药师-患者关系生成的信息牟利,而患者并未从中受益。

　　(2) 扩大了患者在健康利益上的差距。

　　Lewis 认为,基于大数据发展起来的干预手段或新知识,对接受大数据服务的人群是有利的,同时拉大了欧美社会中上阶层与其他阶层之间在医疗及知识上的差距[84]。无论公共卫生领域还是临床医学领域的大数据项目,都会明显促进本地区居民的健康。但医疗大数据建设需要一定的条件,其中最主要的是社会信息化发展的程度,缺乏基础的信息化谈不上大数据。因此,越是发达的国家或地区越有条件开展医疗大数据项目(如上海市的医联工程),也就越有可能得到大数据项目的好处;相反地,越欠发达的国家或地区,越难以享受医疗大数据的好处,比如我国的传染病大数据直报系统就难以出现在贫困地区。可见,大数据应用确实可以拉开不同地区患者之间在健康利益上的差距。非公益性的医疗大数据应用在扩大健康利益差距上更为惊人。

　　(3) 扩大了医疗机构间的“马太效应”。

　　不同医疗机构之间存在竞争关系。在我国,同等级的医院之间对患者有激烈的竞争,门诊量是衡量医院业绩的主要指标之一。不同等级的医院之间实际上也存在竞争,许多患者生小病也到大医院就诊的现象比较普遍。

大型三级甲等医院具有规模惊人的就诊和住院患者数量,这是构成医疗大数据的基础条件。大型医院可以合理地将大数据技术和资源用于改善本院就诊患者救治的水平,实际上已有很多这样的尝试。2015年5月20日,著名IT企业华为技术有限公司与郑州大学第一附属医院共同创办了"远程医疗与医疗大数据联合创新中心",前者提供技术,后者提供数据资源,是国内较有影响的案例。

大型医院可以凭借已有的医疗数据规模优势,进一步提高对患者的吸引力;这反过来又增加了其自身的数据规模。这是一个循环增强的过程,大型医院的竞争力在这个过程中提高了。相对而言,缺乏大数据技术实力的大型医院,以及没有大数据资源的中小型医院,因无法提高竞争力相对削弱了竞争优势;反过来,患者数量下降又进一步降低了其相对竞争力。这是一个循环削弱的过程。于是,强者愈强、弱者愈弱的"马太效应"在医院之间的竞争中被强化了。

(4)造成了学术利益失衡。

医疗大数据资源和技术分布的不均匀,造成学术竞争的某种失衡。在大数据出现之前,学者们在掌握基本研究资源上并无太大区别;在大数据出现之后,学者们在掌握这种重大资源上出现了不平等。这种学者与学者之间的不平等,源自学者所在机构对大数据资源的拥有水平不一。那些个人学者与拥有大数据资源的机构学者相比,就处于更加不利的地位[85]。

不难想象,机构内有大数据资源的学者,更容易获得课题经费的支持,也更容易获得开展大型研究的机会。这种失衡不仅是学者之间公平竞争的问题,其背后还存在着社会学术资源配置的效率问题。本应当由更具学术能力的人才获取的竞争优势(如科研经费),有可能因为某些机构拥有资源而由他人获取,这降低了学术资源配置的效率,也不利于促进人群健康的目的。

1.3.2.3　基因数据与大数据结合带来的新风险

近年来,基因测序技术发展与普及的速度出人意料。目前,许多大型医院已经具备开展临床基因诊断的能力,并开始为个体患者提供服务。随着基因测序工具趋于廉价,将会有越来越多的医院开展这项业务,并产生大量的个人基因数据。基因数据所含的信息量大,特别有利于发挥大数据的技术优势;生物学家也在积极奔走,争取基于基因数据的大数据项目。基因数据是否应进入大数据,是存在伦理争议的。

争议1:基因数据与普通医疗数据是否存在差异,是否应区别对待[86,87]?

对此有两种截然相反的回答。一种是所谓的基因特例主义(genetic exceptionalism)。其支持者认为由于基因数据所包含的信息完全不同于以往任何一种医疗信息,若处理不当会有潜在的高度危害,因此建议用完全独立的方法保护、存储和访问基因数据[88]。

而另一种与之针锋相对的回答是反特例主义(anti-exceptionalism)。该观点认为基因数据与其他医疗数据并无本质上的区别,因此不需要花费额外的安全成本。因为在科学上,除了以编码方式存在的基因信息外,还有大量非编码形式的基因信息,如基因组中的非编码 RNA 的甲基化、非编码 DNA 的甲基化等,而且非编码 DNA 也有生理活性。因此,基因特例主义不可能提出一个有效定义,以鉴别基因信息是什么。而且在范畴上区别对待基因信息和基因病(不同于其他的医疗信息和疾病),似乎并没有更好的道德理由和正当性基础。相反,强调基因信息的独特性,有可能强化基因决定论,割裂人、环境和社会的整体发展[89,90]。

争议 2:基因数据是否可以载入 EHR 系统之类的大数据项目?

基因特例主义者持坚决反对态度。他们强调基因数据具有唯一性即与患者身份有一对一的关系,而且含有患者的大量未被解读的隐私信息。从长期看,基因数据一旦泄露会对患者本人造成难以估量的伤害。而未来大数据的共享和再利用也使基因数据泄露的可能性有增无减。

反特例主义者则强调,基因信息作为患者医学检查的产出,从现实来看,并未产生太大的伤害;载入大数据,让更多相关的医师等技术人员能够及时了解情况,促进医学科学研究,实际上有利于增进患者及公众健康。

有一点大家达成共识:基因数据是一种新事物,将其载入大数据必须持一种谨慎的态度。例如,Hazin 等[91]认为将基因组学信息载入 EHR 的工作虽然刚刚起步,但是已经带来了与患者自治权、保密性、隐私以及医生义务有关的重要问题。需要专业机构、临床人员、支付方和患者共同解决的问题包括:哪些基因组学结果应该放入 EHR 中,应该以何种形式对其进行报告,医疗服务提供者对新结果的追踪应该达到何种程度。此外,也有观点认为应当像对待人类免疫缺陷病毒(human immunodeficiency virus,HIV)和心理健康数据(mental health data)那样管理基因数据,给予患者额外的安全性和严格的知情同意。

1.3.2.4　去识别化机制的严重削弱与大数据对遗忘权的威胁

1)去识别化机制严重削弱导致的伦理和管理上的挑战

传统上,一般采取数据去识别化(de-identification)的技术手段保护患者:将数据记录(如电子病历)中与个人身份有明确关联的数据删除掉,使医疗数据与患者/居民的身份脱关联。这是美国的《健康保险携带和责任法案》(*Health Insurance Portability and Accountability Act*,*HIPAA*)在数据应用中保护个人的主要技术工具。但在大数据技术条件下,数据去识别化受到严重质疑,即在大型数据库使用匿名的个人加密数据,仍保存了用户身份被重新识别的残余风险,个人身份可通过利用数据链接技术操作数据库重新确定[92-94]。

美国路易斯维尔大学医学院的 Mark A. Rothstein 教授指出,电子病历的去识别化处理并不能保护患者的隐私权[95]。① EHR 数据"去识别化"后,可以通过公共可获取的资源进行"再识别"。比如,符合某几项生理、病理特征和相关地理信息的人,几乎可以确定是某一位患者。② 即使并没有使用个人标识信息,生物医学科研结果仍可能会为研究的参与者带来损害,包括群组分割、研究对象对研究主题的反感、数据对象不能享受到学术活动带来的商业利益。Rothstein 的观点引发了伦理学家的热烈讨论与回应[96,97]。不过也有人[98]认为在当前美国的 $HIPAA$ 标准下,有很多实例证明一些认为已经去识别化了的数据实际上仍然是可识别的,但去识别化确实可以大大降低隐私泄露风险。

2) 被遗忘权如何得到实现

被遗忘权(right to erased)指数据主体有权要求数据控制者永久删除其个人数据(有合法保留理由除外)[99]。被遗忘权的提出是欧盟数据保护法改革的一大亮点[100]。

但在大数据条件下,行使"被遗忘权"面临新的困难。行使"被遗忘权"主要有两种情形:

(1) 按照西方立法,当这些数据不再与数据收集和其他处理的目的有关时,个人有权行使被遗忘权。然而大数据项目很难做出这些数据是否不再有关的判断。与以往信息项目对数据准确性的要求不同,大数据运行方式是挖掘不同数据间的联系,数据规模越大越好。在医疗大数据中,患者的样本总数越大,项目的价值也越大。只要追求健康这个目的仍然存在,个人的医疗数据总有一定的用途。

(2) 按照西方立法,数据主体撤回数据处理的同意时,或者当同意的保留期限已满,应对数据予以删除。然而,许多大数据项目因为数据主体数量巨大(往往以百万计),实施知情同意程序十分困难,行使被遗忘权面临同样的难题。

1.3.2.5　大数据临床研究面临的伦理挑战

进行大数据相关研究时,是否数据越多,研究结果就会越好? 这需要区分研究的问题和到底哪类研究适合于用大数据研究的方法。传统的质性研究方法和此类研究所能发现的问题,可能是再大的数据堆积也做不到的。因此,对于使用大数据进行研究,需要客观冷静的判断,避免对大数据不必要的使用,减少可能造成的潜在风险。

1) 知情同意机制遭遇困难

大数据的产生,有时不是有针对性地收集的,而是随着时间的累积积聚产生的。但由于数据之间可以关联,便存在对个人识别的问题。正如已有研究已经表明的,仅仅三类数据——邮政编码、性别和生日——合在一起,就有超过 80% 的可能性可以把一个人识别出来。但只要涉及通过互动的方式收集个人信息,都应在患者充分知情的前提下取得其同意。欧美国家采取立法的形式确立了知情同意程序的法律地位。但在实施医疗大数据项目时,知情同意程序的执行面临巨大困难,因而其迅速成为学术界关注的焦点[101]。

第一个困难是难以在事先进行具体的告知,这源自大数据技术的特点。大数据技术与以往的实验方法有显著的区别,发掘数据间的新联系(即未知信息)是其突出的功能。这意味着大数据活动所纳入数据将揭示的信息(自然包括这些信息可能的用途),在事先是无法确定的。也就是说,研究者无法在大数据项目执行之前,清楚地描述对患者数据将如何处理,也无法告知将产出怎样的结果(如数据挖掘);在一些项目中,甚至无法告知在何时、何地、由何人使用患者的数据(如不定期监测)。在这种情况下,传统知情同意程序很难在大数据项目上实施。

第二个困难是征求同意变得无法完成,这源自大数据项目的超大规模。医疗大数据项目执行知情同意程序时直接面对两个难以消解的压力。① 成本压力。临床医学领域动辄对数十万条数据记录进行挖掘处理,以及对每个患者都实施传统的知情同意程序,需要支出的经费和人力是科研项目本身无法负担的。② 时间压力。即便经费充裕,履行大样本量的知情同意程序任务,意味着需要大量时间。时间压力不仅带来管理困难,更使时效性很强的科研项目面临夭折。

学术界也做了一些探索,试图基于尊重自主原则,解决上述问题。但这些探索都受到了严重的质疑。目前一个主要的解决思路是"空白支票"方案[102]:既然内容及用途都没法确定,而又需要一个知情同意程序,不妨就让数据对象在大数据活动前签署一个空白的或总的《知情同意书》,充分授权给大数据操作者完成项目以及再次使用数据。这个方案确实考虑到了患者的意愿,这比很多工程师反对征求患者意见的观点已经有相当的进步。但是,这个方案也遭到了严重的质疑。

首先,正如现实中的空白支票是用来方便而非制约使用者的金融工具,医疗数据的空白支票也只是方便了大数据项目操作者,起不到制约、监督他们的作用。"空白支票"给予患者的只是形式上的尊重,实质上难以尊重患者意志、保护患者隐私;相反地,这种形式上的尊重恰恰给各种可能的风险开了无限制的绿灯。有学者认为,这不但没有起到尊重数据对象的作用,反而限制了人的自主性;他主张在《知情同意书》中设立否定性条款(exclusion clauses),给个人排除其数据参与某些活动的自主权[103]。其次,即便是这种形式上的尊重自主,其适用范围也非常有限。有学者指出,就某些数据来源而言,寻访数据对象、实施传统知情同意程序本身即便可能也是非常困难的,比如很多年前的临床试验数据[104]。换言之,有些情况下医疗大数据项目里的知情同意程序本身就是不可能的,即便仅仅是一张"空白支票"。

2)关于研究结果的反馈

生物样本库类的研究与此类似,即在《知情同意书》中难以明确表达研究可能会有哪些发现。现实中,研究者经常会有意外发现,对此,研究者是否有告知的义务?另外,有些发现给受试者带来的可能只是担心,并没有现实可及的治疗方案。对于这种情况,目前的讨论共识是不去告知。但对于有明确治疗方案或者预防策略的,学界还是认为应该告知受试者。

3）伦理审查工作面临的挑战

根据目前已有的法律规范去链接的大数据研究，或者使用公共数据库中的大数据进行的研究，符合免除审查的种类；但对大数据风险新的认识，尤其是对群体可能造成的伤害，包括对某些群体可能产生的歧视等，说明有些大数据研究并不属于最低风险的种类。这种情况给伦理委员会的日常工作提出一个需要思考的问题，现实中有的伦理委员会出具免除审查批件，有的伦理委员会则进行会议审查。

其他的挑战，还表现在研究者人群的变化方面。越来越多来自计算机领域的科学家和来自信息科学等相关领域的研究者，进入大数据领域的研究中，而伦理审查的申请者之前多来自生物医学领域，这就使得在进行科研伦理培训时，需要考虑到这一新的变化。

1.3.3　健康医疗大数据使用的管理规范

针对大数据使用中可能存在的风险，医疗机构、卫生行政部门以及其他相关部门都需要在各自的职责范围内，思考和制订相关的管理规范。根据国际共识，目前已有的一些管理理念主要体现在如下方面。

首先，明确使用依据，阻止"公地悲剧"。在信息化环境，尤其是大数据条件下，医疗数据的风险明显扩大。防范这些风险，首先要防止滥用医疗数据，使之得到妥善的管理；而防止滥用医疗数据，首先要明确使用依据。明确的使用依据是阻挡滥用的门槛。"公地悲剧"之所以发生，就是因为人们进入公地、利用公地不需要任何依据，必然导致滥用的结局。在这里，隐私作为一种消极保护观念，是无法提供这个依据的。如果不能就使用医疗数据提出这样一个门槛，或者设立的门槛不足以抵挡某些不合理要求时，个人在医疗数据上面临的风险就会急剧增长。

其次，明确监管责任，有效控制风险。由于医疗数据存在上述风险，势必要求采取监管手段，最大限度地控制风险；而任何监管手段的落实，首先要明确监管责任。作为风险承担者，患者很可能有愿望监管其医疗数据的使用，但事实上患者作为个体并不具备监管的能力和条件；作为使用者的医院、研究所等，因为其自身是使用行为的发起者和受益者，不具备监管的资格。这时，国家基于保护个人权利的职能，应承担监管责任。

1.3.3.1　我国医疗数据管理的现有规定

现实中，随着电子病历的普及，作为第三方的电子病历服务商等机构实际上可以对基本医疗数据进行访问和控制，那么医院的名义管理权与第三方机构实际的管理权如何界定？个人对其医疗数据的管理是否有监督的权利？这些都是医疗信息化过程中不容忽视的问题。

就使用权而言，我国法律规定患者以及患者的代理人或近亲属有权查询或复制病历，但对医疗机构、保险机构是否享有病历使用权的规定则语焉不详。当电子化医疗数据使个人无法实际占有和控制医疗数据时,这些电子化数据属于谁? 谁可使用? 如何使用? 这些问题亟须法律给予明确的规定[105]。

《中华人民共和国民法总则》第一百一十一条规定:"自然人的个人信息受法律保护。任何组织和个人需要获取他人个人信息的,应当……不得非法收集、使用、加工、传输……买卖、提供或者公开他人个人信息。"此条款于 2017 年 10 月 1 日生效。其他法律法规,如《中华人民共和国刑法》第二百五十三条、《最高人民法院、最高人民检察院关于办理侵犯公民个人信息刑事案件适用法律若干问题的解释》,以及《中华人民共和国网络安全法》等都开始加大对个人信息的保护力度。但具体不同机构层面的管理规范还需要加强。

1.3.3.2　借鉴欧美的管理规范

从 20 世纪 70 年代开始,世界各国、国际组织就掀起了制定个人数据保护法的浪潮,其中最具影响力的立法是美国《健康保险携带和责任法案》(*HIPAA*)的隐私规则与欧盟的《通用数据保护条例》(*General Data Protection Regulation*,*GDPR*)。

美国的 *HIPAA* 由美国政府在两院通过后于 1996 年签署,含有专门的 *HIPAA* 隐私规则[106]。2000 年 8 月,美国政府职能部门公布了 *HIPAA* 的第 1 批标准和实施指南。2000 年 12 月公布了个人健康信息的隐私保护标准和实施指南,此后又根据社会评论进行修订,2001 年 5 月美国国会通过了该法案的修正案,最后该修正案于 2003 年 8 月开始正式实施。

HIPAA 要达成两个目的:第一个目的即所谓可携带,保证个人医疗健康信息能够方便地随着本人医疗保险的迁移而迁移,适应美国人口流动性大的社会特点;第二个目的是在实现上述目的的同时保护个人隐私,需要一系列规则予以规范。*HIPAA* 是美国医疗行业的一个转折点。*HIPAA* 适用于医疗保险中的计划信息转换机构、医疗信息转换机构、任何涉及健康信息以电子方式进行记录及传输的医疗保健提供者,以及与上述三个种类所覆盖的医疗保健相关者发生的某种类型的服务。

美国在个人数据保护上采用相对宽松的管理理念,保证信息能够充分地自由流动,有可能给企业带来更为灵活与广泛的大数据创新空间,体现了对数据自由与技术进步的关切。具体参见 *HIPAA* 隐私规则的五项原则[107]。*HIPAA* 规定了个人健康信息"去身份化"的判断标准:第一,透过技术处理使个人身份无法辨认或辨认可能性极低;第二,移除可识别个人身份的信息。欧盟至今尚未明确提出去身份化操作的具体条款。

1995 年 10 月,欧盟出台《个人数据保护指令》(*Directive 1995 /46 /EC on the protection of individuals with regard to the processing of personal data on the free movement of such data*,简称 95 指令),在保护隐私权方面将欧盟国家作为一个整体纳入法律调整范围[108]。当时互联网尚未广泛应用,个人数据的收集及处理只是限定在用户名、地址及相对简单的金融信息等的收集和处理。随着互联网的飞速发展,95 指令中包含的访问权(即用户有权访问他们的信息并且修改不当的地方,目的是确保信息的正确性)已经不能满足用户的需求,用户转而寻求对个人数据的控制权。欧盟第一次修正始于 2002 年发布的《隐私与电子通信指令》(*Directive on privacy and electronic communications*, *Directive 2002 / 58 / EC*)。其个人数据保护的修正内容确定了未来互联网个人数据保护的基本原则,但是在具体操作层面还较为粗略,也缺乏明确的违规惩罚措施。2009 年,欧盟对个人数据保护措施又进行了一次重要修正,通过了《欧洲 Cookie 指令》(*EU Cookie Directive*, *Directive 2009 / 136 / EC*),2011 年 5 月正式实施。其核心内容是对电子商务中 Cookie 的使用加以规范和进行必要的信息披露管理,是《隐私与电子通信指令》的重要补充,一方面强化了用户的知情权,让用户对网站收集、存储和跟踪用户信息有了清晰明确的了解;另一方面,指令也对网站生成、使用和管理以 Cookie 为核心的用户个人数据提出了完整规范的管控要求,以避免网站滥用或以不够安全的方式操作与存储用户个人数据。尽管欧盟在不同阶段通过了不同的数据保护修正指令,但是这些修正内容还是建立在 95 指令基本框架之上。大数据、云计算、移动互联网、社交网络以及各种智能终端的普及使得个人数据隐私保护面临严峻挑战,为此欧盟重新审视现有的个人数据保护法律框架,希望用一个全新的完整框架代替 20 年前构建的、已经不能适应移动互联网时代需求的陈旧框架。2012 年 1 月,欧洲议会公布了《通用数据保护条例》草案并希望 3 年通过,这预示着把个人数据保护管理提到了前所未有的高度。与 95 指令相比,《通用数据保护条例》具有更强的包容性和适应性,在数据主体的权利、控制者的义务及数据传输规则等方面发生了明显的变化。2015 年 12 月 15 日,《通用数据保护条例》正式通过,以欧盟法规的形式确定了对个人数据的保护原则和监管方式[109]。该法案对大数据科技提出了严格的要求:要求对个人数据(personal data)的每一次加工或分析(processing or analysis),都要获取数据对象"专门的、知情的、明确的同意"。

欧盟《通用数据保护条例》是受世界各国数据保护立法浪潮的推动,在以促进人权保护、统一欧洲数据保护法为宗旨的背景下制定的。欧盟个人数据保护立法以其综合性、完整性和统一性备受关注,体现了对个人权利保障的关切。与美国倡导数据自由相比,欧盟的要求更严格。为应对我国医疗大数据的挑战,我国需要借鉴相关经验,完善我国现有的法律框架和伦理管理框架。我国应该吸纳美国、欧盟个人信息保护立法的长处,主要包括增强数据处理活动的透明度、强化数据使用的责任、扩展数据主体的个人权利、更加关注数据的安全性[110]。

1.3.3.3 不可以无休止地收集信息

对于数据的收集和集成,目前学界已经达成基本共识,即不该无限制、不必要地收集个人信息,以最大可能地避免潜在的风险和伤害。一个负责任的医疗机构、医生以及研究者,需要遵循国际国内相应的管理框架规范其行为,对哪些领域可以深入探讨、哪些领域不应该无休止进入,做出基本的伦理学判断[111-112]。

1.4　小结与展望

在健康医疗领域,大数据的开发与应用正在快速渗透至各个环节,大数据技术在健康医疗领域的融合应用为健康医疗产业发展带来无限发展机遇和广阔前景。健康医疗大数据作为大数据体系中的重要组成部分,是医疗卫生领域的宝贵资源,是国家重要的基础性战略资源,其应用与发展在带来健康医疗技术跨越式发展的同时,也在不断激发健康医疗模式的深刻变化,成为深化医药卫生体制改革的动力和活力。本章通过对健康医疗大数据的基本概念和特点进行阐述,对大数据与健康医疗相互渗透影响、协同发展的关系进行了探讨。通过对健康医疗大数据的采集、存取、处理和分析这几个关键过程的讲解,阐明了健康医疗大数据的发展现状和面临的问题及挑战。另外,伦理关切在健康医疗大数据的发展中将是亟待解决的重点问题,如何能够在最大化挖掘健康医疗大数据实用价值的同时,尽可能保护个体的隐私安全,满足社会对数据使用的伦理安全要求,将是每个健康医疗大数据工作者都要思考的事情。

参考文献

［1］郭华东,陈润生,徐志伟,等.自然科学与人文科学大数据——第六届中德前沿探索圆桌会议综述［J］.中国科学院院刊,2016,31(6):707-716.

［2］Donovan S. Big data:teaching must evolve to keep up with advances［J］. Nature,2008,455(7212):461.

［3］李国杰,程学旗.大数据研究:未来科技及经济社会发展的重大战略领域——大数据的研究现状与科学思考［J］.中国科学院院刊,2012,27(6):647-657.

［4］UN Global Pulse. Big data for development:challenges and opportunities［EB/OL］. http://www. unglobalpulse. org /sites /default /files /BigDataforDevelopment-UNGlobalPulseJune2012. pdf.

［5］胡税根,单立栋,徐靖芮.基于大数据的智慧公共决策特征研究［J］.浙江大学学报(人文社会科学版),2015,45(3):5-15.

［6］杨再高,罗谷松.借鉴美国经验,促进广州大数据产业发展［J］.城市观察,2014(4):94-102.

［7］Murphy D R,Meyer A N D,Vaghani V,et al. Electronic triggers to identify delays in follow-up of mammography:harnessing the power of big data in health care［J］. J Am Coll Radiol,2018,15(2):287-295.

［8］Brixey J,Brixey J J. An exploratory analysis of questions submitted to a Brazilian telemedicine system［J］. Stud Health Technol Inform,2017,245:1253.

［9］杨帅.面向组学大数据的生物信息学研究［D］.北京:中国人民解放军军事医学科学院,2016.

［10］李国庆,庞禄申.公众化驱动的地球观测发展新时代［J］.中国科学:信息科学,2017,47(2):193-206.

[11] 牟忠林,王雅洁,陈娟,等.健康大数据在医疗卫生领域中的应用及挑战[J].海南医学,2017,28(2):173-176.

[12] Mougin F, Auber D, Bourqui R, et al. Visualizing omics and clinical data: which challenges for dealing with their variety[J]. Methods, 2018, 132: 3-18.

[13] 王潇,张爱迪,严谨.大数据在医疗卫生中的应用前景[J].中国全科医学,2015,18(1):113-115.

[14] 颜延,秦兴彬,樊建平,等.医疗健康大数据研究综述[J].科研信息化技术与应用,2014,5(6):3-16.

[15] 刘芳,卢国强,刘畅.大数据视角下医院信息管理与信息系统专业建设研究[J].电子技术与软件工程,2016,6:170.

[16] 郭伟.医院信息系统软件的维护措施[J].电子技术与软件工程,2017,4:71.

[17] 马锡坤,杨国斌,于京杰.国内电子病历发展与应用现状分析[J].计算机应用与软件,2015,32(1):10-12,38.

[18] 李莉,木拉提·哈米提.医学影像数据分类方法研究综述[J].中国医学物理学杂志,2011,28(6):3007-3011.

[19] 沈文捷.论医院管理中医院信息管理系统的应用[J].中国管理信息化,2015,18(20):142-143.

[20] 刘哲.医院管理中医院信息管理系统的应用[J].工程技术研究,2016,7:210.

[21] Neubert H, Gale J, Muirhead D. Online high-flow peptide immunoaffinity enrichment and nanoflow LC-MS/MS: assay development for total salivary pepsin/pepsinogen[J]. Clin Chem, 2010, 56(9): 1413-1423.

[22] Jiang H, Ouyang Z, Zeng J, et al. A user-friendly robotic sample preparation program for fully automated biological sample pipetting and dilution to benefit the regulated bioanalysis[J]. J Lab Autom, 2012, 17(3): 211-221.

[23] 刘越男,闫慧,杨建梁,等.大数据情境下政府治理研究进展与理论框架构建[J].图书与情报,2017(1):87-93.

[24] 陆泉,张良韬.处理流程视角下的大数据技术发展现状与趋势[J].信息资源管理学报,2017,4:17-28.

[25] 李学龙,龚海刚.大数据系统综述[J].中国科学:信息科学,2015,45(1):1-44.

[26] 钱庆,吴思竹.国外医学术语标准化发展对我国的启示[J].医学信息学杂志,2013,34(5):42-46,51.

[27] 孙仕亮,陈俊宇.大数据分析的硬件与系统支持综述[J].小型微型计算机系统,2017,38(1):1-9.

[28] 王建民.领域大数据应用开发与运行平台技术研究[J].软件学报,2017,28(6):1516-1528.

[29] Boyd A D, Young C D, Amatayakul M, et al. Developing visual thinking in the electronic health record[J]. Stud Health Technol Inform, 2017, 245: 308-312.

[30] Langarizadeh M, Tabatabaei M S, Tavakol K, et al. Telemental health care, an effective alternative to conventional mental care: a systematic review[J]. Acta Inform Med, 2017, 25(4): 240-246.

[31] Mauro A D, Greco M, Grimaldi M. A formal definition of Big Data based on its essential features[J]. Library Rev, 2016, 65(3): 122-135.

[32] Hilbert M. Big data for development: A review of promises and challenges[J]. Development Policy Rev, 2016, 34(1): 135-174.

[33] 周光华,辛英,张雅洁,等.医疗卫生领域大数据应用探讨[J].中国卫生信息管理杂志,2013,10(4):296-300.

[34] 蔡佳慧,张涛,宗文红.医疗大数据面临的挑战及思考[J].中国卫生信息管理杂志,2013,10(4):

292-295.

[35] 代涛. 健康医疗大数据发展应用的思考[J]. 医学信息学杂志,2016,37(2):2-8.

[36] 黄晓琴. 医疗健康大数据关键问题及对策研究[J]. 中国数字医学,2016,11(5):81-83.

[37] 郑晓瑛,刘玉博,武继磊,等. 人口健康测量与大数据标准研究回顾[J]. 人口与发展,2014,20(1):42-49.

[38] Thara D K, Premasudha B G, Ram V R, et al. Impact of big data in healthcare: a survey[C]//IEEE. 2016 2nd International Conference on Contemporary Computing and Informatics(IC3I), 2016, Noida. New York: IEEE, 2017.

[39] 黎勇. 实践中探索健康医疗大数据的安全和隐私保护[C]//旭日华夏(北京)国际科学技术研究院. 2016智能城市与信息化建设国际学术交流研讨会,2016,洛杉矶. 北京:[出版者不详],2017.

[40] Huang T, Lan L, Fang X, et al. Promises and challenges of big data computing in health sciences[J]. Big Data Res, 2015, 2(1):2-11.

[41] Toyoda K. Standardization and security for the EMR[J]. Int J Med Inform, 1998, 48(1-3):57-60.

[42] Iroju O G, Olaleke J O. A systematic review of natural language processing in healthcare[J]. Int J Comput Appl, 2015(8):44-50.

[43] 简哲,李燕. 电子病历自然语言处理测评发展[J]. 医学信息学杂志,2016,37(12):10-13.

[44] 黄昌宁,张小凤. 自然语言处理技术的三个里程碑[J]. 外语教学与研究,2002,34(3):180-187.

[45] Olsson F. A literature survey of active machine learning in the context of natural language processing[R]. Kista: Swedish Institute of Computer Science, 2009.

[46] 孙茂松,刘挺,姬东鸿,等. 语言计算的重要国际前沿[J]. 中文信息学报,2014,28(1):1-8.

[47] Handler T, Holtmeier R, 王虹,等. HIMSS电子健康记录定义模型(1.0版本)[J]. 中国医院,2007,11(11):54-55.

[48] 李海燕,崔蒙,任冠华,等. ISO/TC215传统医学信息标准化工作进展[J]. 国际中医中药杂志,2011,33(3):193-195.

[49] 许晓倩,李传富,汤岚凤,等. 个人健康档案与其数据接口的发展现状[J]. 中国医疗设备,2017,32(11):120-123.

[50] 冯登国,张敏,李昊. 大数据安全与隐私保护[J]. 计算机学报,2014,37(1):246-258.

[51] 方滨兴,贾焰,李爱平,等. 大数据隐私保护技术综述[J]. 大数据,2016,2(1):1-18.

[52] 张静,张洪亮. 基于密码技术的健康医疗大数据安全保障体系研究[J]. 信息安全研究,2017,3(7):652-656.

[53] 程学旗,靳小龙,王元卓,等. 大数据系统和分析技术综述[J]. 软件学报,2014,25(9):1889-1908.

[54] Gopalakrishnan K, Khaitan S K, Choudhary A, et al. Deep Convolutional Neural Networks with transfer learning for computer vision-based data-driven pavement distress detection[J]. Constr Build Mater, 2017, 157:322-330.

[55] Huang W S, Wang J H, Chen H P, et al. Big data paradox and modeling strategies in geological modeling based on horizontal wells data[J]. Petrol Explor Dev, 2017, 44(6):993-1002.

[56] Tahmasebi P, Javadpour F, Sahimi M. Data mining and machine learning for identifying sweet spots in shale reservoirs[J]. Expert Syst Appl, 2017, 88:435-447.

[57] Ye D J, Li Y S, Tao C, et al. Multiple feature hashing learning for large-scale remote sensing image retrieval[J]. ISPRS Int J Geoinf, 2017, 6(11):364.

[58] 李鹏飞. 医疗健康大数据的并行处理方法研究[D]. 杭州:浙江大学,2016.

[59] Koopman J S. Models and analyses to underst and threats to polio eradication[J]. BMC Med,

2017，15(1)：221.

[60] Vayena E，Blasimme A. Biomedical big data：new models of control over access，use and governance[J]. J Bioeth Inq，2017，14(4)：501-513.

[61] Holm S，Ploug T. Big data and health research-the governance challenges in a mixed data economy [J]. J Bioeth Inq，2017，14(4)：515-525.

[62] Pande A，Li L，Rajeswaran J，et al. Boosted multivariate trees for longitudinal data[J]. Mach Learn，2016，106(2)：277-305.

[63] Zhang J. Multivariate analysis and machine learning in cerebral palsy research[J]. Front Neurol，2017，8：715.

[64] 梁吉业，冯晨娇，宋鹏.大数据相关分析综述[J].计算机学报,2016,39(1)：1-18.

[65] Dimitriadis S I，Liparas D，Tsolaki M N，et al. Random forest feature selection，fusion and ensemble strategy：Combining multiple morphological MRI measures to discriminate among healthy elderly，MCI，cMCI and Alzheimer's disease patients：from the Alzheimer's disease neuroimaging initiative (ADNI) database[J]. J Neurosci Meth，2018，302：14-23.

[66] Montāna D，Campos-Roca Y，Pérez C J. A Diadochokinesis-based expert system considering articulatory features of plosive consonants for early detection of Parkinson's disease[J]. Comput Methods Programs Biomed，2017，154：89-97.

[67] 李欣，董军，周亚春.基于临床决策支持系统的智能化临床路径设计与应用[J].中国卫生质量管理,2016,23(3)：14-15.

[68] Zhao Z，Yang Z，Luo L，et al. Disease named entity recognition from biomedical literature using a novel convolutional neural network[J]. BMC Med Genom，2017，10 (Suppl 5)：73.

[69] Gautam D，Ahmed M，Meena Y K，et al. Machine learning based diagnosis of melanoma using macro images[J]. Int J Numer Method Biomed Eng，2018，34(5)：e2953.

[70] 王昌元.大数据分析与远程医疗[J].中国医学文摘·皮肤科学,2016,33(1)：17-19.

[71] White C，Ismail H D，Saigo H，et al. CNN-BLPred：a Convolutional neural network based predictor for β-Lactamases (BL) and their classes[J]. BMC Bioinformatics，2017，18(Suppl 16)：577.

[72] Jiang S，Chin K S，Tsui K L. A universal deep learning approach for modeling the flow of patients under different severities[J]. Comput Methods Programs Biomed，2018，154：191-203.

[73] 路易斯·D.布兰代斯.隐私权[M].宦盛奎，译.北京：北京大学出版社,2014：5-20.

[74] Prosser W. Privacy[J]. Calif Law Rev，1960，48(3)：383-389.

[75] Solove D J. Conceptualizing privacy[J]. Social Science Electronic Publishing，2002，90(4)：1087-1155.

[76] Beauchamp T L，Childress J F. Principles of Biomedical Ethics[M]. 7th ed. New York：Oxford University Press，2013：312-313.

[77] Westin A. Privacy and Freedom[M]. New York：Scribner，1967：7.

[78] Fried C. Privacy[J]. Yale Law Journal，1986，77：482.

[79] Breckenridge A C. The Right to Privacy[M]. Lincoln：University of Nebraska Press，1970：1.

[80] Dunlop B W. Should sensitive information from clinical trials be included in electronic medical records[J]. JAMA，2010，304(6)：685-686.

[81] Parent W A. Privacy，morality，and the law[J]. Philos Public Aff，1983，12(4)：269-288.

[82] Andrejevic M. Big data，big questions：the big data divide[J]. Int J Commun，2014，8：1673-1689.

［83］Orentlicher D. Prescription data mining and the protection of patients' interests［J］. J Law Med Ethics，2010，38(1)：74-84.

［84］Lewis C M Jr，Obregón-Tito A，Tito R Y，et al. The human microbiome project：lessons from human genomics［J］. Trends Microbiol，2012，20(1)：1-4.

［85］Schroeder R，Cowls J. Big data，ethics，and the social implications of knowledge production［EB/OL］.［2017-04-29］. http：//dataethics. github. io/proceedings/BigDataEthicsandthe SocialImplicationsof KnowledgeProduction. pdf.

［86］张春美. 当代基因伦理研究问题探析［J］. 生命科学，2012，24(11)：1270-1276.

［87］Bunnik E M，Schermer M H，Janssens A C. Personal genome testing：test characteristics to clarify the discourse on ethical，legal and societal issues［J］. BMC Med Ethics，2011，12：11.

［88］Rothstein M A. Genetic exceptionalism and legislative pragmatism［J］. J Law Med Ethics，2007，35(2 Suppl)：59-65.

［89］Burke W，Pinsky L E，Press N A. Categorizing genetic tests to identify their ethical，legal，and social implications［J］. Am J Med Genet，2001，106(3)：233-240.

［90］McGuire A L，Fisher R，Cusenza P，et al. Confidentiality，privacy，and security of genetic and genomic test information in electronic health records：points to consider［J］. Genet Med，2008，10(7)：495-499.

［91］Hazin R，Brothers K B，Malin B A，et al. Ethical，legal，and social implications of incorporating genomic information into electronic health records［J］. Genet Med，2013，15(10)：810-816.

［92］Ward J C. Oncology reimbursement in the era of personalized medicine and big data［J］. J Oncol Pract，2014，10(2)：83-86.

［93］White S E. De-identification and the sharing of big data［J］. J AHIMA，2013，84(4)：44-47.

［94］Docherty A. Big data-ethical perspectives［J］. Anaesthesia，2014，69(4)：390-391.

［95］Rothstein M A. Is deidentification sufficient to protect health privacy in research［J］. Am J Bioeth，2010，10(9)：3-11.

［96］Rothstein M A. Deidentification and its discontents：response to the Open Peer Commentaries［J］. Am J Bioeth，2010，10(9)：W1-W2.

［97］Terry N P. More than one binary［J］. Am J Bioeth，2010，10(9)：31-32.

［98］McGraw D. Data identifiability and privacy［J］. Am J Bioeth，2010，10(9)：30-31.

［99］夏燕."被遗忘权"之争——基于欧盟个人数据保护立法改革的考察［J］. 北京理工大学学报（社会科学版），2015，17(2)：129-135.

［100］李政情. 论大数据时代"被遗忘权"的法律保护［D］. 北京：中国社会科学院研究生院，2015.

［101］Currie J. "Big data" versus "big brother"：on the appropriate use of large-scale data collections in pediatrics［J］. Pediatrics，2013，131(Suppl 2)：S127-S132.

［102］Ioannidis J P. Informed consent，big data，and the oxymoron of research that is not research［J］. Am J Bioeth，2013，13(4)：40-42.

［103］Master Z，Campo-Engelstein L，Caulfield T. Scientists' perspectives on consent in the context of biobanking research［J］. Eur J Hum Genet，2015，23(5)：569-574.

［104］Wellcome Trust. Impact of the draft European data protection regulation and proposed amendments from the rapporteur of the LIBE committee on scientific research［EB/OL］.［2017-04-29］. https：//wellcome. ac. uk/sites/default/files/impact-of-draft-european-data-protection-regulation-on-scientific-research-joint-statement-may13. pdf.

［105］余文清. 大数据背景下基本医疗数据保护探析［J］. 郑州航空工业管理学院学报（社会科学版），

2016,35(2)：103-105.

[106] Summary of the HIPAA Privacy Rule[EB/OL].［2016-06-08］. http：//www. hhs. gov/hipaa/for-professionals/privacy/laws-regulations/index. html.

[107] 李国炜，丁春艳. 信息科技语境下的个人健康信息立法保护——以 Iv. Finland 案和 HIPAA 为切入点[J]. 中国卫生法制,2012,20(5)：37-41.

[108] Directive 95/46/EC of the European Parliament and of the Council of 24 October 1995 on the protection of individuals with regard to the processing of personal data and on the free movement of such data[EB/OL].［2016-06-08］. http：//eur-lex. europa. eu/legal-content/en/TXT/?uri=CELEX：31995L0046.

[109] Reform of EU data protection rules[EB/OL].［2016-06-08］. http：//ec. europa. eu/justice/data-protection/reform/index_en. htm.

[110] 闫晓丽. 大数据时代的个人信息及隐私保护立法研究[J]. 保密科学技术,2015(9)：22-25.

[111] Mittelstadt B D, Floridi L. The ethics of big data：curent and foreseable isues in biomedical contexts[J]. Sci Eng Ethics，2016，22(2)：303-341.

[112] Lipworth W, Mason P H, Kerridge I, et al. Ethics and epistemology in big data research[J]，J Bioeth Inq，2017，14(4)：489-500.

2 健康大数据的管理与应用

2015年8月31日,《国务院关于印发促进大数据发展行动纲要的通知》(国发〔2015〕50号)提出,在健康等领域开展大数据应用示范,建设健康服务大数据,构建电子健康档案、电子病历数据库,建设覆盖公共卫生、医疗服务、医疗保障、药品供应、计划生育和综合管理业务的医疗健康管理和服务大数据应用体系。同时提出,探索健康体检大数据结果共享、防治结合、医养结合、健康咨询等服务,优化形成规范、共享、互信的健康管理流程。鼓励和规范有关企事业单位开展健康大数据的创新应用研究。

"互联网+"催生健康服务新业态。"互联网+"是将互联网的创新成果与经济社会各领域深度融合,推动技术进步、效率提升和组织变革,提升实体经济创新力和生产力,形成更广泛的以互联网为基础设施和创新要素的经济社会发展新形态。要借势互联网、大数据、人工智能等创新技术,探索其在卫生健康行业的深入应用,推进健康中国建设。国家卫生健康委员会(以下简称国家卫健委)正在组建的健康服务大数据平台、健康促进专业委员会,借助大数据理念和技术的东风,真正把健康政策落到实处。动员全社会共同参与,充分利用互联网与新技术,把健康促进作为实现全民健康的抓手,建立健全有效机制。此外,信息技术为健康知识的传播、疾病早筛、慢性病的健康管理、数据监测、远程医疗、循证决策、居家养老、大健康产业、商业保险、公共健康等方面提供了便利,但互联网健康医疗不能忽视健康大数据的规范、建设标准、技术研究投资、质量安全保障等方面社会责任的担当,应把好质量关、安全关。

本章先对健康大数据进行了概要介绍,之后对健康大数据的应用进行了详细阐述,最后对健康大数据平台建设给出了一些建议。

2.1 概述

2.1.1 健康大数据时代

2.1.1.1 国内外健康管理现状

21世纪以来,随着疾病谱和生活方式的改变,慢性病已经成为威胁人民健康的主要问题,世界上许多国家均制订和实施了"国家健康促进"计划以优先发展健康管理行业。美国实施了"健康人民 2010"规划[1],欧盟国家实施了"欧盟成员国公共健康行动规划"[2],日本实施了"健康日本 21"国家健康促进行动规划,以色列制订了"健康以色列2020"规划[3]。这些健康计划为人民带来健康的同时也带来了巨大的经济效益。2014年,美国著名经济学家保罗•皮尔泽甚至在其著作《财富第五波》中将健康产业称为继第四波网络革命(IT 产业)之后的全球"财富第五波",指出健康产业是一个新兴的产业,也必将是一个有巨大潜力的产业[4]。

美国是健康管理行业发展较完善的国家。在宏观上,美国政府重视健康管理,认为健康管理是关系国家经济、政治和社会稳定的大事,制订了全国的"健康人民 2010"规划。该计划由美国联邦卫生和社会服务部主要负责,与地方政府、社区和民间专业组织合作,每 10 年制订一个计划,不断提高全国的健康水平。在微观上,企业和学术界关注健康和生产效率管理,控制医疗费用,提高服务质量和效率。哈佛大学公共卫生学院疾病预防中心研究发现,通过健康管理,能有效地改变人们的生活方式。美国的健康管理采用商业性运作的经营模式,即雇用专业的健康管理服务机构对员工进行健康管理,专业的健康管理公司作为第三方服务机构与医疗保险机构合作,直接面向个体需求提供系统、专业的健康管理服务,变被动的疾病治疗为主动的健康管理[5]。具体做法是,通过专业的健康管理公司对个人和群体的健康状况、生活方式和居住环境进行评估,为个人和群体提供有针对性的健康指导,并实施健康干预,达到节约医疗费用支出、维护健康的目的。

德国的健康管理模式是将健康医疗保险和预防性健康管理相结合[6]。德国加大修订各种健康法规,将健康管理明确写入法律。19 世纪 20 年代,德国实施了国民"一年一检"政策;1967 年,德国联邦卫生部成立了联邦健康宣传中心,通过立法形式规定了健康管理的体系。很多德国公司给参加体检的人发放一定的奖金,保险公司也对某些检查提供优惠。人们普遍认为定期体检可以延长寿命,疾病发现得越早治愈率就越高,花费也越少。

日本也是一个非常重视和较早开展健康管理的国家[7]。它的健康管理与美国、德国不同,主要采取国家制定方针政策,各社区医疗机构负责制定具体的实施目标和活动内容,让全民共同参与。1914 年,日本开设了第一个私立营养研究所;1916 年,日本制定了工厂法;1926 年,日本成立了"日本营养师协会";1947 年,日本制定了《劳动基准法》《结核预防法》和《尘肺法》;1959 年,第二次世界大战后的日本经过了十年重建,健康管理有了重要的发展,拥有了自己的发展模式,坚持一年一次的健康体检并保留体检报告;1979 年,日本开始提倡中老年健康运动;20 世纪 80 年代,日本颁布了《健康管理法规》,提倡全年健康计划,包括健康测定、运动指导、心理健康咨询指导、营养指导、保健指导等。日本的医疗保险制度分为职业保险和地域保险两大类。职业保险由政府掌管健康保险,不同职业有相应的保险险种。地域保险有市、街、村国民健康保险。日本采用的是全民健康保险制度,国民必须根据自己的情况加入相应的保险。日本的健康体检机构分为综合医院的体检中心和专门的体检医院。日本国民都享有医疗保险,体检的费用包含在医疗保险之内,大多数人去综合医院的体检中心体检,小一点的地区没有综合性大医院,人们就去体检医院体检。

正电子发射计算机断层显像(positron emission tomography-computed tomography, PET-CT)技术在体检中应用较广,可发现已知的 300 多种初期癌症。英国的医院不会将 PET-CT 作为常规体检项目,因为这不仅要花很多钱,而且受检者还可能受到大量辐射。英国保柏公司、安盛医疗保险公司、英杰华集团以及保诚健康保险集团是英国四大商业健康保险公司,占据英国 90% 的商业健康险市场,其占据市场的方式是通过健康管理引导消费者消费[8]。首先,根据客户的需求设计健康保险、大病保险、医疗保险、失能收入损失保险、长期护理保险、牙科保险和一系列健康险,甚至为癌症、心血管疾病患者量身定制保险;其次,通过自有的医疗机构提供医疗服务,根据客户的健康状况调整保费;再次,公司根据市场的需求提供不同的健康管理服务。对于投保的个人,公司通过免费体检、牙医保健、吸毒和酗酒的定期检查、健康教育、压力管理等方式为员工提供福利性的健康管理服务。

20 世纪 70 年代,随着医学技术的迅猛发展,加拿大卫生保健总费用飞速增长,这使得加拿大政府开始对医疗服务进行系统评估[9]。1974 年,加拿大卫生福利部发布 Lalonde 报告,呼吁联邦政府应在公共卫生领域扮演更为重要的角色,尤其是应关注环境和行为因素对国民健康的影响。1976 年 9 月,加拿大政府成立加拿大定期体检工作组,工作组花费两年建立了全球首个评估各项体检措施的证据分级标准,并于 1979 年发布了首份《体检循证指南》(以下简称《指南》),这一举措提高了卫生决策的科学性,更好地指导了体检实践,指南单行本发行超过 4 万册,此后几十年工作组不断对《指南》进行修订完善。从 1979 年到 1994 年,加拿大的《指南》进行了 9 次更新,工作组也更名为加拿大预防保健工作组。1994 年,工作组出版了《指南》的标志性出版物——《加拿大临床预防保健指南》,后者被加拿大医生亲切地誉为"红宝书",成为加拿大初级卫生保健医生的必备参考书。

在中国,健康管理走过了 10 余年历程,取得了一些成绩:2007 年,中华医学会健康管理学分会成立,《中华健康管理学杂志》创刊;"中国健康服务业大会暨中华医学会全国健康管理学学术会议"成为我国学术界和产业界的年度盛会;《健康管理概念与学科体系的中国专家初步共识》《健康体检基本项目专家共识》《健康体检质量控制指南》《中国健康体检人群颈动脉超声检查规范》《中国体检人群心血管疾病危险因素筛查与管理专家共识》《中国体检人群听力筛查专家共识》陆续发布;建立了"全国健康管理示范基地";《中华健康管理学》出版;健康管理的发展得到了国家政策的支持,《国务院关于促进健康服务业发展的若干意见》于 2013 年发布[10]，健康服务业已成为我国经济发展的新增长点；2015 年，"健康中国"上升为国家战略[11]；2016 年，习近平总书记在全国卫生与健康大会上再度强调，"没有全民健康，就没有全面小康"，要最大限度满足人民群众不断增长的健康需求[12]；2017 年，《中国防治慢性病中长期规划（2017—2025 年）》出台[13]，其中 25 处提到健康管理，更是将对健康管理预防思想的重视程度提到了前所未有的高度。目前，健康管理在我国的发展主要有四种形式：

（1）社区卫生服务中心服务的形式。社区服务站集预防、保健、医疗、计划生育、健康教育和康复六位于一体，主要对常见病的诊治定期开展健康宣教，如"知己健康管理"模式。"知己健康管理"模式是 1998 年在中国医师协会、国家医学教育发展中心等机构的共同努力下，在借鉴欧美等发达国家健康管理经验的基础上，以"饮食、运动量化管理、实现有效运动、能量平衡"为核心开展健康管理，受到了慢性病患者的欢迎，在北京市以及全国的医院、疾病预防控制中心、社区卫生服务机构、体检机构、养老院、院校企事业单位进行了推广。

（2）健康管理中心服务形式。健康管理中心，即公立医院开设的健康管理中心。随着医学模式由"以疾病为中心"向"以健康为中心"的转变，医院也在发挥其预防的功能，正确引导人们的健康需求和健康消费。健康管理中心服务以体检为主导，以检后就医服务为辅助，一些医院还开展了健康风险评估和健康干预服务。近年来，体检机构发展迅速，通过增加体检机构的服务功能、完善服务体系，体检机构的功能逐渐由单纯的健康体检向健康管理转变。其优势在于：① 体检机构针对不同人群，具有不同的体检套餐和个性化健康体检，其人群覆盖面广；② 体检机构具有完善的体检设备，可以满足客户的各种不同体检要求，也可以针对某种疾病进行早期筛查；③ 体检机构具有专业的体检医师，能顺利完成健康风险评估、健康指导方面的工作；④ 体检机构存储了大量的客户健康信息，为进一步开展健康管理实践和研究工作提供了数据基础。此外，大型综合性医院的体检中心可以借助医院强大的医生团队优势，充分完成健康管理的系列工作，如慢性病管理、灾难性疾病救治等。

（3）专业体检中心服务形式。专业体检中心即民营企业创办的体检中心或疗养院。以健康体检为主导，以检后就医绿色通道和咨询指导与健康教育讲座为辅助，部分体检中心还开展了健康风险评估和专项的健康管理服务。

（4）第三方服务形式。第三方服务机构，即公立、民营的健康管理服务机构，以自身的专业特点开展相关的健康管理服务，如养生馆、足疗馆、健康保险公司、健康咨询公司、按摩中心等。

2.1.1.2　健康管理信息化的历史沿革

美国是健康管理领域最早应用信息技术的国家。美国前总统布什曾经指出，美国需要在未来 10 年发展时间内保证美国每一名公民都可以拥有电子健康档案。美国前总统奥巴马上任后对于健康信息管理也同样非常关注,并且加大了资金的投入,同时落实一些相应规定,要求美国所有医生和医院对于健康信息管理都要给予高度重视,积极主动地参与到健康信息管理建设中去[14]。健康风险评估软件的应用就是健康管理信息化的最好体现。20世纪70年代,随着计算机技术的发展,美国总结了10年来健康风险研究的成果,研发了第一代美国成年人健康风险评估软件。第一代健康风险评估方法可用于识别健康风险高危人群。20世纪80年代,美国推出了用于个人计算机的第二代健康风险评估软件,对第一代软件进行了修改和升级,风险评估的疾病种类上升到44种。伴随着美国第一代、第二代健康风险评估软件的研究和推广,美国造就了一批以健康风险评估为基础开展健康管理、健康促进活动的公司和研究机构,如美国密歇根大学健康管理研究中心。20世纪80年代,美国大部分健康风险评估机构、健康管理公司为企业提供服务,以企业员工健康风险评估为基础,以健康教育、健康促进为手段,以遏制企业医疗卫生费用飞速上涨和提高企业员工生产力为目的,健康管理在企业和事业单位蓬勃发展。

德国在1993年就开始注重信息技术与健康管理领域的融合。为了加强电子健康信息档案建设[15],德国在2006年进行了电子健康信息卡示范点建设,在德国境内的8个区域进行示范,在实践过程中进行摸索,积极找寻电子健康信息卡发行的渠道,使其在全国范围内推广。截至目前,德国患者电子档案信息的应用程度已经达到60%以上,取得了非常大的成就。

澳大利亚对于健康信息管理国际标准的确定有重大贡献[16]。澳大利亚不仅在通用医疗和公共卫生数据方面进行了深入研究,同时还建立了一套较为科学、完善的临床编码和卫生分类系统,进行了国家健康数据字典的编制和推行。澳大利亚还在全国范围内进行"全民健康信息网"的建设,这对带动其他国家健康信息管理领域的发展也有重要的影响。

加拿大也是全球最早应用电子健康信息档案的国家之一,该国主要利用非营利性组织"加拿大医疗咨询网"作为电子健康信息档案发展的基础。加拿大拥有电子健康信息档案的人数达到50%以上,也取得了非常可观的成就。

英国也是最早将信息技术与健康管理领域进行融合的国家之一。该国在健康信息管理建设方面投入了64亿英镑,进行了多项系统建设,其中包括医生网络应用系统的开发、全科医生信息数据库的建设等众多项目。截至2014年,英国电子健康信息档案已经得到实际应用,并且在持续发展。

我国与西方发达国家相比,健康信息管理起步较晚,但是政府部门和社会对于健康信息管理的进展都非常关注,我国健康信息管理领域的发展速度也很快。现阶段中国健康信息管理系统主要包括两类。一类是保险公司为了业务开展而创建的健康信息管理系统。保险公司与相关医疗卫生机构建立良好的合作关系,对参与保险业务的人员进行健康信息管理,但是受到众多因素影响,该健康信息管理系统建设不能满足参保人员的实际需求。另一类是其他部门建立的健康信息管理系统。其中包含内容众多,例如由国家教育发展中心发起的针对某一区域建设的健康服务站,对该区域人们的身体健康情况进行调查并提供免费的卫生医疗服务,从而促进了我国健康信息管理领域的发展。具有代表性的就是"知己健康管理"活动的开展,这是我国医疗卫生中心经过较长时间的研究,在实践过程中摸索出来的一种健康信息管理方式。"知己健康管理"的重点在于对生活方式疾病和疾病高发群体进行膳食等非药物性干涉,对潜在的健康危险因素进行综合管理。例如,上海已经实现全民家庭医生制度,一些区域已经完成了家庭健康信息档案建设,这使得电子健康信息管理档案可以为人们提供一生的健康管理服务。民众可以利用计算机、手机等终端设备,通过互联网登录健康信息管理系统,对个人健康信息进行查询,咨询有关保持个人身体健康的众多内容,阅读系统推送的满足个人身体健康发展需求的信息内容,从而对民众的生活行为、生活方式进行规范和约束,使民众可以加强自我健康管理。

2015 年,李克强总理在政府工作报告中首次提出"互联网＋"行动计划[17],互联网的发展推动了健康管理信息化的变革,要积极应用移动互联网、物联网、可穿戴设备等新技术推动全民健康信息服务和智慧健康管理服务,逐步转变服务模式。随着经济社会的发展,健康服务业有望成为新的发展引擎。根据国务院 2013 年发布的《关于促进健康服务业发展的若干意见》,健康服务业总体规模在 2020 年有望达到 8 万亿元以上,届时健康服务业在 GDP 中的占比约达 8.7%,将接近全球均值 10%。由此可见,互联网＋健康管理拥有很好的行业发展前景。互联网＋健康管理并非是简单地在健康管理中运用互联网技术,而是要以互联网思维引导健康管理的变革,实现健康管理的创新。因此,在互联网大背景下的健康管理会更多地趋向于开放和协同,并以两者为核心构建起一个健康管理的生态系统。其中,开放的健康管理生态系统会融入更多的资源,一方面可以通过资源的相互结合产生更多的新业态;另一方面也可以为云平台提供的健康服务提供大量的资源支持。而协同的健康管理生态系统则会有机地将健康数据参与人、医护人员、健康服务购买方以及健康管理团队结合在一起,一方面由重治疗到重预防保健,实现疾病医学向健康医学发展的变革;另一方面可以有机结合健康管理与疾病管理,通过内外数据的融合进行健康与生产力的综合评估,进而实现以健康促进生产效率的提高。互联网与健康结合的专家在线咨询服务、医疗健康知识获取、医生患者交流、健康终端平台结合健康 APP 应用,都是围绕健康管理业务领域探索商业模式的创新。互联网健康医疗包括智能移动终端、社交媒体网络、云计算、可穿戴设备、内存数据和大数据分析产品、技术与健康数据结合、智能健康监测与预警、远程健康咨询与远程诊疗、运动及营养个性化产品等。

2.1.1.3　健康大数据时代的变革

随着云计算、物联网等的发展,数据呈现爆炸式增长,人们正被数据洪流所包围。

大数据的时代已经到来,如何正确地利用大数据是值得我们思考的问题。大数据的出现也给传统的数据管理方式带来极大的挑战。2015年8月31日,《国务院关于印发促进大数据发展行动纲要的通知》(国发〔2015〕50号)提出,在健康等领域开展大数据应用示范,建设健康服务大数据,构建电子健康档案、电子病历数据库,建设覆盖公共卫生、医疗服务、医疗保障、药品供应、计划生育和综合管理业务的医疗健康管理和服务大数据应用体系。同时提出,探索健康体检大数据结果共享、防治结合、医养结合、健康咨询等服务,优化形成规范、共享、互信的健康管理流程。鼓励和规范有关企事业单位开展健康大数据的创新应用研究。例如,基于基因组学、转录组学、蛋白质组学和代谢组学等生物大数据的分析利用,将推动精准医学、转化医学、协同医疗的发展,促进基因芯片与测序技术在遗传性疾病诊断、癌症早期诊断和疾病预防检测等领域发挥重要作用。健康医疗大数据的应用发展必将推动健康服务模式的革命性变革,为解决人民群众对健康多样化需求日益增长和医疗卫生优质资源供给不足的矛盾提供了新手段,为全面建成小康社会提供了健康新支撑。此外,健康大数据的重要性,源自数据汇聚人的生命周期跟踪监测、疾病发生发展预后、疾病预防预测预报、健康养生保健保障、个性化健康管理定作定制、精准健康管理规则规划、慢性病的健康干预等;建设创新型、突破型、引领型、平台型一体的大数据应用研究体系迫在眉睫。

此外,随着大数据的爆炸性增长,劣质数据也随之而来,导致数据质量低劣,极大地降低了数据的可用性。事实表明,大数据在可用性方面存在严重问题。

一是缺乏有效管理规范体系。现有医疗数据管理办法较散,缺少较为完善的针对健康医疗大数据制定的治理体系,且多数医疗机构并未采取必要的治理措施。

二是应用数据质量较低。健康医疗大数据多为非结构/半结构数据,如互联网云端数据、移动健康设备采集数据等,各医疗卫生应用平台存在大量的异构数据,导致挖掘健康医疗大数据时采集的原始数据质量差,且数据处理过程烦琐,影响最终的应用数据质量。

三是数据共享困难。多机构/企业/组织/政府间医疗信息的共享是开展数据挖掘项目的必要条件,但目前医疗数据开放程度小,作用并不显著。

四是数据安全隐患较大。网上预约诊疗、健康监测设备的普及应用必然加大健康医疗大数据泄露风险,虽已有相关的隐私保护条例,但仍需从大数据角度出发,系统化建立健康医疗大数据的安全防范措施。

美国等世界发达国家都制订和启动了大数据研究计划,投入大量资金支持大数据研究。我国针对建设大数据管理基础设施的需求已经提出了指导性的方针,《国家中长期科技发展规划纲要(2006—2020)》指出:"信息领域要重点研究开发海量数据的存储和安全存储等关键技术。"大数据研究已经蓬勃兴起,深入开展数据可用性基础理论和关键技术的研究具有重要战略意义。数据分析是大数据处理的核心,但是人们往往更关心结果的解释。大数据时代的数据分析结果往往也是海量的，同时结果之间的关联关系极其复杂，采用传统的解释方法基本不可行，可以考虑从下面两个方面提升数据解释能力。① 引入可视化技术。可视化作为解释大量数据最有效的手段之一率先被科学与工程计算领域采用，通过对分析结果的可视化用形象的方式向用户展示结果，而且图形化的方式比文字更易理解和接受，常见的可视化技术有标签云、历史流、空间信息流等，可以根据具体的应用需要选择合适的可视化技术。② 让用户能够在一定程度上了解和参与具体的分析过程。这可以采用人-机交互技术，利用交互式的数据分析过程引导用户逐步地进行分析，使得用户在得到结果的同时可以更好地理解分析结果的由来。

目前，产业界的谷歌公司（Google）、微软公司（Microsoft）、国际商业机器公司（IBM）、脸书公司（Facebook）、亚马逊公司（Amazon）等跨国巨头和中国最大的三家互联网公司[百度公司（Baidu）、阿里巴巴集团（Alibaba）、腾讯公司（Tencent）]纷纷启动大数据研究计划，并纷纷进军移动医疗领域。从最前端的医药制造和器械制造，到中间的医药流通，以及医院和零售药店，再到患者，最后到医保支付方等医疗医药产业链五大环节的智慧化程度不断提高，空间大数据分析技术功不可没。智慧城市的实质是利用先进的信息技术，实现城市智慧式管理和运行，进而为城市中的人创造更美好的生活，促进城市的和谐、可持续发展。智慧医疗是智慧城市的一个重要组成部分，是综合应用医疗物联网、数据融合传输交换、云计算、城域网等技术，通过信息技术将医疗基础设施与 IT 基础设施进行融合，实现医疗服务最优化的健康体系。

2.1.2　健康大数据的来源

2.1.2.1　体检信息系统

随着体检业务量的增大，落后的手工管理已经无法满足需求，因此，为了提高工作效率，实现医院整体信息化和对医院体检信息系统进行研发成为必然。体检信息系统主要以计算机技术及网络技术代替原有的手工操作，将体检过程中的各个工作环节有机地联系起来。该系统的实现目标是：① 体检控制流程的数字化；② 检验控制流程的数字化；③ 影像系统数据采集、处理、存储的数字化；④ 心电数据采集、处理、分析、存储的数字化；⑤ 体检辅助设备数据采集、存储的数字化；⑥ 体检各子系统间接口数据的网络化。体检信息系统的开发与设计，为体检管理者提供了一个必要的工作平台，使体检工作标准化、现代化，提高了工作效率，增加了医院效益，也方便了广大群众，从而大大推动了医院的信息化建设。

随着生活节奏的加快，工作压力大、空气污染、生活方式不健康等均会影响人们的健康，健康体检越来越受到人们的重视。体检机构中大量体检者的检查信息被记录下来，从而导致医疗数据资料呈爆炸性增长。如何从海量体检数据信息中挖掘出有价值的信息，明确各种慢性病的变化规律和慢性病与体检指标之间的关系，将对疾病预防工作有重大意义。体检数据的整理和分析是对体检者进行风险评估和健康干预的重要前提和基础。现阶段,医院体检数据库还存在一些问题:大多数的体检中心只对受检者提供当次的体检报告,缺乏对于受检者历年数据的分析;基本信息缺失;体检项目名称不统一;异常值较多;部分基本信息中没有姓名或者出现用特殊符号、数字表示的异常数据;体检指标参考值范围不同;唯一码缺失;登记基本信息时未填身份证号;重复率高;体检项目不一致等。这些问题均会影响体检者慢性病风险评估及个性化体检套餐设计的准确性。以上这些问题产生的原因包括如下几个方面。首先,医务人员缺乏专业培训,忽视了数据的完整性,导致信息录入不规范、采集不完善,最终造成信息提取上的困难,每年的体检数据缺乏关联。其次,信息系统建设无法满足日益增加的体检人次的需求。最后,由于医生没有统一的参考标准,体检数据分析的结论在提取的过程中丢失。以上原因均会影响获取体检数据的完整性及规范性,给体检数据的预处理工作造成极大麻烦。原始体检数据虽包含丰富的信息,但其中含有各种不规范的数据,不能直接用来进行慢性病风险评估和个性化健康指导。因此,首要任务是必须对这些信息进行清洗,保证数据的准确性,并转换成可直接进行数据挖掘的形式。通过体检数据的预处理,可以实现医生术语、体检结论的标准化,纠正错误信息,填补空缺信息,从而找到每条体检数据的关联关系,为每个体检者增加唯一的查询标识;同时,还能快速查看体检者历年的体检信息及其对应的各项指标,并将这些数据按照体检指标以时间轴的形式可视化展示,以了解每项指标的变化趋势。

健康体检不仅对疾病进行诊断,还要了解受检者的生活方式,结合其既往史、症状和家族史等进行综合诊断,分析对受检者健康存在影响的因素。通过健康管理"治未病",使受检者改变不良生活习惯,提前做好预防,能有效降低慢性病患病率,从而控制医疗卫生费用,提高人群健康水平。通过早期的疾病预防,可以干预及阻止疾病的发生或发展,对于已经患有的疾病,也可以通过各种干预策略恢复功能和减少并发症的发生。健康管理至少能通过以下方面提高人群健康水平:① 通过个人健康管理达到人群健康管理的目的;② 通过模拟未来的健康负担可以提前制订并实施保健服务;③ 在恰当的时候,给每个人以恰当的健康干预;④ 通过激励,可以使大众逐渐掌控自己的健康。在进行健康管理之前,需对管理对象按照身体状况进行划分,包括低风险人群、中度风险人群、高风险人群[18];针对不同的人群有不同的干预措施,同一干预措施也可以用于多个人群。对于健康问题,第一,制订专门的健康计划,提供健康、科学的食谱,并且进行后期追踪。第二,加强运动干预。根据患者的心肺功能评分,制订专门的运动方案,包括运动内容、时间、运动量等。这样,既可以达到运动的效果,也可以保证运动安全。第三,引导患者减少烟酒的摄入量。积极参加戒烟控酒讲座,控制饮酒量。第四,举办心理健康教育讲座。内容为保持健康的心态、自我调节、自我放松等。在必要的情况下,对个体进行压力、心理状况方面的测试。同时,根据患者的心理评分,安排专业的心理医生为其提供心理咨询服务。第五,借鉴其他国家在健康促进方面的经验,综合健康管理。在综合健康管理中,护理人员要积极、主动地评价患者的危害健康行为、重点健康问题以及潜在健康问题,加强与体检者的交流与沟通,然后制订出干预的个性化方案,引导患者加强自我管理与自我保健,促使身体处于健康状态。这样做,有助于消除或减少危害健康的行为,选择促进健康的行为。同时,还要进行追踪访问。

2.1.2.2　网络信息系统

"互联网+"催生医疗健康服务新业态。"互联网+"是将互联网的创新成果与经济社会各领域深度融合,推动技术进步、效率提升和组织变革,提升实体经济创新力和生产力,形成更广泛的以互联网为基础设施和创新要素的经济社会发展新形态。在全球新一轮科技革命和产业变革中,互联网与各领域的融合发展具有广阔前景和无限潜力,已成为不可阻挡的时代潮流,正对各国经济、社会发展产生着战略性和全局性的影响。医疗卫生资源不足、优质医疗资源分布不均、医疗费用持续攀升、人口老龄化是我国和世界各国面临的共同难题,以互联网为载体的新技术应用发展与医疗健康服务深度融合,将推动医疗服务模式转型创新,重构医疗卫生服务体系,提升整体效率,培育新的经济增长点。2015 年 3 月李克强总理在政府工作报告中首次提出"互联网+"行动计划[19,20],国务院相继印发《国务院关于积极推进"互联网+"行动的指导意见》和《国务院关于印发促进大数据发展行动纲要的通知》,其中明确指出要推广在线医疗卫生新模式,发展基于互联网的医疗卫生服务和健康医疗大数据应用。党的十八届五中全会通过《中共中央关于制定国民经济和社会发展第十三个五年规划的建议》,提出将"健康中国"上升为国家战略,要实施"互联网+"行动计划和大数据战略,支持基于互联网的各类创新。在国家宏观战略、产业政策和新技术发展的多重驱动下,未来互联网医疗健康服务必将得到迅猛发展。目前,国内已经出现医学咨询、预约挂号、院前分诊、院中导诊、院后随诊、远程诊断、远程监护、健康管理、网售药品、医生助手等数千种互联网医疗应用,涉及求医问药、健康管家、网络诊疗、健康感知、医生工具、资源平台等各领域。可以预见,互联网医疗健康服务各类新业态将不断涌现,这对于助推医疗体制机制变革,重塑资源整合、布局合理、分工协作的医疗卫生服务新体系,对于满足人民群众日益增长的多样化、多元化需求将具有深远意义。

2015 年 5 月,国家卫计委法制司委托统计信息中心启动了"互联网医疗健康信息标准及宏观立法研究"重大课题,联合主要互联网企业、医疗机构、卫生法学会及专业法律团队,围绕互联网医疗健康服务在发展需求、应用模式、立法、政策、标准等方面的重点问题开展深入系统研究,及时梳理、评估互联网医疗健康服务创新对深化医药卫生体制改革的助推作用和在法律法规、政策及标准体系等方面的主要问题与挑战,为推动我国互联网医疗政策体系建设,促进互联网医疗健康服务新业态的科学、有序发展提供支撑。建立的网络信息平台必须和医院内的信息系统相联系,有良好的兼容能力,有丰富的知识库作为平台的支撑,如心电信号系统、影像存储系统、呼叫系统等。随着 21 世纪的到来,计算机网络技术呈现出迅猛发展的趋势,这促使网络成为人们生活、学习和工作的重要组成部分,推动着社会的发展。在此背景下,健康教育呈现出新的发展态势和方向。基于此,针对健康体检,在开展健康促进工作过程中,可以借助网络信息量大、速度快等优势,达到健康教育的目的,为健康促进工作的有序开展提供保障,如手机报、微博等。与此同时,对于普遍存在的健康问题,可采用举办健康讲座的形式,促使健康保健知识得到普及。在体检过程中,体检结果若存在较大差异,需对受检者进行一对一的健康教育,提供具有针对性和目的性的健康教育服务。加强信息化建设,尽快与地方有技术实力的公司共同开发健康管理信息平台,首先要实现体检客户历年体检数据自动对比分析,其次要逐步开通手机网上查询体检报告、网上预约体检服务,最后要进一步完善健康管理客户的网上健康咨询、健康指导服务,让健康管理借助互联网更方便、更快捷地为广大客户服务。

在"互联网＋"和万众创新的新常态下,迫切需要创立公众健康服务和创新的基础平台,促进智慧健康的大众参与和服务水平。随着移动互联网、云计算、大数据等技术的应用与发展,互联网再次成为社会和业界关注的热点。与以往不同的是,此次关注的重点是"互联网＋传统行业",而"互联网＋健康"将成为其中关注和投资的重点。

2.1.2.3　物联网系统

物联网的概念最早是由麻省理工学院提出的[21],其含义是通过射频识别等信息传感设备将所有物品与互联网连接起来,进而实现智能化管理和识别。进入 21 世纪后,物联网在健康远程监控领域飞速发展,其中便携式智能化的健康监护系统也越来越受到研究者的青睐。该系统能够随时随地监测人们的健康状况,在医疗卫生行业潜力无限。最近几年,伴随着全球性移动通信网络科技的不断进步,移动智能终端的普及性与覆盖率得到了极大发展,大量的移动应用和服务以此为载体应运而生,这些触手可及的应用服务正逐渐改变人们的日常生活。随着生活水平的不断提高,人们越来越重视健康的生活方式,而"智能健康"作为崭新的概念,越来越受到人们关注。按照国际医疗卫生会员组织给出的定义,智能健康是通过使用个人商务设备、手机和卫星通信等移动通信技术,为用户提供医疗服务和信息,在移动互联网等相关领域,通过使用安卓(Android)和 iOS 平台的移动终端系统,开发出相关的医疗健康类移动应用,为用户提供服务的崭新方式。当医疗人力资源不足时,智能健康提供了一种有效方法,用来支持发展中国家的医疗卫生服务和健康问题。由于手机设备的成本较低,全球性移动通信网络的普及,为智能健康提供了良好的技术基础和应用前景。智能健康改变了传统保健模式,用户可以随时检测自己的身体状态、体征数据等生理指标,及时获取医生或者第三方医疗机构的相应诊断和医疗建议,达到对自身各项生理指标的实时监测。在整个健康监测环境中,移动通信设备的加入,一方面节省了大量的人力、物力资源,减少了不必要的挂号负担和时间成本；另一方面也为用户提供了一个良好的实时体征监测服务，引导用户养成良好的饮食、生活习惯，增加居民的健康意识，提高全民身体素质。另外，智能手环、智能便利贴等也开始崭露头角，使人们能够及时了解自身的身体状况。目前，智能健康感知系统与云计算技术、大数据技术结合仍处于初期研究阶段，该系统涉及的关键技术不但有一定的理论研究价值，而且具有重要的实际应用价值。当前针对智能健康感知系统采集与处理数据的关键技术研究还不够充分，可以参考的应用模型也相对较少，存在很大的研究空间和科学价值。综上所述，需要基于物联网、云计算、大数据设计并构建一个智能健康生活成长云系统模型，并对其中各层涉及的部分关键技术进行研究。一方面，可以对偏远地区、不发达地区居民的健康情况进行有效监测，一定程度上遏制慢性病的发展，早发现早治疗，避免病情恶化，大大减少偏远地区本不富裕的居民因病致残、因病致穷。另一方面，通过医生实时获取居民的健康数据，对居民的健康状况进行有效监控，并提供一定的咨询和引导服务，对需要就医的居民提供医院建议，也在节省居民搭乘交通工具的财力负担和时间的同时，对医院的就医人群进行了分流，降低了医院门诊的挂号负担，将传统"有病治病"的医疗模式变成了更有效、更便利的"预防为主"。

2.1.2.4　可穿戴设备

基于穿戴式传感器的跌倒检测系统是指嵌入了微型传感器的可穿戴设备，包括衣服、帽子、鞋和首饰等。这种检测系统可以实时监测人体的活动，利用穿戴式生理检测技术，不仅能够实现长期、持续的检测，而且能对使用者的健康状况及生理信息进行实时的显示，有助于医生对用户实施定期监测及远程会诊，可以缩短医生和患者之间的距离，为患者提供及时的救助，减少患者或医务人员的路途奔波。对患者的重要生理参数实施远程监护，不仅可以辅助治疗，还能在患者病情突然恶化时报警。云医疗、移动健康、大数据相关技术的发展，带动了各种基于移动互联网的医疗健康 APP 的应用和发展，加上可穿戴医疗健康监测设备的推广使用、云医院的建立，为未来医疗健康服务提供了更为便捷、高效的服务手段，也为医疗服务业升级和转型提供了技术保障。然而，此轮"互联网＋健康"概念热与投资热并未深入到医疗机构的核心业务，即诊疗服务，而是徘徊在诊疗服务的外围，如网上挂号、网上医疗服务咨询、网上药店等，并非是这些企业不愿意深入到医疗机构的核心业务，而是各种"障碍"限制其无法深入。现行医疗服务模式存在的弊端是显而易见的，由于诊疗技术、设施、设备的限制，医患双方的诊疗、就医行为大多局限于医疗机构内部，造成了医患双方的不便，而"互联网＋健康"的服务模式能够有效地破解这一难题，极大地改善医疗服务的提供模式和患者接受医疗健康服务的模式。通过互联网和"健康管理专业云"，可以有效拓展并延伸医疗机构的服务能力，如患者网上就医、居家监控、就近抽血、集中检验、远程提供诊疗建议、远程手术及手术指导、个性化健康管理等，从根本上变革现有的医疗服务模式。随着技术的进步，医学影像电子化,诊疗设备微型化、可穿戴,以及交互式高清视频都将为"互联网＋医疗"模式扫清了技术障碍。

2.1.2.5 大型队列研究

队列研究是一种重要的考察疾病病因学的观察性流行病学研究方法,通常是在较大的人群群体中进行长时间观察随访,按照所研究的暴露因素(如有或无、高或低)进行分组后,衡量组间疾病发生或者出现死亡等结局事件之间的差异,从而获得暴露与结局之间是否存在因果关联以及关联性大小等信息。队列研究客观上要求有足够大的人群规模,并需要在 5～10 年甚至更长时间内进行连续的跟踪随访和生物样本收集,其执行难度和累计人力、物力及财力投资强度都比较大。虽然队列研究执行过程中存在暴露水平的改变、人群失访、对于罕见疾病研究存在局限性等问题,但是它作为循证医学的重要研究手段,适合对发病率相对较高的复杂型慢性病如糖尿病、心血管疾病、肿瘤等的病因分析。相对国外,我国的人群队列研究起步较晚,最早可追溯到 20 世纪 50 年代。我国早期的队列研究大多依赖于国外基金资助启动或完成的,很少有队列研究享有完全自主的知识产权,而且许多优秀的队列研究后期由于缺乏稳定的经费支持被迫中断。近年来,随着全球医疗模式对疾病防控的"关口前移",从病后治疗转向重视病前预防,队列研究在医学领域中的重要性日益凸显,我国也不例外。国际上最早的大人群队列研究可以追溯到 20 世纪 40 年代,以美国弗雷明汉心脏研究(Framingham Heart Study,FHS)[22,23]、英国的国家儿童出生队列、美国护士健康队列和欧洲癌症与营养前瞻性队列等为代表的队列研究逐渐形成规模,这些研究阐明了体力运动、膳食营养、生活习惯和遗传因素以及社会和心理因素等在心血管疾病、脑卒中、肿瘤以及儿童疾病等病因学方面的作用,为发展相应的疾病预防措施提供了人群证据。我国的科研人员自 20 世纪 50 年代就开始人群队列研究的设计和执行,取得多项原创性科研成果[24,25],已报道的队列研究内容涉及但不限于肿瘤、糖尿病、代谢综合征、精神疾病、出生缺陷、慢性阻塞性肺疾病等疾病,所考察的对象包括普通健康人群、职业暴露人群和特定人群(如运动员、孕妇、吸毒者等),研究地域遍布我国多个省市和地区,其中不乏多中心、多地区联合开展的队列研究。纵观我国队列研究的历史和现状,针对普通人群开展的队列研究按照研究目的可分为职业人群暴露队列研究和自然人群慢性病发生队列研究两大类型。例如,1987 年中国预防医学科学院劳动卫生与职业病研究所利用回顾性队列研究考察职业苯暴露与白血病、恶性淋巴瘤、肺癌等恶性肿瘤的相关性,该研究调查了上海、天津、成都等 12 个城市 712 个工厂中 1972—1987 年间的 74 828 名苯暴露者以及 35 805 名无苯暴露者,指出苯暴露可增加多种癌症患病风险,衡量苯暴露与多种疾病发生相关性之间剂量-反应关系,探讨新的苯暴露内源分子标志物并阐明苯暴露导致疾病发生的分子机制,为我国职业苯暴露安全标准的制定提供了原始数据支持。20 世纪 80 年代末,同济医学院与美国国家癌症研究所(National Cancer Institute,NCI)开展的一项双向性队列研究,回顾了中南地区 74 040 名 1960—1974 年间从事铁矿和陶瓷工业生产的工人的粉尘暴露情况,并随访至 2003 年底,考察了硅尘暴露与人口死亡率之间的相关性,发现暴露于硅尘的工人患尘肺疾病的风险增加,死于慢性肺源性心脏病、呼吸系统疾病、心血管疾病以及肺结核的风险比普通人群高,提示从事铁矿和制陶工业工人的粉尘暴露是增加呼吸系统疾病的根本原因。该队列研究为我国 7 项国家卫生标准、多个欧美国家卫生标准的修改制定以及国际癌症中心确定二氧化硅为人类致癌物提供了直接依据。中国医学科学院肿瘤研究所与云南锡业公司劳动防护研究所于 1992 年开始的一项针对云锡矿工肺癌危险因素的队列研究,分析了氡、砷暴露等与肺癌发生的关系,发现氡、砷等暴露是肺癌发生的危险因素,同时慢性支气管炎、硅肺病等疾病史和吸烟等生活方式也与肺癌发生密切相关,研究结果对于从事特定职业人群进行呼吸系统疾病的预防和控制具有指导作用。其他知名队列还有上海纺织女工队列研究、油毡厂工人癌症死亡率回顾性队列研究、铝冶炼行业职工癌症流行病学调查研究等。职业队列不仅可以揭示不同行业从业人员的疾病发病趋势及差异,发现环境暴露和遗传因素等对相关慢性病影响的因果关系,还可以对相关行业从业环境标准的制定提供研究数据,同时也能为普通人群的疾病预防提供科学指导。但所开展的职业队列研究也存在一定的局限性,包括:研究多采用回顾性队列,可能存在回忆偏倚;考察因素较为单一,暴露因素之间及其与遗传因素之间的交互作用研究较少;定量数据缺乏,使得职业接触的暴露剂量与疾病发生之间的剂量-反应关系难以评判;缺少生物指标检测,缺乏长期暴露与短期暴露累计剂量的系统性评价等。随着我国经济水平的提高和科学技术的进步和发展,我国职业疾病类型发生了很大改变。在心脑血管疾病研究方面,北京首都钢铁公司总医院从 20 世纪 70 年代初期开始,就在北京首都钢铁公司及周围农村地区进行心脑血管疾病危险因素调查,纳入 18 岁以上男性 5 137 名,发现吸烟、高血压和高胆固醇血症等是导致人群死亡的危险因素。首都医科大学附属北京朝阳医院于 2006 年开始在唐山开滦地区进行了包含 101 510 名开滦煤矿集团职工的人群队列研究,先后在酒精摄入与原发性高血压相关性、非高密度脂蛋白胆固醇水平和缺血性脑卒中的关系以及高血压前期与增加心血管事件发生的风险等研究方面取得了一系列原创性研究成果。首都医科大学附属北京安贞医院北京市心肺血管疾病研究所于 1992 年启动一项针对我国多省市心血管疾病危险因素的队列研究,招募了我国 11 个省、市共 30 378 名 35～64 岁的成年居民,先后发现血清总胆固醇、高密度脂蛋白胆固醇、低密度脂蛋白胆固醇与我国冠心病及心血管疾病发病风险密切相关。由中国医学科学院阜外心血管疾病医院(现中国医学科学院阜外医院)、卫生部(现国家卫生健康委员会)心血管疾病防治研究中心与美国杜兰大学共同开展的协和阜外医院心血管疾病人群队列覆盖全国 17 个省、市的 40 岁以上成年人 169 871 名,在探讨影响我国人口死亡的疾病因素、发现潜在影响我国人口心血管疾病风险的病因方面取得了多项原创性科研成果,是国际知名的队列研究之一。中国疾病预防控制中心和英国牛津大学临床试验与流行病学研究中心于 1990—1991 年合作开展的在 220 000 名 40～79 岁男性居民中进行的前瞻性队列研究揭示了中国人群,尤其是低体重人群中体重指数(body mass index,BMI)与缺血性心脏病死亡之间的关系等。以上队列研究在揭示我国人群心脑血管疾病风险因素以及疾病预测、早期诊断、发展相关干预和预防措施、了解我国人口心血管疾病发病趋势等方面积累了大量数据。在肿瘤病因学研究方面,中国医学科学院和美国国家癌症研究所自 1985 年起联合在我国河南省林县(现河南省林州市)地区首次开展了大规模营养干预实验,证实补充多种维生素和矿物质能够降低食管癌、贲门癌、高血压和脑卒中等疾病的发生风险,该研究同时还对参与人群进行了前瞻性队列随访,相关研究为深入了解维生素和矿物质缺乏在多种疾病发病中的作用提供了理论基础。上海市肿瘤研究所与美国范德堡大学于 1986—1989 年在上海地区招募了 18 244 名 45～64 岁男性居民,收集并保存外周血液和尿液样本,发现并报道尿液中黄曲霉毒素、血清睾酮水平、血清维生素 A 水平、庚型肝炎病毒感染等与我国肝癌发生风险增加相关,并发现吸烟增加多种肿瘤的发病风险以及人群的总死亡率。该研究团队于 2002—2006 年新建立了一项男性健康队列研究,纳入上海 83 137 名研究对象,先后报道了维生素 E 摄入、糖尿病患病史、膳食摄入等因素和肝癌的相关性等研究成果。2004 年,由中国医学科学院及北京协和医学院与牛津大学联合开展的中国慢性病前瞻性研究项目(China Kadoorie Biobank,CKB)涉及中国 10 个省,共包括 51 万名年龄在 35～74 岁的成年人,计划持续 15～20 年,是一项多因素、多病种、多学科合作的大规模慢性病前瞻性队列研究,项目拟通过建立基于血液的基础健康数据库,从遗传、环境和生活方式等多个环节深入研究危害中国人群健康的各类重大慢性病(如脑卒中、冠心病、癌症、糖尿病、高血压等)的致病因素、发病机制及流行规律和趋势,为有效地制定慢性病预防和控制对策、开发新的治疗和干预手段提供科学数据。2007 年,复旦大学与泰州市医药高新技术产业园共同建立的复旦大学泰州健康科学研究院,与国内外分子流行病学研究团队联合,在江苏省泰州市开展了一项 10 万人的大型人群队列研究,即泰州健康人群跟踪调查队列研究,拟对多种重大慢性病开展系统性、多因素的综合研究分析,探讨我国不同经济发展时期(转型期、发达期和相对贫困期)疾病发生发展的特征及主要影响因素,并通过针对常见重大疾病的持续监测和随访数据,结合分子流行病学、生物信息学等研究成果建立疾病的预警模型。华中科技大学同济医学院公共卫生学院与东风汽车公司东风总医院合作,于 2008 年在湖北十堰东风汽车公司建立了包括 5 万名退休职工和 40 岁以上在职职工的东风-同济队列,该队列在开展环境暴露与机体交互作用对疾病的影响方面具有独特的优势。在出生队列研究方面,安徽医科大学在合肥市、马鞍山市、芜湖市、安庆市等 6 个地级市开展了多中心队列研究,收集并分析了我国儿童出生缺陷、不良妊娠结局和不良出生结局与多种环境因素的关系。青岛市疾病预防控制中心也于 1998 年启动大型双生子队列研究。在老年人群队列研究中,北京大学于 2011 年开展了一项名为"中国健康与养老追踪调查"的大型队列研究,在我国 45 岁以上中老年人群中建立高质量队列研究,分析我国人口老龄化问题,推动老龄化问题的跨学科研究。此外,我国人群中开展的其他自然人群队列研究还包括江西省靖安县宫颈癌队列研究、广西壮族自治区扶绥县肝癌高发区肝癌高危人群队列、中国环境流行病学人群队列研究、广州生物库队列研究、中美预防神经管畸形合作项目等。

2.1.2.6　现场调查

荟萃分析(meta-analysis)又称为元分析,狭义的荟萃分析是指对资料进行定量合成的统计学处理方法,实质上就是将研究目标相同的多个研究结果汇总并分析评价其合并效应量的一系列过程,即通过综合多个研究结果提供一个量化的平均效果或联系以回答问题。荟萃分析类文献应该属于一种系统综述类文献,是用荟萃分析的定量方法对资料进行统计学处理所获得的系统综述。荟萃分析类文献具有传统综述的优点,又提供了定量的总结与统计估计,其主要贡献是为某一问题的了解提供了系统、全面、客观的评价。查找相关的文献资料可根据研究目的和内容,选择数据库及其他数据来源,系统全面、明确地收集相关的研究资料。所谓系统全面,是荟萃分析的重要特征,是指除了收集已经发表的研究论文,还要通过各种途径最大可能地收集未发表的研究结果,如会议论文、摘要、未发表的临床试验以及各种私人交换的资料等。在文献检索中要将机检与手检相结合,并追溯检出论文的参考文献。这样有助于降低发表偏倚。所谓明确,是指要尽可能在荟萃分析报告中描述出检索相关文献的过程,交代数据来源、检索词,最好详细说明检索策略,这样会使他人能够重复检验荟萃分析的科学性和可靠性。

2.1.2.7　医学文献

互联网的普及与发展,极大地推动了全球信息化和网络化的进程,互联网上丰富的健康信息资源已经成为医学信息的巨大宝库。在教学、科研、资源共享、远程交流等方面的需求下,由医学文献构成的数据库也成为健康数据的主要来源。

数据库是数据管理的高级阶段,它是由文件管理系统发展起来的。由文献构成的健康数据库技术的引入,能够最大限度地节省健康数据存储的空间、更好地保护患者的隐私、进一步实现各不同单位间的资源共享、更细致地整合互联网的各种健康资料并更加快捷地检索各种信息,从而给医学工作者带来极大的便利。一方面,文献数据库的应用能够改变传统健康文档存储方式的冗余和不易查找的问题,又能够维护健康文档的统一性和权威性。正是由于这种健康数据库具有这些优点,国家之间、医院之间、科室之间、健康工作者之间的资源才得以共享,从而极大减少了主观因素对健康管理的影响,也进一步确保了每一个个体都拥有统一、正确、权威的文献资料来源。另一方面,统一的健康数据库管理也大大节省了资料的存储空间,方便了个体之间的合作和管理。

目前,我国已经出现一批投入使用的医学数据库。其中,中国生物医学文献数据库注重数据的规范化处理和知识管理,检索灵活,其中收录了 1 600 余种中国生物医学期刊以及汇编、会议论文的文献题录,年增长量为 40 余万篇,数据库总量目前已达 350 余万篇。中文生物医学引文数据库全面再现了我国生物医学期刊的引文全貌,在揭示医学科学研究现状及相互关系、协助医学研究人员了解相关领域的科研状态、客观反映论文的影响力和客观评价科技期刊的影响力等方面发挥了积极作用。中文生物医学引文数据库收录了 1 500 余种中国生物医学来源期刊,含 300 余万条来源期刊和 330 余万条中文期刊引文数据等。此外,还有中国知网数据库、维普数据库、万方医学数据库等。国外的医学文献数据库主要有以下几个:① MEDLINE 数据库,是美国国立医学图书馆医学文献分析与检索系统(Medical Literature Analysis and Retrieval System,MEDLARS)30 多个数据库中最大的一个,是世界上最著名的生物医学数据库之一,也是目前用户最多、使用频率最高的医学数据库。② 美国 CancerLit 癌症数据库(文献型),目前有 140 万条记录,来源于期刊、图书、报告、研究进展、医务工作人员论文等 4 000 种不同的信息源。③ PubMed,是一个免费的搜索引擎,是提供生物医学方面论文搜索与摘要的数据库。它的数据库来源为 MEDLINE,其核心主题为医学,但也包括其他与医学相关的领域,如护理学或其他健康学科。它同时也提供生物医学资讯相关的资源,如生物化学与细胞生物学。该搜索引擎由美国国立医学图书馆提供,作为 Entrez 资讯检索系统的一部分。PubMed 的资讯并不包括期刊论文的全文,但可能提供指向全文提供者(付费或免费)的链接。④ Cochrane 图书馆包含了 Cochrane 系统评价数据库(Cochrane Database of Systematic Reviews)、疗效评价摘要数据库(Database of Abstracts of Reviews of Effects)、临床对照试验数据库(Cochrane Central Register of Controlled Trials)、方法综述数据库(Cochrane Methodology Register)、卫生技术评估数据库(Health Technology Assessment Database)、英国国家医疗服务体系经济评价数据库(NHS Economic Evaluation Database)6 个子数据库,收录了不同类型高质量的独立证据,帮助做出医疗决策。但受我国经济承受能力、计算机普及率和健康保障体制等因素的影响,健康数据库的应用范围有限。医学文献的不断增加,对于各单位的硬件设施也会有一定要求。同时,网络上大量出现的黑客、木马、病毒和流氓软件也会对完全数字化的医学文献构成威胁,如何做好信息安全工作是一个重要的问题。

2.1.2.8　健康档案和医院电子病历数据

电子健康档案(electronic health record,EHR)是人们在健康相关活动中直接形成的、具有保存备查价值的电子化历史记录。它是以健康为中心、以生命为主线,是一个人从出生到死亡整个过程中健康状况的发展情况以及所接受的各项卫生服务记录的综合,也是一个连续、综合、个体化的健康信息记录的资料库。电子健康档案中的个人健康信息包括基本信息、主要疾病和健康问题摘要、主要卫生服务记录等内容。健康档案信息主要来源于医疗卫生服务记录、健康体检记录和疾病调查记录,并将其进行数字化存储和管理。

电子病历[26]（electronic medical record，EMR）是医疗机构的医务人员对门诊、住院患者（或保健对象）临床诊疗和指导干预所使用的信息，以及系统生成的文字、符号、图表、图形、数据及影像等数字化的医疗服务工作记录，是居民个人在医疗机构历史就诊过程中产生和记录的完整、详细的临床信息资源。电子病历主要包括病历概要内容、门诊诊疗记录、住院诊疗记录、健康体检记录、转诊记录等，更为具体的条目包括首页、病程记录、检查检验结果、医嘱、手术记录、护理记录、医学检验数据与医学影像数据等，其中既有结构化信息，也有非结构化的自由文本，还有图形图像信息，涉及患者信息的采集、存储、传输、质量控制、统计和利用。在医疗中电子病历作为主要的信息源，提供超越纸张病历的服务，满足医疗、法律和管理需求。

2014年，国家卫生计生委发布了"4631-2工程"，对国家卫生、计生资源整合做了顶层设计规划，其中的"3"就是指三大数据库，分别为电子健康档案数据库、电子病历数据库和全员人口个案数据库。健康档案数据库主要包含定期或不定期的健康体检记录、卫生服务过程中的各种服务记录、专题健康或疾病调查记录，其数据来源于体检机构、医院和基层。电子病历数据库主要包含医院诊断治疗全过程的原始记录，数据来源于医院。全员人口个案数据库主要包含人口信息，数据来源于各大部门（卫生计生委、公安局、民政局、统计局、人力资源和社会保障局、教育部等）交互共享。三大数据库的数据来源表明医院是健康医疗大数据的主要来源。

电子健康档案数据和医院电子病历数据主要来自现代医疗系统每天的运作过程，是从事电子健康管理和服务的必备基础，采用现代科学的理论和方法对健康资源进行管理，不仅是提高全民健康素质的最佳选择，而且对改进当前医疗卫生和健康领域面临的困境具有直接作用。尤其是健康档案的建立，更符合以健康为中心的服务模式，能够提供覆盖全人群的、全面的个人健康信息及就诊记录数据，有助于医生的诊疗活动与社会的慢性病防控和健康教育工作。随着电子病历系统在医疗机构的迅速普及，大量医疗相关的重要信息以电子形式存储于医疗信息系统中。经过不断积累，各种形式的电子化医疗系统产生了体量庞大的医疗大数据。这些数据来源于诊断中的重要信息，如患者的主诉、检测结果、诊断信息、服用药物以及不良反应等。医学信息学研究人员通过对海量医疗数据的分析可以发现与医疗质量、医疗安全以及药物效果相关的重要证据，从而提高公共医疗的质量和效率，加强医疗安全，并促进新治疗方法和药物的研发。

2.1.2.9　监测数据

监测（surveillance）是指连续、系统地收集疾病或其他健康时间的数据，经分析和解释后形成信息，并将这些信息分发给那些需要知道这些信息的人员和机构，用以采取公共卫生措施和（或）评价所采取措施的效果。随着现场疾病防控和健康促进工作的进展，监测内容不断拓宽，不仅包括所有疾病，而且包括伤害、伤残、健康状态公共卫生事件以及有关危险因素的监测,因此疾病监测已经逐渐发展为公共卫生监测。公共卫生监测可以分为传染病监测、非传染性疾病监测、其他卫生问题监测、行为危险因素监测等。随着疾病谱的改变,疾病监测的范围扩大到非传染性疾病,如恶性肿瘤、心脑血管疾病、出生缺陷等。其他卫生问题监测主要包括环境监测、营养监测、婴儿及孕产妇死亡监测、药物不良反应监测、计划生育监测等。目前传染病及非传染性疾病监测系统来自以人群为基础的监测系统、以医院为基础的监测系统、以实验室为基础的监测系统。以人群为基础的监测系统是最主要的传染病监测数据的来源,它能宏观地监测疾病的动态变化;以医院为基础的监测系统是医院内感染、病原菌耐药、出生缺陷等监测数据的重要来源;以实验室为基础的监测系统是常规流感病毒数据的重要来源。行为学监测(behavioral surveillance)既适用于传染病监测也适用于非传染性疾病监测,传染病的监测主要是通过监测导致疾病的传播途径实现;非传染性疾病的行为监测主要是监测与生活习惯相关的行为,如人群的吸烟、饮酒、运动时间和运动方式等。监测数据主要来源于法定疾病(传染病)报告、以病例/事件为基础的监测(如手足口病监测)、以社区/医院为基础的监测、实验室监测和哨点监测。

随着互联网产业的不断发展,用户在使用互联网过程中产生的信息中蕴含了大量的健康相关信息,这为公共卫生监测带来了新的机遇。互联网公共卫生监测不同于传统的公共卫生监测,它以互联网信息为基础,通过长期、连续、系统地收集与疾病和健康事件相关的信息,尽早发现疾病和健康事件在人群中的分布,为制定公共卫生政策和措施提供决策。互联网公共卫生监测目前不限于信息的采集,在数据分析和成果转化方面也均有发展。互联网公共卫生监测根据信息收集方式不同分为被动式和主动式。

互联网公共卫生被动监测按照信息来源可分为基于搜索引擎的被动监测、基于社交媒体的被动监测和基于其他信息来源的被动监测。基于搜索引擎的被动监测是研究者获取健康信息的重要方式。研究者首先利用记录搜索行为的日志文件数据进行分析,以疾病和健康事件相关词为指示器,利用其搜索量数据建立模型估计人群中疾病和健康事件的分布情况。例如,针对登革热和流感,研究者可利用运营商提供的有关登革热和流感的日志文件建立非线性模型预测其活动情况。基于社交媒体的被动监测是指利用电子邮件、即时通信软件和博客等社交媒体信息为健康信息的传播提供必要的信息储备,同时以疾病和健康事件相关词为指示词,利用自然语言处理技术从社交媒体文本消息中获得指示词数据量,建立回归模型对人群中疾病和健康事件分布做出估计。互联网公共卫生被动监测还可以以新闻报道、官方通告、专家意见和健康网站作为信息来源。基于互联网的监测工具获得的主要信息来源于新闻媒体和公共卫生网站的通告,再经计算机自动或人工技术处理可以预测某种疾病是否会暴发流行。常见的网站有新发传染病监测系统(Program for Monitoring Emerging Diseases-mail,ProMED-mail)、全球公共卫生情报网络(Global Public Health Intelligence Network,

GPHIN)、医学智能系统(Medical Intelligence System,MedISys)和全球疾病预警地图(HealthMap)等。

互联网被动监测的主要缺点是信息完全依赖于网络使用者,这将导致信息及其分析结果具有许多不确定性,互联网主动监测(又称参与式监测)则是依靠志愿者通过互联网主动提供健康相关信息。正是由于互联网主动监测的信息由志愿者提供,其可靠性、完整性和针对性均较互联网被动监测系统有所提升。互联网主动监测会对志愿者进行背景调查,一旦志愿者出现某些情况或症状将连续对其进行调查,进而通过建立统计学模型对人群中疾病或健康事件的分布情况做出估计和预测。目前,传染病监测和药物不良反应监测是两种常见的主动监测。

由于互联网监测数据是通过互联网获取信息,节省了大量的人力、物力和财力,因此与传统监测方式相比,互联网监测系统具有低成本且时效性好的优点。但其最大的缺点是对于互联网信息中大量假阳性信息的甄别能力较弱,这就要求被动监测必须不断更新关键词、相关词、指示词,同时调整模型,以提高自身与人群中疾病或健康相关事件的密切程度。基于社交媒体的监测需要更加快速准确的数据获取和文本分析技术,以快速提取和筛选社交媒体信息。主动监测系统则要求研究者采取多种方法扩展志愿者队伍并保证其依从性,被动监测系统若与社交媒体结合,可提高资料收集的效率和志愿者的依从性。在克服假阳性信息障碍后,互联网监测系统将在公共卫生监测领域发挥重要作用,为疾病的早期预警和干预提供服务。

2.1.2.10 基因组学、蛋白质组学数据

随着测序技术的发展,原来价格昂贵的基因检测成为可能[27]。千人基因组计划是一个重要代表,它在第一阶段就已经对超过 1 000 个人的基因进行了测序。由于人类一个基因组测序结果大于 140 GB,该项目产生的数据库是目前关于人类遗传变异最大的数据库,其成果已广泛应用于多个领域。2015 年 1 月 30 日,时任美国总统奥巴马宣布一项名为"精准医学"的计划,这项计划的核心在于创建一个囊括各个年龄阶段、各种身体状况的志愿者的基因数据库,这些数据将为癌症及多种疾病的个体化治疗提供有价值的信息。

基因组数据库是分子生物信息数据库的重要组成部分。基因组数据库内容丰富但格式不一地分布在世界各地的信息中心、测序中心以及与医学、生物学、农业等有关的研究机构和大学。基因组数据库的主体是模式生物基因组数据库,基因组数据库中最主要的是由世界各国的人类基因组研究中心、测序中心构建的各种人类基因组数据库。水稻、拟南芥、果蝇、小鼠、玉米、家蚕和可可等各种模式生物基因组数据库或基因组信息资源都可以在网上找到。随着资源基因组计划的普遍实施,几十种动物、植物的基因组数据库也纷纷上网,如英国 Roslin 研究所的 Ark 数据库包括了猪、牛、绵羊、山羊、马等家畜以及鹿、狗、鸡等的基因组数据,美国、英国、日本等国的基因组中心包含了斑马

鱼、罗非鱼、青鳉鱼、鲑鱼等鱼类的基因组数据库。除了植物和动物的基因组数据库外，基因组信息资源还包括染色体、基因突变、遗传疾病、分类学、比较基因组、基因调控和表达、放射杂交、基因图谱等各种数据库。基因组数据库相当于一个物种的官网，关心该物种的科学家可以通过访问该网站了解物种信息、科研进展、做 BLAST 等简单分析、下载基因组数据。基因组数据库最核心的模块是基因组浏览器，通过基因组浏览器可以可视化查看基因结构、变异位点、基因表达等信息。Ensembl（http：//www.ensembl.org）是欧洲分子生物学实验室-欧洲生物信息学研究所（European Molecular Biology Laboratory-European Bioinformatics Institute，EMBL-EBI）与韦尔科姆基金会桑格研究所（Wellcome Trust Sanger Institute，WTSI）合作开发的数据库项目。Ensembl 近年来发展非常迅速，网站使用频率直追 GenBank。它为人们提供了一个全面的基因组信息库，包括基因数据存储、信息整合、数据分析以及生物信息可视化处理等功能。为了支持公共使用和散布基因表达数据，NCBI 开始了基因表达数据库（Gene Expression Omnibus，GEO）计划。GEO 是基因表达数据仓库和在线资源，提供任何物种或人造来源检索出的基因表达数据，主要整合来自微阵列、高密度寡核苷酸阵列、杂交膜和基因表达系列分析（serial analysis of gene expression，SAGE）的基因表达数据，主要用户可以交互检索和分析。遗传药理学和药物基因组学数据库（Pharmacogenetics and Pharmacogenomics Knowledge Base，PharmGKB）是由美国国立卫生研究院（National Institutes of Health，NIH）创建，收集了史上最完整的与药物基因组相关的基因型和表型信息，并对这些信息进行了系统的归类。截至 2016 年 7 月，该数据库已经收录了与 3 579 种药物和 3 410 种疾病相关的 27 007 个基因的资料。目前最大的癌症基因信息数据库——癌症基因组图谱（The Cancer Genome Atlas，TCGA）计划为癌症的分子诊断、治疗和预后提供了大量的信息。

蛋白质组学（proteomics）是以蛋白质组为研究对象，研究细胞、组织或生物体蛋白质组成及其变化规律的科学。蛋白质组意指"一种基因组所表达的全套蛋白质"，即包括一种细胞乃至一种生物所表达的全部蛋白质。蛋白质组的研究不仅能为生命活动规律提供物质基础，也能为众多疾病机制的阐明及攻克提供理论根据和解决途径。通过对正常个体与患病个体的蛋白质组进行比较分析，可以找到某些"疾病特异性的蛋白质分子"，它们可以成为新药物设计的分子靶点，也会为疾病的早期诊断提供分子标志物。目前，世界范围内最好的药物本身即是蛋白质或其作用靶点为某种蛋白质分子。因此，蛋白质组学研究不仅是探索生命奥秘必须做的工作，也能为人类健康事业带来巨大的利益。常用的蛋白质组学数据库有：全球蛋白质资源（Universal Protein Resource，UniProt）数据库，它由欧洲生物信息学研究所、蛋白质序列信息中心（Protein Information Resource，PIR）和瑞士生物信息学研究所（Swiss Institute of Bioinformatics，SIB）合作建立，提供详细的蛋白质序列、功能信息，如蛋白质功能描述、结构域结构、转录后修饰、修饰位点、变异度、二级结构、三级结构等，同时提供其他数据库的相应链接，包括序列数据库、三维结构数据库、二维凝胶电泳数据库、蛋白质家族数据库等；PIR数据库提供及时、高质量、最广泛的注释，其下的数据库有iProClass、PIRSF、PIR-PSD、PIR-NREF、UniPort，与90多个生物数据库存在交叉应用；酶数据库（Enzyme Database）提供酶的分类、命名法、生化反应、专一性、结构、细胞定位、提取方法、文献、应用与改造及相关疾病的数据。其余的蛋白质组学数据库还包括CORUM数据库、环状蛋白数据库（Cyclic Protein Database，CyBase）、ConsensusPathDB数据库、蛋白质组分析数据库（Proteome Analysis Database）、人类蛋白参考数据库（Human Protein Reference Database）、临床蛋白质组肿瘤分析（Clinical Proteomic Tumor Analysis Consortium）数据库等，可分别用于特定蛋白质识别需求的数据库。

2.1.2.11　基础医疗保险数据

中国基本医疗保险体系主要由城镇职工基本医疗保险制度、城镇居民基本医疗保险制度与新型农村合作医疗（以下简称新农合）制度三大医疗保险制度构成。中国已经初步建立起覆盖全民的医疗保险（医保）体系，在制度层面上基本实现"人人享有医保"的目标。国内外研究主要集中于通过挖掘医保数据发现欺诈行为，改善疾病治疗效果以及修改、制定辅助政策。大数据技术可对多源异构的数据进行专业化处理，提高对数据的"加工能力"，通过"加工"实现数据"增值"。面对医保数据的几何级数增长，运用大数据技术对数据进行由大到小、由粗到细的层级挖掘可以为医疗服务机构、医保中心、公共卫生管理部门以及医药产品公司提供有针对性的服务。

1) 指导医疗服务机构合理用药

首先，可以分析用药结构是否合理。统计分析中西药用药结构、国产药物与进口药物占所用药品的比例、抗生素使用量、中成药使用比例、销售金额靠前的药品种类等，以此评价用药结构是否合理。其次，可以进行药品之间的关联分析。分析中药配方之间或配方与单味中药之间的联系，以寻求最佳的中药组合；分析抗菌药物的使用与细菌耐药性之间的关联性，可以采取干预措施调节处方行为，降低院内感染的发生。评估最合理的治疗方法分析数据包括患者体征、治疗方案、费用和疗效等，应用"比较效果研究"帮助医生评估在实际临床应用中最有效或成本-效益最高的治疗方法。推动内部政策进行再评估和调整医疗服务提供机构面临的医疗需求和财政支出的双重压力。结合临床数据和财政数据，分析出患者年龄、经济情况、身份等引起住院日期延长和医院亏损的因素，促进医疗机构现有政策的评估与调整。

2) 降低医保基金风险

首先，可以分析医疗服务机构是否过度使用医保基金。如审计医保患者配药时间、卡号、年龄、性别、配药时间间隔、配药品种或类别、配药数量、药物剂量、疾病诊断、就医科别等，发现和制止医疗服务机构恶意配药行为。其次，可以分析参保人的就医行为，有效防范基金风险。如分析各类药品的最大日用量,计算出相应给药天数,判断是否超出医保报销规定,以减少代开药品、倒卖药品等欺诈行为的发生。

3) 辅助决策制定

一是可以对参保群体进行聚类分析。利用教育程度、职业、工资、工龄、户口和居住区域等背景资料,对参保群体进行聚类,为不同类型参保人员制定有针对性的报销或补贴政策,有效防止因病致贫、因病返贫的发生。二是可以对参保对象进行信用分析。根据参保对象信用状况进行等级分类,针对不同信用级别采取不同的监管措施。三是可以对药物治疗的成本-效果进行分析。分析特定人群、特定疾病通过药物治疗的成本-效果,将成本-效果好的药物纳入医保用药目录,以便有效地将药物费用的增长幅度控制在政策规定的范围内。四是可以对医保费用与就诊时间、医院间的关系进行关联分析。分析参保人就诊数据,得出医保费用与季节、发生医院之间的关系,为医保中心每季度向定点医院统筹拨付预算提供依据。五是可以对医院进行等级评定分析。检测医生是否有超范围用药、超范围检查、滥用抗生素、过度治疗、接诊冒卡者等行为的数据,为医保中心的医院等级评定提供数据。

4) 分析零售药店销售低价药品情况

第一,可以挖掘低价药品中独家品种和独家品种剂型的销售费用等,得出零售药店中低价药品的销售是否短缺等结论,为医保中心制订鼓励措施提供依据。公共卫生管理部门应用医保数据,可快速检测传染病疫情,并通过集成疾病监测和响应程序进行响应,有效降低传染病感染率,及时向公众提供健康咨询服务,降低传染病感染风险。第二,医药产品公司可以为新药研发提供决策支持。在新药研发上,药品企业可以对某种疾病患者人群的组学数据进行建模分析。一方面有助于识别生物靶点和研发药物,另一方面可以协助决策人员确定最佳投入产出比。第三,可以对药品不良反应提供监测。通过分析用药安全信息,提出实验室检验数据与药物利用数据间的关联假设并加以检验,以此发现和监测尚未被认识的药物毒性作用、临床延迟作用等,对患者进行长期跟踪。第四,可以辅助药品定价。企业在进行药物产品价格调整时,通过比较该产品在不同地区的价格、往年的市场份额、占总购药金额百分比情况等,制定出合理的药品单价,提高企业的市场竞争力。第五,可以有效完成长期的临床试验以及随着医保信息系统的不断发展与完善,实现对医保全过程数据的存储。利用大数据技术对急剧扩容的医保数据进行分析,可以有效辅助医疗服务机构、医保中心、公共卫生管理部门、医药产品公司进行科学决策。同时,大数据技术在医保数据中的应用仍属新兴领域,有许多理论和实践问题需要进一步探索。因此,大数据环境下医保数据的应用也需要不断改进与完善。

2.1.2.12 商业保险数据

对于中等收入家庭可开展以社区为主、医院为辅的合约式健康管理,而对于高收入家庭,可通过商业保险型健康管理满足其较大的需求。其实,随着社会经济的发展及人民生活水平的提高,商业保险型健康管理也许会对人群的健康管理起到重要的作用。通过社区卫生服务机构与健康保险公司的合作发展健康管理,可以实现投保者、社区卫生服务机构及健康保险公司共赢,为人群的健康做出贡献。还有部分学者针对不同的人群探讨了健康管理的模式。针对农民的健康管理,可以在整合新农合和村卫生室服务资源的基础上,通过健康信息的采集、健康评估、健康教育、健康干预与关怀服务、再监测评估等方式对农民的健康进行管理。通过这种方式,可以发现影响农民健康的主要行为危险因素,同时可以降低例均费用和例均报销费用,提高乡镇卫生院的服务利用率。

2.1.3 健康大数据的意义

2.1.3.1 健康大数据的科研价值

健康大数据是与健康相关的所有类别元数据,如医学指标、行为习惯、职业特点、家族疾病史、社会关系等。

1) 健康大数据的特点

大数据所具有的 4 个特点健康大数据全都具有,包括数据体量巨大、数据类型繁多、价值密度低、处理速度快[28]。

(1) 数据体量(volume)巨大:截至目前,人类生产的所有印刷材料的数据量是 200 PB,而历史上全人类说过的所有的话的数据量大约是 5 EB(1 EB$=2^{10}$ PB)。

(2) 数据类型(variety)繁多:相对于以往便于存储的以文本为主的结构化数据,非结构化数据越来越多,包括网络日志、音频、视频、图片、地理位置信息等,这些多类型的数据对数据的处理能力提出了更高的要求。

(3) 价值(value)密度低:价值密度的高低与数据总量的大小成反比。如何通过强大的机器算法更迅速地完成数据的价值"提纯"成为目前大数据背景下亟待解决的难题。

(4) 处理速度(velocity)快:大数据区别于传统数据挖掘的最显著特征是处理速度非常快。

2) 健康大数据的科研应用

大数据为科学研究带来了重大机遇。比如,当所能利用的数据海量剧增时,之前在小数据基础上无法完成的事情将成为可能。继实验科学、理论科学、计算科学之后出现了第四种研究范式,即"数据密集型科学",这成为健康大数据时代下新的科研模式。健康大数据在科研方面的应用,主要分布在 4 个方面。

(1) 预测建模。例如,医药公司在新药物的研发阶段,可以通过数据建模和分析,确定最有效率的投入产出比,从而配备最佳的资源组合。模型基于药物临床试验阶段之前的数据集及早期临床阶段的数据集,应尽可能及时地预测临床结果。评价因素包括产品的安全性、有效性、潜在的不良反应和整体的试验结果。通过预测建模可以降低医药产品公司的研发成本，在通过数据建模和分析预测药物临床结果后，可以暂缓研究次优的药物，或者停止在次优药物上昂贵的临床试验。通过数据建模和分析，医药公司可以将药物更快推向市场，生产更有针对性的、有更高潜在市场回报和治疗成功率的药物。原来一般新药从研发到推向市场的时间大约为 13 年，在大数据基础上的预测模型可以帮助医药企业提早 3～5 年将新药推向市场。

（2）提高临床试验设计水平的统计工具和算法。使用统计工具和算法，可以提高临床试验设计水平，并在临床试验阶段更容易招募到患者。通过挖掘患者数据，评估招募患者是否符合试验条件，可以加快临床试验进程，提出更有效的临床试验设计建议，并能找出最合适的临床试验基地。例如，那些拥有大量潜在符合条件临床试验患者的试验基地是更理想的选择。

（3）临床试验数据的分析。分析临床试验数据和患者记录可以确定药品更多的适应证和发现不良反应。在对临床试验数据和患者记录进行分析后，可以对药物进行重新定位，或者实现针对其他适应证的营销。实时或者近乎实时地收集不良反应报告可以促进药物警戒（药物警戒是上市药品的安全保障体系，对药物不良反应进行监测、评价和预防）。

（4）疾病模式的分析。通过分析疾病的模式和趋势，可以帮助医疗产品企业制定战略性的研发投资决策，帮助其优化研发重点，优化配备资源。

2.1.3.2 健康大数据的临床应用价值

健康大数据的临床应用价值主要包括 5 个方面[29]。

1）精准治疗

对大型数据集（如基因组数据）的分析检测有利于提供个性化的精准治疗。这一应用要综合遗传变异、对特定疾病的易感性和对特殊药物的反应等多方面数据，在药物选择和用药过程中考虑个人的遗传变异因素。在很多情况下，患者应用同样的诊疗方案但是疗效却不同，是因为遗传因素在其中起了作用。根据不同患者基因位点的检测结果采取不同的诊疗方案，或者根据患者的基因型情况调整药物剂量，可以减少不良反应，实现精准治疗。

2）诊疗决策辅助

健康大数据可用于临床决策支持，如用药分析、药品不良反应、疾病并发症、治疗效果相关性分析、抗生素应用分析，也可用于制订个性化的治疗方案。通过研究、挖掘与某一种疾病、某一种症状或某一类影像学形态数据相关的大数据，利用强大的计算方法与计算能力，可快速综合得出类似临床医师开具的药方、治疗方案、就诊指南、影像诊断等的结果。这可以为临床医师决策提供人脑不可能实现的数据分析与比对，大大提高医疗决策的正确性和效率。例如，针对肿瘤患者的治疗方案选择，大数据甚至可以综合全球已经发表的相关病例数据，瞬间得出一套治疗方案。同时，理论上大数据还可以精确列出该方案中所有药物不良反应发生的比例。

3）医疗流程管理

对整个医疗过程的数据化,有利于创造可视化的流程图和仪表盘。医疗服务管理人员能够通过任何一个环节的大数据分析,精确了解每个环节的进行情况,发现问题,从而进行流程改进。例如,通过不同科室门诊挂号的数据,可以发现病种的变化、患者群体的变化;通过医生处方的数据,可以发现医生的用药习惯及用药中的失误,及时推送提醒通知及改进办法等。健康大数据用于医疗流程管理、规范性用药评价、管理绩效分析等,将有利于提高医疗服务水平。

4）院外病情跟踪

对患有慢性病的人群进行长期、实时监控将有利于预防疾病复发,方便未来选择药物和确立日常治疗方案。这一作用主要依靠两类健康大数据:一类是机器和传感器数据(machine-generated/sensor data),包括呼叫记录(call detail records)、智能仪表、可穿戴设备传感器数据、设备日志数据等;另一类是社交数据(social data),包括患者出院后的生活习惯、活动范围、行为记录反馈数据等。对社交相关数据的分析可以发现导致疾病复发或恶化的危险因素,及时修正。例如,对一位冠心病患者,如果社交数据显示其近期经常通过电话或微信联系马拉松爱好者俱乐部,则提示其可能在接触有风险的运动。大数据使主动管理健康和预防性治疗更具可能性。

5）公共健康

对国家来说,控制传染病流行和快速反应应急等行为,在健康大数据的充分挖掘下,将明显提高相应的掌控与处置能力。公共卫生部门可以通过覆盖全国的患者电子病历数据库,快速检测传染病,进行全面的疫情监测,并通过集成疾病监测和响应程序,快速进行响应。这将带来很多好处,包括医疗索赔支出减少、传染病感染率降低,卫生部门可以更快地检测出新的传染病和疫情。通过提供准确和及时的公众健康咨询,将会大幅提高公众健康风险意识,同时也将降低传染病感染风险。

2.1.3.3 健康大数据应用的潜在方向

健康大数据是新时代重要的基础性战略资源之一,其应用和发展将推动健康医疗模式的革命性变化,有利于扩大医疗资源供给、降低医疗成本、提升医疗服务运行效率,将对我国经济、社会、科技和人民生活生产等产生重大而深远的影响,具有巨大发展潜力、商业机会和创业空间[30]。

毫无疑问,健康大数据蕴含了巨大的潜力和发展空间。从目前来看,较为成熟的方向主要有两个,一是健康大数据用于医疗定价体系,二是健康大数据与保险行业的对接。

健康大数据的应用要依据 2016 年出台的《国务院办公厅关于促进和规范健康医疗大数据应用发展的指导意见》中的基本原则[31]。

坚持以人为本、创新驱动。将健康医疗大数据应用发展纳入国家大数据战略布局，推进"政产学研用"联合协同创新，强化基础研究和核心技术攻关，突出健康医疗重点领域和关键环节，利用大数据拓展服务渠道，延伸和丰富服务内容，更好地满足人民的健康医疗需求。

坚持规范有序、安全可控。建立健全健康医疗大数据开放、保护等法规制度，强化标准和安全体系建设，强化安全管理责任，妥善处理应用发展与保障安全的关系，增强安全技术支撑能力，有效保护个人隐私和信息安全。

坚持开放融合、共建共享。鼓励政府和社会力量合作，坚持统筹规划、远近结合、示范引领，注重盘活、整合现有资源，推动形成各方支持、依法开放、便民利民、蓬勃发展的良好局面，充分释放数据红利，激发大众创业、万众创新活力。

2.1.3.4　健康大数据的风险、警示作用及商业应用

1）健康大数据的风险

健康大数据不同于普通类型的大数据，隐私性、复杂性、非标准性、孤立性是目前阶段健康大数据的特点。与以上 4 个特点相对应，产生了健康大数据的主要风险，具体体现在 4 个方面。

（1）健康大数据的隐私性[32]。健康大数据中相当一部分内容涉及个人隐私，如个人基本信息、家族情况、职业特点、病史、用药史、传染源接触史、生活方式等。正是由于健康相关数据具有隐私性，不能像其他类型大数据一样任意挖掘利用。例如，通过某人的网上购物记录和个人联系方式信息，可以精准匹配该人喜欢的商品，并随时推送给他。通过某人的健康大数据精准匹配各种药品或者保健品、健康类商品并推送给他，这是极具风险的。如果患者的就诊信息像网购的浏览记录一样被所有人获取，那么第一天去医院妇科就诊，第二天所有信息和广告商就会推荐相关药物和治疗器具给该患者或者她的主治医师。这样，虽然健康大数据被高效利用，但是患者的隐私权受到了严重损害。

（2）健康大数据的复杂性[33]。对于一种疾病，无论是发病原因，还是致病基础，甚至是患有同一种疾病的不同患者的具体病情，都是复杂的。同一个问题，无论是在学术方面还是在临床治疗方面都有可能存在非常大的争议，有时候甚至会出现完全不同的结论，因此发表的文献、出具的病案、举办的研究论坛或学术会议，同一类疾病会产生不同的甚至截然相反的数据内容。同一病房的不同患者，也一样具有明显不同的患病特点，对应的治疗方案和药物选择就会不同。因此越复杂的疾病，健康大数据的挖掘利用越具有风险。医疗与下围棋大不相同，围棋的下法中有一个最优概率的计算，但在医疗行为中，高的概率不一定代表好的治愈率，医学中小概率事件时有发生。

（3）健康大数据的非标准化[34]。健康大数据以多种形式出现，如文本、数字、纸质文件、数码、图片、影像、多媒体资料、监测传输设备数据、网络平台数据等。国内的医院

和医生,一直没有统一的标准化的数据记录指南或方法用于指导大数据生成。例如,病历资料是重要的健康大数据内容之一。传统的医学病历是以纸为载体记录的,今天的电子医学病历使用时间并不长,从纸质病历中抓取健康大数据时,就有产生偏差的风险。医生都是用纸质载体记录病历,很少考虑病历数据是不是容易收集和分析。电子病历软件为统一的医疗数据收集提供了绝佳平台,但是要达到全国范围内数据收集的一致性并不容易。多年来,人们试图通过电子病历软件将数据采集程序标准化,但是主要障碍在于不同医疗机构之间没有标准化的操作指南,不同医生在记录病情时也有不同的喜好或者习惯。从众多非标准化的大数据中挖掘利用相关信息得出结论会有一定的风险。

(4)健康大数据的孤立性。目前我国各医院的系统并不相连,每个医疗机构产生的所有医疗数据都是一个个孤岛数据。非结构化的孤立数据难以合并,这使得健康大数据在我国的医疗环境下较难做到高效率的数据挖掘。目前,健康大数据分析和挖掘的重点不在于分析和挖掘的方法,而在于如何处理好、梳理好、合并好原始数据。例如,医疗大数据未来的应用前景会是以医联(共)体为主导的数据集合,但是目前来看大多数医联体在数据层面是并不深入的。如上文所述,医联体要想取得突破,第一步就是要解决数据孤岛、数据烟囱的问题,只有各医疗机构输出结构化数据,自动建立数据间关联,轻松打通信息孤岛,才能实现医疗大数据的互联互通。

(5)健康大数据挖掘转化的商业模式尚不清楚。健康大数据挖掘热火朝天,进展快速。一个很现实的问题是,大数据企业可能每年需要花费上亿元的成本做临床数据辅助分析系统,但是药企等商业机构可能只愿意花费几百万元支付所得到的服务,这会导致大数据企业出现严重的入不敷出,这也是健康大数据利用的潜在风险。无论在中国还是美国,健康医疗大数据产业很难由创业公司去做,就像很多创新药物只能由礼来、辉瑞等大型跨国药企承担研发和承受失败一样。创业公司即使短期内融到巨资做这个事情,目前也看不到任何规模化收入的可能性。也许两三年后情况会有好转,但是资本情况又会不断变化。

2)健康大数据的商业应用

健康大数据本身不产生价值,如何分析和利用大数据对行业、对人群产生帮助才是关键。从健康大数据挖掘商业应用价值的方法主要分为四种:

(1)客户群体细分,然后为每个群体量身定制特别的服务。

(2)模拟现实环境,发掘新的需求,同时提高投资的回报率。

(3)加强部门联系,提高整条管理链条和产业链的效率。

(4)降低服务成本,发现隐藏线索,进行产品和服务的创新。

在以上每种情况下,如果能将大数据计算分析技术进行相应的产业化,都会产生巨大的商业价值。

2.2　健康大数据的应用

2.2.1　健康大数据在政府监管部门的应用

政府"简政放权"步伐迅速,"加强监管"雷厉风行,改变管理方式,能够在简政放权的同时提升管理效率,提高监管质量。大数据是政府监管应用的一种重要的技术路径,可以依靠海量的数据搜集和精准的数据分析增强决策的科学性,数据中隐藏着高价值的信息[35],大数据的到来为解决政府的难题提供了很好的契机。政府应用大数据进行监管主要体现在以下四个方面:

(1) 政府通过大数据可以获取各行业、各部门更加精确真实的信息。数据量更大,数据内容更加丰富、真实,因此得到的结论也更能客观地反映真实状况。大数据的集中和整合,将加快政府职能、流程的改变,打破政府各部门间、政府与民众间的边界,提高政府的工作效率。

(2) 政府利用大数据可以节省监管成本,节约人力物力。利用大数据可以推动政府管理从传统向现代转型,从粗放化管理向精细化管理转型,从单兵作战型管理向协作共享型管理转型,从柜台式管理向自助式全天候管理转型,从被动响应型管理向主动预见型管理转型,从纸质文书管理向电子政务管理转型,从廉政风险隐蔽型管理向风险防范型管理转型。因此,利用大数据可以大大提高政府为民办事的效率,节约成本。

(3) 缩小政府部门间、政府民众间的边界,促进协同办公。传统的政府管理是各个部门各自为政,在各技术支持部门的协同合作上也存在一定障碍,而大数据的共享打破了政府各部门间的边界,通过跨系统、跨平台、跨数据结构的数据平台,使政府内部纵向、横向部门得以流畅协同,使被割裂存储于不同部门的数据在统一平台上得到开放,减少了信息孤岛现象,使数据信息共享成为可能[36],这将有利于在监管中及时发现问题,找到解决办法。

(4) 促进政府决策的网络公示,与民众的互动,提高民众参与监督管理的主动性。政府必须将海量数据向社会开放,充分发挥大数据技术的作用,能够把数据与实体相连接、相匹配,让需求以个人、家庭、社区的形式出现,并被记录、鉴别、挖掘、设计和营造,这样就可以让政府在监管评价同一项政策措施时对不同的对象采用不同的评估标准,为不同对象提供"定制性"服务,施行相应政策,这将有助于社会资源的更优配置,通过建立一张遍布全国、互相联系、顺畅流通的网,消除信息孤岛,使大数据流动起来。

2.2.2　健康大数据在社会保障部门的应用

针对大数据的特点建立相应的社会保障制度,建立相应的保障防范制度,促进大数据时代社会的凝聚融合。

（1）建立企业信息大数据仓库，为企业间的交流合作服务。工商部门从多个部门搜集企业各类数据、信息，把各类数据、信息统一结构、整理加工，建立形成大数据仓库，并实时更新维护。为了保证数据库及时准确地反映企业的经营状况，中央的数据仓库和各地的数据仓库，各级工商部门的数据仓库与同级其他部门的系统都应该有有效的对接渠道，确保数据及时传输。使用大数据的同时要高度重视对传统数据的利用，必须把它们也纳入数据仓库。

（2）充分发挥民众的力量，在信息平台中提供民众参与的渠道。研究民众意见，反馈给企业调整经营。工商部门建立用户文本分析模型，直接根据民众的网上言论发现企业的异常行为，自动地得到问题报警。除民众外，平台上也应能听到企业的声音，甚至在文本数据之外，企业还可以具有一定的自主权限，可以在平台上自己公布更多反映其经营状况的信息。只有如此，大数据才有可能推动社会生产力更大的解放与发展，才能真正打开民众参与监督管理的渠道。

（3）推进社会保障数据中心进行项目化建设，推进社会保障数据中心的项目。可以推进养老、医疗、失业、工伤相关数据的整合性存储，通过数据的挖掘与相关关系和智能分析进行应用。大数据对于国家来说是重要战略资源，建立在互联网上的各种大数据基础设施服务已成为除铁路、公路和水电煤等之外的重要基础设施。在我国电子信息产业发展的基础上，应着眼全球的产业规划和布局引导，加快推进大数据技术向泛在、融合、智能和绿色方向发展，在产品功能融合、网络融合、制造与服务融合等方面向其他产业交叉渗透，推动信息产业转型升级。鼓励企业积极创新，加速培育以企业为主体、市场为导向的政、产、学、研、用相结合的创新体系，集中力量攻克核心难题，提升企业的技术创新能力、市场拓展能力、经营管理能力和国际竞争能力。

2.2.3　健康大数据在公共服务部门的应用

大数据时代的到来给我国公共服务能力的提升带来了机遇和挑战，传统的服务管理模式已不能满足信息时代下公众在供给内容、服务方式、沟通渠道等方面对公共服务提出的新需求。利用大数据构建公共服务体系平台、提升公共服务的能力和水平变得非常重要，具体体现在以下方面。

（1）可以扩大公共服务对象多元化沟通的渠道。大数据时代下公共服务系统的建设，为服务对象提供了多元化的渠道[37]，使向公众提供个性化、定制化的服务成为可能。公众可以通过大数据泛化的应用平台，了解和获取所需要的信息和服务，也可以进行信息咨询和意见反馈。社会大众信息源越多元化、信息传播渠道越多元化、参与方式越多样化，整个社会的开放程度就越高。此外，还要加强政务平台的信息公开和内容建设，提高对信息利用的广度和深度；及时、全面发布与服务对象切身利益密切相关的热点问题的资源信息；加大平台宣传力度，扩大公众参与渠道，推进决策民主公开程度。

（2）制定相关政策法规，保障公共服务供给的有序性。完善信息化平台的制度建设。在充分调查民意的基础上，结合国家和地方大数据相关法律、规定、技术以及公共服务的能力和水平的实际情况，信息化平台的制度建设应体现互补性和精准性，具体内容应包含信息技术、信息网络、信息市场、信息资源、信息产业、信息人才以及信息标准化和国际化等方面。制定适合信息平台发展的制度规定，如信息发布制度、人员管理培训制度、工作流程管理制度以及出现失范违规行为的问责制度等，通过制度的约束性和指导性规范政务信息平台建设的发展路径，更好地提升公共服务的能力和水平。

2.2.4　健康大数据在医疗领域的应用

2.2.4.1　预防医学领域

中国政府非常重视将相关信息技术应用于医疗卫生行业。近年来，关于卫生信息技术在医疗行业的应用探讨最热的莫过于射频识别（radio frequency identification，RFID）技术[38]。RFID 技术被认为是 21 世纪最重要的十大技术之一。截至 2008 年，该项技术在全球共收益 80 亿美元，作为一种系统间联系的新形式，它能提高供应链的流程效率而在各行各业得到迅速发展。其中沃尔玛、美国国防部以及欧洲的麦德龙和特斯科等都对 RFID 技术的发展起到了很大的推动作用。如今，越来越多的企业都利用 RFID 技术提高企业运作效率，取得竞争优势。当科学技术的不断发展改善了人类的生活环境、提高了人类的文化素质、改变了人类的生活方式时，人类对于仅能预防疾病的暴发与流行、延长寿命的生物医学模式提出了更多的要求。人类开始有了健康保健服务的需求，同时期望提高生命质量，延长健康寿命，从治病转为防病的新型医疗模式称为生物-心理-社会医学模式。而借助信息技术的发展，这种医疗模式得到了不断的扩展与深化，并催生了诸多的具体应用，如远程医疗、电子健康档案、区域医疗信息中心、电子病历以及健康管理。控制或消除健康危险因素，是预防疾病发生的直接体现；《罗马大百科全书》记载，医学实践由三部分组成，通过生活方式治疗、通过药物治疗和通过手术治疗。

2.2.4.2　利用大数据挖掘生活方式与疾病的关系

生活习惯病（又称为生活方式病），如超重与肥胖、高血压、高血脂、高血糖、心脑血管疾病和肿瘤等[39]，都是由不良生活方式导致的身体亚健康状态或疾病。在发达国家，每年死于生活习惯病的人数占总死亡人数的 70%～80%；在发展中国家，这一数字也达到 40%～50%。在我国，37.7% 的成年人患有生活习惯病。

2.2.4.3　利用大数据结果合理配置医疗资源

搭建健康管理资源行业平台，整合中医、西医、营养咨询、运动健身机构、心理健康咨询。从初诊到健康维护提供一站式完整健康管理服务。通过线上到线下（online to offline，O2O）模式，创建从线上延伸到线下的实体健康管理机构。

2.2.5 健康大数据的应用需求

2.2.5.1 疾病模式转变的需求

2016 年世界卫生组织（World Health Organization，WHO）相关报告显示，心血管疾病每年造成约 443 万人死亡，占疾病总死亡人数的 45%；癌症每年造成约 226 万人死亡，占疾病总死亡人数的 23%；慢性呼吸系统疾病每年造成约 108 万人死亡，占疾病总死亡人数的 11%；糖尿病每年造成约 19.7 万人死亡，占疾病总死亡人数的 2%。随着我国经济和社会的快速发展，人民生活和行为方式逐渐改变，老龄化也越来越突出，疾病谱发生了新的变化，威胁我国居民的疾病主要是慢性非传染性疾病（以下简称慢性病）。

中华人民共和国成立以来，我国城市居民死因顺位发生了根本变化。首先表现为传染病、寄生虫病、妇幼疾病与慢性病在死因顺位中的地位出现转换，传染病、寄生虫病、妇幼疾病死亡率不断下降并逐渐退出前 5 位死因或前 10 位死因，而恶性肿瘤、心脏病、脑血管疾病、外伤以及其他退行性疾病死亡率在总死亡率构成中的相对重要性增加或死亡率的绝对数增加，导致其地位不断上升，最终占据主导地位。其次是前 10 位死因死亡人数占所有死亡人数的比例逐渐增加，由 60%～70% 提高到 90% 以上，特别是前 5 位死因构成比例明显增加，由 40%～50% 上升到 80% 以上。这说明人群死因更为集中，意味着影响人群健康的疾病也更为集中。

根据衡量疾病模式转变的 3 种指标，即人口动力学指标、健康指标和主要死亡原因指标，可以将中华人民共和国成立以来的疾病模式转变过程分为 3 个阶段：转变前期、转变期和转变后期。20 世纪 60 年代中期以前为转变前期，人口出生率、死亡率、总和生育率、婴儿死亡率、以第一组死因死亡率均较高，平均期望寿命较低、慢性病死亡率较低、死因顺位以第一组死因为主，第一组死因与第二组死因开始转换和更替。60 年代中期到 80 年代中期为转变期，人口出生率、死亡率、总和生育率、婴儿死亡率、以第一组死因死亡率均下降，慢性病死亡率上升，平均期望寿命提高，实现第一组死因与第二组死因在死因顺位中地位的完全转换。80 年代以后进入转变后期，人口出生率、死亡率、总和生育率、婴儿死亡率、以第一组死因死亡率继续下降，达到较低水平，而第二组死因占据绝对主导地位，平均期望寿命大幅度提高。

由于慢性病发生的主要原因是不良生活方式。单一治疗病症的疾病医学模式已经不适应我国现今慢性病的发展趋势。"关口前移，重心下移""预防为主"已经成为我国医疗体制改革的口号。健康管理的概念和理念逐步被人们所接受，健康体检中心和健康管理中心在我国如雨后春笋般蓬勃发展起来。面对新形势，以社区卫生服务中心或者健康体检机构为主的慢性病管理模式，是近年来国家倡导的一种新的医学模式。健康体检机构可以为健康人群提供健康管理服务。社区卫生服务中心直接服务于慢性病患者和高危人群,为辐射社区的慢性病患者建立健康档案、定期随访,开展慢性病监测和危险因素干预。不过,由于现有社区医疗机构资源投入有限、慢性病管理网络不健全、社区医院评估回访不规律,尤其是社区医疗机构人员匮乏,难以承担庞大人群的慢性病管理工作,大部分患者还是倾向于去上级医院就诊开药。随着我国人口老龄化进一步加剧,如不充分利用先进的科学技术,发挥互联网和大数据的优势,慢性病对社会造成的沉重负担仍无法缓解。若有效利用"大数据＋慢性病管理",不仅可以对慢性病进行预警,还能为患者提供全过程的慢性病管理服务,有利于破解传统社区慢性病管理模式的困境。

随着临床医学与预防医学的发展,医学模式也在不断地演化。历史上先后出现了神灵医学模式、经验医学模式、生物医学模式、生物-心理-社会医学模式等不同的医学模式,当前以生物医学模式和生物-心理-社会医学模式等为典型代表。生物医学模式强调细菌、病毒等生物因素在疾病发生、发展中的作用,也是从疾病出发的,所以属于疾病医学范畴。尽管在1977年,恩格尔提出应该用生物-心理-社会医学模式取代生物医学模式,前者强调影响健康、导致疾病的多维因素,但在现实中还是主要关注"疾病",仍以疾病为研究对象,仍属于生物医学模式[40]。

无论是临床医学还是预防医学,无论是生物医学模式还是生物-心理-社会医学模式,都是基于从"疾病"视角对医学的认识,当前医学发展的主流还是"疾病医学"。疾病医学在医学发展中起到了重要的作用,但疾病医学模式仍存在一定的局限性。随着医学的发展,人们已经认识到健康与疾病虽然不同,但是人们追求的目的也已经不再局限于没有疾病,而是希望提高体质和健康水平,追求更好的健康品质,对于"健康"的研究,必将成为医学研究的发展方向。而且即使是在疾病诊疗领域,疾病医学是一种"对抗"的思维,它将疾病看作是人类自身之外的存在物,并希望通过药物、手术等方法去除它,因此,人们往往过于依赖外在手段,对于自身对健康的责任和作用认识不足。也正是因为疾病医学存在的局限和不足,健康医学应运而生。尤其是在生活方式引起的慢性病领域,在治疗疾病过程中,融入健康视角,采取健康管理手段,全方位治疗和干预疾病、促进疾病康复、提升健康水平,甚至是高品质带病生存,实现从疾病医学向健康医学的过渡,将成为当前医学发展的必然。与疾病医学相对应,健康医学则从"健康"视角研究问题,其研究的内容应该是健康的状态与水平、影响健康的因素、维护健康的能力、维护健康的方法等,发展形成健康促进、健康管理等学科体系,并且形成健康医学模式[41]。

健康医学基于健康视角,以"健康"为研究内容,强调维护、发挥和提升人体自身健康力的核心作用。健康医学模式不仅要应用在疾病预防、健康管理等领域,同样要贯彻应用在疾病治疗领域。健康医学模式反对单纯的对抗治疗,强调患者通过生活方式的调整,维护和发挥人体自身的健康维护能力,"扶正祛邪",更好地达到治疗疾病的目的。健康医学模式强调恢复人体内部自组织功能,强调人们自己对于健康的责任和作用,这在当前人们健康意识薄弱、忽视生活方式改良、过度依赖外在药物和手术、慢性病流行的时代具有重要的意义。

在时代背景之下，疾病模式在转变，医学模式也在相应转变。这些转变是科学与技术进步和人类进步的必然，同时，这些转变也为我们的科学与技术发展提出了更高的要求。我国应该尽快建立健康医学体系，建立一套完善的信息化系统，尤其是借助日益强大的大数据技术建立广泛的人群健康监测网络，让每个人都拥有自己的电子健康档案，跟踪监测自身的健康发展情况，同时整个社会形成预防为主的健康医学氛围，预防疾病于未然。与此同时，应畅通各级医疗机构的数据共享通道，让患者的健康数据在大医院与基层社区卫生服务中心之间实现无缝对接，真正促进"大数据＋慢性病管理"模式落地。

2.2.5.2　全程健康管理的需求

健康管理是以现代健康概念和新的医学模式以及中医治未病为指导，通过采用现代医学和现代管理学的理论、技术、方法和手段，对个体或群体整体健康状况及影响其健康的危险因素进行全面检测、评估、有效干预与连续跟踪服务的医学行为及过程。其目的是以最小投入获取最大的健康效益[42]。健康管理利用信息和医疗技术，建立一套完善、周密和个性化的服务程序，其目的在于指导帮助健康人群及亚健康人群建立有序健康的生活方式，降低健康风险因素，远离疾病，有效降低医疗支出。健康管理通过对个人或人群的健康危险因素进行全面管理，建立以个人健康档案为核心的全生命周期的全面管理过程。这种健康档案不仅能在医院使用，也能通过网络在其他平台上查看。健康管理服务包括健康状况检测、风险评估、风险干预或健康促进 3 个基本服务内容。由专家对居民健康程度做出诊断，预测可能发生的健康问题，采取适当措施，避免高危人群患病，阻止已患疾病病情恶化，可减少个人医疗费用支出，节省医保资金，实现疾病的科学管理[43]。目前，健康管理越来越受到人们的重视，健康管理需求不断增加，"治未病"的观念逐渐深入人心[44]。

在我国，第一家健康管理公司成立于 2001 年。此后，健康管理服务机构的数量以平均每年 25％的速度增长，现在已超过上万家[45]。2007 年，中华医学会成立健康管理学分会，《中华健康管理学杂志》创刊。在中华医学会健康管理学分会的支持与指导下，各省、市、自治区、直辖市也相继成立了健康管理学术组织，成为地区性学术平台与学科建设的重要力量。2013 年 9 月，国务院印发《关于促进健康服务业发展的若干意见》，明确了我国健康服务业发展的指导思想、基本原则、发展目标和主要任务，以及一系列配套的政策措施。在政府的主导和支持下，在全社会的共同努力下，我国健康服务业迎来了快速发展的春天，同时也面临着难得的发展机遇和广阔的发展前景。2017 年 2 月 14 日，国务院办公厅印发的《中国防治慢性病中长期规划（2017—2025 年）》明确提出，"以健康促进和健康管理为手段，提升全民健康素质，降低高危人群发病风险，提高患者生存质量,减少可预防的慢性病发病、死亡和残疾,实现由以治病为中心向以健康为中心转变,促进全生命周期健康,提高居民健康期望寿命,为推进健康中国建设奠定坚实基础。"这无疑使中国的健康管理事业走上了快车道。

大数据时代的到来,可为动态掌握健康状况、及时处理健康问题、实现个体化用药等提供更多可能[46]。来自基础研究如基因组学的大量数据正爆炸式地进入大众健康和个人健康领域,大数据方法则可以帮助人们有效应对空前规模的数据信息。在健康管理领域,可通过对临床数据、行为数据的大数据分析,为患者提供个体化的预防保健服务,设计出个性化的健康体检套餐[47];医疗机构可利用大数据提高生产力、改进医疗护理水平、增强创新能力;利用大数据可预测疾病,如流感的暴发等,与生活方式有关的疾病也可以通过长时间的数据观察进行预测,如吸烟与肺癌的关系;在疾病的发展过程中,若能及时筛查和干预危险因素,至少80%的死亡可以避免[48];通过大数据技术可以分析海量的临床治疗记录、用药记录、治疗效果及医疗费用等数据,得出针对疾病的最有效治疗方法和临床路径,为医护人员做出临床决策提供强有力的支持,从而将医护人员的经验与大数据优势结合起来,提高临床决策成效;对于基层医院而言,医学大数据的使用有助于提高医疗水平,消除或部分消除医疗资源分配不均带来的不利影响;通过分析来自社交网络慢性病患者的数据可获得院外治疗效果;将大数据驱动方法应用于个人保健领域,可以贯彻以患者为中心的理念,研究认为还可以降低患者的再入院率[49]。总之,大数据与健康管理的结合将产生无法预计的经济效益和社会效应。

随着个性化可穿戴设备的普及和远程健康管理的逐步落地,将会产生更多的数据,可用于指导健康管理的实施。例如,随着生理功能的减退,老年人的健康状况受到多方面危险因素的威胁,同时老年人也是慢性病的高发人群,因此对其生活习惯和疾病特征指标的监测对于老年人健康管理有着重要的意义。近年来,可穿戴设备的开发充分利用了无线传感器的特性,实时收集连续、完整的健康信息,如通过智能手环、戒指、项链、耳环、皮带扣[50]、背心[51]、T恤[52]和鞋[53]等监测血压、心率、脉搏、体温、血氧饱和度、皮肤电反应、心电图、步态等指标。美国匹兹堡大学的研究者设计了一款新型可穿戴健康监测设备——"电子纽扣",这款设备可作为一种装饰物佩戴在不同的位置,除了用于普通的生理、环境监测外,还可以用于识别食物种类、估算饮食量和营养;实时摄录、量化分析每天、每周运动和坐位时的活动;准确定位地理位置,监测、报警跌倒情况,尤其适用于患阿尔茨海默病和有跌倒风险的老年人。这些监测设备可通过蓝牙、无线局域网(wi-fi)将监测数据传输至远端服务器或软件客户端,医护人员或计算机后台可及时为用户提供反馈和建议。

近年来,有学者提出了智能健康管理的概念。智能健康管理是指整合医疗与信息技术相关部门、企事业单位资源,进行全面合作,通过信息化技术,研究健康管理信息的获取、传输、处理和反馈,实现区域一体化协同医疗健康服务,建立高品质、高效率的健康监测与疾病防治服务体系、健康生活方式与健康风险评价体系,通过进行健康评价、制订健康计划、实施健康干预等过程,达到改善健康状况、防治常见病和慢性病的发生和发展、提高生命质量、降低医疗费用的目的,最终实现全人、全程、全方位的健康管理[54]。目前,国内外智能健康管理主要借助于物联网、移动互联网、云计算、大数据、社交网络等技术,以智能手机应用程序、门户网站等为应用平台,实现以患者为中心的个体化、互联式健康管理。基于物联网与云计算的智能健康管理系统对健康进行网络化管理,它的目的是在疾病形成以前对人体健康进行有针对性的预防和干预,从而成功阻断疾病发生和发展的进程。该系统不仅将彻底颠覆传统的健康管理模式,能够提供实时的智能健康管理和健康维护服务,还能让人随时监护自身的健康状况,体现"我的健康我做主"的新型健康管理理念。

2.2.5.3 大健康产业发展的需求

健康产业是指与人类健康相关的生产和服务领域,包括医疗产品、保健用品、营养食品的制造生产和休闲健身、健康管理服务的提供等。传统的医疗也属于广义的健康产业范畴。狭义的健康产业是指以维护、改善、促进与管理健康、预防疾病为目的,提供产、学、研产品与相关健康服务的行业总称[55]。其中,健康服务业具有健康产业和现代服务业的双重属性,是健康产业和现代服务业的重要组成部分,是最具潜力、最有发展前景的服务业态[56]。按照健康消费需求和服务提供模式,健康服务可分为医疗性和非医疗性健康服务两大类,由此形成了四大基本产业群,即以医疗服务机构为主体的医疗产业;以药品、医疗器械以及其他医疗耗材产销为主体的医药产业;以保健食品、健康产品产销为主体的传统保健品产业;以个性化健康检测评估、咨询服务、调理康复和保障促进为主体的健康管理服务产业。

随着我国经济条件的改善,人们对健康的需求日益增加,健康管理服务成为健康服务业中惠及民生面最广、吸纳就业量最大、稳增长效益最持久的支柱体系,是健康服务业增量的主体和新兴的服务业态。经过 10 余年的探索与实践,我国健康管理学科体系基本形成、健康管理服务市场初具规模、相关产业链群逐步建立,为健康管理学科及其服务业规范有序和可持续发展奠定了坚实基础。以健康管理服务为核心,目前已经形成了包括医疗服务、健康管理、健康保险以及相关服务,涉及药品、医疗器械、功能性食品、保健用品、健身产品、软件服务、金融服务乃至法律服务等相关支撑产业的新型大健康产业。

所谓大健康,就是围绕人的衣食住行、生老病死对生命实施全程、全面、全要素呵护,既追求个体生理、身体健康,也追求心理、精神以及社会、环境、家庭、人群等各方面健康。大健康在本质上是围绕健康需求的一系列互为基础、相互依存的产业构成的集合,是一个产业集群。根据这些产业与健康的密切程度不同,大健康产业可以分为三个层次,即以医药、保健品、医疗器械为代表的核心层、以康复疗养、健身休闲、旅游度假、咨询培训为代表的紧密层（服务层）和以餐饮酒店、房地产、商务、办公、文化创意、商贸、物流为代表的支撑层。这些产业在大健康产业中发挥着各自不同的作用，体现了大健康产业不同需求、不同层次、不同环节间的紧密联系，如商贸、物流、餐饮、酒店等支撑层的产业是整个大健康产业链有序运转的重要基础，康复疗养、健身休闲、咨询培训和旅游度假等相关服务业分别满足人们不同的健康服务消费需求，而医药、保健品和医疗器械则以产品形态提供健康消费[57]。

大健康产业是一个有巨大市场潜力的新兴产业，极具投资潜力，已成为我国经济产业中一大"朝阳产业"。在美国，健康服务已是主流市场，83％的居民享受健康管理服务。美国著名经济学家保罗·皮尔泽在《财富第五波》中将健康产业称为继 IT 产业之后的全球"财富第五波"。随着"健康中国"上升为国家战略，一系列促进健康产业发展的政策陆续出台。在政策红利的刺激下，各方面资本纷纷涌入大健康产业，引领着新一轮经济发展浪潮。预计到 2020 年，我国大健康产业的总规模将超过 8 万亿元。

大健康产业具有广阔的发展前景，但在发展的过程中离不开大数据的支撑。大数据应用的前提是有大数据。但在目前的数据收集和处理机制下，与大健康管理相关的数据很难有效地整合在一起。一方面，各个机构所获取的信息往往分散在各自的数据库中，由于涉及个人的隐私信息，共享化程度很低，没有汇聚成大数据；另一方面，不同行业所采集的数据在结构上差异很大，缺乏统一的数据格式和标准，使行业间的数据很难打通。因此，形成大数据、应用大数据是大健康产业发展的迫切需求。

2.2.5.4　时代融合创新的需求

大数据是网络时代的产物。我们正处于网络快速发展的时代，也是大数据发展的时代。大数据时代已经在不知不觉中降临到我们的生活中，越来越多的数据应用在不断地改变我们的生活方式。

大数据在许多行业和学科领域的深入应用给生物医学研究的手段和方法都带来了改变。生物医学研究领域常使用统计学方法处理和分析科学实验或者临床研究的数据，为了确保分析结果的准确性，实验分析抽取样本的数量越来越大，而网络和云计算、云存储等信息技术与医学的结合使生物研究获得大数据更加方便和快捷，生物医学的研究开始基于网络、云计算与大数据存储和大数据样本进行。例如，2009 年谷歌公司根据用户上网搜索内容对甲型 H1N1 流感的流行与暴发进行了预测，使公共卫生机构的官员获得了非常有价值的数据信息。

随着医疗机构"电子化、信息化、数字化、智能化"建设的不断发展，以及信息化管理和物联网的应用，医疗护理工作流程中产生的数据越来越多地被医院信息系统收集和存储。医院信息中心存储的不仅仅是医嘱、护理记录、药物使用记录等诊疗数据，而是所有医患角色、医疗设备、管理和服务人员在医疗系统中产生的所有数据。针对医院的大数据应用，一般可以分为两种：一种用于医院管理，如对用药、流程等进行挖掘和分析;另一种用于临床支持,如用于临床科学研究或者用于实时的临床辅助支持。医院决策系统是基于前者的应用,它能够提供对医院各个单位和医疗活动各个环节的整体评价分析,从而为决策者进行医护质量和医疗安全的管理和改进提供参考。医院在接诊、治疗过程中收集到的各种一手临床诊断、治疗数据,除了为医生临床诊断和治疗提供有用信息之外,还为医疗科研提供了最真实准确的样本数据。

在新时代背景下,中国经济在腾飞,人口老龄化在加剧,中国的医疗模式在转变,健康需求在增加,健康服务的种类和复杂程度也不断增加。若没有新的方法和技术,是远远不能满足时代需求的。正在此时,大数据应用与处理技术应运而生。大数据蕴含大效益,也存在大挑战。在健康保健领域,大数据具有广泛的应用前景,通过大数据可动态监测治疗效果和机体情况,为改良治疗方法提供参考[58]。大数据可以帮助我们实现以下几点。

(1) 提前确定一定规模的未知疾病,为疫情控制争取时间。通过医院的共享信息以及百度监控指定地区用户的频繁搜索关键词,可以检测到某个地区已经出现了诸如不明原因的肺炎,某地餐馆让多少人出现呕吐、腹泻等异常状况;然后再通过与疾病控制中心病毒库中的病毒进行比对分析,寻找吻合的病毒,从而弄清致病原因,为诊断和治疗疾病争取时间。也就是说,有了大数据后,在疾病预防方面可以真正在第一时间内判断出疫情的病毒源,进而为控制疾病争取时间。另外,在当前的科技状况下,疫情的发生是无法控制的,我们目前能够做的就是及时限制其传播范围的扩大,而大数据是目前的最佳途径。

(2) 判断人员流向,控制疫情。在疫情发生后,虽然国家可以第一时间控制住当地疫情,但是人员流动则是无法控制的。现在利用百度的技术可以做到,比如 A 地突然暴发了传染病,而此时根据百度大数据的监控就能监测到传染源区人员的主要流向地是 B 地与 C 地,于是疾病预防控制中心就可以配备对应的医疗技术和对应的治疗药品及疫苗第一时间赶到 B 地与 C 地开展疫情防控工作,将一切药物准备就绪并为当地人接种疫苗。这样一来,就减少了盲目的广撒网式的全面布局情况,通过百度提供的人员流动数据,使控制疫情效率大幅度提升。

(3) 迅速研发治疗疾病的药物和疫苗。在疫情发生后最重要的事情就是研发对应的药物,传统的做法是一个小范围的研发,但是有了大数据,研发过程就不可同日而语了。在患者的治疗过程中,所有药物的使用数据以及用户的病情数据将全部联网,当机器检测发现某种药物(通过读取录入的药物数据)对患者的病情(通过读取录入的患者健康关键指数数据后)有部分治疗效果后,将会迅速将其纳入研发的决策范围,为研发部门提供有用的参考,为研发对抗疫情的药物以及预防疫情的疫苗提供全网的大数据支持。

(4) 建立疫情传播动力学模型。疫情的传播模型在学术上有很多研究成果,但是这些学术研究成果都很难落地,从学术研究到实践应用尚有很长的距离。而拥有了大数据的全面监控后,疾病预防控制中心也就有了更多的实践支持,就可以开始真正从实践中建立有关疫情的复杂动态网络的传播动力学模型。例如,疾病预防控制中心将国家监控点的数据、从乡镇到医院的数据与百度已有的大数据相结合,再加上百度超强的分析能力,一起绘制出疫情传播的模型,为今后的疫情控制工作提供更多的参考。

(5)建立全民预警机制。未来的大数据疾病预防控制预警信息不仅应该让坐在办公室里的决策者能够收到,而且应该让全民能够享有这样的福利,以保障更多人的安全。比如当你准备出差时,百度会在你的手机上提前通知你,你将要去的地区有食品安全问题;再比如百度会第一时间通知你,你所在的地区有流感地区的人群大量流入,让你及时做好预防工作以及接种疫苗等。

(6)临床医疗的重要帮手。信息化的医疗检测数据、患者特征数据、医学研究数据、医疗过程数据等为医疗从业人员提供了新的医学研究思路。医疗机构利用大数据技术可以从中发现潜在的关系、模式、知识,有效地发现潜在的药物新疗法或药物不良反应,从而辅助医生提高诊断精度、预测方案疗效、降低医疗成本[59];也可以及时发现和分析诊断治疗措施的变化,为改进临床路径提供优化建议,提高临床诊疗过程服务质量。

大数据技术,能够通过分析大量繁杂的数据集,发现疾病和治疗手段之间的有效联系。它改变了传统的疾病治疗模式,能够提供个性化治疗。例如,美国提出"精准医学计划",利用大数据的分析,找出个性化的缺陷,真正对症下药,因人而异。

大数据技术已经开始在外科手术中应用,"精打细算"的外科手术可以使患者手术疗效更高。例如,在活体肝移植手术术前和术中,可以利用虚拟现实软件,查看患者肝脏中的各种构造。大数据分析还能够精准计算出需要移植的肝脏部分,一方面能够确保提供给受捐者充足的供血,使移植肝脏能够存活;另一方面能够同时评估受捐者剩下的肝脏能否在半年内长出新的肝脏,保证恢复正常的肝功能。

大数据能够更加科学地论证药物使用的效果,为医疗政策制定指明方向。2012年,我国学者曾经带领团队做了一个与乙型病毒性肝炎传染率相关的课题,采集了浙江1 000人次的体检数据样本。通过分析发现:当年20岁(1992年出生)以上受检者的样本中,乙型病毒性肝炎的感染率为8%~10%;而20岁以下受检者的样本中,乙型病毒性肝炎的感染率小于1.5%。只相差1岁,乙型病毒性肝炎的感染率就有那么大的差距。1992年,是个关键词。1992年,国家卫生部将乙肝疫苗纳入儿童计划免疫管理。通过大数据技术分析,李兰娟团队验证了该药物的有效性。这样的分析结果,将给国家制定公共卫生政策带来科学的指导。

开发大数据可以预测疾病。有了大数据的分析,个性化可穿戴设备能够24小时给穿戴者"做体检",并且这种全数据模式成本低,效率却很高,几乎所有人都可以用。例如,美国的研究团队通过手机的数据分析,可以预测机主的疾病。他们对实验参与者手机中超过 32 万小时的数据进行收集分析后,最终能够对人们的手机数据建模,预测感冒、精神疾病等。比如,当人患有抑郁症时,通常在与他人交流时会发生某些变化,日常数据分析就能够捕捉这些变化。在测试中,这个应用能够正确判断人们日常生理症状和普通呼吸情况的 60%～90%,同时发送包括这些变化的通知给机主本人,未来还能发送给机主的朋友或家人。深度开发大数据,预测疾病,还可能大幅降低医疗保健的费用。麦肯锡全球研究院报告显示,如果美国医疗保健行业对大数据进行有效利用,就能把成本降低 8%左右,从而每年创造出 3 000 亿美元的价值。

医疗健康与人类的生产生活息息相关,如何更好地利用技术服务人类、促进人类的发展,在"大数据时代"背景下变得更加迫切。健康医疗大数据的研究应用不仅可以为人类带来更好的医疗健康服务,更为重要的是,在应用的过程中大数据方法还可以不断发现新的知识内容,促进医学知识和医学技术的进步[60]。

虽然健康医疗大数据挖掘技术还处于初级阶段,我国的医疗信息化发展仍面临巨大的挑战,但是随着我国医疗行业的快速发展、信息技术和医疗健康领域的不断融合、健康医疗市场的不断扩大,这些挑战也带来了前所未有的机遇。相信在政策推动和信息科学技术不断发展的前提下,大数据在医学信息化中的应用将会不断深入,在生物医学研究发展和社会医疗保障体系完善过程中发挥重要作用。

2.2.5.5 健康大数据在疾病早筛中的应用

传统的就医模式中医院主要专注于疾病的治疗,但是随着经济社会发展,居民健康意识日益增加,充分利用生物大数据平台,结合临床医学、现场流行病学和分子生物学最新研究进展,早日实现慢性病早期预警模型和个体化健康管理路径的探索已经成为可能。目前,疾病的"预防大于治疗,早诊效果最好"已经得到了人们的公认。正因为如此,国务院办公厅印发的《中国防治慢性病中长期规划(2017—2025 年)》中明确指出:"促进慢性病早期发现。全面实施 35 岁以上人群首诊测血压,发现高血压患者和高危人群,及时提供干预指导。社区卫生服务中心和乡镇卫生院逐步提供血糖血脂检测、口腔预防保健、简易肺功能测定和大便隐血检测等服务。逐步将临床可诊断、治疗有手段、群众可接受、国家能负担的疾病筛检技术列为公共卫生措施。在高发地区和高危人群中逐步开展上消化道癌、宫颈癌等有成熟筛查技术的癌症早诊早治工作。加强健康体检规范化管理,健全学生健康体检制度,推广老年人健康体检,推动癌症、脑卒中、冠心病等慢性病的机会性筛查。将口腔健康检查纳入常规体检内容,将肺功能检查和骨密度检测项目纳入 40 岁以上人群常规体检内容。"

以慢性阻塞性肺疾病(以下简称慢阻肺)为例,该病具有高患病率、高致残率、高病死率和高疾病经济负担的特点,其危害居慢性呼吸系统疾病之首。2007 年,全国流行病调查数据显示,中国 40 岁以上成人慢阻肺患病率高达 8.2%,但是到 2015 年,这一数字已上升至 9.9%。随着我国人口老龄化进程加速,空气污染等环境恶化程度加剧,慢阻肺的发病率和患病率将越来越高。

慢阻肺如果能够早期发现、早期干预、早期治疗，是完全可以延缓病程进展、改善预后的。然而，由于该病患病初期患者几乎无呼吸急促表现，或者仅有慢性咳嗽、咳痰等轻微症状，该病常常被医生和患者忽视。国内研究显示，只有 35.1％ 的患者曾经被诊断为慢阻肺，其诊断率远远低于实际患病率。在所有患者中，仅有不到 25％ 的患者曾经主动就诊。医生在临床上遇到的患者往往是在出现活动后气促甚至安静状态下气促等症状时才就医，但是等到出现症状再就医的患者，往往已处于疾病的中、晚期，治疗效果相对较差，而且费用大大增加。

肿瘤是一类多阶段、多基因变异累积导致的复杂病变。在正常细胞向癌细胞恶性转化过程中，通过检测基因的相关序列可查出患癌症的风险，这预示该细胞可能处于超早期癌症状态，进行早期干预可降低癌症发生风险。处于亚临床期的肿瘤组织是脆弱的，肿块周围尚未形成血管，通过改善机体免疫功能，很容易将其"剿灭"在萌芽状态。肿瘤的超早期筛查检测可有效检出处于可逆的亚临床期的肿瘤。癌症早期发现是提高其治愈率的关键，这也是主流医学界的共识。所以将肿瘤控制在基因癌变之前，对肿瘤进行早期检测的手段提出需求。早期发现癌症是控制癌症的根本。

癌症如果能早期发现，手术后可以作为慢性病治疗，患者存活几年、十几年没有问题。甚至如果能更早期发现癌症的迹象，通过早干预、早预防、定期体检等手段完全可以避免或延缓癌症的发生和发展。目前，世界卫生组织将癌症定义为可以治疗、控制甚至治愈的慢性病，这是建立在早期发现、早期治疗，以及随着医学的进步未来癌症可以像慢性病一样进行治疗的基础上。2011 年，世界卫生组织提出，40％ 的癌症患者可以通过预防不得癌症，40％ 可以通过早发现、早诊断、早治疗治愈，20％ 可以带癌生存，这充分说明对癌症进行早发现、早诊断的必要性和重要性。

肺癌、肝癌、乳腺癌、结肠癌、直肠癌等与生活方式密切相关的癌症患病人数上升迅速，这在城市中尤其明显。现在癌症已经成为我国城市居民死亡的第一大原因。据统计，我国癌症的发病率在 20 年间升高近 50％，每年新发癌症病例约 350 万，因癌症死亡病例约 250 万。据 2013 年 6 月 14 日发布的《2011 年度北京市卫生与人群健康状况报告》（2013 健康白皮书）统计分析，2011 年北京市居民的前 3 位死亡原因分别是恶性肿瘤、心脏病和脑血管疾病，共占全部死亡人数的 73％。恶性肿瘤已连续 5 年排在北京市户籍人口死因的首位。

我国的癌症治疗能力并不低，一些大型医院的设备和诊治水平已经接近发达国家。如果癌症能在早期发现的话，其治愈率还是很高的。但目前我国癌症防治的现状是，患者多数在确诊时都不是早期。我国 80％ 的癌症患者确诊时即属于中晚期，癌症一旦出现转移或进入中晚期就变成了急性病，晚期肺癌患者一般存活期只有 1 年，晚期肝癌患者出现黄疸和腹水后存活期为 1～3 个月。据卫生部门统计，目前我国癌症患者的平均

5 年生存率仅为 25%，其中肺癌仅为 10%，肝癌为 5%，尽管经过多方治疗，但其存活期一般也仅为 1～5 年。

以胃癌为例，我国是胃癌大国，全世界 47% 的胃癌发生在中国。我国每年新发胃癌 40 万例，死亡 35 万例，新发与死亡病例都约占世界的 40%。我国的胃癌发病率位列所有癌症的第 3 位。据了解，胃癌的预后与诊断时机密切相关，早期胃癌患者的 5 年生存率超过 90%，而中晚期胃癌患者即便经过以外科手术为主的综合性治疗，5 年生存率仍低于 30%。我国目前早期胃癌的诊治率低于 10%，远低于日本的 70% 和韩国的 50%。

既往，我国胃癌检查没有对应的特异性的肿瘤标志物，主要通过胃镜发现胃癌，但胃镜检查患者耐受性较差，不适合大面积人群的普查。利用静脉血可以检测胃蛋白酶原、胃泌素、幽门螺杆菌等多项指标，通过综合各项指标的检测结果，就能"算出"胃黏膜病变的风险，高风险患者再进一步行胃镜检查进行确诊，这样就能大大提高胃癌早期诊断的概率。针对年龄在 40 岁以上，且有下述高危因素之一的人群均应定期进行胃癌早期筛查：① 胃癌高发区人群，如我国山东省、江苏省北部等地人群；② 高盐饮食（平均盐摄入量大于 20 g/d）；③ 喜食腌熏煎烤炸食品（平均 3 顿/周）；④ 吸烟（平均每年吸烟超过 200 支）；⑤ 重度饮酒（平均折合酒精量 50 g/d）；⑥ 胃癌患者的一级亲属（包括父母、兄弟姐妹等）；⑦ 既往有幽门螺杆菌感染者；⑧ 既往有胃病史的患者人群。

健康大数据在疾病早筛中的应用主要体现在两个方面：

（1）诊断疾病的信息来源更加丰富。随着现代信息技术的更新和全球一体化的推进，世界各国之间的信息网络平台建设得到了飞速发展，尤其是医疗卫生领域的信息交流更加频繁。各种临床、科研、政府决策、分子生物学等医学信息的交流与共享，极大地丰富和整合了医学数据信息资源，为人类医学卫生事业的发展提供了良好的数据源保障。以电子健康档案、电子病历、医学影像、检验检查等为主的医院医疗大数据，基因序列、蛋白质组等生物信息数据，区域卫生服务平台大数据，基于大量人群的医学研究或疾病监测大数据，自我量化大数据，包括饮食、出行等信息的网络大数据，都可以成为信息来源，均可以作为诊断疾病的重要依据[61]。例如，随着分子生物学和高通量测序技术的发展，基因组学及转录组学、蛋白质组学、脂质组学、糖组学、表观遗传学等多种"组学"进步很快，它们产生了海量的大数据，为疾病早期诊断提供了丰富的数据源。目前，分子生物学中的 DNA 测序和分析技术已经能精确检测单个核苷酸、单细胞和单分子（或超微量样本），这将引领未来体内检测技术的发展。高通量基因芯片和蛋白质芯片的常规化应用使得各种不同疾病的基因分型成为可能，特定患者分子疾病谱的绘制已经逐渐成为临床诊疗中的重要工作内容[62]。

（2）诊断疾病的手段更加高效、精准。疾病风险评估是研究致病危险因素与特定疾病发病率、死亡率之间数量依存关系及规律的技术，被普遍认为是进行疾病防治的核心环节[63]。全面、准确的风险评估是心血管疾病诊疗和管理的基础。在老年群体中，心力衰竭是导致心血管疾病患者死亡的主要原因,且治疗心力衰竭花费高昂。有学者通过学习纵向病历数据,基于患者构建深度循环神经网络,预测心力衰竭患者18个月(或36个月)后发生终点事件的概率,提醒患者应提早治疗,从而预防或延缓心力衰竭患者发病,降低医疗成本[64]。目前,对于每一种慢性病的风险评估模型有多种。以糖尿病的预警模型为例,糖尿病预警模型主要分为个体自测模型、简单临床模型、复杂临床模型[65,66]。个体自测模型采用的指标主要包括年龄、性别、家族史和体重指数等。简单临床模型包括上述指标和简单临床指标。复杂临床模型包括更多临床指标。此外,还有基于基因的预测模型[67]。其他疾病的预测模型与糖尿病相似。实际工作中可以根据个体健康信息收集情况选用不同的模型。当然,采用的指标越多预测的结果可能越准确。大数据的应用使得建立精准的疾病风险预测模型成为可能。未来将逐步推出越来越精确的各种疾病风险评估模型,人们可以利用这些工具快速、准确、超早期地诊断或者筛查疾病。

"液体活检"是另一种很有前景的肿瘤筛查新技术。液体活检的样品是外周血及其他体液等,如尿液(用于泌尿系统肿瘤筛查)、痰液(用于肺癌筛查)和粪便(用于消化道肿瘤筛查)[68]等。检测项目是外周血中的循环肿瘤细胞或者循环肿瘤DNA(即肿瘤细胞释放入血的DNA)[69]、mRNA、微RNA(microRNA)、非编码RNA和DNA甲基化等的改变。外周血不仅容易获得,采血也容易被患者接受。样品不需要用显微镜观察,通过测序或者PCR即可检测出所需指标,这些检测结果与组织病理学结果有同样的临床意义。最重要的是,通过这些方法诊断疾病能远早于通过疾病症状或者临床活检的检出时间[70,71]。因此,在一定程度上,这种液体活检方法优于组织活检。

基于健康的各种大数据处理技术催生了新的疾病早筛技术和方法,同时,这些疾病早筛技术和方法又可以产生更多的数据源,从而进一步充实大数据。

2.2.5.6 健康大数据在慢性病个性化健康管理中的应用

个体化医疗是一个飞速发展的领域,其理念和目的是以每位患者的大量信息为基础,通过综合分析挖掘每位患者在病理学、生理学和病理生理学等方面的特点,进一步制订出适合每位患者的独特的、最佳的治疗和预防方案,提高治疗的针对性,从而取得最优的疗效[72]。

健康管理是对个人及人群的健康危险因素进行全面管理的过程,其宗旨是调动个人及集体的积极性,有效地利用有限的资源达到最大的健康效果。其具体做法是在对个人健康状况进行评价的基础上,提供有针对性的健康管理计划,并鼓励和促使人们采取行动改善和维护自己的健康。健康管理是一个连续的、动态的系统工程。健康管理学是一门多学科交叉的边缘学科。在信息采集、风险评估、健康干预3个基本环节中,涉及临床医学、计算机、统计学、流行病学、心理学、社会学、管理学、人际沟通学等多学科知识。健康管理的学科特点决定了健康管理高度依赖计算机技术和网络技术,以及大数据处理技术。

慢性病的致病原因主要分为两大类：内在因素，即遗传因素；外在因素，即生活习惯或者环境因素。针对慢性病的个性化健康管理主要也得益于这两方面因素的个性化。

首先，精准医学的发展驱动了遗传因素的个性化研究[73]。2008 年 11 月 6 日，"第一个亚洲人基因组图谱"登上《自然》(Nature)杂志的封面，故事名为《你的生命掌握在你手中》[74]。"第一个亚洲人基因组图谱"的完成是医学方面的重要成就，这意味着医生可以依据这个基因组图谱对患者进行更精确的诊断和治疗，更可能在发病前就进行必要的干预，甚至可以根据这个基因组图谱为一个人单独设计药物。系统生物学改变促使现代医疗系统从以病症为主的疾病诊断和治疗，向基于个体特征的精确治疗转变[75]。特别是高通量的 DNA 测序和质谱仪技术的进步使得科学家和医疗人员能够对人体的细胞和组织、体液、身体的表皮以及排泄物等采样，非常准确地检测包括基因组、表观基因组、转录组、蛋白质组、代谢组、免疫组、微生物组、环境组等在内的各种组学的详细信息。综合这些信息不仅能使我们对一个人的健康状况有全局的了解，而且提供了一个能够个性化检测健康状况和提供疾病防治方法的新的途径。可以说，21 世纪将是"个性化医疗"的时代。

其次，随着互联网技术蓬勃发展，移动智能、云计算、嵌入式可穿戴设备等先进技术的应用以及健康管理理念的兴起，个性化远程医疗或者个性化远程健康管理日益受到学者青睐。个性化生活习惯甚至个性化环境因素的监测成为可能。远程健康管理因集合了健康管理和远程医疗的双重优势，不受时间和空间限制，同时自动化数据处理可以大大提高效率，可以有效地解决医疗资源不足、医疗负担沉重等问题。个性化远程医疗或者个性化健康管理可以实现：① 个性化，即针对服务对象自身的特点制订个性化的健康干预方案，使得干预方案具有针对性和可行性；② 量化，即通过数学模型对健康风险进行量化评估；③ 自动化、程序化，即借助远程健康管理平台，可对服务对象的数据进行批量处理和自动反馈，还可随时提供在线健康教育信息，提高医疗资源的可及性和便捷性；④ 标准化、规范化，即具体的服务内容和工作流程必须依据循证医学的标准及其他具有权威性的资料确定和实施，以保证其科学性；⑤ 参与性，即强调个体的自主参与，如自我健康管理，通过各种措施提高个体的积极性，以提高其自主参与度，同时家庭、社会、专业人员也应当积极参与；⑥ 预防性，即疾病防治的工作重心由医疗机构下移到家庭和个体，不仅关注疾病治疗，更加注重疾病预防[76]。

大数据的研究发现，长期不健康的膳食结构、吸烟、缺乏体力活动和过度饮酒是慢性病的主要危险因素[77]。2010 年，中国至少有 5.8 亿人具有一种或一种以上与慢性病有关的危险因素，其中 70%～85%发生在 65 岁以下人群[78]。全球 14%的胃肠癌、11%的缺血性心脏病以及 9%的脑卒中死亡归因于蔬菜和水果摄入不足[79]。每年因摄入过多饱和脂肪酸、反式脂肪酸、盐、糖，导致全球 1 400 万人死亡，占慢性病患者死亡人数的

40%[80]。除去社会成本，由膳食失调导致的生产力损失和直接医疗费用占全球国内生产总值支出的 5%，高达 3.5 万亿美元[81]。烟草不仅危害直接吸烟者的健康，也危害二手烟暴露者的健康，每年大约有 600 万吸烟者死于烟草使用和暴露，全球大约 71% 的肺癌、42% 的慢性呼吸系统疾病、10% 的心血管疾病与吸烟有关。全球 12% 的男性死亡和 6% 的女性死亡归因于烟草使用[82]。同样，过度饮酒可以导致 60 多种疾病和伤害。仅 2004 年，全世界就有 250 万人死于与酗酒有关的疾病，其中 32 万人是 15～29 岁的年轻人。据估计，过度饮酒造成的死亡人数占世界总死亡人数的 3.8%，并且占全球疾病负担的 4.5%。除酗酒可导致健康损害外，过度饮酒造成的交通事故死亡人数占交通事故死亡总人数的 20%[83]。

另外，体力活动不足是引起慢性病患者死亡的第四大危险因素。每年大约有 300 万慢性病患者因体力活动不足死亡，占慢性病患者死亡人数的 8%[84]。据估计，21%～25% 的乳腺癌和直肠癌、27% 的糖尿病和 30% 的缺血性心脏病可以归因于缺乏体力活动。有证据表明，有规律地进行体力活动可以降低患冠心病、脑卒中、2 型糖尿病、高血压、结肠癌、乳腺癌和抑郁症的风险。此外，身体活动是能量消耗的关键决定因素，因而，也是维持能量平衡和控制体重的基础[85]。

事实是明确的，证据也是确凿的。控制危险因素可以降低慢性病的流行，尤其是有效地控制不健康的饮食（包括有害饮酒）、缺少体力活动和吸烟这三种危险因素。针对这些危险因素的个性化健康管理措施已经能够得以应用。

在健康管理领域，可通过对临床数据、行为数据的大数据分析，为患者提供个体化的预防保健服务，设计出个性化的健康体检套餐。医疗机构可利用大数据实现以下几点：改进医疗护理水平、增强创新能力；预测疾病，如流感的暴发等；观察并预测与生活方式有关的疾病，如吸烟与肺癌的关系；筛查和干预危险因素，减少或避免过早死亡[86]。通过大数据技术可以分析海量的临床治疗记录、用药记录、治疗效果及医疗费用等数据，得出针对疾病的最有效治疗方法和临床路径，为医护人员的临床决策提供强有力的支持，从而将医护人员的经验与大数据优势结合起来，提高临床决策成效。对于基层医院而言，医学大数据的使用有助于提高医疗水平，消除医疗资源分配不均带来的不利影响。通过分析来自社交网络慢性病患者的数据可获得院外治疗的效果。将大数据驱动方法应用于个人保健领域，一方面可贯彻以患者为中心的理念，另一方面可降低患者再入院率。大数据与健康管理的结合将产生无法预计的经济效益和社会效应[87]。

2016 年 8 月 19—20 日，全国卫生与健康大会在北京召开。中共中央总书记习近平出席会议并发表重要讲话，强调"把以'治病'为中心转变为以人民'健康'为中心"[88]，以"健康"为中心成为我国医学发展的重要方向。国家重视健康，全民呼吁健康。不仅要针对健康人群，同时也要针对慢性病患病人群，进行全程健康管理，这是现代医学的必经之路。针对慢性病的个性化健康管理则是全面落实健康管理的有效途径。

2.2.5.7　健康大数据在社区家庭中的应用

社区家庭能够采集以下数据信息：居民健康档案、调查问卷、居民生活行为、用药情况、环境情况等。这些数据具有地域性、时序性等特点，寻找数据的相似点和关联性，可用于自我健康管理、公共卫生和疾病监测。

基于社区家庭数据创造相关性联系，可以解决如下现实需求：

（1）患糖尿病的人是否还会患其他疾病。

（2）肥胖是否会增加糖尿病的发病率。

（3）久坐少动的生活方式是否会增加糖尿病的发病率。

（4）服药依从性是否与糖尿病的病程相关。

（5）政府的医疗卫生政策和医疗花费与糖尿病死亡率的关系。

根据研究需求，确定研究样本数量，确定收集哪些数据，并选择适当的度量标准、方法和工具，对数据进行分析、对存在的问题进行改进，最后进行结果控制。以黑龙江省糖尿病风险因素研究为例。我国 2 型糖尿病发病率不断攀升，黑龙江省成年人糖尿病发病率高于全国平均水平。为了研究黑龙江省成年人糖尿病高发的原因，孙长颢教授领导的黑龙江省营养学团队自 2008 年开始对哈尔滨市 5 个行政区 45 个社区的 1 万余名 20～74 岁居民进行跟踪随访，分析了 40 多种营养素与糖尿病的关系，得出能量过剩、缺乏维生素 D、缺钙增加了黑龙江省成年人出现高血糖的风险。在这一分析的基础上，该团队针对能量过剩与维生素 D、钙缺乏并存的糖尿病高危人群进行了为期 2 年的免费营养干预和健康指导，通过对引起血糖高风险因素的干预，如调整饮食结构、减少能量摄入、增加运动、多晒太阳、补充维生素 D，能够减低成年人高血糖的发生率。

2.2.5.8　健康大数据在职业场所的应用

职场中能够采集如下数据信息：生活方式和行为、行业相关数据、基本医疗保险、商业健康保险、药物使用情况、人口学、环境科学、实时记录的可穿戴设备数据等。通过大数据分析可以解决提高工作效率、职业疾病发生情况、思维习惯、消费习惯等问题，能够预测哪些是健康工作习惯、哪些生活方式和行为与职业病相关、不同行业间医疗费用花费区别及预期寿命等，这些预测可引导国家卫生政策和疾病防控策略，在产生广泛社会价值的同时，也能产生广泛的经济价值。

2.2.5.9　健康大数据在养老领域的应用

2017 年 2 月 28 日，国内著名的居家养老企业安康通发布《安康通 2016 中国养老大数据报告》，该报告根据安康通所服务的 434 万老年人日常数据及中国养老整体权威数据分析整理而成，也是中国首份养老大数据报告，能够起到引导行业发展、指导政府决策的作用。

这个报告主要的数据分析形式是描述性统计,用户总数约为 434 万,服务内容的特点为:

(1) 生活服务需求量是最大的,约为 1.47 亿次,占整体服务的 70%。

(2) 紧急救援服务约为 0.02 亿次,占整体服务的 1%,早上 8 时至 9 时是 24 小时中呼叫 120 次数最密集的时段,夏季是 120 需求量最大的季节。

(3) 主动关爱 0.4 亿次、健康咨询 0.21 亿次。预约挂号是需求量最高的服务,健康咨询的需求量排名第二。从病种来看,老年人咨询的病种中高血压排第一。

(4) 61~70 岁的老年人是老年人出游的主力军,且相对于境外游,超过 65% 的老年人更偏好周边游、慢旅游,女性老年人旅游需求更强,且更倾向于结伴出游,常见的组合是 2~4 人。

这个描述性统计分析结果能够给我们如下提示:

(1) 在解决了基本的物质生活需求后,老年人开始追求更丰富的精神文化生活,应转换服务重点。

(2) 越来越多的老年人注重慢性病管理,对医疗服务的需求占比加大,因此在慢性病监测中,远程医疗市场需求潜力巨大。

(3) 建议确立以"居家为基础、社区为依托"的养老发展方向,巩固居家和社区养老服务在养老服务体系中的基础地位,满足我国绝大多数老年人的养老需求。

(4) 人群结构特点、消费特点能够促进其他行业服务能力和水平的提升,同时我们也期待更深层次的数据挖掘,得出更有价值的预测结果。

2.2.5.10 健康大数据在大健康产业中的应用

大健康产业包括医疗产品、保健用品、营养食品、医疗器械、保健器具、休闲健身、健康管理、健康咨询等多个与人类健康紧密相关的生产和服务领域。

大数据分析是为市场需求服务的,行业需求导向决定大数据分析的发展方向和空间。居民对医疗产品、保健品等的需求种类、经济承受能力、人群知识结构、生活方式和行为等的分析结果,能够引导相关行业的产品定位、生产规模、销售模式等。

需求预测是影响大健康产业发展的一项重要的能力,能够消除低效的服务结构。对未来需求的预测,决定了医疗产品、保健用品、营养食品、医疗器械、保健器具等原材料的数量、成品的库存数量及雇佣人员的规模等。在当前全球经济环境中,公司不能一味等待需求出现,必须感知需求信号。大数据分析具备回答开放性问题的能力,并可以以预测分值的高低预测客户行为以塑造未来需求。

2.2.5.11 健康大数据在远程医疗中的应用

远程医疗是以互联网为平台进行数据传输、存储,打破地域限制,给边远、偏僻地区的患者提供优质医疗服务,以满足人们对高质量医疗服务的需求;同时从网上获取医学相关数据,疾病、健康或寻医的话题,购药行为、患者评价等信息,通过对这些数据的分析,可以预测人们的医疗需求,指导医疗法规调整和科学合理的医疗资源配置。

2.2.5.12 健康大数据在循证决策中的应用

循证医学要求随机对照试验的样本及环境的一致性,在现有条件下,很难满足循证医学对样本的要求。尽管荟萃分析综合不同研究人员的结果,补充样本不足导致的证据可信问题,但样本的时空及环境差异仍然使荟萃分析结果备受质疑。

大数据时代的到来使数据采集、整合、分析和处理方法进一步完善,特别是先进的数据分析和挖掘技术的出现将克服过去数据稀少、偏颇、失信、不公、过时等不足。同时,可穿戴设备等自动采集设备的应用,可以保证证据的时效性。

2.2.5.13 健康大数据在健康管理研究中的应用

健康管理服务能够采集如下数据信息,如电子病历数据、医学影像数据、临床检验数据、医患行为数据以及产生于医院常规临床诊治、科研和管理过程的各种门急诊记录、住院记录、用药记录、手术记录、随访记录和医保数据,可以构建数理统计模型,反映各地区和民族的发病率,进行个体或群体健康危险因素评价。

健康危险因素具有潜伏期长、特异性弱、广泛存在和联合作用的特点,只有长期、全面、动态监测,区分一般人群、高危人群和疾病人群,才能进行有效的干预。同时,对全国的数据进行分析,可以预测疫情的传播情况,如谷歌公司于 2009 年利用大数据算法分析建立了流感趋势预测系统,提前 1~2 周成功预测出特定地区的流感流行强度。

2.3　健康大数据平台建设的建议

2.3.1　加强健康大数据立法

"十三五"规划提出,要实施国家大数据战略,推进数据资源开放共享。随着大数据的应用,民众对保护网络隐私权的呼声也越来越高。保护网络隐私权,加强立法,逐步细化、增加保护网络隐私权相关条款,完善针对网络隐私权的立法,使公民的隐私权利得以保障。出台相关的单行法专门保护公民的各项网络权利,也可防止网络犯罪案件发生,加强普法宣传,进一步加强对保护网络隐私权的普法宣传和法制教育,普及保护网络隐私权等各种维权观念,使公众认识到网络维权的重要性,认识到网络隐私权受侵害的潜在危险,自觉提高自我保护意识,学会保护自己的权利不受侵犯,创造公众知法守法的良好社会氛围。

加强行业自律。目前,我国针对网络隐私权的立法还不完善,网络隐私权的保护就更依靠行业自律。通过加强国际合作,更好地保护网络隐私权:一方面,需要通过立法进一步保护国外用户的网络隐私权;另一方面,也需要在国外保护我国用户的网络隐私权。可以预见,相关国际合作越来越密切是今后的发展趋势。

2016 年 2 月,贵州获批成为中国首个国家级大数据综合试验区。按照中央要求,大数据综合试验区要承担起在数据资源共享开放、数据中心整合利用、大数据创新应用、大数据产业聚集、大数据资源流通、大数据国际合作、大数据制度创新 7 个方面的创新性试验。2016 年 3 月,贵阳市人大常委会正式启动政府数据共享开放立法工作,此后经过赴百余家单位、企业调研,形成报告 100 多篇。2017 年 1 月,《贵阳市政府数据共享开放条例》(以下简称《条例》)经贵阳市十三届人民代表大会常务委员会(以下简称人大常委会)第四十八次会议审议通过;2017 年 3 月,贵州省第十二届人大常委会第二十七次会议批准《条例》,自 5 月 1 日起实施。

2.3.2 建立规范的健康大数据建设标准

《国务院关于印发促进大数据发展行动纲要的通知》(国发〔2015〕50 号)要求建立健全健康医疗大数据开放、保护等法规制度,强化标准和安全体系建设,强化安全管理责任,妥善处理应用发展与保障安全的关系,增强安全技术支撑能力,有效保护个人隐私和信息安全。目前健康大数据的来源很多,应用范围较广,如果能将各城市、区域、医院,甚至不同国家间的健康数据系统进行统一的规范后搭建区域健康信息平台,建立健康服务体系,将有助于打破"信息孤岛"的局面,这就需要对数据的格式建立统一的行业标准,对数据源进行统一定义。此外,健康大数据如何解读也需要统一化和标准化,健康大数据建设标准的制定需求非常迫切。

大数据时代的数据标准化处理包括以下几个方面:

(1)对数据的重视:一切能够看得见的、经过手的信息都属于数据范畴,都应该受到重视,都应该投入数据集成技术进行归集。

(2)非结构化数据的处理:将非结构化数据处理成能够量化、分析的结构化数据。

(3)数据存储标准:建立统一的大数据存储平台,能够同时存储结构化和非结构化的数据,大多数平台会建立在云端,有标准的数据周期定义。

(4)数据定义标准:每一项数据都有详细的元数据说明,目标是使数据变为资产,能够供需要的主体进行订阅和交换。

(5)数据价值标准:数据价值会加上时间标签,历史数据产生的分析结果的数据价值远远大于历史数据本身。

(6)数据技术标准:会有统一的技术完成上述工作,高度集成,使用简单,按时限提供有偿服务。

(7)数据使用标准:数据可以重复使用,也可以自由加工,重点是数据必须是机器可读的。

(8)数据隐私标准:可共享、开放的数据必须做好隐私保护,除了技术手段更新外,国家必须出台数据隐私保护相关的法律。

2.3.3 加大健康大数据技术的研究投资

大数据是指在可容忍的时间内用传统信息技术和软硬件工具难以获取、管理、处理和分析的数据集合。现在一般认为大数据具有以下四大特征：① 体量浩大；② 多源异构；③ 生成快速；④ 价值稀疏。大数据研究的目标是将大数据转化为价值。大数据的关键技术可划分为三个层次：① 数据平台。② 分析平台。其任务是完成大数据的计算与分析，是大数据转化为价值的桥梁。大数据分析需要强大的计算平台的支撑，包括计算资源建设与分析算法设计。大数据分析平台的核心是大数据分析方法。大数据分析方法一般包括两类：一类是依赖专家经验进行人工分析建模，该方法费时费力，应用条件复杂，知识无法迁移，有极大的应用局限性；另一类是基于人工智能的方法，如神经网络方法，该方法被业界认为是大数据分析最成功的方法。③ 展示平台。其任务是完成大数据的知识展示与产品推广。通常，大数据分析的结果以两种形态存在，即直接知识和间接知识。直接知识是一种具体的发现，如分析基因大数据发现基因组织规律。间接知识是一种可计算模型，可继续用于知识的发现与获取，如解某个方程的技巧可用于解更多的方程。如何将这两种复杂的知识清晰、直观地展示给使用者，是大数据展示平台的主要挑战。获取大数据知识后，需要对其进行传播推广，形成产品，才能进一步发挥其社会、经济及科学价值。数据蕴含巨大的社会、经济、科学价值，已成为学术界与企业界关注的重点。大数据价值转化的桥梁是大数据分析，分析方法需要研究，应加大资金投入。企业应加大对健康大数据分析和安全保障关键技术的研发，或设立专项资金，积极鼓励健康大数据技术和信息安全技术的研发和创新，全面提升信息安全防护的能力和水平。

2.3.4 保障健康大数据的质量和安全

互联网的出现给人们带来通信便利的同时，也造成了信息的不安全。例如，在人们使用网络的过程中，一切网络活动痕迹都可能被记录，如搜索引擎网站记录用户的搜索数据、电商企业记录用户的购买数据、社交网络记录用户的个人资料和社交关系等。即使删除了曾经上传的个人信息，所有上传信息很可能已经被复制，此时的删除已经毫无意义。往往在人们并不知晓的情况下，其电话号码、家庭住址、个人喜好、购买记录和收入水平等私人信息早已被他人掌握，而被侵权的当事人对此束手无策，只能眼睁睁地看着自己的隐私被人利用。大数据时代的到来，更加剧了网络隐私安全问题。

当前的信息系统安全防护，是互联网发展早期阶段实施的安全措施，已经跟不上当前安全漏洞修补的技术水平。我国实施网络信息安全保障工作相对较晚，但是，信息技术委员会在相关的标准制定委员会的指导下制定了技术标准、信息系统的安全和检测标准,提出了信息安全的评估标准及要求,同时形成了评价标准、管理质量工程标准,开发程序集成到框架信息系统安全标准也已逐步形成。总之,国内对于大数据环境下信息安全领域的研究尚处于起步阶段,无论在信息安全领域的法律法规建设,还是体制机制建设以及技术创新,都需要加大力度、加快速度。只有这样,我国的信息安全才有可能得到更好的保障。

2.3.5　构建强大的健康大数据基础数据库

国家"十三五"期间,为开展以电子健康档案为核心的区域全民健康信息平台建设,国家卫计委(现国家卫健委)颁布《省统筹区域全民健康信息平台应用功能指引》,其中包含 4 大类、83 个功能指引——对省级平台如何建设、有什么功能,有了规范化要求。在省级平台建设的同时,其他各级卫生信息平台的建设依然是重点,区域卫生信息平台和所辖的医疗机构要尽快联通,区域影像、心电、检验、远程中心等平台要为医疗卫生事业的发展起到重要的支撑作用。医院信息化始终是信息化工作的重点,要加快以电子病历为核心的医院信息平台建设,按照国家卫计委制定的《医院信息平台应用功能指引》设计的 9 大类 122 项应用,完善医院信息平台功能。医院信息平台的建设一定要重视顶层设计,不能走"分散建设"的老路,不能形成"孤岛""烟囱",要加强基于面向服务的架构(SOA)消息协同的企业服务总线(ESB)集成平台的建设,集成医院各个业务系统,支撑患者、卫生技术人员等的业务工作、查询工作,同时要加强医院数据中心、物流中心、资源中心、生物样本数据库、专病数据库的建设,促进教学与科研工作。

2.3.6　健康大数据与精准医学结合使疾病预防更加个性化和精准

精准医学大数据管理和共享技术平台主要分成 5 部分,分别是基础平台、疾病数据库群、基础组学数据库群、支撑数据库群、医学整合注释平台。基础平台为最基础的要件,国内生物医学界几乎所有知名的组织都参与到该平台的建设中,该平台主要提供安全、可靠、高效的拍字节(PB)级大数据存储计算。疾病数据库群提供 6 个以上的疾病数据库汇交管理系统,主要涉及数据整合、关联、查询、数据库建设方面。基础组学数据库群为在建的国家生物大数据中心,即专门抽出中国人群相关的参考数据,形成相当规模的中国人组学数据。难点就是如何把 90 个病种提交的数据,通过其他基因组的形式注释出来。医学整合注释平台则是用于提高医学的黏度。搭建起平台,并不意味着万事大吉。要实现精准医学,必须具备两个条件:一是获得组学数据,进行组装、挖掘,组学测量与大数据分析有机融合才能构建组学大数据的基础;二是搭建以分子水平信息为代表的基因型数据和以疾病为代表的表型数据之间的桥梁。目前需要解决的重大问题是超大数据处理和服务能力的基础平台架构与技术。此外,如何划分疾病数据库群,制订相应的规范也需要探索。精准医疗的发展离不开以下基础。首先,要奠定组学大数据的基础。此外,还必须用大数据分析的手段挖掘组学数据中蕴含的跟疾病有关的信息。因此,第一个基础就是获取组学数据,并进行大数据处理获得分子水平和疾病相关的知识。其次,要在分子水平上获取的知识和宏观临床疾病之间建立桥梁。在政策背景和现实需求的双重推动下,精准医学的路正在越走越宽。

2.3.7　培养健康大数据的专业人才队伍

随着信息化的高速发展,健康大数据分析人才和信息安全人才的需求非常迫切,健康大数据分析和信息安全服务已成为普遍的刚性需求。

"国以人兴,政以才治"。人才的培养和利用是提升国家核心竞争力的关键,目前在健康大数据统计分析和信息安全人才培养上,高校教育和社会继续教育应该相辅相成。面对大数据分析和信息安全人才极度短缺的现状,单靠高校教育填补是远远不够的,社会教育也必须有所作为。高校教育应加强大学生信息安全教育,大力建设健康大数据分析和信息安全学科。高等院校和科研机构应加大对健康大数据分析和信息安全人才培养的支持力度,加大投资,为优秀的技术人才提供奖学金,提升贡献突出人才的薪资福利待遇,吸引人才向健康大数据和信息安全产业汇聚;设置多层次的人才培养框架,增加高校健康大数据分析和信息安全专业的硕士和博士学位授权点,培养创新型、复合型人才,打造多层次的人才梯队;对于新兴专业,在教育课程方面,突出健康大数据和信息安全专业的特色,加强师资力量,提高课堂授课水平和效果,既要掌握相关的科学知识,又要熟悉信息安全的法律法规,培养高质量的学生。

加强健康大数据和信息安全的宣传与继续教育培训。发挥学生关注新媒体的优势,在官方微博、微信公众号和贴吧等平台上发布健康大数据和信息安全提示和信息安全知识讲座信息,为学生提供自学平台;并且联合公安部门开展"安全知识活动周"主题活动,以交流会和知识讲座的形式,用生动活泼的案例和切实可行的小贴士对学生和职工进行宣传教育,传播信息安全知识,加强继续教育。

2.3.8　搭建健康大数据共享平台

以政府为主导做好顶层设计,构建健康大数据共享平台。在技术层面,要建立政府牵头、企业和个人参与的一体化大数据系统,做到天上有云(云平台),地上有网(物联网、互联网),中间有数(数据);在体制层面,要确立数据的收集、共享、分析、发布、决策和保护机制,建立大数据使用的标准流程和相关法律法规,推动大数据行业规范发展。

1) 在技术层面要有数、网、云

主要体现为以下 3 个方面:

（1）在数据方面，要在盘活已有健康数据资产的基础上不断发现和吸收新的大数据源，整理后构建国家级健康大数据平台。

（2）通过建立一张遍布全国的互联互通的网，消除"信息孤岛"，使健康大数据流动起来。

（3）健康大数据云平台是大数据得以发挥作用、形成价值的决定性通道，需要政府与企业合力共建。

2）在体制层面需要思维模式、制度、法律、战略

主要从以下 5 个方面加以分析：

（1）树立"用健康大数据说话，让健康大数据做主"的数据驱动决策思维模式和组织结构。

（2）为健康大数据建立共享制度。

（3）针对健康大数据时代建立相应的社会保障制度。

（4）建立健康大数据保护隐私安全的法律法规。

（5）全面实施国家级健康大数据战略。

大数据时代是智慧的时代，是健康大数据发挥应有作用的时代，这个新时代充满了机遇与挑战。以政府为主导，以大健康为支撑，只有勇于转变思维方式，敢于迎接挑战，善于把握机遇，创新变革，才能真正实现"数字驱动"的大健康平台的落地。

2.4　小结与展望

在这个数字时代，人们身边的一切都被"数字化"了，如 iPhone、云计算、3D 打印、基因测序、无线传感器、超级计算机，这些改变了人们生活的事物将再一次融入大健康领域。党的十九大报告提出，"推动互联网、大数据、人工智能和实体经济深度融合"。"互联网＋"上升为国家战略。要建设以移动互联网和大数据为支撑的健康管理服务体系，需要解决以下难点：第一，确保数据的质量、采集、和谐、处理、可视化和互操作性；第二，利用计算工具改善数据存取，促进数据分析；第三，应有容易使用的、直观的设备与兼容的格式；第四，使用能够跟踪患者信息并快速提供反馈的工具；第五，制定并落实隐私保护和数据分享政策；第六，加强相关培训与教育。

此外，"开放数据"已经成为一种潮流，所有国家、公司乃至个人或早或晚都将卷入其中。中国缺乏信息共享的理念，同时还缺乏完善的市场经济制度和法治体系作为基础支撑。这些都将成为中国大数据发展中的致命弱点。实现数据的开放与融合，仅是大数据时代迈出的第一步。在人类全部数字化的数据中，仅有非常小部分的数值型数据（占 1％）得到深入分析和挖掘；网页索引、社交数据等半结构化数据也只进行了浅层分析；语音、图片、视频等非结构化的数据（占 60％）还难以进行有效分析。要"激活"这

些数据,还有赖于人工智能领域的突破性发展。

大数据时代的大健康产业是一个跨界领域,云计算、大数据、移动设备、物联网、人工智能将使与大健康相关的各行各业(如智慧养老、金融保险、健康旅游以及制造业等)发生巨大的变革。同时,智能社会、智能社区以及智能城市等,将随着大数据应用的突破逐渐成形,开创新的大健康商业模式,期待那一天早点到来!

参考文献

[1] Butler J T. Principles of Health Education and Health Promotion[M]. Wadsworth:Thomson Learning, Inc. , 2001:191-200.

[2] Võrk A, Thomson S, Habicht T et al. Responding to the challenge of financial sustainability in Estonia's health system[J]. Eurasip J Wirel Comm, 2010, 2011(1): 1-12.

[3] Rosenberg E, Lev B, Bin-Nun G, et al. Healthy Israel 2020:a visionary national health targeting initiative[J]. Public Health, 2008, 122(11): 1217-1225.

[4] 秦源. 大健康产业财富第五波[J]. 中国新时代,2014,12(202):60-63.

[5] Feder J, Komisar H L, Niefeld M. Long-term care in the United States:an overview[J]. Health Affairs, 2000, 19(3):40-56.

[6] Hamar B, Wells A, Gandy W, et al. The impact of a proactive chronic care management program on hospital admission rates in a German health insurance society[J]. Popul Health Manag, 2010, 13(6): 339-345.

[7] 王召平,张爱莉. 日本健康体检医学的现状[J].上海预防医学,2002,14(3):123-125.

[8] Powell M. The snakes and ladders of National Health Service management in England[J]. Int J Health Plann Manage, 2014, 29(3):260-279.

[9] Goldbloom R B. Weighing the evidence:the Canadian experience[J]. Am J Clin Nutr, 1997, 65 (2):584S-586S.

[10] 中华人民共和国国家卫生和计划生育委员会.国务院关于促进健康服务业发展的若干意见[J]. 中国实用乡村医生杂志,2014,3:1-4,5.

[11] 中国共产党中央委员会,中华人民共和国国务院.“健康中国 2030”规划纲要[J].中国实用乡村医生杂志,2017,24(7):1-12.

[12] 建设健康中国 增进人民福祉——学习贯彻习近平总书记在全国卫生与健康大会重要讲话[J]. 中国产经,2016,9:31-33.

[13] 中华人民共和国国务院.中国防治慢性病中长期规划(2017—2025 年)[J].中国实用乡村医生杂志,2017,24(11):6-11.

[14] Greenland P, Grundy S, Pasternak R C, et al. Problems on the pathway from risk assessment to risk reduction[J]. Am Heart Assoc, 1998.

[15] Lustig, Tracy A. The Role of Telehealth in an Evolving Health Care Environment:Workshop Summary[M]. Washington, D. C:Natl Academy Pr, 2012.

[16] Budden L M, Pierce P F, Hayes B A. Australian women's prediagnostic decision-making styles, relating to treatment choices for early breast cancer treatment[J]. Res Theory Nurs Pract, 2003, 17(2):117.

[17] 2015年政府工作报告［EB/OL］. http：//www. gov. cn/guowuyuan/2015-03/16/content_2835101. htm.

[18] 郑频频,傅华. 冠心病个体危险度评估模型［J］. 中国健康教育,2003,19(2)：77-80.

[19] 国务院关于积极推进"互联网＋"行动的指导意见［EB/OL］. http：//www. gov. cn/zhengce/content/2015-07/04/content_10002. htm.

[20] 国务院关于印发促进大数据发展行动纲要的通知［EB/OL］. http：//www. gov. cn/zhengce/content/2015-09/05/content_10137. htm.

[21] 施建伟. 智慧健康物联网体系架构研究［J］. 中国高新技术企业,2015,35(4)：7-8.

[22] Liu J，Hong Y，D'Agostino R B，et al. Predictive value for the Chinese population of the Framingham CHD risk assessment tool compared with the Chinese Multi-Provincial Cohort Study［J］. JAMA，2004，291(21)：2591-2599.

[23] Wilson P W，D'Agostino R B，Levy D，et al. Prediction of coronary heart disease using risk factor categories［J］. Circulation，1998，97(18)：1837-1847.

[24] Wu Y，Liu X，Li X，et al. Estimation of 10-year risk of fatal and nonfatal ischemic cardiovascular diseases in Chinese adults［J］. Circulation，2006，114(21)：2217-2225.

[25] 武阳丰,周北凡,高润霖,等. 国人缺血性心血管疾病发病危险的评估方法及简易评估工具的开发研究［J］. 中华心血管疾病杂志,2003,31(12)：893-901.

[26] 杨锦锋,关毅,何彬,等. 中文电子病历命名实体和实体关系语料库构建［J］. 软件学报,2016,27(11)：2725-2746.

[27] 成小林,李正东,孙晓寅,等. 上海市乳腺癌患者对遗传咨询和基因检测的了解及意愿调查［J］. 中华医学遗传学杂志,2016,33(5)：589-593.

[28] 俞国培,包小源,黄新霆,等. 医疗健康大数据的种类、性质及有关问题［J］. 医学信息学杂志,2014,35(6)：9-12.

[29] 颜延,秦兴彬,樊建平,等. 医疗健康大数据研究综述［J］. 科研信息化技术与应用,2014,5(6)：3-16.

[30] 金兴,王咏红. 健康医疗大数据的应用与发展［J］. 中国卫生信息管理杂志,2016,13(2)：187-190.

[31] 国务院办公厅关于促进和规范健康医疗大数据应用发展的指导意见［EB/OL］. http：//www. gov. cn/zhengce/content/2016-06/24/content_5085091. htm.

[32] 冯登国,张敏,李昊. 大数据安全与隐私保护［J］. 计算机学报,2014,37(1)：246-258.

[33] 马颜军,张宇. 大数据时代下的信息安全［J］. 网络安全技术与应用,2014,12：140,144.

[34] 曲翌敏,江宇. 健康大数据的来源与应用［J］. 中华流行病学杂志,2015,36(10)：1181-1184.

[35] Groves P，Kayyali B，Knott D，et al. The "big data" revolution in healthcare［J］. McKinsey Quarterly，2013，1：1-22.

[36] 申孟宜,谷彬. 论大数据时代的政府监管［J］. 中国市场,2014,36(3)：32-40.

[37] 杨慧. 大数据时代公共服务精准化供给研究［J］. 南方论刊,2016,10(22)：62-64.

[38] 张璟,张楠. RFID技术在医疗中的应用［J］. 医学信息学杂志,2010,31(8)：29-31.

[39] Khoury M J，Ioannidis J P. Big data meets public health［J］. Science，2014，346(6213)：1054-1055.

[40] 俞梦孙,曹征涛,杨军,等. 关于健康医学模式的思考与解读［J］. 世界复合医学,2015,1(2)：99-102.

[41] 吴会东,田军章,徐炳珍,等. 健康医学是健康管理的未来发展方向［J］. 医学与哲学,2017,38(5)：13-17.

[42] 中华医学会健康管理学分会. 健康管理概念与学科体系的中国专家初步共识［J］. 中华健康管理学

杂志,2009,3(3)：141-147.

[43] 吴之杰,郭清.大数据时代我国健康管理产业发展策略研究[J].卫生经济研究,2014,6(326)：14-16.

[44] 项莹,张洁.EHR技术在健康管理产业中应用的管理模式研究——基于信息共享的视角[J].江苏商论,2014,26：110-111.

[45] 白书忠,武留信,陈刚,等.加强学科建设引领健康管理机构与产业发展[J].中华健康管理学杂志,2013,7(2)：73-75.

[46] Gu J, Taylor C R. Practicing pathology in the era of big data and personalized medicine[J]. Appl Immunohistochem Mol Morphol, 2014, 22(1)：1-9.

[47] 王仕洪.大数据在健康体检行业的应用价值分析与展望[J].东方企业文化,2015,11：257.

[48] 蒲亚川.可穿戴医疗开启大健康时代[J].互联网经济,2015,4：16-19.

[49] Chawla N V, Davis D A. Bringing big data to personalized healthcare：a patient-centered framework[J]. J Gen Intern Med, 2013, 28(3)：660-665.

[50] Appelboom G, Camacho E, Abraham M E, et al. Smart wearable body sensors for patient self-assessment and monitoring[J]. Arch Public Health, 2014, 72(1)：28.

[51] Pandian P S, Mohanavelu K, Safeer K P, et al. Smart vest：wearable multi-parameter remote physiological monitoring system[J]. Med Eng Phys, 2008, 30(4)：466-477.

[52] Sardini E, Serpelloni M. T-shirt for vital parameter monitoring[M]//Sensors. New York：Springer, 2014, 162：201-205.

[53] Jagos H, Oberzaucher J. Development of a wearable measurement system to identify characteristics in human gait-eSHOE[C]//ICCHP '08 Proceedings of the 11th International Conference on Computers Helping People with Special Needs. Berlin：Springer-Verlag, 2008：1301-1304.

[54] 郭清.智能健康管理[J].健康研究,2011,31(2)：81-85.

[55] 白书忠.中国健康产业体系与健康管理学科发展[J].中华健康管理学杂志,2007,1(2)：67-70.

[56] 白书忠.我国健康服务业与健康管理的创新发展[J].健康管理,2015,1(2)：11-14.

[57] 刘蕾,鄢章华.大数据背景下大健康产业的小应用发展模式研究[J].管理现代化,2016,36(6)：19-21.

[58] Issa N T, Byers S W, Dakshanamurthy S. Big data：the next frontier for innovation in therapeutics and healthcare[J]. Expert Rev Clin Pharmacol, 2014, 7(3)：293-298.

[59] 董诚,林立,金海,等.医疗健康大数据：应用实例与系统分析[J].大数据,2015,1(2)：78-89.

[60] 颜延,秦兴彬,樊建平,等.医疗健康大数据研究综述[J].科研信息化技术与应用,2014,5(6)：3-16.

[61] 陆易,黄正行,俞思伟,等.临床医疗大数据研究现状与展望[J].医疗卫生装备,2017,38(3)：112-115.

[62] 蔡佳慧,张涛,宗文红.医疗大数据面临的挑战及思考[J].中国卫生信息管理杂志,2013,10(4)：292-295.

[63] 龚幼龙.社会医学[M].北京：人民卫生出版社,2000.

[64] Choi E, Schuetz A, Stewart W F, et al. Using recurrent neural network models for early detection of heart failure onset[J]. J Am Med Inform Assoc, 2016, 24(2)：361-370.

[65] Kahn H S, Cheng Y J, Thompson T J, et al. Two risk-scoring systems for predicting incident diabetes mellitus in US adults age 45 to 64 years[J]. Ann Intern Med, 2009, 150(11)：741-751.

[66] Chien K, Cai T, Hsu H, et al. A prediction model for type 2 diabetes risk among Chinese people

[J]. Diabetologia, 2009, 52(3): 443.

[67] Miyake K, Yang W, Hara K, et al. Construction of a prediction model for type 2 diabetes mellitus in the Japanese population based on 11 genes with strong evidence of the association[J]. J Hum Genet, 2009, 54(4): 236.

[68] Dunn B K, Jegalian K, Greenwald P. Biomarkers for early detection and as surrogate endpoints in cancer prevention trials: issues and opportunities[J]. Recent Results Cancer Res, 2011, 188: 21-47.

[69] Crowley E, Di Nicolantonio F, Loupakis F, et al. Liquid biopsy: monitoring cancer-genetics in the blood[J]. Nat Rev Clin Oncol, 2013, 10(8): 472.

[70] Cancer Genome Altas Research Network. Comprehensive molecular characterization of human colon and rectal cancer[J]. Nature, 2012, 487(7407): 330.

[71] Dawson S, Tsui D W, Murtaza M, et al. Analysis of circulating tumor DNA to monitor metastatic breast cancer[J]. N Engl J Med, 2013, 368(13): 1199-1209.

[72] Ginsburg G S, Willard H F. Genomic and personalized medicine: foundations and applications[J]. Transl Res, 2009, 154(6): 277-287.

[73] 邓爱文, 熊日波, 曾参军. 精准医学在外科领域的应用进展[J]. 南方医科大学学报, 2015, 35(11): 1662-1664.

[74] Wang J, Wang W, Li R, et al. The diploid genome sequence of an Asian individual[J]. Nature, 2008, 456(7218): 60.

[75] Chen R, Snyder M. Systems biology: personalized medicine for the future[J]. Curr Opin Pharm, 2012, 12(5): 623-628.

[76] 孙瑶, 李文源, 艾育华, 等. 基于物联网的老年慢性病自我健康管理模式的构建研究[J]. 中国全科医学, 2014, 17(10): 1164-1166.

[77] Yusuf S, Hawken S, Ôunpuu S, et al. Effect of potentially modifiable risk factors associated with myocardial infarction in 52 countries (the INTERHEART study): case-control study[J]. Lancet, 2004, 364(9438): 937-952.

[78] Wang S, Marquez P, Langenbrunner J, et al. Toward a healthy and harmonious life in China: stemming the rising tide of non-communicable diseases[R]. Washington: the World Bank, 2011.

[79] World Health Organization. Global Health Risks-Mortality and burden of disease attributable to selected major risks[EB/OL]. https://apps.who.int/iris/handle/10665/44203, 2009.

[80] Risk factors estimates for 2004[EB/OL]. http://www.who.int/healthinfo/global_burden_disease/risk_factors/en/.

[81] FAO. The state of food and agriculture 2013. Food systems for better nutrition[J]. Rome Italy FAO, 2013, 79(5): 503.

[82] Öberg M, Jaakkola M S, Woodward A, et al. Worldwide burden of disease from exposure to second-hand smoke: a retrospective analysis of data from 192 countries[J]. Lancet, 2011, 377 (9760): 139-146.

[83] World Health Organization. Global strategy to reduce the harmful use of alcohol[EB/OL]. https://apps.who/int/iris/handle/10665/3087, 2010.

[84] Beaglehole R, Bonita R, Horton R, et al. Priority actions for the non-communicable disease crisis. [J]. Lancet, 2011, 377(9775): 1438.

[85] World Health Organization. Global recommendations on physical activity for health[EB/OL]. https://www.who.int/dietphysicalactivity/publications/9789241599979/en/. 2010.

［86］蒲亚川. 可穿戴医疗开启大健康时代［J］. 互联网经济,2015(4)：16-19.

［87］朱蕊,彭龑. 医疗大数据的应用［J］. 中国西部科技,2015,14(5)：95-97.

［88］全国卫生与健康大会 19 日至 20 日在京召开［EB/OL］. http：//www. gov. cn/xinwen/2016-08/20/content_5101024. htm.

3

医疗大数据的管理与应用

自从医疗信息化在医疗服务中应用以来,随着医疗服务应用对信息化水平需求的不断深入和广泛提高,医疗信息化的趋势不可逆转,最终带来了医疗大数据资源的急速累积。医疗大数据资源除了具有大数据的基本特性之外,由于其来源于日常的医疗实践,这类数据还具有多项医疗专业属性的特点。本章从医疗大数据的发展和现状、构成与管理两个方面对其基本情况进行了介绍,并对医疗大数据在临床医疗实践和精准医学中应用的多个方向进行了阐述和讨论。

3.1 概述

3.1.1 医疗信息化发展与沿革

从全球角度来看,医疗信息化起步于 20 世纪 60 年代的美国。当时,医疗开始作为重要的社会基础服务和保障资源,大型的社会化医疗体系已逐步构建。这个时候的计算设备还主要是大型计算机,由于建设成本高,运营维护人才缺乏,仅在少数大型医疗机构和学术医学中心建设了面向管理和财务的信息系统。20 世纪 70 年代以后,随着计算机小型化,一些面向特定科室(如临床实验室、药房等)的信息系统开始出现,但是绝大多数这样的科室应用都处于独立的信息孤岛状态。进入 20 世纪 80 年代,计算机微型化,个人计算机面世,加上医疗系统中保险赔付政策的推动,采集临床信息和完成信息通信的需求越来越大。在这个时期,网络化的医院信息系统(HIS)开始出现,各个不同科室的信息系统集成到一个大的 HIS 中。但是医院信息化作为产业还处于萌芽状态,多数医疗机构,特别是临床科室还没有普及信息系统,而且医疗信息系统大多由各个医院和学术医学中心自我开发和维护。

医疗信息技术的全面觉醒出现在 20 世纪 90 年代。1991 年,美国医学研究所(Institute of Medicine,IOM)发布了一份名为"*The computer-based patient record:an essential technology for health care*"的报告,推动了电子病历系统的发展,随后这个概念不断强化,随着各类信息技术的成熟,医疗信息化开始在全球范围内启动。我国真正意义上的网络化 HIS 也是在这个时期开始规划和建设的,具有代表性的是由原中国人民解放军总后勤部卫生部主持开发的军慧 HIS。进入 21 世纪,信息网络迅猛发展,医疗信息技术也越来越普及,特别是临床信息化发展迅速,大型医疗机构中通常同时运行数十个不同厂商的医疗信息系统,而其中最核心的是电子病历系统。这个阶段系统之间更深入的数据集成和融合以及基于此的智能数据应用,成为最受关注的发展热点。2006 年,我国第一个具备完整信息集成能力的电子病历系统,依托"十一五"863 计划项目在中国人民解放军总医院上线。这个时期全国的医疗信息化建设开始兴起,多数的大型医疗机构在这个阶段完成医院信息化的基础建设,形成了 HIS+EMR+RIS/PACS+LIS 的基本信息架构。经过十几年的医疗信息化建设,目前第一代 HIS 都面临各种各样的问题,一方面是无法承受越来越大的业务压力,另一方面随着数据交换需求的不断增加,这些系统所具备的扩展性也捉襟见肘。医疗信息化建设从盲目建设向系统规划转变,以临床数据中心、集成平台等为基础的新一代医院信息化建设成为新的方向。同时,医疗信息系统最近十年也开始突破医院围墙,一方面面向区域协同工作形成区域医疗信息系统;另一方面开始面向公众提供互联网服务。其中面临的重要问题是不同厂商之间的互操作性。为此,从 2009 年开始美国政府推动了《医疗信息技术促进经济和临床健康法案》[*Health Information Technology for Economic and Clinical Health(HITECH)Act*]的实施,通过政府补贴推动医疗信息技术产品的"有意义使用"(meaningful use)和标准化,这大大促进了美国医疗信息技术产业的发展以及电子病历在基础医疗服务中的普及,同时也推动了医疗信息技术标准化进程,为医疗机构间共享和形成医疗大数据资源提供了基础。

泛在医疗服务的趋势不可逆转,医疗信息化的浪潮还会不断涌现,而围绕医疗信息化发展历程唯一不变的是,以患者或者个体为核心的数据。医疗信息化产品虽然不断更新换代,但是医疗信息化的真正产出是医疗大数据资源。

3.1.2　医疗大数据的意义

最初,当我们谈论大数据(big data)的时候,通常对"大"没有一个明确的定义。之后,有学者把这个"大"定义为要从"3V"[volume(容量)、velocity(速率)、variety(多样性)]的角度来评估。随后,更多的"V"[variability(可变)、veracity(真实)]和"C"[complexity(复杂)]加入这个评估参考。但是,不管这个定义怎么变,医疗信息化所产生的数据天生是一个大数据资源。仅电子病历中就采集了大量的各种各样的数据,而且这个数据集在数以千计的医疗机构中 7×24 小时不断地生成。这个大数据不加以利用就是一个负担,加以利用就是一个可带来无限惊喜的资源。

3.1.2.1 医疗大数据是全新的医学知识财富

医疗大数据中蕴含了大量的临床实践成功和失败的案例,这些案例中隐含了大量目前还未掌握的医学知识,比如哪些人更容易发生心肌梗死、哪些人的癌症可以不医自愈、哪些人从很小的生活习惯改变中就可以终身受益。在传统模式下,依赖聪明的专家提出假设,然后通过投入高额资金和长时间开展随机对照试验或队列研究,人们才能获取一点片面的知识。而临床大数据中可能就包含了这样的知识,仅需要技术专家能够从中剥离出这样的关系。医疗大数据为知识发现提供了全新的模式,从而可以大大加快医学知识发现的速度。因此,要把医疗大数据建设看作是一种医学知识财富的积累。

3.1.2.2 医疗大数据是推动医疗创新的源泉

医疗大数据可以用来预测传染病的暴发、如何治疗疾病、如何提高生活质量以及如何避免伤害。每个方面的应用都为医疗健康创新提供了无限可能,新的预测模型、临床决策支持、公共卫生决策支持和临床研究将会基于此不断涌现。因此,积累医疗大数据资源、提供医疗大数据分析技术成为今后医疗创新的源动力。

3.1.2.3 医学大数据铺就未来医学之路

医疗作为一个国家社会保障体系的一部分发展到现在,在全球范围内都面临巨大的挑战,一方面是不断攀升的医疗服务成本,另一方面是愈来愈明显的全球老龄化,如何保障人类健康福祉是摆在全人类面前的挑战。医学知识越来越复杂,但是人类距离真正掌控人体健康的目标似乎还很远,单纯地依赖医疗个体的医疗服务越来越不适应现实需求。一种全新的基于人工智能的泛在的医疗健康服务模式会逐步形成,而这种人工智能所具有的智能取决于它所能利用的医疗大数据资源,因此这个系统必然不仅是一个消费大数据的系统,更是一个积累大数据的系统,在这个循环迭代过程中逐步完善人工智能,不断地替代一些人工决策或者在更广泛的决策场景中起到越来越重要的作用,从而为新医疗服务模式的出现铺就道路。

3.1.3 医疗大数据的国内外发展现状

虽然医疗领域是一个天然的大数据资源,但是大数据的革命并没有直接在这个领域中爆发。互联网具有的开放性数据资源成为大数据技术发展的基础,并逐步在越来越多的产业中发挥作用,同时也从根本上改变甚至颠覆了行业原有的模式,推动了新的创新服务模式的出现。虽然医疗大数据的利用体现出其巨大的社会价值和商业潜力,但是依然面临以下障碍:

1) 医疗数据本身的法律、伦理和管理限制了医疗大数据的利用

医疗数据特别是患者病历数据的归属在法律上还缺乏明确的说明,这些数据本身受现有隐私保护相关条例的限制,即使在其原始生成机构内部的管理也存在由谁授权、如何利用的疑问,更不用说不能把患者病历数据直接开放给其他第三方利用。因此,要

开展医疗大数据利用,需要从法律上逐步明晰相关的数据责任、权利和管理。同时,有针对性地辅以相关技术手段,如患者数据的去标识技术、患者数据的加密技术、临床数据的访问控制技术等,从而逐步构建出能够共享的数据环境。

2) 医疗数据的非结构化特性带来的挑战

医疗大数据的另外一个特征是大量的信息是非结构化的信息,如病历文档、检查报告以及医学影像等。这类信息的利用本身就是一个技术挑战,涉及自然语言处理、图像处理等领域的前沿发展,在这些技术能够获取可靠的结构化数据之前,医疗大数据的利用很难获得真正的成功。

3) 医疗大数据依赖于更深入的医疗信息化

虽然医疗机构内部积累了大量的数据资源,但是目前来看仍然有大量的临床信息没有被采集。医疗信息化进程是一个不断深入的过程,之前采集的信息大多数是容易采集的或者是必要的信息,而大量的临床实践信息并没有被采集或者在以不容易利用的方式被采集,而这些信息是今后开展大数据深入利用,特别是服务于临床知识发现所必需的。之前的信息采集大多依赖于人工录入,限制了信息录入的效率和速度,并带来极高的数据采集成本,今后的信息化更依赖于通过物联网技术实现自动的数据采集。

面对上述挑战,许多政府、地区和机构已经开始制订相应的计划来推动医疗大数据的发展。

在美国,美国政府从 2009 年开始执行《医疗信息技术促进经济和临床健康法案》,不断推动医疗信息标准化和互操作性标准化。目前,越来越多的区域医疗信息交换(health information exchange,HIE)平台建立起来,形成越来越广泛的医疗大数据资源。同时,美国政府制订了相关的计划,把临床试验的数据、药物审批的数据、临床知识的数据等资源开放出来,还提出了学习型智慧医疗健康系统(learning health system)的概念,把知识利用和知识发现等理念融入新的医疗信息化建设中。并且,从 2014 年开始,美国政府通过美国国立卫生研究院(NIH)发布的"从大数据到知识"(Big Data to Knowledge,BD2K)项目支持在全美各个研究型机构中建立生物医学相关的大数据资源并开展知识发现的研究。最近,美国国家医学图书馆提出为医疗大数据提供一个类似 PubMed 的数据检索和发现服务,让相关的医疗大数据利用可以获得更好的支持。

在欧盟,欧盟国家提出了电子健康(eHealth)行动计划(2012—2020 年)用于提高医疗服务之间的互操作性,并且设立了专项基金用于支持相关的研究和创新应用。欧盟在"地平线 2020"(Horizon 2020)框架下已经筹集了 20 亿欧元用于支持个性化健康和医疗领域的研究和创新应用,其中针对大数据领域目前已经资助了四个大的项目,涉及听力减退、肥胖、公共卫生政策等方面。同时,欧盟还协同产业开展政府和社会资本合作(public-private partnership,PPP),预计从 2015 年到 2020 年间投入 25 亿欧元用于推动欧洲的大数据研究、开放和投资,把大数据产业作为欧盟今后参与全球竞争的一个主要战略阵地。

在国内,由国家战略、医疗行业需求等多方驱动,医疗大数据成为一个热门话题。一个问题是,在国家层面上医疗卫生体系面临很大挑战,整个医疗卫生改革处于关键阶段,许多问题的解决依赖于医疗大数据的应用,如过度医疗、医疗资源配置不均、医保控费等问题的解决都亟须医疗大数据的支撑。但是,另一个问题,也是国内医疗大数据面临的最大问题,是目前我国医疗大数据资源的开放和共享化程度还处于比较低的水平。为此,2016 年 6 月,国务院出台了《国务院办公厅关于促进和规范健康医疗大数据应用发展的指导意见》,将医疗大数据纳入国家发展大数据战略,并对医疗大数据融合及共享开放建设,医疗大数据在医疗、医药、公共卫生、医保等方面的应用以及使用安全保障等进行全面规范。同时,资本市场对于医疗大数据所展现的潜能具有足够的敏感性,有大量的资本进入医疗大数据产业,许多初创公司获得千万或亿级的融资。可以预期的是,我国的医疗大数据产业将进入一个爆发式增长的阶段。

但是,热潮之下需要有清醒的认识。大数据概念兴起之前,医疗信息化和医学信息学就一直围绕着数据的基本用途和数据的二次利用展开,大数据的兴起可能引入了其他的数据源到这个领域,但是并没有改变医疗信息化和医学信息学的方向。应当真正扎实做好医疗信息化,开发出高质量的数据管理和分析技术,并最终在需要的场景中引入通用大数据分析技术(Hadoop 分布式文件系统、对象数据库等)为医疗大数据的应用提供基础;同时,应当针对医疗大数据利用的关键问题,如患者的索引技术、患者的相似性计算、医学语言处理技术、医学图像处理技术等在医学信息学领域中开展深入研究,只有这些技术发展成熟才是医学大数据体现真正价值的开始。

3.2　医疗大数据的构成与管理

3.2.1　医疗大数据的来源

3.2.1.1　电子病历系统

电子病历系统是基于信息技术和信息网络的电子病历采集、存储、展现、检索和处理的信息系统。电子病历是医疗机构中的医疗服务人员对患者的临床诊疗和指导干预的医疗服务记录,由文字、符号、图像、数据、图表等电子化、数据化的数据组成,是患者在医疗机构历次就诊过程的完整临床信息资源。电子病历系统应该具备电子病历数据生成、存储和检索功能,具备利用医学知识库辅助医疗服务人员进行临床决策的能力,具有支持电子病历数据应用的功能。医院通过电子病历系统记录患者的电子病历数据,包括病案首页、病程记录、图像检查、实验室检验、医嘱、手术记录、护理记录等数据,其中既有结构化信息,也有非结构化的自由文本和图形图像数据。与纸质病历数据相比,电子病历数据在科学性、规范性、完整性、安全性和科研性等方面具有明显优势,具备信息完整、质量优良、共享快捷、方便科研、存储便捷等特点。

电子病历系统可以通过指导电子病历数据的采集、统计、反馈、提醒、警示和监督等行为,实时控制医疗服务质量,促进医疗管理标准化和规范化,规范医疗服务人员的医疗行为,提高医疗服务质量。与此同时,电子病历系统可以通过对电子病历数据的提取、处理、分析和挖掘,分析、发现临床诊疗过程的潜在模式和规范,提供临床决策功能,辅助医疗服务人员提高医疗服务质量。

电子病历系统可以提高工作效率和病历质量。电子病历系统改进数据输入方式及流程,提高医务工作人员的工作效率,通过建立电子病历模板使得病历书写更加规范化和标准化,减少书写错误和字迹潦草引起的病历显示和解读问题,进而提高病历质量。

电子病历系统可以有效地促进电子病历数据的收集、传输和共享,为促进更大范围的临床信息交换与共享提供基础。电子病历系统的数据输入方式多样,包括结构化的数据输入、自然语言数据输入、生物信号和医学图像输入等。其数据种类涵盖了患者在医院内部就诊产生的所有相关数据,具体包括如下内容。

(1)患者主索引数据:记录能够保证患者身份信息在医院内部被统一识别的信息,涉及患者主索引标识号、住院号、姓名、性别、出生日期、出生地、身份证号码、民族、通信地址、家庭电话等信息。一般情况下,患者主索引信息与患者的就诊信息相互关联,其中包括门诊就诊、急诊就诊和住院就诊信息。在住院就诊信息中除了一些人口统计学信息外,还包含一些与住院相关的信息,如入院科室、入院日期、医保类型、入院方式、入院病情、联系人姓名、联系人联系方式、血型、主任医师、主治医师、出院日期、出院方式等。门诊就诊信息也包含一些门诊就诊相关的信息,如就诊科室、就诊专科、症状等信息。

(2)诊断信息:记录患者在医院就诊的诊断信息,包括诊断名称、诊断日期、诊断类别、诊断序号、诊断代码、诊断医生等数据。诊断名称、诊断类别和诊断代码一般采用术语进行标识,可以是标准术语集如 $ICD-9$、$ICD-10$,也可以是私有术语集。

(3)医嘱信息:记录患者在医院的医嘱相关信息,包括医嘱序号、医嘱子序号、长期医嘱标识、医嘱类别、医嘱内容、医嘱代码、药品使用剂量、给药途径和方法、医嘱执行频率、医嘱起始日期和时间、医嘱停止日期和时间、医嘱执行时间、医嘱执行结果、医嘱开立科室、医嘱开立医生、医嘱校对护士、医嘱状态、医嘱计价项目类别、医嘱计价项目名称、医嘱计价单位等数据。在以医嘱为核心的临床业务管理流程中,医嘱数据是核心,关系着临床业务的正常运转。医嘱类别涵盖了图像检查、实验室检验、病理检查、药嘱、手术申请、治疗、护理等内容。

(4)医学图像数据和检查检验数据:记录着患者图像检查和实验室检验相关的申请、状态、结果及数据,如申请科室、申请医生、检验科室、检验项目、检验申请时间、检查医生、检查科室、检查结果、检验数据等内容。

（5）病案数据：记录患者就诊的病案数据，涉及病案首页、入院记录、日常病程记录、查房记录、交接班记录、专科记录、术前小结、出院记录、病历概要、治疗记录、护理记录、护理计划、首次病程记录、抢救记录、会诊记录等内容。这部分数据以自然语言和半结构化数据为主，是患者电子病历数据的主体。

3.2.1.2　医院信息系统

HIS，又称医院管理信息系统（hospital management information system，HMIS），是指利用计算机软硬件技术、网络通信技术等现代化手段，对医院及其所属各部门的人流、物流、财流进行综合管理，对在医疗、诊断活动各阶段产生的数据进行采集、存储、处理、提取、传输、汇总、加工生成各种信息，从而为医院的整体运行提供全面的、自动化的管理及各种服务的信息系统。系统子模块包括挂号、收费、药房、住院医嘱、住院病历、药库等相关科室系统。

HIS是实现医院管理信息化、数字化的基石和必经之路，实现了医院工作流程的优化，涉及医院的医疗、药品、检查、检验、财务、物资、管理等部门，有利于提高医务人员的工作效率和服务质量，对于实现医院的发展规划、成本控制、绩效考核、决策制订、教学科研、服务质量的优化与提高至关重要。在我国，HIS已经开始从收费管理向以临床业务为中心的方向发展。

HIS相关数据组成如下。

（1）患者基本信息：记录患者的人口统计学信息，涉及患者的唯一标识、姓名、性别、血型、出生日期、出生地、身份证号码、民族、通信地址、家庭电话等。

（2）就诊信息：记录患者的就诊相关信息，涉及就诊类型、就诊科室、就诊日期、入院方式、门诊医生、主任医师、主治医师、医保类型、联系人姓名、联系人电话等。其中就诊类型可能包括门诊、住院、急诊、体检。

（3）离院信息：记录患者的离院相关信息，涉及离院日期、离院方式、离院科室、离院病区、离院原因等。

（4）诊断信息：记录患者在医院的诊断相关信息，包括诊断名称、发病日期、诊断日期、诊断类别、诊断代码、诊断医生等。

（5）医嘱信息：记录患者在医院的医嘱相关信息，包括医嘱序号、医嘱子序号、长期医嘱标识、医嘱类别、医嘱内容、医嘱代码、药品使用剂量、给药途径和方法、医嘱执行频率、医嘱起始日期和时间、医嘱停止日期和时间、医嘱执行时间、医嘱执行结果、医嘱开立科室、医嘱开立医生、医嘱校对护士、医嘱停止时间、医嘱状态、医嘱计价项目类别、医嘱计价项目名称、医嘱计价单位等数据。在以医嘱为核心的临床业务管理流程中，医嘱数据是核心，关系着临床业务的正常运转。医嘱类别涵盖图像检查、实验室检验、病理检查、药嘱、手术申请、治疗、护理等内容。医嘱数据在HIS中都是结构化的数据，也是HIS与其他临床业务系统数据交互的重点，如在HIS中医生开立的检查项目会传送给影像归档和通信系统,并进入检查流程。

(6) 费用数据:记录患者在医院进行治疗的费用相关数据,包括总费用、实际收费、支付方式、收费项目、收费项目代码、收费项目数量和单位、结账日期、退费金额、收费项目类别、开单科室、执行科室、计价日期和时间、预交金金额、结算日期、记账日期等数据。费用数据是 HIS 的核心数据之一,与其他种类的数据关系密切。

(7) 保险数据:记录患者的医疗保险信息,包括被保人姓名、被保人性别、被保人出生日期、被保人月薪、被保人所在单位、被保人类型、医保类型、账户余额、备用金额、账户状态、续入金额、续入日期、账户医疗费用总额等数据。

(8) 统计数据:记录医院管理相关的统计数据,涉及经济统计、成本核算、设备管理,包括门诊收入统计、住院收入统计、门诊收入支付方式、住院收入支付方式、门诊收入开单科室、住院收入开单科室、门诊收入按患者统计、住院收入按患者统计、科室成本明细、科室分解成本、医疗损益、科室附加收入、设备订购、设备库存、设备维护等统计数据。

3.2.1.3　医学影像信息系统

随着 CT、MRI 等医学影像设备的广泛使用,医学影像数据高速增长,然而高质量、带标注、公开的医学影像数据库在医疗机构中并不普遍,主要原因在于医学影像数据的多模态、高复杂度等特性极大增加了医学影像数据的标注难度,而未标注的原始医学图像难以在科研及临床诊疗领域得到广泛应用。目前,在医学影像的特定领域,存在一些公开的小规模标注的数据集以及专门用于竞赛的数据集。下面对部分重要的开源医学图像库和重大竞赛进行简单介绍。

1) 公开的医学影像数据集

(1) MedPix:MedPix(https://medpix.nlm.nih.gov/home)是一个可搜索的在线数据库,主要面向临床医师、护士和有医学背景的研究人员。该数据库包括医学图像、教学实例、临床话题讨论等。目前,该平台共收集了超过 19 000 例病历数据、近 54 000 张医学图像。

(2) 阿尔茨海默病神经影像学计划(Alzheimer's Disease Neuroimaging Initiative,ADNI)数据库:阿尔茨海默病神经影像学计划数据库(http://adni.loni.usc.edu/data-samples/access-data/)是一个 MRI 图像数据库,该数据库主要收集阿尔茨海默病患者的 MRI 图像,并且也包含一些生物标志物数据。

(3) 视网膜图像库:用于血管提取的数字视网膜图像(Digital Retinal Images for Vessel Extraction,DRIVE)数据库(http://www.isi.uu.nl/Research/Databases/DRIVE/download.php)与视网膜结构分析(Structured Analysis of the Retina,STARE)数据库(http://cecas.clemson.edu/~ahoover/stare/)都是著名的视网膜图像库。两个数据库包括各种眼底疾病与眼底血管分割的"金标准"图像,并且已经成为

研究视网膜图像的研究人员验证其算法有效性的标杆。

（4）医学图像集（Medical ImageNet）：由于医学影像的复杂性，以及缺乏可用的带标注的大型图像数据集，医学影像方面的机器学习研究比自然图像的类似研究明显滞后。为了解决这个问题，斯坦福大学医学院与Langlotzlab合作正在创建一个类似于自然图像数据库（ImageNet）的PB级开放式大型医疗影像数据集Medical ImageNet（http：//langlotzlab. stanford. edu/imaging-datasets/），其中包含所有斯坦福大学放射学影像的隐私消除版本，并基于医学成像学的本体概念进行注释，同时与基因组学数据库、病理组织库和患者电子病历信息相关联。该数据集包含近万张临床X光片，以及超过440万份斯坦福大学的检测结果。如此大规模带标注的医学影像数据集可以极大缓解高质量医学影像数据集不足的问题。

（5）数字乳腺X线图像数据库（DDSM）：DDSM（http：//marathon. csee. usf. edu/Mammography/Database. html）是一个公开的图像库，主要用于乳腺图像分析的研究。目前DDSM已经在研究社区广泛应用，该图像库共由43卷、2 620个病例组成。每个病例表示对一个患者的一次乳房扫描所获取的图像，每个卷表示对具有共性的病例进行的简单分类，主要分为正常、恶性肿瘤、良性肿瘤、无反馈良性肿瘤四类。

2）医学影像分析领域竞赛

除了以上列出的医学影像数据库，有些组织为了促进学术界的交流，开展了各种竞赛。竞赛的主旨是通过处理同一个医学图像库，验证与比较算法之间的优越性。

（1）生物医学图像分析大挑战：生物医学图像分析大挑战（Grand Challenge in Biomedical Image Analysis，https：//grand-challenge. org/All_Challenges/）是生物医学图像分析领域的一个竞赛平台。每年很多创新性的算法都会在生物医学图像分析领域应用，但是由于每种算法针对不同的数据集，无法真正衡量与比较算法之间的优越性，这也是生物医学图像分析大挑战旨在解决的核心问题。目前，许多著名的医学影像分析会议（如MICCAI、ISBI等）每年都会基于该平台举办各种医学图像分析领域的竞赛，包括皮肤损伤检测、内镜图像的息肉检测、新生儿脑部MRI图像分割等。该竞赛平台目前在生物医学图像分析领域具有很高的影响力，部分竞赛的数据集也会在竞赛结束后予以公开。

（2）Kaggle中的肺癌检测竞赛：Kaggle公司是由联合创始人、首席执行官安东尼·高德布卢姆（Anthony Goldbloom）于2010年在墨尔本创立的，主要为开发商和数据科学家提供举办机器学习竞赛、托管数据库、编写和分享代码的平台。2017年，该平台发布了一项肺癌检测竞赛。该竞赛提供了60多GB的CT数据，奖金总额达100万美元，是目前为止Kaggle奖金最丰厚的比赛。该数据集虽然只有1 000多个检查，但是每个检查含有很多张图像，综合来说该数据集具有很高科研与临床应用价值。此外，与肺部相关的数据集还有LIDC-IDRI（https：//wiki. cancerimagingarchive. net/display/

Public/LIDC-IDRI)，该数据集由胸部医学图像文件（如 CT、X 光片）和对应诊断结果的病变标注组成。该数据是由美国国家癌症研究所（NCI）发起收集的，目的是为了研究高危人群的早期癌症检测。

3.2.1.4　实验室信息系统

实验室信息系统（laboratory information system，LIS）是指用计算机网络和信息技术，实现临床实验室业务信息和管理信息的采集、存储、处理、传输、查询，并提供分析及诊断支持的信息管理系统。检验信息系统可以提高整个检验科的效率，缩短检验时间，减少检验人员被感染的危险，减轻检验人员的劳动强度。随着实验室检验需求的不断变化和信息技术的持续发展，实验室信息系统趋向于向实现实验室综合智能管理的方向发展，信息系统更为全面、高效、可靠、安全和智能，信息输入、输出方式趋于多样化，数据分析处理的能力不断增强。

实验室信息系统可以由业务信息处理、实验室管理和分析决策支持 3 个功能模块组成。实验室业务信息处理功能模块是实验室检验系统最基本、最核心的功能，主要针对实验室或者检验科室的日常工作。实验室管理功能模块，主要针对实验室内部各方面的管理工作，通过各种原始数据的汇总和运算，为管理者提供实验室各方面运行情况的数据报表。实验室分析决策模块，能够为决策者提供决策信息和智能诊断功能等。

实验室信息系统的数据组成贯穿以医嘱为核心的检验闭环全流程，从医生检验医嘱下达、开具申请单开始，护士确认医嘱、标本采集送检到实验室接收、检验分析测定，一直到最终的报告发布。数据可以按照流程分为以下几类。

（1）检验申请数据：记录患者基本信息，包括人口统计学信息、诊断信息、生理和心理指标。人口统计学信息包括患者姓名、出生日期、性别、婚姻状态、联系地址、职业、身份证号码等。生理指标包括生活起居、饮食状况、生理状态、病理变化、治疗措施等情况。除患者基本信息外，还有针对患者检验项目的申请信息，如申请科室、申请医生、检验科室、检验项目、检验申请时间等。这部分数据涉及与 HIS 系统的交互，可以通过集成和互操作技术以电子的形式传输到 LIS 系统中。

（2）标本采集与流转数据：记录与检验项目对应的标本信息，涉及标本采集过程中人员、标本、设备和检验资料等数据，包括标本采集人员姓名、采集人员标识、采集科室、标本采集时间、标本转送时间、标本种类、标本容量、标本采集容器类型、样本采集容器数量、标本采集设备等。标本采集与流转信息都以电子方式进行存储，其中部分信息是由实验室人员手工录入，还有一部分信息是通过 PDA 扫描条形码的方式进行采集。标本采集与流转数据对于实验室检验质量控制具有重要意义。

（3）检验分析数据：是实验室在接受标本之后，根据检验项目使用相应的仪器设备对标本进行检验或检测过程中产生的数据。分析仪器设备得到的数据都是针对每个检验项目的对应指标数据值，如血常规检验的检验数据包括红细胞计数、红细胞比容、平均红细胞体积、红细胞分布宽度、血红蛋白浓度、白细胞计数等指标和对应数值。检验分析数据可以直接从分析设备获取,是实验室检验结果的核心数据。

(4)检验报告数据:是最终呈现给临床的检验报告数据,是在检验分析设备获得的数据基础上添加报告相关信息,包括报告生成时间、检验人员姓名、审核人员姓名、检验结果等。这部分数据最终以报告的形式呈现给医生和患者。

(5)实验室管理数据:是与实验室检验相关的管理数据,包括标本管理、耗材管理、设备仪器管理、科室管理和财务管理。标本管理数据,包括用于保证标本质量以及检验正确性的标本采集、接收、保存、仪器检验和最终销毁的数据。耗材管理数据,记录着实验室各种耗材的相关数据,涉及耗材入库、出库、报损、采购等内容。设备仪器管理数据,涵盖设备仪器工作状态数据、检修数据和维护数据等。科室管理数据,包括考勤数据、绩效数据和排班数据等。财务管理数据,包括计费方式、计费项目、财务收益等。实验室管理数据是实现实验室全方位管理的基石和保证。

3.2.1.5 手术麻醉管理系统

手术麻醉管理系统(operation anesthesia management system,OAMS)促进医院手术室的规范化管理,通过实现标准、实时快捷的信息流、物流、资金流管理与医疗经验的积累和有效归纳,促进手术室麻醉过程管理的信息化和数字化,为手术室提供医疗、科研、教学支持,既要满足科室工作需要,又要满足医院数字化需要。手术麻醉管理系统能够规范手术室的工作流程,实现麻醉、手术过程中的信息数字化和网络化,快速方便地对患者麻醉全过程实施动态跟踪,自动生成麻醉手术中的各种医疗文书、完整共享HIS、LIS和PACS等手术患者信息,实现对麻醉过程管理,从而提高整个麻醉、手术管理工作的水平。

手术麻醉管理系统遵循手术麻醉流程中涉及的各项信息记录,从术前准备到术中记录以及术后情况跟踪,医护人员均可通过填写对应的记录单完成工作记录。手术麻醉管理系统能够实时记录监护设备输出的患者生命体征数据,并可根据需要进行相应修改和添加。手术与麻醉临床系统能够根据患者生命体征数据变化情况,选择监护设备输出数据的采集间隔及显示间隔;能够设置显示参数,控制生命体征数据是否在麻醉记录单显示。同时,医护人员可在手术室外检索、查看任意手术室患者的生命体征信息和手术相关数据。手术麻醉管理系统的数据包括来自多种监护设备的体征数据和各类监护数据、手术相关的检查检验数据、手术相关知情书数据、手术记录数据和麻醉相关数据。这些数据有多种形式,包括结构化数据、自然文本数据、影像数据等。监护信息来自多种监护设备,包括监护仪、呼吸机、麻醉机等。

手术麻醉管理系统的数据包括:来自HIS的手术预约申请单信息和患者基本信息,涉及患者姓名、性别、出生日期、手术申请时间、手术名称、术前诊断、申请科室、手术申请状态等数据,这些数据一般都是结构化数据,通过数据集成得到;手术安排数据,涉及手术时间、手术间、手术台次、麻醉医生、麻醉助手、器械护士、巡台护士,这部分数据由医务人员通过手动输入结构化数据的方式进行采集;术前访视和麻醉计划,涉及患者入院的基本信息、既往病史、手术史、药物过敏史、疾病史、麻醉计划、术前访视记录等,这些数据大部分以自然文本的形式进行采集和显示;术中检测数据,手术过程中手术麻醉管理系统通过与各类监护设备的集成,实时客观地获得、显示检测数据,数据展现形式包括数值型、趋势图和波形图等。手术小结和护理小结数据,是由医务人员(麻醉医生)对已经完成手术的患者进行患者相关生命体征和手术数据的记录。

3.2.1.6　临床专科信息系统

临床专科信息系统,是指利用计算机软硬件技术、网络通信技术等现代化手段,对医院专科所涉及专科数据进行综合管理,对在医疗、诊断活动各阶段产生的数据进行采集、存储、处理、提取、传输、汇总、加工生成各种信息,从而为专科诊疗提供全面的、自动化的管理及各种服务的信息系统。

临床专科信息系统区别于通用的电子病历系统,其针对专科诊疗服务和科研信息需求,采集、存储、显示和利用专科数据,促进专科、专病诊疗,包括发现、验证新的治疗方法、新的治疗药物和临床路径等。专科临床信息中的专科数据是服务于专科需求,所以具有专科特点,体现在其数据组织形式、语义表达、标准化等方面。其数据涉及以下几个方面。

患者基本信息:标识患者的基本信息,包括患者主索引标识号、住院号、姓名、性别、出生日期、出生地、身份证号码、民族、通信地址、家庭电话等。

就诊信息:记录患者在医院就诊的相关信息,包括门诊就诊、急诊就诊和住院就诊。包括就诊类型、就诊科室、就诊日期、医保类型、病情、主诉、联系人姓名、联系人联系方式、血型、主任医师、主治医师等。

诊断信息:记录专科诊断相关信息,涉及诊断名称、诊断日期、诊断类别、诊断序号、诊断代码、诊断医生。诊断信息一般都是采用标准和字典进行标识,如 ICD-9、ICD-10、私有字典。除此之外,专科的诊断信息由于科研需求可以按照疾病、治疗方法等特定因素进行分类,如按照疾病分期、治疗方法、疾病类型等数据进行分类。

检查检验信息:记录专科相关的检查检验信息,这部分数据会按照特定的疾病或者治疗方法对检查检验数据进行整合和分类,其中可能要求具体显示某几种检验数据的具体数据项,或者是特定检查的检查图像和报告,体现了专科检查检验信息的定制化特点。

用药数据:针对专科的特定需求对药品进行采集和显示,其中会突出某种疾病或者治疗方法所对应的药物组合的显示。

手术信息:记录患者手术相关信息,主要包括手术报告、手术小结信息。针对某种专科或者专病研究,需要显示特定手术信息。

病历信息：记录患者在专科接受医疗服务的病历数据，显示内容包括病案首页、入院记录、日常病程记录、查房记录、交接班记录、专科记录、术前小结、出院记录、病历概要、治疗记录、护理记录、护理计划、首次病程记录、抢救记录、会诊记录等，其组织形式会因为专科的不同而存在一定的差异。

除此之外，还包括护理数据、费用数据、管理数据等。专科数据一方面涉及通用电子病历的数据范围，一方面又与通用电子病历数据在内容和组织方式上存在差异，不同专科之间也可能存在一定的差异，体现了专科信息系统定制性较强的特点。

3.2.1.7　医疗仪器与设备

根据医疗仪器和设备的用途和性质，与医疗大数据关系较为密切且具有较大发展潜力的主要包括以下几类：医学影像设备、体外诊断设备、监护设备、家用医疗器械、可穿戴设备、口腔设备以及医用机器人等。其中，可穿戴设备、医学影像设备、家用医疗器械、体外诊断设备以及监护设备的大数据领域成熟度相对较高，与医疗互联网的发展处于同一水平，而医用机器人、口腔设备等在大数据领域的发展也在逐步兴起。

目前，市场上的可穿戴医疗设备主要包括智能眼镜、智能手表、智能腕带、智能跑鞋等。可穿戴医疗设备是一个高速发展的市场，它与智能手机、互联网以及老龄化社会具有同样的发展趋势。医疗机构可以通过可穿戴设备，了解患者治疗后的状况并对患者进行提醒，实现对患者院内院外的全周期管理。可穿戴设备和大数据的结合，可以预测某类疾病的患病率以及患者病情的未来发展趋势，将有可能改变传统就医方式，提升医疗服务能力和水平。

医学影像学是临床医学中发展最快的学科之一，它发展速度快，更新周期短，新技术不断出现。随着互联网技术的不断发展，作为诊疗过程中重要组成部分的医学影像，是互联网医疗发展中不可缺少的一环，目前针对医疗影像大数据的发展利用也在大范围兴起。

相对于医院使用的医疗器械，家用医疗器械操作简单、体积小巧、携带方便。在人口老龄化加剧、居民收入提高、消费者健康意识增强以及政府的扶持等因素下，家用医疗器械发展极为迅速。目前，家用医疗器械利用移动互联网实现了用户数据直接上传云端、医疗服务直接推送用户，是目前医疗大数据方面的一个热门领域。

医用机器人具有精细化、智能化、微创化的特点，可以更精确地诊断症状，科学分析病理，减少人工操作失误，并可以降低患者在手术过程中的痛苦，使患者恢复的速度加快。从对各种疾病诊断和治疗高端技术的巨大需求、老龄化对老残辅助和护理的社会压力与高素养医护人员缺乏之间的供需矛盾来看，医用机器人的发展将具有广阔的前景，并将在医疗大数据发展中起到重要的作用。

大数据在各个领域应用的不断扩展，有可能在以下 5 个方面使医疗仪器和设备得到提升。

1）优化设备性能

大数据技术允许设备管理人员在从电力监控到安全服务等方面对性能报告进行全面检查，因此能够更充分地掌握设备运行情况，从而确保设备能够更好地运行。同时，随着设备运行性能的提高，患者的安全、患者的满意度以及设施的评级也会得到提升。

2）降低能源成本

作为大数据解决方案的一部分，监控能力的提高使得医疗仪器和设备的管理人员能够精确定位能耗的分布情况，从而确定真正需要能耗的位置以及能源浪费的位置，然后采取措施改变高能耗低效能的情况。总体能源消耗的减少能够带来能源成本的下降，从而也可能创造一个更环保的医疗设备和仪器环境。

3）增加对信息的访问

随着互联网和云存储技术的不断改进和扩展，大数据几乎可以从任何地方访问。对于能够随时随地访问电子病历的医生来说，这是一个巨大的好处，可以改善患者的护理。同样，能够远程发现和处理问题的医疗仪器和设备管理，也能给相关管理人员带来更大的便利。

大数据在逐步改变患者选择医疗保健提供者的方式。经由互联网，患者能够便捷地获得医院评级和医生能力情况的详细信息。相应地，患者对医疗机构医疗仪器和设备的选择也将会受到医疗机构对仪器和设备的管理情况和信息服务能力的影响，医疗机构需要提升这方面的能力以保持足够的竞争力。

4）更灵活的管理

能够实时访问医疗仪器和设备的更新和警报，有助于使医疗机构设备管理人员快速有效地响应和解决相关问题。利用数字化医院解决方案，将正确的信息实时发送给合适的工作人员，使其可以做出明智的决策，并提前解决问题。

5）主动维护设备

医疗机构拥有重要的医疗仪器以及与设备相关的物质和技术基础设施，为了确保设备无故障地稳定运行，保持设备的正常工作状态至关重要。医疗仪器和与设备相关的大数据能使设备诊断和分析实时运行，有助于立即解决设备性能问题，以确保设备具有最佳性能并防止更大的系统故障或维修需要。

从上述情况来看，医疗机构的仪器和设备管理部门通过有效利用大数据将有助于提高设备运行效率和信息服务能力，从而推动医疗机构进入大数据时代。

3.2.1.8　生命组学大数据

1）核酸序列数据库

生命组学是生物医学研究和应用中较早进行大数据采集、整合、规范化管理和共享的领域。自20世纪80年代起，伴随着人类基因组计划的开展，发达国家开始在生命组学大数据的有效管理和利用方面展开竞争。美、欧、日分别建立世界三大生物数据中心,即美国国家生物技术信息中心(National Center for Biotechnology Information,NCBI)、欧洲分子生物学实验室(European Molecular Biology Laboratory,EMBL)和日本国立遗传学研究所(National Institute of Genetics,NIG),这些由国家层面建立的综合性生物医疗大数据中心平台,收集并管理着全世界主要的生命组学数据和知识资源。

核酸序列数据在生命组学大数据中具有不可替代的重要地位,国际三大生物数据中心在创建之初就分别构建了各自的核酸序列数据库,包括 GenBank[1]、ENA[2] 和 DDBJ[3],它们共同组成了国际 DNA 数据库,每天都进行数据信息的交换和更新。

GenBank(https://www.ncbi.nlm.nih.gov/genbank)是 NCBI 建立的 DNA 序列数据库,第一个版本于 1982 年 12 月发布,仅包括了 606 个 DNA 序列中共计约 68 万个核苷酸的信息。在 GenBank 数据库 30 多年的发展过程中,已经更新 DNA 序列数据库近 220 个版本,数据量呈指数级快速增长,核苷酸的数据量约 14 个月即增加一倍。截至 2017 年 2 月,GenBank 已经收录 DNA 序列 2 亿个,包含超过 2 287 亿个核苷酸的信息,囊括了目前所有已知的核酸序列和蛋白质序列(见图 3-1)。

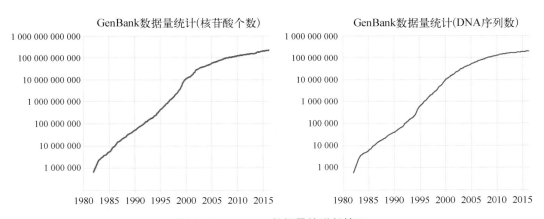

图 3-1　GenBank 数据量的增长情况

为了提高数据库检索和访问的效率,GenBank 将所获取的基因组序列数据进行分类整理,主要包含了高通量基因组序列(high-throughput genomic sequences,HTGS)、表达序列标签(expressed sequence tags,EST)、序列标签位点(sequence-tagged sites,STS)和基因组概览序列(genome survey sequences,GSS)等多个独立的子库。值得一提的是,NCBI 开发了在线资源检索引擎 Entrez[4],该引擎以序列信息为基础,关联融合了 NCBI 中超过 39 个核酸序列、蛋白质序列、大分子结构、全基因组和文献数据库中的资源,使用者能够利用 Entrez 系统在 NCBI 数据库平台中一次性检索多个不同的生物医学数据库。

欧洲核酸数据库(European Nucleotide Archive,ENA,http://www.ebi.ac.uk/

ena)最早于 1982 年由 EMBL 建立,由高通量测序数据库(Sequence Read Archive,SRA)、传统测序数据库(Trace Archive)和 EMBL 核酸序列数据库(EMBL Nucleotide Sequence Database)构成,目前由欧洲生物信息学研究所(European Bioinformatics Institute,EBI)建设与维护[2-5]。日本 DNA 数据库(DNA Data Bank of Japan,DDBJ,http://www.ddbj.nig.ac.jp)建于 1984 年,其数据主要来源于日本的研究机构,也接收其他国家提交的序列信息[3]。

三大 DNA 数据库的数据最初来源于各研究组提交的测序信息、人类基因组计划以及多个基因组研究计划和项目。随着分子生物学、基因组学和生物信息学的快速发展,国际上越来越多的研究机构和企业具备了产生高质量序列数据的能力,数据提交逐渐成为这些数据库获取和审核新数据的主要来源。GenBank、ENA 和 DDBJ 分别为用户提供了各自的数据提交工具。GenBank 提供了两种方式用于序列数据的提交,一种是在线网页序列数据提交工具 Bankit,适合于独立测序工作者提交少量的序列;如需要批量提交大量的核酸序列数据、EST 序列或 GSS 序列等,则可通过另一种方式,即采用 NCBI 开发的 Sequin 软件完成序列数据提交。EMBL 的数据提交包括 Webin、Sequin 和 Data Submission Form 3 种方式。DDBJ 的数据提交除了支持使用 Sequin 软件之外,还提供了 SAKURA 核酸序列提交系统以及大容量序列数据提交系统 Mass Submission。

2) 蛋白质组序列数据库

蛋白质序列信息的获得是进行蛋白质组学研究的重要基础。当前获得蛋白质序列信息的主要方法是利用双向电泳技术实现蛋白质的分离,经纯化和点样之后,采用质谱技术对蛋白质组进行序列鉴定,并基于数据库比对等生物信息学手段获得蛋白质或多肽的氨基酸序列信息[6]。蛋白质组序列数据是生命组学大数据的重要构成部分,随着蛋白质鉴定和分析技术的不断进步,蛋白质组学研究日益受到关注,大量蛋白质信息需要汇合并加以利用,蛋白质组序列数据库成为生命组学大数据研究和应用的重要资源。

(1) 蛋白质信息资源-国际蛋白质序列数据库(Protein Information Resource-International Protein Sequence Database,PIR - PSD):PIR - PSD(http://pir.georgetown.edu/)是由蛋白质信息资源(Protein Information Resource,PIR)、慕尼黑蛋白质序列信息中心(Munich Information Center for Protein Sequences,MIPS)和日本国际蛋白质信息数据库(Japan International Protein Information Database,JIPID)共同维护的国际性的公共蛋白质序列数据库[7,8]。PIR-PSD 收录了全面的、经过注释的、非冗余的蛋白质序列数据,其中包括来自几十个完整基因组的蛋白质序列。所有序列数据都经过整理,超过 99% 的序列已按蛋白质家族进行分类,50% 以上按照蛋白质超家族进行了分类。PIR-PSD 的注释还包括对许多序列、结构、基因组和文献数据库的交叉索引,以及数据库内部条目之间的索引,这些内部索引帮助用户在包括复合物、酶-底物相互作用、活化和调控级联以及具有共同特征的条目之间进行方便的检索。2002 年,PIR-PSD 作为重要成员之一并入 UniProt,并由 EBI 继续进行维护和更新。

(2) 全球蛋白质资源(Universal Protein Resource,UniProt):UniProt(http://www.uniprot.org)是国际上有关蛋白质信息最全面的资源库[9]。UniProt 于 2002 年开始构建,其数据资源最初来源于基因组测序项目完成后,后续获得的蛋白质序列是通过整合 PIR、Swiss-Prot 和 TrEMBL 的数据资源形成。UniProt 提供了完全分类的、有丰富且准确注释信息的、冗余度最小并基于知识的蛋白质序列信息,由 UniProtKB、UniParc、UniRef 3 部分构成。

UniProtKB 是 UniProt 的知识库系统(UniProt Knowledgebase)[10],它汇聚了蛋白质的主要信息,由 UniProt/Swiss-Prot 和 UniProt/TrEMBL 两部分构成。UniProt/Swiss-Prot 是经过人工注释的、高质量非冗余数据集,包括蛋白质序列、蛋白质功能、分类学信息、引用文献信息、注释等,注释中包括蛋白质的功能、转录后修饰、特殊位点和区域、二级结构、四级结构、与其他序列的相似性、序列残缺与疾病的关系、序列变异体和冲突等信息。UniProt/TrEMBL 数据集则包含高质量的计算分析结果,一般都在自动注释中富集,主要应对基因组项目获得的大量数据流以人工校验在时间上和人力上的不足。UniProt/TrEMBL 注释了所有可用的蛋白质序列。在三大核酸数据库(GenBank/ENA/DDBJ)中注释的编码序列都被自动翻译并加入该数据库中。它也有来自 PDB 数据库的序列,以及 Ensembl、Refeq 和 CCDS 基因预测的序列。截至 2017 年 2 月,UniProt/Swiss-Prot 收录蛋白质信息 55.4 万条,UniProt/TrEMBL 收录蛋白质信息 8 020 万条。

UniParc(UniProt Archive)是 UniProt 的归档库[11],它广泛存储了所有公开发表过的蛋白质序列信息,其创建的目的是为了整合原有蛋白质初级资源中种类繁多、注释程度和注释质量参差不齐的蛋白质信息,形成一个最广泛的、可公开获得的、非冗余的高质量蛋白质序列数据库。为此,UniParc 采用唯一的蛋白质标识符 UPI 对蛋白质序列进行标注,确保了每条蛋白质序列仅出现一次。目前,UniParc 中已经整合了超过 1.5 亿条非冗余的蛋白质序列信息。

UniRef 是 UniProt 的非冗余参考数据库[12],它把紧密相关的序列信息进行组合并记录到同一个条目中,可加速序列的搜索,它根据序列的相似程度形成了 UniRef100、UniRef90 和 UniRef50 三个子库。UniRef100 是将 UniProtKB 中不同物种的序列信息进行交叉合并处理后形成的记录,它首先将同一序列的所有记录进行聚类,相同序列以及子片段被记录为一个 UniRef100 条目,包含了所有合并记录的接收号和蛋白质序列,以及已知数据库和它们档案记录相关的链接。UniRef90 和 UniRef50 是由 UniRef100

开发而得，旨在提供非冗余序列信息，便于研究者进行更快速的同源序列搜索。所有同源性大于 90% 或大于 50% 的记录合并在一起，分别形成了 UniRef90 和 UniRef50 记录。

（3）蛋白质组学鉴定数据库（Proteomics Identification Database，PRIDE）：PRIDE（http：//www.ebi.ac.uk/pride/archive/）由欧洲生物信息学研究所创建，用于提供关于蛋白质识别的开源数据库[13]。PRIDE 中的数据主要来源于利用生物质谱技术鉴定得到的蛋白质和多肽数据，它允许研究者提交、存储、分享并比较他们的结果，通过集合不同来源的蛋白质鉴定资料，让研究者方便地搜索已经发表的、经专家审阅的标准数据。为了确保所提交蛋白质质谱数据的标准性和可交换性，PRIDE 研究组开发了蛋白质组质谱数据转换工具（PRIDE Converter），可将不同格式、多种质谱分析仪器设备产生的蛋白质和多肽鉴定数据转换为 PRIDE XML 数据文件，并提交到 PRIDE 数据库中[14]。PRIDE XML 由 PRIDE 研究组定义，它约束了蛋白质组鉴定数据所应包含的信息项及其表达方式，包括生物质谱谱图、蛋白质和多肽鉴定序列、翻译后修饰等核心信息，实验项目、所用的生物样本、实验条件、所用仪器和分析软件等元数据信息，以及生物质谱定量表达等分析信息（见图 3-2）。

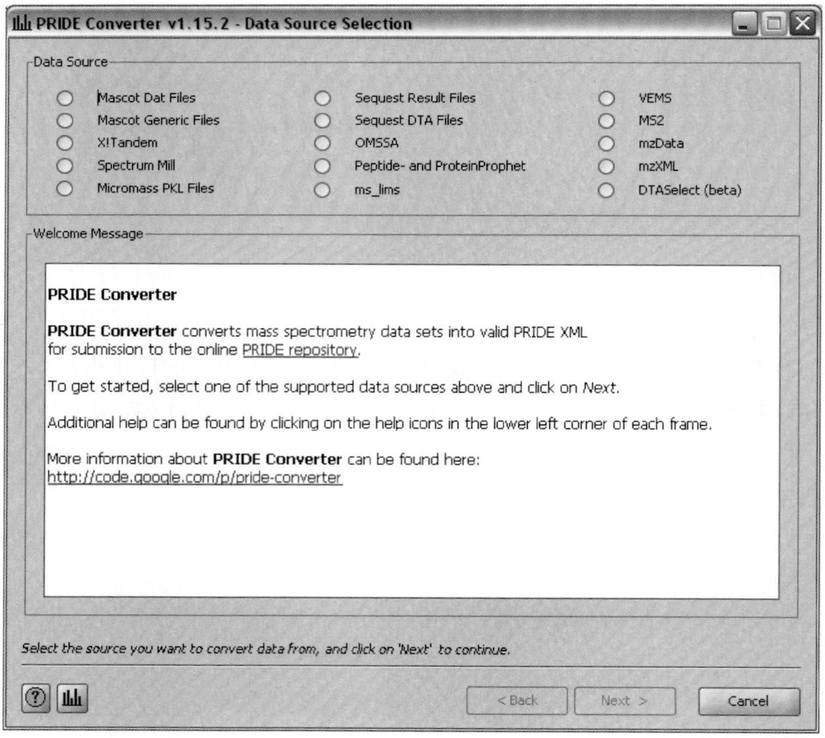

图 3-2　蛋白质组质谱数据转换工具 PRIDE Converter

3）功能性生命组学大数据

随着生物医学领域的不断发展,主要发达国家在生物医疗数据的采集和整合上,由最初以基因组、蛋白质组序列数据为主,逐步扩展到生物医学的多个领域。例如,美国NCBI在基因组序列数据库的基础上,不断收集和整理了遗传学疾病、蛋白质三维结构、基因组功能注释、转录组、SNP、基因变异、生物医学文献等海量生物医学数据。欧洲生物信息学研究所建立了从分子到医疗的生物医学大数据库群,包含了核酸序列、蛋白质组序列、生物质谱、分子结构、微阵列等数据信息,近年来正进一步整合组织样本、药物、抗体、流行病学等信息。

除了上述大型综合性生物大数据资源以外,国际上还出现了一些专门类型的生命组学大数据资源,其中具有代表性的包括:GEO(Gene Expression Omnibus,https://www.ncbi.nlm.nih.gov/geo/)、ArrayExpress、PROSITE、PDB、The Human Protein Atlas、TCGA、DNA元件百科全书计划(ENCODE)、eMERGE等。

(1)基因表达谱数据库(GEO/ArrayExpress):由NCBI建立的GEO以及欧洲生物信息学研究所建立的ArrayExpress(http://www.ebi.ac.uk/arrayexpress/)是世界上最大的基因表达谱数据库,两者均提供了公开检索的方式,允许研究者上传和下载高通量基因表达数据。GEO和ArrayExpress所收集的基因表达谱数据通常由微阵列技术产生,该技术将海量的DNA样品或寡核苷酸密集排列于玻片等固相支持物上,在严格条件下与模板进行杂交,由激光共聚焦显微镜等设备获取图像信息,通过计算机分析处理获得基因表达信息[15]。目前,GEO和ArrayExpress分别包含了204万和221万组实验样本,包含10亿个单基因表达数据,数据存储量超过50TB[16,17]。

(2)蛋白质位点和序列模式数据库(PROSITE):PROSITE(http://prosite.expasy.org)由瑞士生物信息学研究所开发和维护。它收集了生物学有显著意义的蛋白质位点和序列模式,并能根据这些位点和模式快速而可靠地鉴别一个未知功能的蛋白质序列应该属于哪一个蛋白质家族。有的情况下,某个蛋白质与已知功能蛋白质的整体序列相似性很低,但由于功能的需要保留了与功能密切相关的序列模式,这样就可能通过PROSITE的搜索找到隐含的功能模序(motif),因此是序列分析的有效工具。PROSITE中涉及的序列模式包括酶的催化位点、配体结合位点、与金属离子结合的残基、半胱氨酸的二硫键、与小分子或其他蛋白质结合的区域等;除了序列模式之外,PROSITE还包括由多序列比对构建的谱(profile),能更敏感地发现序列与谱的相似性[18]。

(3)蛋白质数据仓库(Protein Data Bank,PDB):PDB(http://www.rcsb.org/pdb)是国际上唯一的生物大分子结构数据档案库,由美国布鲁克海文(Brookhaven)国家实验室建立[19]。PDB收集的数据由X线晶体衍射和核磁共振(NMR)分析数据经过整理和确认后存档而成。目前,PDB数据库的维护由结构生物信息学研究合作组织

(Research Collaboratory for Structural Bioinformatics,RCSB)负责。RCSB 的主服务器和世界各地的镜像服务器提供数据库的检索和下载服务,使用 Rasmol 等软件可以在计算机上按 PDB 文件格式显示生物大分子的三维结构。

（4）人类蛋白质图集（Human Protein Atlas,HPA）：HPA（http：／／www.proteinatlas.org)是瑞典皇家理工学院组织构建的大型蛋白质组图谱知识库,用于绘制人体组织和细胞中表达基因编码的蛋白质位置[20]。目前,HPA 绘制的人类蛋白质组图谱包括近 150 万张组织和细胞的高分辨率显微照片,以及通过 2.4 万个基因表达的近 1.7 万个蛋白质,包含了 80％的人类蛋白质数据;这些数据有助于更深入细致地研究蛋白质的功能,解析基因突变的生理影响,有助于药物研发,预测候选药物是否能与某种蛋白质产生相互作用,或者产生不良反应。

（5）癌症基因组图谱计划（The Cancer Genome Atlas,TCGA）：TCGA（https：／／cancergenome.nih.gov）是美国国家癌症研究所和美国国家人类基因组研究所（National Human Genome Research Institute,NHGRI)联合组织的科学计划,试图通过应用大规模的基因组测序技术,绘制人类全部癌症的基因组变异图谱,并进行系统分析,了解癌细胞发生、发展的机制,以便在此基础上取得新的诊断和治疗方法。TCGA 中数据的产生是由不同的研究机构和医疗机构协同完成:人类癌症生物标本核心资源库（Human Cancer Biospecimen Core Resource)承担癌症组织标本和正常组织标本的采集、处理和分配,并由肿瘤基因组鉴定中心（Cancer Genome Characterization Centers,CGCC)和基因组测序中心（Genome Sequencing Centers）采用高通量测序技术进行基因和基因组测序,能提供不同肿瘤样本的基因突变位点、拷贝数变异、DNA 甲基化、基因表达以及详细的临床资料和流行病学资料等[21]。

（6）DNA 元素百科全书（Encyclopedia of DNA Elements,ENCODE）：第三代与第四代 DNA 测序技术的发展,使快速而价格相对低廉的基因测序成为可能。ENCODE（https：／／www.encodeproject.org)于 2003 年由 NHGRI 发起,目标是鉴定出人类基因组的所有功能组分。该计划通过新一代 DNA 测序技术对人类基因调控序列在全基因组水平上进行研究和应用,开发出高通量 DNA 筛选和检测技术,对编码的功能 DNA 进行鉴定和分类,从而阐明人类生物学和疾病之间的关系。截至 2007 年,ENCODE 计划完成第一阶段工作任务,集中研究了 44 个靶标共 3 000 万个 DNA 碱基对,确定了许多之前不为人知的 DNA 转录启动点,确定了组蛋白变化的特定标记[22]。

（7）电子病历和基因组学研究计划（Electronic Medical Record and Genomics,eMERGE）：eMERGE（https：／／emerge.mc.vanderbilt.edu)是由 NHGRI 资助的重点研究计划,目的是通过将基因组数据整合到临床电子病历中,实现以分子医学为主体的个体化医疗[23]。该计划的执行联合了全美 10 多个医疗机构和研究团体,协同进行临床和基因组数据的采集、关联分析和验证,目前 eMERGE 项目已获得了 47 类疾病表型、

55 028 个基因型的大量研究数据，研究成果对推动美国精准医学计划起到了重要的作用。

3.2.2 医疗大数据的标准

在医疗环境中存在大量分布式和异构的数据、信息、仪器设备与系统。为满足信息表达、存储、交换、共享、系统工作协同的需要，逐步发展出关于医学术语、数据交换和系统协同等的标准。这些标准的目标和对象不同，只有解决了标准化的问题，才能从真正意义上实现医疗的数字化、信息化，才能实现高效率的全社会医疗资源共享、跨区域医疗、系统医疗。

通常，患者可以在多个科室和医院看病，可以由多个全科医生或专科医生诊治。这些医疗机构和医生之间的信息交流非常困难，手段落后；在现有医疗仪器、设备和信息系统中的大量医学信息孤立地分布在不同的地方，很难综合有效地利用；医院由多个临床科室组成，科室之间相对独立，信息流动困难，有时甚至不知道某个临床报告是否被其他需要的医生看到；医疗保险偿付部门只能从一个个完全分离的过程中获取患者的医疗信息；等等。这些原因导致医疗工作效率和产出低下，而标准化是彻底解决这些问题的先决条件。

实现系统间的互操作是标准化的目标，包括三层含义：彼此交换数据的能力、对数据语义理解一致的能力、彼此协同工作的能力。目前存在大量的标准，但都只能达到部分系统互操作要求。为了应用统一的医学术语或概念，建立语义理解一致性的基础，产生了对诊断结果、药品等各类术语进行编码的标准，如 ICD[24]；为了能在不同系统间一致无歧义地传递数据，制定了各类数据交换的标准，如 DICOM[25]；为了能实现系统间协同工作，出现了使用户操作等系统行为协调一致的标准，如临床上下文对象工作组（Clinical Context Object Workgroup，CCOW）标准[26]；等等。很多称谓上的标准其实还没有形成真正意义上的标准，有的是一种雏形，有的是在一定行业范围、地域内被初步认可、采纳，有的只是某种粗略的规范或框架。例如，DICOM 历经了 20 余年的发展，如今被医学影像界广泛认可和遵循，显示出越来越强的生命力，这种成功的标准并不多见。

现有很多标准是在整个医疗信息系统的发展过程中，为适应不同阶段在信息共享、质量控制、临床研究、决策支持等方面的需求逐步形成的。由于受当时的发展阶段限制，很多标准往往局限于某个应用领域或某个应用层次，内容彼此有交叉，在标准的适用性上容易产生歧义、矛盾、空白和随意。近年来，电子健康档案（electronic health record，EHR）发展很快，其目标是建立个人终身的医疗健康记录，要求实现跨系统、跨机构、跨国界、跨年代的医疗健康信息大集成，这对标准化提出了全面的要求[27]。不同系统两两之间的互操作已经不能满足大规模集成的要求，建立一个统一的信息基础框架和应用需求规范是标准化所面临的任务。

3.2.2.1 医疗数据互联互通标准

数据互联互通标准的目的是：允许发送系统向接收系统以精确、无歧义的方式传输某个特定事务所需要的所有数据。根据 ISO/OSI 参考模型的 7 层协议，可以把数据交换分为应用层之下的数据通信、位于应用层的数据表达两个范畴。目前，大多数数据交换标准面向数据表达，仅有部分标准涉及数据通信。

DICOM[25]由美国放射学会（American College of Radiology，ACR）和美国电气制造商协会（National Electrical Manufacturers Association，NEMA）联合制定，详细规定了医学图像及其相关信息的交换方法和交换格式，它是极少数既涉及数据通信又涉及数据表达的标准。该标准从 1983 年开始发展，当时主要用于解决影像设备的数据输出问题。自 1992 年 3.0 版本推出以来，伴随着 PACS 的发展 DICOM 获得了巨大的成功，目前已经成为医学影像数据交换事实上的标准，并且随着技术和需求的发展在逐年更新。近几年，DICOM 的发展趋势包括两个方面：其一是随着 CT、MRI、XA/XRF、PET 等成像技术的发展，产生了相应的增强 DICOM 信息对象；其二是由于各种医疗信息系统之间集成的需要，DICOM 已经扩展到工作流、报告、治疗等非图像本体的领域。

HL7 组织于 1987 年成立，是美国国家标准局（American National Standards Institute，ANSI）承认的标准开发组织。HL7 标准[28]位于网络应用层，定义了用于数据交换的消息格式；它涉及入/住/转院（ADT）系统、检验系统、药房系统、放射系统、财务系统等各个方面，目前被认为是世界上应用最为广泛的基于文本的医疗数据交换标准。为适应各类特殊的应用需求，也为满足标准自身发展的需要，HL7 2.x 版本中包含大量的可选项，定义非常灵活，为其广泛应用提供了一定的机制基础。但是，这种定义上的灵活性，使得系统集成时需要进行大量的定制和修改、测试工作。为解决这个问题，2000 年推出了 HL7 3.0 版，使用了一套基于参考信息模型的方法体系进行消息构建，通过一系列严格的分析和消息构建过程，消息中几乎没有可选项。而且，由于参考信息模型是整个方法体系的主要环节，使得 HL7 消息中的各字段具有更清晰的语义和词义连接，因而更容易实现"即插即用"的集成目标。

在 HL7 组织中，与数据交换相关的其他标准还包括临床文档架构（Clinical Document Architecture，CDA）[29]。CDA 针对临床文档的数据表达标准，基于可扩展标记语言（Extensible Markup Language，XML），定义了用于交换的临床文档的结构和语义；根据临床文档结构化程度的不同，可以分成三个水平自由结合结构化数据和自由文本进行表达，具有很大的灵活性。

电气和电子工程师协会（Institute of Electrical and Electronics Engineers，IEEE）在卫生保健领域开展了两个重要的工作。IEEE 1157[30]，即医学数据交换标准（Medical Data Interchange Standard，MEDIX），在 1987 年 11 月开始制定，它基于一个框架模型，

进行覆盖 ISO/OSI 参考模型 7 层协议的系列规范制订,目的是在医院的计算机系统之间交换数据。IEEE 1073[31],即医疗设备通信标准,它定义了一系列规范,以建立医疗信息总线(medical information bus,MIB)的通信模型。这些规范涵盖了从物理连接到数据表达的各个层次,如设备电缆连接物理层规范(Physical Layer for Cable Connected Devices),医学波形格式编码规则(Medical Waveform Format Encoding Rules,MFER)等,用于在重症监护室、手术室和急救室中进行床边设备和相应的医疗信息系统之间的数据交换。

CORBAMed[32] 是对象管理组织(Object Management Group,OMG)的医疗健康工作组,定义了一系列在通用对象请求中介体系结构(common object request broker architecture,CORBA)之上的医疗信息对象服务接口规范,其中大多数与数据交换相关。不同于基于消息机制的数据交换标准,这里通过对象请求中介(object request broker,ORB),实现数据的底层通信,并通过对象间的接口规范,定义了需交换的数据格式。相关接口规范包括:个人 ID 服务(person identification service,PIDS),用来进行个人特征匹配和建立标识;术语查询服务(lexicon query service,LQS),提供术语和知识信息;临床检查访问服务(clinical observations access service,COAS),提供对患者检查数据(文本、测量值和波形等)的访问;等等。

要实现充分的信息和系统互操作,除了要保证数据能正确传递并能获得一致的语义理解外,还需要系统间具备一致的行为,如用户操作的协同、显示效果的一致等。这方面的标准虽然不多,但也是系统互操作不可缺少的部分。

HL7 组织的 CCOW 制定的标准,以该组织的名称命名。通过使用上下文管理技术,基于患者标识符、检查号、用户标识符、检查时间等上下文信息,在一个用户界面可以同时操控多个独立的应用程序,实现多个应用程序的界面级集成。

DICOM 标准第十四部分定义了灰阶标准显示函数(grayscale standard display function,GSDF),目的是使不同的图像输出设备,包括专业显示器、普通显示器以及激光胶片打印机等,能获得一致的输出效果,以避免因图像输出设备特性不同产生不一致的诊断结论。

由于制定各个标准的组织不同,有着各自的发展重点和目标,经常出现标准应用范围彼此交叉的情况。在理想情况下,建立并发展一个覆盖所有医学信息相关领域的完整标准,将能更好地实现各系统之间的互操作。为此,很多标准组织之间通过合作,自发地开展了标准的合并、统一、内容映射工作。SNOMED 参考术语系统(reference terminology,RT)和英国的 READ 临床分类编码于 2002 年合并为 SNOMED 临床术语(clinical terms,CT),使得新的标准能结合 SNOMED RT 在病理方面的优势和 READ 在基础护理方面的优势;现在雅顿语法(Arden Syntax)中能够表达 HL7 CDA 文档中的数据链接,使得诊疗推理等决策支持过程具备了一致性的数据基础;HL7、DICOM 等标准中的某些数据项,可以直接使用 SNOMED、LOINC 等标准进行编码,以获得所交换数据语义上的一致性。

虽然这些措施有利于标准逐步趋于统一,但由于医学信息错综复杂,建立一个统一的标准难度极大,而且各标准组织有着自己的标准发展方向,很难完全融合。在理想情况下,建立一个大而全的体系将具备最充分的系统互操作性,在统一的信息基础和应用需求下,实现各模块间的协同工作。作为向这个方向发展的一种努力,可以建立所有系统之间一致的参考信息模型和集成应用规范,从信息基础框架和应用需求框架两方面出发,约束和指引标准的应用和发展。近年来,国际标准组织在这些方面已经开展了大量的工作,提出了一整套医学数据标准的集成应用规范,相当于为所有系统制订了统一的应用需求框架,各系统可在该框架指引下,应用现有医学术语、数据交换、系统协同、知识表达等标准,完成集成功能,实现系统互操作。

集成应用规范从应用需求角度出发,对各类应用需求进行分类抽象,并精确地定义这些应用需求所涉及的具体系统,需要传输的数据、数据传输的时机以及传输时应用标准的方法。与前述的其他标准不一样,它并不是要给出具体的数据编码或传输协议,而是定义了如何基于相应的标准进行系统开发,以完成某类应用需求。

该类标准的一个例子是急救科的实现手册 DEEDS,另一个例子是疾病控制中心的疾病监测报告预警系统 NEDSS[33],它们都是针对某个需求的系统集成应用规范。目前,国际上最具有影响力的此类标准或框架是《医疗健康信息集成规范》(*Integrating the Healthcare Enterprise*,IHE),是源于北美放射学会(Radiological Society of North America,RSNA)和美国医疗信息与管理系统协会(Healthcare Information and Management Systems Society,HIMSS)在 1998 年联合发起的一个项目[34],目的是通过规范 DICOM、HL7、CCOW 等标准的实现方法,解决医疗环境中各个信息系统之间的集成问题。

IHE 项目组通过制订和完善 *IHE* 技术框架,指导各类设备和信息系统开发者进行面向集成的系统开发,并建立了一个持续多年的测试和演示计划,形成了一个医疗信息系统集成论坛。第一年主要面向放射科内部信息系统和图像系统的集成,第二年之后从"纵向"(进一步完善放射科事务的细节)和"横向"(扩展到除放射科以外的其他科室)两个方面对 *IHE* 技术框架进行扩展,目前已经形成了包括放射、心血管、眼科护理、病理、患者护理协同、患者护理设备、质量、放疗和 IT 基础架构(IT infrastructure,IT-I)在内的 9 个技术框架。

每个技术框架针对特定领域的各类应用需求制订出专门的集成应用规范(system integration profile),相当于针对各类应用需求的系统集成设计规范。以 IT-I 技术框架为例,覆盖了科室间和机构间各类 IT 底层架构方面的集成应用需求,迄今为止已经制订了包括显示信息获取(Retrieve Information for Display,RID)、机构用户认证

(Enterprise User Authentication，EUA)、患者标识交叉引用（Patient Identifier Cross-referencing，PIX)、痕迹保留和节点认证（Audit Trail and Node Authentication，ATNA)等在内的 13 个集成应用规范。

每个集成应用规范定义了实现该应用需求所涉及的角色（actor)，以及角色之间交互的事务（transaction)。角色是从医疗环境中直接抽象出来的功能单元，可以对应为实际的系统或系统模块；事务为预定义的、基于相关标准的数据交换，它对标准中的不明确点和可选项进行了进一步的规定。

以开发一个区域医疗数据中心系统为例，需要实现一系列安全的信息访问功能，具体包括：用户身份认证、多个患者标识域间的交叉引用、数据的检索服务、数据的获取服务、确保与访问终端间的连接安全性、安全审计等。在 *IHE* 技术框架下，应该符合下列集成应用规范：RID、EUA、PIX 和 ATNA。

这些集成应用规范均涉及"数据中心"和"数据显示"两个角色，角色之间的集成事务交互如图 3-3 所示。RID 定义了临床信息访问时的集成事务，"数据中心"通过 Web Service 方式向"数据显示"提供数据检索和数据获取服务。PIX 定义了多系统间患者标识交叉引用时的集成事务。由于"数据显示"和"数据中心"间患者标识域可能不同，"数据显示"在请求数据检索服务前需要查询患者交叉索引服务器得到"数据中心"的患者标识信息。EUA 定义了基于 Kerberos 和 HL7 CCOW 标准实现单点登录和身份统一验证的集成事务，"数据显示"在向"数据中心"请求数据检索或数据获取服务前，身份验证服务器需要对访问用户身份进行统一验证。ATNA 定义了不同系统间对访问过程进行安全审计的集成事务，在数据检索和获取过程中，需要对每个访问步骤进行安全审计，如"谁在什么时候什么地方访问了哪个患者的哪些数据"，并对访问数据的系统节点进行验证，建立安全连接，保证传输的安全性和患者信息的隐私。

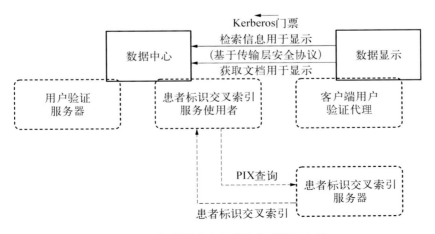

图 3-3 与数据中心相关的集成事务交互

基于标准化的集成应用规范进行设计,系统就具备了统一的面向集成的应用需求框架,在该框架下进行基于标准的系统实现,可以避免标准本身存在的某些不确定性,有利于实现系统间集成时的"即插即用"。此类标准框架,从应用需求角度约束和指引各个具体标准的适用和发展,代表了从应用需求角度建立统一的标准应用框架这一方向具有良好发展前景。

3.2.2.2　医学术语标准

对医学术语进行编码,是大多数医疗信息系统的基本功能。实现术语编码标准化有两个好处:一是方便了系统设计,不需要从零开始进行整套编码的设计;二是可以保证不同系统间交换数据时对术语理解的一致性。

医学术语标准很多,按其发展可分成三代[35]。

第一代:术语基于某一领域的概念分类系统进行编码。根据分类原理的不同,用字母或数字代表不同的轴,如解剖部位、病因、形态或功能障碍等,并采用分级或并列等模式进行编码,如 ICD[24]和国际初级医疗分类法(International Classification of Primary Care,ICPC)[36]。ICD 是关于疾病的分类标准编码,严格地按照分级层次结构进行编码,如编码 003.2 代表局部沙门菌感染,而 003.22 代表沙门菌肺炎。自 1900 年出版了第一版以来,约每 10 年进行一次修订,到 1992 年出版了 ICD-10。由于标准中所有可能的代码都是预先设定的,较易进行数据的检索,但在表达概念时自由度较小。

第二代:可以对表示概念的代码进行复合,形成更复杂的概念,以满足各类临床文书中自由表达复杂概念的要求,如 SNOMED[37]和 LOINC[38]。SNOMED 是一个由美国病理医学院研究和建立的具有 40 余年历史的医学术语编码标准,可通过复合解剖学代码、形态学代码、微生物代码和功能代码形成一个诊断概念。例如,肺炎链球菌肺炎可由下列代码复合而成:T 28000(肺部),M 4000(炎症),L 25116(链球菌)。由于 SNOMED 在组合表达上的灵活性,ICD 中几乎所有的诊断表达术语均可由 SNOMED 代码复合而成。但是,由于这种代码复合是自由的,可能存在多种代码和组合表达同一概念的情况,也可能存在无意义的代码组合,因而给该类标准的使用带来了一定的复杂性。

第三代:提供了一个模型,定义一套概念元素和组合规则来构造所需的复杂概念,如 GALEN[39]。GALEN 起源于 1991 年开始的一个为期 4 年的欧洲卫生远程通信项目,其核心是一个通用参考模型(common reference model,CRM),由 GRAIL(GALEN Representative and Integration Language)语言进行表达,包括了 10 000 个左右的概念元素、一套属性(表明元素间的联系)以及元素间组合的一系列规则,在此基础上可对概念进行组合。相对于 SNOMED 标准,GALEN 中的概念元素并不局限于依据某个轴的预定义词汇集,因而具有更强大的组合能力。GALEN 可以显式地定义被组合概念之间的关系和语义,可以防止出现含义模糊或无意义的概念。另外,GALEN 中组合后的概念仍然可以进行分级管理,有利于决策支持系统对信息的提取和处理。GALEN 提出的方法具有较大的影响力,目前已逐渐被下一版本的 SNOMED 所仿效。

现实中存在着大量基于各类传统医学术语标准的系统,这些标准彼此不兼容,给系统的信息共享带来了一定的困难。为此,GALEN 提供了术语服务器,除了提供基于 GALEN 模型的概念服务外,还通过建立 GALEN 模型与其他医学术语标准的映射关系,实现对其他系统的数据检索和访问。美国国家医学图书馆(National Library of Medicine,NLM)也启动了一个长期研究和开发的项目一体化医学语言系统(Unified Medical Language System,UMLS)[40],试图通过建立超级叙词表、语义网络、信息资源及专用词典等知识库,实现与多种术语标准的映射和转换,从不同术语编码的数据源中检索信息。

随着医学数字化、信息化的迅速推进,相关的标准化工作也将得到更快速的发展。很多人估计医学信息相关标准的数量会越来越多,甚至达到数千种,但事实也许并非如此。一方面,并不是所有的事物都适合标准化,标准化和个性化之间会产生矛盾,需要平衡,即标准不应该阻碍设计创造力。例如,至少从目前来看,EHR 系统的用户界面设计就不适合进行 Windows GUI 那样的标准化。另一方面,在实际应用中,真正需要的是能够满足医疗健康信息系统所有互操作需求的整体标准,应该能提供对所有模态数据的标准化表达,包括图像、波形、声音、视频和动画等,并保证语法和语义上的一致性。

各类既存的标准以及新标准的发展将更多地考虑与其他标准的协同;参考信息模型将继续发展,最终能对医学相关的所有数据进行建模表达;集成应用规范将不断拓展,为整个医学信息应用领域建立标准应用指南。所有这些都将使标准趋于统一,最终实现所有系统之间"即插即用"的目标。

我国的医学信息标准化工作近几年发展较快,开展了大量国际标准的引进和应用工作,包括 *ICD*、ICPC、LOINC 等术语编码标准,以及 HL7 和 DICOM 等数据交换标准。除此之外,还针对自身情况,开展了本地化标准的制定,如中国医院协会信息管理专业委员会(China Hospital Information Management Association,CHIMA)倡导并制定的 HIS 基本数据集标准[41],其目的是定义一套 HIS 必须具备的基本数据集,为系统之间的数据集交换和共享奠定基础。虽然标准化已经取得一定成果,但在标准发展过程中存在很多困难,包括资金、技术、文化和语言问题、法律和伦理问题等,这些都有待逐一克服。我国医学信息标准化工作的主要困难还包括产生大量医学信息的各类医疗设备长期依赖进口,从某种意义上说,信息源并不在自己手中。一个标准的形成,是一个非常复杂的过程,技术、产业、策略、经济甚至政治因素交织在一起。应该借鉴相对成熟的国际标准形成和发展的经验,从参考信息模型和集成应用规范出发,引导和约束其他各类标准的发展,建立医学信息标准的发展体系,推动医疗整体信息化的建设和发展。

3.2.3 医疗大数据的集成融合

3.2.3.1 医疗信息整合模型

医疗信息整合模型描述了在医疗信息系统或医疗信息交换中,如何组织和表达医疗信息,主要包括医疗概念、数据元素、关联关系和相关的医疗术语。医疗信息整合模型是以标准和重用的方式表达医疗概念的独立信息结构,它以属性集合的形式准确地表达了医疗概念所具有的医疗知识,包括一个医疗概念所有的数据元素、每个数据元素的类型和可能取值以及能够使医疗专家和技术专家理解它所处的医疗上下文环境的信息。医疗信息整合模型同时定义了医疗概念的结构和语义两个方面。医疗信息整合模型详细描述了医疗信息的存储结构,包括数据类型、数据结构、取值集合、实体、关系、约束等。医疗信息整合模型可以通过将概念和属性绑定到医疗术语提供唯一的语义,如 SNOMED CT、*ICD* 和 LOINC 等,医疗术语也可以用来指定医疗信息整合模型的属性的取值集合。

医疗信息整合模型用于表达对于医疗领域的理解,阐释观察到的结果,并且运用知识和信息系统等工具与外部世界进行交互,具有以下特性:能够跨领域和学科应用的无歧义性;能够适应通用应用需求的最大化数据集;适应多种应用功能和目标的标准化和可重用性;易于在多种医疗信息系统和医疗信息标准中实施等。针对医疗大数据应用,医疗信息整合模型的主要目标有:① 分析、排序、格式化、结构化和标准化医疗信息;② 对医疗信息的结构和关系进行概念层次的建模,而不依赖于具体的技术实现;③ 将医疗信息模型应用到不同的技术和环境中,如电子病历、数据仓库、医疗消息等;④ 确保医疗信息模型的质量能够满足医疗大数据的各种应用,如临床诊疗、医疗管理和患者监测。医疗信息整合模型能够指导医疗大数据各种应用的数据采集、存储、管理和利用。

基于医疗信息整合模型可以生成各类医疗信息标准来实现语义互操作,包括医疗信息采集、组织、存储、查询、展示、交换、分析和质量控制的结构化和语义化的部件。统一的医疗信息整合模型是保证医疗信息语义互操作的关键,缺少统一医疗信息模型的约束将导致医疗信息标准之间语义的不一致。

统一信息整合模型具有统一的概念基础,基于一个公共参考模型表达医疗业务逻辑和领域知识;统一的语法基础,包括表达医疗信息结构的完善的数据类型和数据结构;统一的语义基础,使用明确表达医疗概念语义的术语系统,包括编码系统、取值集合、术语绑定等;统一的定义方法,采用抽象的概念定义方法,通过对公共参考模型添加约束来表达医疗信息,与具体的信息系统实现技术无关。基于统一的信息模型表达的医疗概念,采用模型驱动开发方法,自动生成各种医疗信息部件,如消息、文档、服务、应用等,在医疗概念与医疗信息部件之间保持语义的一致性,并且能够自动根据医疗概念重新生成医疗信息部件来适应需求的变化。

目前主要的医疗信息模型有 HL7 v3(HL7 version 3)[42]、openEHR[43]以及临床元素模型(Clinical Element Model,CEM)[44]。这些模型都采用两层建模方法,以一个参考模型为基础(参考模型是由能够表达医疗数据基本属性和特征的通用数据结构组成),并对参考模型添加约束来表达具体的医疗数据。

1) HL7

HL7 v3 是基于一个标准的参考信息模型(Reference Information Model,RIM)[45]表达所有的医疗信息,通过 6 个核心类将所有的医疗信息进行高度的抽象:事件(Act)、实体(Entity)、角色(Role)、参与(Participation)、事件关系(Act Relationship),以及角色关系(Role Link)。再由这 6 个核心类进行继承派生,不断细化精炼,构成表达各个领域的医疗信息模型。

HL7 v3 的开发过程采用模型驱动的 HL7 开发框架(HL7 Development Framework,HDF)开发方法,以 HL7 参考模型为基础。首先对医疗信息需求进行分析建立领域分析模型(Domain Analysis Model,DAM),包括业务上下文环境、业务流程、业务对象信息、业务规则、用例等。再根据领域分析模型从 HL7 参考模型派生出只包含表达目标领域概念所需的类、属性和关系的设计信息模型(Design Information Model,DIM),又称为领域消息信息模型(Domain Message Information Model,DMIM)。在标准的设计信息模型之上再添加定制化的医疗信息需求得到定制信息模型(Localized Information Model,LIM)。然后对设计信息模型添加约束得到约束信息模型(Constrained Information Model,CIM,又称为精炼消息信息模型,Refined Message Information Model,RMIM),在约束信息模型中添加标注以表达领域分析模型中的约束得到标注的约束信息模型(Annotated CIM,又称为层次消息描述,Hierarchical Message Descriptions,HMD)。最终可以构造出各种所需的医疗信息部件,如消息和文档等。

HL7 v3 临床文档架构(Clinical Document Architecture,CDA)是以交换为目的的医疗文档(如出院小结、病程记录等)标准,基于 HL7 RIM,采用 HL7 v3 数据类型和数据结构,以模板的形式指定每类文档中医疗信息的组织方式,用于医疗信息交换。HL7 CDA 能够表达医疗文档的六方面特性,持久化、可管理、认证、上下文环境、完整性和可读性,可以表达在各种临床事件中产生的文档,如出院小结、影像报告、入院记录、病理报告等。

HL7 v3 通用消息元素类型(Common Message Element Types,CMET)是可重用的消息片段,主要作为其他领域消息模型的组成部分,确保对于跨领域的公共知识表达的一致性。

2) FHIR

在 HL7 v3 的发展过程中,高度抽象的参考模型给医疗信息模型的开发和应用带来了巨大的困难和成本,因为自身一致性较差,在实际环境中实施过于复杂和昂贵而饱受行业批评,被认为是许多系统失败的因素之一。2011 年 HL7 启动"Fresh Look Task Force"来探索互操作的新方法。涌现出两个候选的独立项目:Stan Huff 领导的 CIMI(基于 openEHR 原型)和 Grahame Grieve 领导的 Resources For Health(RFH)。最终,Grieve 将 RFH 移交给 HL7,并确保开放授权。HL7 将 RFH 重新命名,推出了新一代医疗信息交换标准 FHIR。

FHIR 利用名为"资源"的模块化组件表达公共可重用的医疗信息,每个资源都是一个独立的概念实体,并且尽可能基于开放的互联网标准、易于使用、健壮等特点,简化并促进 FHIR 的采纳和应用,使用简单易用的表达形式能够有效避免对于复杂工具的定制需求。这些特性使 HL7 FHIR 容易理解和实现,也更容易应用到实际的医疗信息系统和医疗业务环境中。

FHIR 标准采用敏捷的增量迭代开发方法,每次开发的增量部分都经过实施和测试后将反馈返回到设计中,然后不断迭代。这样的开发方法能够快速满足需求,并及时响应需求的变化。

为了促进标准的实际应用,FHIR 提供了许多实施示例和多种平台的参考实现,包括在互联网上的实时测试服务器。

3) CEM

临床元素模型(Clinical Element Model,CEM)是美国山间医疗保健公司(Intermountain Healthcare)经过不断探索形成的第三代医疗信息模型[44],已经用于表达多种医疗信息,如医嘱,观察,诊疗过程,患者就诊、转诊等。主要满足以下要求:完整性,能够表达患者所有的信息;灵活性和可扩展性,支持向模型添加实体和属性而不需要改变软件和数据库;使用现有表达形式;能够与现有标准术语紧密关联,如 LOINC、SNOMED CT、HL7 Vocabulary Tables 等;支持否定表达;支持版本管理;易于改变目标数据的重复性,选择单个或多个数据;能够表达任意集合;支持保持原始用户和发送应用的上下文数据。

CEM 包括临床元素抽象实例模型(Clinical Element Abstract Instance Model,CEAIM)和临床元素抽象约束模型(Clinical Element Abstract Constraint Model,CEACM)两部分。CEAIM 定义了用于表达医疗数据的通用数据结构,规定了数据元素的数据类型、允许的取值集合或范围、是单一类型还是复合类型以及约束信息等。CEACM 定义了允许添加到 CEAIM 上的约束。在 CEAIM 能够表达的所有数据实例中,有大量无意义的数据,需要在 CEAIM 的基础上通过添加约束表达具体的有意义的医疗数据。

CEM 的核心是具有递归结构的临床元素(Clinical Element,CE)。CEAIM 是一个由 CE 构成的树状结构。最基本的 CE 结构包括类型、属性和取值 3 个部分。类型是表明当前模型所属的 CEACM 约束类型编码。属性是描述具体医疗信息概念的编码。取值是具体的数据项或 CE 集合，其中数据项的类型都是 HL7 v3 数据类型，通过 CE 之间的嵌套来表达复杂的医疗信息概念。

4）openEHR

openEHR 规范是由 openEHR 组织[46]提出的标准和共享的医疗信息规范，目标是通过制定标准的医疗信息模型，实现医疗信息的语义互操作，并且设计灵活的医疗信息系统架构，使医疗信息系统能够适应医疗信息的发展变化，降低医疗信息系统开发维护的难度[47]。

openEHR 是一种平台方法，而不是标准集或单体规范或产品；提供完整的医疗信息语义框架，包括规范的医疗信息建模、术语和基础服务；面向医疗信息最困难的挑战，包括语义的可扩展性——处理复杂和持续变化的医疗信息和流程；支持构建基于平台的生态，用户可以基于平台规范〔信息模型、应用程序接口（application programming interface，API）、医疗模型等〕在组件层次购买；防止厂商锁定数据格式以及其他技术方面；确保用户控制数据所有权，不会在未来长期使用产生不可预期的成本；支持医疗专家直接参与规范制定和系统开发。

它建立了两层模型——参考模型和原型模型来表达医疗信息[48]。参考模型用于表达稳定的医疗信息的基本结构，是构建医疗信息系统和表达医疗信息的基础，主要面向医疗信息系统开发人员，包括一组表达医学信息概念的通用基础数据类型和数据结构，如 ENTRY 类用于表达所有的医疗信息，从 ENTRY 类派生的两个子类 ADMIN_ENTRY 和 CARE_ENTRY 分别用于表达医疗管理信息和临床诊疗信息。原型用于规范化和结构化表达灵活的具体的医疗信息概念，主要面向医疗人员[49,50]。通过对参考模型中类添加约束的方式进行定义，将通用的参考模型类逐步根据医疗信息概念添加属性进行细化。每个原型都向着包含对应医疗概念全部属性和适应所有医疗应用需求的最大数据集和最少约束方向定义。医疗信息系统开发人员基于稳定的参考模型构建医疗信息系统，医疗人员根据灵活的医疗信息需求制订原型，通过两层建模和原型驱动的方法，让医疗人员能够直接参与医疗信息系统的设计和开发，将医疗信息系统与医疗领域知识相互分离，有效地降低了医疗信息系统对具体医疗领域的依赖，即使医疗信息概念发生动态变化，医疗信息系统中使用的参考模型中的数据类型和数据结构仍旧可以非常稳定，使医疗信息系统能够适应医疗信息需求的发展和变化[51]。

openEHR 规范可以用来指导构建包含众多医疗信息系统的互联医疗信息生态，能够适应不同领域的医疗信息建模需求，如电子病历信息建模、专科医疗信息建模、生物样本库信息建模、临床研究信息建模等，并且基于公共原型仓库建立了良好的原型制订和维护机制，能够支持原型的共享和重用。基于 openEHR 规范构建的医疗信息系统能够适应医疗信息的变化和满足灵活的医疗信息需求,如基于参考模型、实体属性值模型、XML 等方法实现的数据持久化服务,提供表述性状态传递(representational state transfer,REST)风格和原型查询语言(archetype query language,AQL)等数据访问服务,利用原型生成结构化数据并录入应用来支持医疗人员在临床诊疗和研究中灵活的数据记录需求,以及将原型作为标准共享的医疗信息表达形式支持医疗信息系统之间的信息互操作。欧洲推荐采用 openEHR 作为语义互操作标准之一。openEHR 已经吸引了我国医疗产业的注意,并且我国已对此开展了相关研究。浙江大学的王利已经提出一种将 openEHR 中的原型模型自动映射到关系型数据库的方法,在显著提高数据持久化性能的同时,使医疗信息系统能够适应医疗信息需求快速发展变化的形势,促进医疗信息系统的应用[52]。但是由于医疗信息的复杂性,典型的医疗信息系统可能需要的原型模型多达数百个,而且通过彼此之间的联系会生成成百个关系型数据库表,依然避免不了上述提到的关系型数据库中多表联合的问题,因此原型的设计会对医疗数据的存储方案产生较大的影响。

3.2.3.2 多源医疗数据集成

医疗行业是一个数据密集型的行业,在日常的过程中会产生大量的数据,而这些数据的来源也各不相同。其中最大来源是医院、诊所等专业医疗机构及保险机构,随着各种信息系统在医疗机构的广泛应用以及医疗设备和仪器的数字化,这些医疗机构的数据库的信息容量不断膨胀。随着移动设备的不断普及和智能硬件行业的不断发展,并且随着人们对健康的持续关注,越来越多的数据开始来自个人的移动设备,如手机、智能手表以及各种类型的智能手环等。这些智能设备可以实时收集人体产生的数据,如营养摄入、睡眠状况、健身记录等行为数据,以及呼吸速率、体温、心率和血压等身体状况指标。这些数据提升医疗数据的完整性、连续性和准确性,有助于构建个人医疗信息的完整记录,能够有效地促进个性化医疗、临床决策支持的发展。但是从数据集成的角度来看,这部分数据全部掌握在不同的设备提供商手上,而且各个厂商收集的数据项并不完全一致,收集方式也各不相同,导致数据不准确,在行业内部也没有统一的标准和规范,进而导致数据无法互联互通。相对而言,针对医疗信息系统的数据集成则较为成熟。

医疗信息系统是对医疗活动相关的临床数据和知识进行管理和应用的信息系统[53]。由于医疗活动的多样性、复杂性和专业性,医院 IT 环境中涌现了大量信息系统,如支持医院基本管理职能的医院管理信息系统、支持费用和保险业务逻辑的计费系统、支持门诊住院诊疗业务的临床信息系统(clinical information system,CIS)、支持医疗检查部门业务的实验室信息系统(laboratory information system,LIS)、放射科信息系统(radiology information system,RIS)等。这些信息系统支持的是医疗过程中不同环节的医疗活动,实现这些系统的有效集成,支持医院的整体业务运行,是医疗信息化建设的基础和核心问题[54,55]。

集成(integrate)一词,来源于拉丁文的"integrates",意指"把多个部分或元素整合在一起而形成一个整体(to put together parts or elements and combine them into a whole)"[56]。在信息系统领域,系统集成(system integration,SI)指将多个信息系统连接起来,使它们能够像一个整体的系统一样工作,满足业务需求[57]。集成可以使信息跨越系统边界,在医疗业务范围内自由流动。

由于医疗活动在时间和空间上的分布性,医疗信息产生于支持不同医疗业务环节的信息系统中,而不同系统处理的信息之间存在重叠性和差异性。对于重叠的信息来说,当一个系统处理的业务数据在另一个系统中发生变化时,需要在两个系统间进行数据同步,以保证信息的一致性。而对于差异的信息来说,由于医疗活动依赖于对信息的综合利用,需要在特定的决策点对分散于各个系统中的不同角度的医疗信息进行共享整合。

要实现信息共享的集成目标,需要各个系统之间能够进行正确、有效的数据交换,而影响数据交换的正确性和有效性的一个关键因素是系统之间的互操作性(interoperability)。根据 IEEE 在 1990 年发布的标准计算机字典中的定义,互操作性指"两个或两个以上系统之间交换信息并对所交换的信息进行应用的能力"(Interoperability is the ability of two or more systems to exchange information and to use the information that has been exchanged)[58]。这个定义中包含两层意思:首先,消息交换的能力意味着系统之间可以建立连接并传输数据;同时,接收者对交换的信息进行应用的能力意味着交换的数据的含义能够被系统正确理解,并能够进行正确处理。

由于医疗信息系统的多样性和复杂性,它们之间在技术、数据和行为方面存在大量的异构情况。其中,技术异构阻碍了系统间的技术互操作,数据异构阻碍了语义互操作,而行为异构阻碍了流程互操作。因此,异构性是目前实现医疗信息系统间信息共享和业务协同的主要障碍。提升系统之间的互操作能力,对解决医疗信息化建设中的"信息孤岛"问题,提升医疗服务的效率和质量有至关重要的影响[59]。可见,解决异构接口之间的互操作问题,实现异构医疗信息系统间的有效集成,是医疗信息领域的关键问题。

企业级信息系统的典型特征包括自治性、异构性和分布性[60]。系统集成就是用最合理的技术手段将分布、独立的系统连接起来,并解决它们之间的异构性带来的互操作障碍,使它们作为一个整体能满足业务需求的发展。系统集成作为一个共性问题,存在于很多 IT 相关的研究领域,包括分布式系统、数据库系统、软件工程和人工智能等,并在与具体的应用领域(如制造业、医疗、电信等)紧密结合中不断发展。医疗信息系统是一类特殊的企业级信息系统[61]。在医疗信息领域,系统集成技术面对的特殊挑战包括医疗数据的复杂性、医疗流程的灵活性以及安全与隐私上的顾虑等[59]。

要解决异构性问题带来的互操作障碍,满足信息系统的集成需求,主要有两种途径[62]：一种是通过在特定领域制定集成标准,并要求被集成系统遵循标准,避免异构性的出现；另一种是当异构性无法避免时,由一个中间系统在不同的接口间进行转换,这种方法通常称为协调(mediation)。

但是,随着集成范围的扩大,基于标准的集成也开始显现出问题[63]。首先,针对同一个领域可能存在多个标准(如术语体系之间的重复概念),甚至同一个标准也可能存在不同的版本,如 HL7 的 2.x 版本(HL7 v2)和 3.0 版本(HL7 v3),而这些不同的标准或版本之间缺乏互操作约定。在一个系统实现接口时,只能从最适合其业务特征的角度选用一个特定的标准[64]。这使采用不同标准的系统之间仍然无法直接集成。其次,由于标准制定的滞后性,一些针对新兴领域的系统集成仍然缺乏标准。另外,对已有系统的接口进行标准化改造要求大量的投入,这导致实际医院 IT 环境中采用标准消息进行集成的信息系统非常有限[55]。因此,单纯依赖标准无法满足实际集成的需要,仍然需要更灵活有效的技术手段来解决异构系统间的集成问题。

而相对地,使用中间系统可以灵活地解决异构系统之间的集成问题。在分布式系统领域,中间件(middleware)指位于应用程序和操作系统之间的一种软件,用于对分布的软件系统间的通信进行管理和协调[65]。为了解决企业级信息系统间的集成,企业应用集成(Enterprise Application Integration,EAI)一直在其中扮演关键的角色。

EAI 中间件是一种独立于已有系统部署的集成系统解决方案,可以采用多种方式连接到已有系统的各种接口上,以黏合剂的方式控制数据在系统接口间的流动,从而根据业务需求把企业内的各种信息系统黏合起来,并针对系统接口的异构数据进行转换和路由[66]。EAI 中间件通过避免系统之间以点对点方式连接,降低了集成复杂度,也避免了接口修改带来的成本问题。

数据集成是发生在医疗机构内部或者医疗机构之间的数据库和数据源级别的集成。通过将数据从一个数据源移植到另外一个数据源完成这个过程。数据集成是现有 EAI 解决方案中最普遍的一个形式,但是数据集成的一个最大的问题是业务逻辑通常存在于应用系统中,无法在数据库层次上响应业务流程的处理,因此这种特点限制了对数据进行实时集成的能力。数据集成的方法包括：① 批处理；② 数据的合并和复制；③ 通过 ETL 方式。其中 ETL 方式由于能够面向多种类型的数据源以及能够对集成的数据进行特定处理,在数据集成中扮演着重要的角色。ETL 是数据抽取(extract)、转换(transform)、加载(load)的简写,它的功能是从数据源抽取出所需的数据,经过数据清理和转换,最终按照预先定义好的数据模型,将数据加载到数据仓库中去。根据 ETL 进行数据集成的方式不同,这个过程分为全量加载和增量加载。

对于全量加载,每次集成时都会将数据仓库中的数据全部删除,然后加载全新数据。从技术角度来看,这种方式比增量加载要简单很多,一般在加载数据之前清空数据仓库中的所有数据,然后倒入数据源的所有数据即可。但是这种方式的缺点也是很明显的,在数据源较多、数据量较大并且要求数据集成的实时性时,这种方式是无法满足需求的;但是在数据量较小而且数据加载频率较低的场景下,这种方式也是适用的。

增量加载这种方式只会更新数据源中产生变化的数据,而不会每次删除,因此,这种方式能够较好地解决全量加载的问题。但是增量加载在技术实现上较全量加载更为复杂,它的难度在于必须设计出一个好的方案来有效识别数据源中变化的数据,以及虽然自身没有变化但是会受到变化数据影响的源数据,同时要将这些数据经过相应的业务处理和逻辑转换更新到数据仓库中。在设计这种方案的过程中也要考虑以下几个问题:

(1) 对变化数据按照一定的频率及时捕捉。

(2) 在数据集成的时候不能对数据源造成太大压力,避免影响原有业务的正常运行。

(3) 在识别变化数据的时候要考虑到转换时出现错误和异常的情况,以便及时处理。

(4) 数据加载的性能也是需要注意的一个方面。

由于大数据具有"5V"属性,在这样的情境下,全量加载是无法进行的,因此增量加载就是较理想的选择。但是如何设计增量集成机制才能达到所需要的效果呢? 通常情况下有以下几种实现方式。

1)触发器

这种方式一般是在数据源为支持触发器的数据库的情况下,在要进行数据加载的表上建立需要的触发器。一般要建立插入、修改、删除 3 个触发器,每当表中的数据发生变化,就被相应触发器写入一个临时表中,数据加载线程从临时表中加载数据,临时表中被抽取过的数据被标记或删除。触发器方式的优点是数据集成的性能较高,缺点是要求业务表建立触发器以及与数据源紧密耦合,这对数据源有一定的影响。

2)时间戳

这是一种基于快照的变化数据捕获方式,通过在数据源中添加一个时间戳标识,每次系统更新数据的时候,也要对应地修改该时间戳标识的值。当进行数据抽取时,通过比较数据仓库中数据的时间戳与数据源的时间戳决定抽取哪些数据。使用这种方法的时候,数据源和数据仓库中需要同时存在时间戳的标识。有些数据源是基于数据库构建的,而且有些数据库是支持时间戳的自动更新的,但是当数据库不支持自动更新时,就需要数据源上层的应用在更新业务数据时同时更新该时间戳。这种方式同触发器一样,数据集成的性能较好,实现逻辑相对简单清楚,但是对业务系统也有很大的侵入性,尤其是在医疗数据的集成过程中,出于安全性等原因,这种方式几乎是无法实现的。另外,这种方式无法捕获针对数据的删除操作,因而在数据的一致性上受到了限制。

3）全表对比

典型的全表对比的方式是使用 MD5 校验码。在这个过程中，ETL 工具需要首先为要集成的数据源建立一个结构类似的 MD5 临时表。该临时表中记录数据源中的主键以及根据所有字段的数据计算出来的 MD5 校验码。每次进行数据抽取的时候，通过计算数据源中数据的 MD5 值，并与 MD5 临时表中的数据进行对比以确定数据源中的数据是新增、修改还是删除，同时更新 MD5 校验码，这种方式相对于前两种方式对于数据源的侵入性较小。但是，该方式的缺点也显而易见，每次进行对比的时候都需要重新计算 MD5 的值，当数据量较大的时候会导致性能较差，另外当数据源没有数据的唯一标识并且含有重复记录的时候，会对数据的一致性造成影响。

4）日志对比

日志对比是通过分析数据库自身的日志判断数据的变化。Oracle 的改变数据捕获（Changed Data Capture，CDC）技术是这方面的代表。CDC 特性是在 Oracle 9i 数据库中引入的。CDC 能够识别从上次抽取之后发生变化的数据。利用 CDC，在对数据源进行 insert、update 或 delete 等操作的同时就可以提取数据，并且把变化的数据保存在数据库的变化表中。这样就可以捕获发生变化的数据，然后利用数据库视图以一种可控的方式提供给目标系统。CDC 体系结构基于发布者/订阅者模型，发布者捕捉变化数据并提供给订阅者，订阅者使用从发布者那里获得的变化数据。通常，CDC 系统拥有一个发布者和多个订阅者，发布者首先需要识别捕获变化数据所需的源表，然后，它捕捉变化的数据并将其保存在特别创建的变化表中，它还使订阅者能够控制对变化数据的访问。一个订阅者可能不会对发布者发布的所有数据都感兴趣，订阅者需要清楚自己感兴趣的是哪些变化数据。订阅者需要创建一个订阅者视图来访问经发布者授权可以访问的变化数据。CDC 分为同步模式和异步模式，同步模式实时地捕获变化数据并将其存储到变化表中，发布与订阅都位于同一数据库中。异步模式则是基于 Oracle 的流复制技术，通过在数据源中添加日志中间表，当业务数据发生变化时，更新维护日志表内容；当 ETL 加载时，通过读日志表数据决定加载哪些数据及如何加载。

为了克服使用时间戳以及触发器的弊端，SQL Server 中提供了更改跟踪与变更数据捕获两种跟踪数据变化的方法，这两种方法都是基于日志文件的增量策略。其中，变更数据捕获通过获取进行 DML 更改的方面和更改的实际数据，记录历史更改信息；而更改跟踪则只是捕获更改了数据库中表的最大行数这一事实，但不捕获更改的数据。

基于日志对比进行的数据集成只能针对特定的数据源，无法面向其他不同类型的数据源。

3.2.3.3 医疗大数据存储和管理

数据的存储和管理是医疗机构的重要工作内容，数据存储方案的好坏直接决定相应医疗信息系统的灵活性和扩展性。随着卫生信息化建设进程的不断加快，医疗数据的类型和规模正以前所未有的速度增长,医疗卫生领域已经进入"大数据时代"。如何有效管理这些海量的数据已经成为医疗从业人员亟待解决的问题。

大多数医疗信息系统的数据存储是基于关系型数据库构建的。关系型数据库是基于关系模型构建的数据库系统,是目前使用最广泛的数据库系统。关系模型是1970年由IBM公司研究员E. F. Codd博士首先提出的,在之后的几十年中,关系模型的概念得到充分的发展并逐渐成为数据库架构的主流模型,其中比较知名的数据库系统包括Oracle、MySQL、SQL Server等。关系型数据库的如下优点也使其在医疗领域被大规模地使用。

(1)易于理解:关系模型中的二维表结构与现实环境十分契合。

(2)方便使用:通用的SQL语言使得操作数据库非常容易,并且不必理解底层实现。

(3)技术成熟:经过几十年的发展,数据库技术已经非常成熟,完整性约束能够大大降低数据存储和管理过程中出错的概率。

关系型数据库将之前各种单一的、数据结构不一的数据文件存储在表格中,通过统一的SQL查询语言可方便地进行访问,极大地方便了数据的存储和管理,也加快了医疗信息系统在医疗机构中的普及。

随着快速开发程序的需要、程序复杂性的不断增加、对信息系统需求的不断提高,以及医疗知识和技术的不断发展,数据存储模型快速迭代,这些都已经超出关系模型的能力。而且,虽然关系型数据库的使用较为简单方便,但当关系型数据库中存在性能瓶颈的时候,在磁盘输入/输出(I/O)、数据库可扩展上都需要开发人员和运维人员倾注相当多的精力进行优化,如做分库分表、主从复制、异构复制等工作需要的技术能力越来越高,也越来越具有挑战性。

尽管二维表结构可以很简洁明了地表达现实世界的关系,但是在医疗领域,医疗活动的复杂性与多样性表现为环节众多、环环相扣。在一次医疗活动中往往包含几个主要的环节,在每个主要的环节中又包含若干子环节,子环节中又嵌套下一层的子环节,出于对临床需求的扩展,环节的层次结构是不能固定的;而且在末端环节中所包含的医疗项目种类也并不会因为环节的细化而减少或者固定,并且每个环节中都可能产生与其他环节相关联的数据。如果使用关系模型来表达这种结构,结果就是产生了大量的表,表和表之间的关系很难记忆和表达,而且为了一个结果的查询可能会进行多表连接,在数据量很大的情况下性能十分低下。当需要添加新的数据存储项的时候,针对数据库存储结构的修改也是十分困难的。因此,当今主流的关系型数据库是无法完全满足医疗行业这种特殊的高扩展性的数据存储需求的。

一般的数据存储方案直接和医疗信息相关,通过实体关系模型(entity-relationship model,ER model)可将医疗信息结构映射到关系存储结构中,在这个过程中,医疗上的概念表现为实体,不同概念之间的关系表现为实体之间的关系,属性是对实体和关系的具体描述。实体关系模型被映射到关系数据库时,实体实现为关系表,关系实现为单独的表或实体表中的外键,属性实现为独立的字段,一个实体的所有属性通常都存储在实体表的同一行。在这一过程中,实体关系模型以及关系数据库之间以硬编码的方式建立起直接的映射关系,每当医疗概念新增或者变化都会导致实体关系模型的变化,进而导致关系数据库结构的变化。由于实体关系模型是一个通用的模型,并不仅仅限于医疗领域,其中没有提供与医疗信息有关的知识和概念。当医疗概念变化时,实体关系模型对应的更改可能并不限于概念变化的部分,可能也包括和已有概念之间关系的变化。

不同于实体关系模型直接映射到数据库存储结构,为了实现医疗信息的互操作,通过将医疗信息从实际的存储结构中解耦合产生了分层医疗信息模型。这种医疗信息模型描述了在医疗信息系统或医疗信息交换中如何组织和表达医疗信息[67],主要包括医疗概念、数据元素、关联关系和相关的医疗术语[68]。医疗信息模型同时定义了医疗概念的结构和语义两个方面[69],用于表达对于医疗领域的理解,并且运用知识和信息系统等工具与外部世界进行交互[70-71]。

医疗信息模型灵活多变的特点使得模式固定的数据存储方案需要花费巨大的代价来适应模式的变化,而模式灵活的文档数据库正好能够适应这一特点。对于 openEHR 等分层的医疗信息模型来说,由于医疗信息系统和具体的医疗领域是解耦合的,底层的技术实现对该医疗信息模型也几乎没有影响。与非关系型数据库技术在其他领域大行其道相比,其在医疗领域显得安静很多,这也是由医疗数据和业务本身的特点决定的。但是随着分布式技术和 NoSQL 数据库技术的不断发展,这也是我们需要关注的一个解决方案。

在医疗领域中很多数据是以文档的形式存在的,如检查报告、病历等。而在 NoSQL 数据库中则有专门的文档型数据库,面向文档数据库会将数据以文档的形式存储。每个文档都是自包含的数据单元,是一系列数据项的集合。每个数据项都有一个名称与对应的值,值可以是简单的数据类型,如字符串、数字和日期等;也可以是复杂的类型,如有序列表和关联对象。数据存储的最小单位是文档,同一个表中存储文档的属性可以是不同的,数据可以使用 XML、JSON 或者 JSONB 等多种形式存储。其中比较有名的数据库有 MongoDB 等。这些数据库的出现主要是面向大规模的互联网应用,为了同时适应互联网应用的灵活性和高并发、低延迟要求,在高可用和一致性之间更偏重于高可用;为了达到高并发、低延迟和高可用,放弃支持完整的 SQL,通常只能支持 SQL 的子集,如 JOIN、TRANSACTION、LIMIT 和非索引字段,作为 WHERE 条件通常都不支持[72]。在医疗领域大多是面向医疗研究等,对于在线事务分析等同时对一致性和高并发、低延迟要求不高的应用场景。根据 CAP 理论[73],文档数据库分布式的特点使其只能在一致性、高可用性、分区容错性之间同时取得两项特性。例如,MongoDB 支持高并发、低延迟和高可用性,支持文档级别的原子性,不支持跨多个文档的事务,支持主节点的强一致性,在其他节点上支持最终一致性[74,75]。但是,对于医疗数据的存储,基于这种数据库的弱模式结构,在不改变数据库模式下就可以添加新的数据存储项,因此当需要一个无模式或者模式灵活的数据结构的时候,这种数据库能够相对轻松和优雅地处理医疗数据存储的更改。

相比于关系型数据库,NoSQL 的特点不仅仅在于模式灵活,由于对于一致性没有关系型数据库要求的那么高,大大提高了它的可扩展性,这样在无形之中,在系统架构层次上带来了可扩展的能力。而对于关系型数据库来说,在大数据量和高并发的环境下,针对数据库存储的应用开发越来越复杂,也越来越具有技术挑战性,只能通过分库分表、读写分离提高数据库的读写性能,但是对于分库和分表等规则的把握都是需要大量的业务经验的,而且分库分表到了一定阶段又面临新的扩展性问题,还有就是数据存储需求的变更,可能又需要一种新的分库和分表的方式。NoSQL 数据库由于更多兼顾高可用性和分区容错性,对一致性要求较低,数据之间无关系,这样就使扩展变得非常容易,同样也是由于无关系的特点,数据库结构非常简单,在大数据量下的读写性能仍然表现优秀。

对于应用于临床诊疗业务的在线事务处理(online transaction processing,OLTP)类型的医疗信息系统,由于同时对数据库进行并发查询和更新,对高并发和一致性的要求较高,因此关系型数据库更适用于这样的场景;医疗科研等用于开展数据分析统计业务的在线分析处理(online analytical processing,OLAP)类型的信息系统,主要是对患者已确定的病历数据进大规模计算分析,只需要查询患者数据而较少进行更新,对于高并发、低延迟和一致性的要求较低,因此 NoSQL 类型的数据库更适合。

3.2.3.4 医疗大数据开放共享

目前,医疗产业已经走进了数据驱动的时代,不管是预防、诊断、检测,还是后期的治疗,医疗的本质就是对数据的处理和信息的利用。然而,医疗健康数据的碎片化问题正在日趋严重,个人无法获得完整的医疗健康数据,无法保证个人对优质医疗服务的高可及性和高质量性;同时,医疗机构也无法获得跨机构甚至是跨科室的针对特定主题的完整数据集。

在医疗信息广泛互联的背景下,医疗信息系统将要面对的是各种各样的访问需求,需要能够提供统一开放的机制来访问不同系统中的所有数据,并且灵活适应医疗信息需求的变化。通常情况下,医疗信息系统提供的数据访问服务可以有多种形式,主要包括数据访问语言和数据访问的 API。

数据访问语言(data manipulation language,DML)[76]是指面向某个指定的数据存储进行数据增加、查询、更新和删除(create,read,update,delete,CRUD)操作的语言[77]。数据访问语言通常需要基于某个具体的信息模型,以模型中的概念、属性为操作对象,可以访问模型表达的任何数据,具有全面、灵活、细粒度的数据访问能力,并且与具体的系统实现、应用环境和编程语言无关,可以在不同的系统之间进行移植。如果面向的是模型,通常情况下使用的是实体关系模型,则使用通用的结构化查询语言(structured query language,SQL)完成对数据的操作。出于安全的考虑,一般情况下,医疗信息系统不会将完整的数据存储结构暴露给访问用户,而是将需要开放共享的数据以视图(view)的形式组织在一起以供用户查询。对于基于医疗信息模型建立的数据存储结构,如 openEHR,则可以使用该医疗模型中定义的查询语言,openEHR 中规定的原型查询语言[78],以 openEHR 原型为操作对象,能够查询任何原型表达的数据,并且能够在所有遵循 openEHR 模型的系统上运行。原型查询语言采用类似 SQL 的语法,通过 openEHR 的路径机制表示原型的属性和参考模型中类的属性[79],规定了由 SELECT、FROM、WHERE 和 ORDER BY 构成的语句主体进行数据的查询。但是目前原型查询语言还未定义数据操作相关的功能(插入、更新、删除等)[80]。

数据访问 API 是指提供给其他系统进行数据操作的应用编程接口。与数据访问语言相比,每个数据访问 API 具有固定的输入、输出参数和功能含义,并且输入、输出参数不需要依赖于具体的医疗信息模型,对于使用人员来说用法更加简单,特别是当医疗信息系统中没有明显的依赖特定的医疗信息模型或者该医疗信息模型没有提供与之相关的数据操作语言(DML)时,可以直接通过数据访问 API 完成相关的操作。随着数据访问技术的不断发展,医疗信息系统支持的数据访问 API 的风格也随之发展,目前大体形成了两种风格,SOAP API 和 REST API。

在互联网上广泛应用的 REST 开放架构逐步应用于医疗信息交换,促使医疗信息标准向 REST 风格转变,来支持构建大规模、可扩展、高可用的医疗信息系统,如 FHIR 标准充分运用了 REST 风格,openEHR 规范也提出了基于原型的 REST 风格的 API 规范。所有 openEHR 的实现都应该遵从该规范中提出的 API 设计原则,但是目前该规范还处于待完成的状态。

REST 风格将医疗信息模型中所表达的全部医疗概念作为资源,直接将信息互操作的内容和能力暴露给外部进行访问,并且为每个资源分配一个统一资源描述符(uniform resource identifier,URI)。资源具有多种表示形式,包括面向人的可读信息和面向系统的结构化信息等。所有资源都具有一组通用的操作方法[81],每种资源类型都需要定义一个处理模型,描述可用的操作方法,如对不同的表示形式如何进行展示,客户端通过自描述的超媒体驱动在不同的状态中进行转移。医疗信息模型可以专注于定义每种资源类型的统一资源描述符、表示形式和可用操作方法,通过统一标准的医疗信息模型实现互操作[82]并对任何有数据需求的用户进行开放共享。

3.2.4 医疗大数据的处理与质量控制

3.2.4.1 医疗大数据的质量评价与测度

在医疗大数据为临床医学研究带来更多机遇的同时,医疗大数据的质量问题也逐渐成为研究者们关注的焦点[83]。目前采用最广泛的数据质量定义之一来自 Juran，1988 年 Juran 在自己的研究中将数据质量定义为"适合使用的程度"[84]，即当数据能满足用户给定的具体目标时，则具有较好的数据质量。在后续的其他研究中，不少研究者的观点跟 Juran 类似，如世界卫生组织（WHO）曾定义：质量是满足患者和卫生服务人员需求和期望的程度[85]，Lusignan[86] 则在自己的研究中提出"适于目标"的观点。然而，除了将数据与其使用目的相结合的相对主观的观点外，一些研究者也认为数据的质量应该也与数据自身的固有属性有关，Chisholm 认为高质量数据应该能"准确展现其应该表达的事实"[87]，Orr 则描述质量为"衡量数据在系统展现与其真实事实之间的一致性程度"[88]。相较于"适于使用"这类观点而言，Chisholm 等人的观点要更加的客观和具体，如电子健康档案中的记录是否与医生纸质文档的数据一致。但是在实际情况中，同样的数据集，若使用目的不一样，其质量评估的结果也有可能不一样[89]，因此，Sebastian-Coleman 在自己的著作中提出，数据质量应该与两个因素有关，一是数据满足用户的期望程度，二是数据表达其代表的事实或概念的准确程度[90]。

尽管对于数据质量的定义略有差异，但是目前多数研究都认为数据质量的评估首先是一个层次分类的过程，即根据数据的属性从不同维度对数据质量进行描述，然后再想办法对这些分类的属性进行评估。比如在 Wang 的研究中，他通过问卷调研的方式向 112 名数据使用者采集他们最关心的数据属性，结果总计收集到 179 种不同描述的属性，后续再通过合并相似属性的方法，将数据质量分为数据精确性、数据相关性、数据展现和数据可获取 4 大类别以及可信度、主观度、完整度等 20 个子维度[91]。Aebi 等人根据数据质量的特性将数据质量分成准确性、完整性、一致性和最小性，但并未讨论具体的维度评估方法[92]。Woodall 等人则提出了一种混合的数据质量评估方式，提出了包含有效性、完整性、理解度、易懂性、测试覆盖、实际效用和韧性等的数据质量评估框架[93]；Zhang 等人将数据质量分为准确度、可用度、完整性、一致性和标准性、时效性 5 个维度[94]；Wand 是用精准性、可靠性、时效性、相关性和完整性[95]；Logan 等人是将数据质量维度描述为可读性、准确性、完整性、意图性[96]；而 Sebastian-Coleman 则是将数据质量分成了完整性、及时性、有效性、一致性和精度 5 个特性[90]。由此可见，不同研究者对于数据质量维度的划分各有不同，但是数据质量的某些特性，如数据完整程度，往往出现在不同的研究中，说明某些数据维度得到了较多研究者的认可。然而由于缺乏标准的描述术语，不同研究者可能会使用不同的术语来描述同一种数据维度。例如，对于数据完整程度，多数情况下研究者会用完整性进行表示，但是在部分研究中也可以表示为"缺失程度""完全度"等。对于当前研究中常见的几大数据维度，进行总结如下。

1）完整性

数据的完整性一般是指数据是否存在，存在的数据是否完整统一。其他表述方式还有完成度、整体性等，在很多研究中以"缺失数据"[97]的形式被研究者提及和讨论。

Weiskopf 在一次研究中对 95 篇与数据质量相关的研究进行了统计,其中有 61 篇文献都提到了数据的完整性[83]。而在实际应用中,数据的缺失情况也是最常遇见的数据质量问题之一。因此,数据完整性的评估也成为数据质量评估中最常见的一个环节。关于数据完整性的评估方式,最常见的方式则是以数据来源或纸质文档作为金标准,通过对比的方式对目标数据的完整性进行评估。Pringle 通过将电子健康档案中的数据与人工记录或者影像视频信息进行对比,评估电子健康档案数据的完整性[98];Whitelaw 通过与患者纸质病历档案或调查问卷进行对比,评估目标数据集中患者死亡率的完整性[99]。Logan 在研究中也通过与其原始数据进行对比的方式,对电子健康档案中患者的就诊数据进行完整性评估[96]。这种与原始数据进行核对的数据审核方式又称为源数据核查,是美国《临床试验手册》[100]中所提出的一种数据质量审核方式。除了上述一些研究之外,Weiskopf 在自己的研究中还对电子健康档案的完整性进行了更深层次的研究与分析,他将数据的完整性细分为 4 个方面:① 记录完整性,即一份记录中包含了一个患者所有的观察数据,可以理解为档案中包含了某个患者在医院产生的所有数据;② 宽度完整性,即电子病历中应该包含所有所需类型的数据,如患者的诊断数据、实验室检验数据、药嘱等信息;③ 密度完整性,指一份记录中部分信息的出现频率应该固定,如高血压患者需要每天监测清晨血压,所以清晨血压出现的频率应该是每天一次;④ 预测完整性,指记录应该包含足够的信息用来对研究者感兴趣的事件或结果进行预测[101]。

2)准确性

除了数据完整性之外,另一个备受关注的数据质量维度是数据的准确性。在 Weiskopf 的文献调研结果中,关注数据准确性的文章大概有 57 篇[83]。与数据完整性相同,数据的准确性也有非常多的表达方式,如精确性、精准性、正确性等。一般而言,这些表达的意思都十分相似,即数据的准确性是指数据所表达的临床事实的准确程度。在真实场景中,数据不准确的问题有很多种表现形式。例如,患者所记录的数据与数据来源不符合,或者患者记录的数据不符合临床背景常识,如患者的身高记录为 400 cm,在其他研究中,一些研究者也把这种错误归纳成似真性[101]或可信度。而对于数据准确性的评估常见的方式包括与原始数据核对,如上面提到的 Logan[96]、Pringle[98]、Whitelaw[99] 等人在自己的研究中都通过与纸质数据或影像记录进行对比,找到数据集中记录有误的数据。另一方面也可以结合临床背景知识对所收集的数据进行验证,找出数据中不符合临床常识的地方。例如,Brown[102] 提出一种名为数据探针的方式来检测数据中的不准确数据,数据探针的原理就是利用临床背景知识结合逻辑判断对目标数据集进行检索,检索结果反映目标数据的准确性,如女性患者的病史记录中不可能存在睾丸癌的疾病记录,因此如果检索到含有睾丸癌记录的女性患者病史则说明数据不准确。当然这样的检查方式也受到很多的制约,因为很难保证运用在数据评估中的数据探针可以检测出数据集中的所有数据质量问题。

3）一致性

一致性的定义则比较广泛,有研究者将它定义为"数据与原始记录的符合程度",也有研究者定义一致性为"同一数据在不同地方的表达一致",还有研究者定义为"不同记录对同一临床事实描述的一致性"。例如,患者某次测量的血压值在系统的不同页面显示的结果是一致的。在数据库层面,数据的一致性也包括不同数据库对同样事务的表述,如患者每有一次就诊记录,就至少应该有一条对应的诊断记录。由于缺乏统一的表述标准,数据一致性的表述也因为各研究的分类标准或数据集的使用目的不同而存在差异,因此一致性的具体评估方式也需要根据分类依据来选择。

4）时效性

时效性一般是指数据的记录或提交时间是在该数据产生后的一定时间窗内。例如,患者的出院小结必须在患者出院之后 24 小时内进行采集;在长期随访观察的队列研究中,患者的随访数据也必须在患者随访完成后的一定时间内进行提交。

5）可获取性

在很多研究中,基于"适于目标"[86]的定义,很多研究者把数据是否能够获取也作为一个评估维度,类似的定义有可获取性、可使用性、可及性等。在实际情况中,可使用性的例子大概分为两种,一种是用户是否可以接触到数据,即用户是否有权限操作数据;另一种则是数据是否是用户可理解的,如数据如果是加密的,而使用对象又没有对应的解密方式,那么这样的数据对于用户来说也是缺乏实用性的。同样的情况还可以延伸到数据的语言是否在用户可以理解的范畴之内,假如数据是用非用户本国语言进行描述的,那同样缺乏可获取性。可获取性的评估方式是相对主观的,需要根据数据集特定的使用情况进行评估。

以上列举了目前数据质量评估中最常见的几类数据质量维度以及相应的评估方法,然而由于医疗大数据的概念在不断扩展,新的数据使用方式和新的数据类型不断出现,仍然有大量研究工作需要做。

首先,目前缺少统一的术语标准。正如上文列举的数据质量评估维度一样,一种数据质量维度往往有多样的表达方法,这样就造成如果不了解研究者对其概念的完整定义,很难去判断一些数据质量维度是否相似,容易导致定义的混淆和重叠。Kahn[103]在自己的研究中希望通过召集专家组协商的方式实现一套标准的数据质量评估术语的制定。然而除了一些简单合并相似概念的工作外,标准的制定还需要面对极大的挑战。

其次,不少数据质量评估维度的定义之间存在重叠,如在一些研究中就将数据的缺失认为是不准确的一种[96]。数据质量评估维度的定义没有统一的标准,就导致难以得到共同认可的数据质量评估结果。

再次,随着数据利用的模式不断变化,跨地区多机构的医疗数据采集模式成为更多研究小组的选择。相比于单机构的数据收集模式,多机构模式有样本量更多、收集效率更快等优势,但多机构数据收集往往会有其他的数据质量问题产生。例如,当两个不同机构使用不同的临床术语标准时,可能会造成数据在本机构进行评估时是符合其机构质量标准的,但当数据从不同的机构集成到一起之后,则可能会出现同样的临床概念有不同术语表述的情况,这也会造成数据在后续难以利用,成为数据质量问题的一种。另外的情况还有,同一患者很可能在不同的数据中心拥有不同的主索引,若无法将同一患者的不同主索引进行识别和整合,则会导致同一患者数据分散的问题,仍然会对后续的数据利用造成影响,成为一种新的数据质量问题。

最后,如果想充分发挥医疗大数据中存在的巨大潜能,推动临床医学研究的不断创新,在利用医疗大数据时就必须时刻保证数据的质量。目前用于对医疗大数据进行质量保证和提升的方法主要有两种:一是在数据采集过程中对数据的质量进行控制,二是在采集结束后对数据进行数据清理和预处理。

3.2.4.2　医疗大数据的数据采集质量控制

随着计算机网络、传感器等技术的不断发展,医疗大数据数据采集的方式已经不再限制于纸质数据采集,各种针对队列研究设计开发的队列数据收集系统在极大程度上方便了数据的收集和管理。为了能够充分利用患者在医院的诊疗数据,电子数据采集(electronic data capture,EDC)、数据抽取技术也已运用到医疗大数据收集中;为了保证患者部分生理指标数据的实时性,通过可穿戴设备对患者生理数据进行采集也成为医疗大数据采集模式之一。多样的数据采集方式让医疗大数据的采集不再受到地点、时间等因素的限制,在很大程度上扩大了医疗大数据的数据收集范围、提高了数据收集效率,但同时也为数据采集的质量控制带来更多的挑战。美国食品药品监督管理局(FDA)发布的《行业指南:临床研究监查指导原则》(*Guidance for Industry: Guideline for Monitoring of Clinical Investigations*)[100]中就对临床试验中的数据采集提出了诸多要求。随着计算机技术在医疗领域的不断发展,美国 FDA 在 2007 年 5 月发布了《临床试验中使用的计算机化系统的指导原则》,为临床试验中计算机系统的开发和使用提供了基本参照标准。而且由国际上相关领域专家组成的临床试验数据管理学会(Society of Clinical Data Management,SCDM)还形成了一部《良好的临床数据管理规范》(*Good Clinical Data Management Practice*,GCDMP),该文件为临床试验数据管理工作的每个关键环节都规定了相应操作的最低标准和最高规范,为临床试验中数据管理工作的实际操作提供了具体的技术指导。

我国也在 2003 年颁布了《药物临床试验质量管理规范》,对临床试验数据管理提出一些原则性的要求,但是关于具体的数据管理操作的法规和技术规定目前还处于一定空白。2016 年,我国国家食品药品监督管理总局发布《临床试验数据管理工作技术指南》[104],其中对临床试验中的数据采集提出方法和要求。根据指南中的内容,结合临床医疗大数据实际采集过程中遇到的质量问题,对数据采集过程中质量控制所需注意的环节进行总结如下。

1) 合理的人员分配以及人员培训

临床医疗大数据采集是一项复杂甚至烦琐的工作,无论是医院直接产生患者诊疗数据还是成立研究团队或小组进行数据采集,都需要参与采集的各个工作人员共同努力、尽职尽责地完成各自环节的数据采集工作,这样才能够有效地保证整体采集的数据质量。因此,在数据采集之前,应合理分配采集工作各个环节的责任人和参与人员,并对所有人员进行专业培训,使其了解自己所应承担的职责以及采集数据需要用到的相关技能和方法。若是直接从医院的日常临床活动中积累数据,所有参与数据产生和记录的医生、护士、实验室检验人员都必须按照临床操作标准进行准确的数据记录;若是通过成立研究小组的方式进行数据采集,在《临床试验数据管理工作技术指南》中指出,研究中与数据管理工作相关的人员应包括申办者、研究者、检察员、数据管理员等角色。申办者是临床数据质量的最终负责人,负责质量管理计划和审核方案的制订、研究者的权限分配以及研究者的培训;研究者则是数据的直接收集者,负责确保病例报告表(case report form,CRF)或以其他形式报告给申办者的数据准确、完整与及时;监督者则负责根据源文档核查所递交的数据,发现错误或差异后应当立即通知研究者,并对相应的质疑进行记录。数据管理员则负责参与 CRF 设计、建立数据库、建立逻辑验证程序等。人员的培训工作主要包括参与人员熟悉数据采集范围以及临床含义、能够熟练操作数据采集的相关仪器或系统等。

2) 合理的数据采集表单设计

使用 CRF 或电子病例报告表(electronic case report form,eCRF)进行临床数据采集是临床队列研究采集数据的主要手段之一,数据采集表单的内容和形式对采集数据的质量也有一定影响。合理设计的 CRF 或 eCRF 不仅可以保证研究者填写更加方便和准确,更能减少数据核查以及疑问管理的时间和研究费用[105]。合理的 CRF 或 eCRF 可以根据以下意见进行参考。

(1) CRF 或 eCRF 应该与研究方案保持一致,尽可能简单明了,并且不应该收集与研究项目无关的数据。国外也有研究证明,减少不必要的数据项有助于提升整个数据库最后的完整性[106]。一些可以通过计算获得的数据也不需要进行重复的获取,如身高、体重和体重指数(BMI),若已经收集身高、体重,则 BMI 可以通过公式计算获得。

(2) 需要清楚地定义每个变量所要收集的内容,文字叙述要精确,避免含糊其词,让数据填写人员产生误解,从而导致采集的内容错误。有特殊要求的数据需要在表单中增加填写说明,如联系电话、日期等。若是使用 eCRF,还可以对输入的内容进行格式或长度的限制,从而保证采集到的数据都是符合填写要求的。

(3) 尽量采用闭合式应答方式设计表单,避免开放性文本。闭合式应答包括单选框、多选框;若是 eCRF 表单,还可以使用下拉菜单选择框等,避免了研究者手工输入的烦琐,一方面节省了数据填写的时间,另一方面也规范了填写内容,有助于后期使用计算机进行自动化核查,从两个方面提高了数据采集的效率。

(4) eCRF 的设计也应该做到交互界面人性化。界面的配色尽量协调统一,常用的功能按钮如保存、翻页等应当放在页面较为显著的位置;日期的填写可以采用日历的选择方式,能够有效地做到日期格式的限制;用户在进行相应的操作后应该给予适当的提示或跳转等。

3) 双人录入

双人数据录入是指让两个数据录入人员对一份数据进行两次录入。假设在一定程度上两位数据录入人员都会发生错误,这些错误会随机分布在两次的录入中,最后通过核对两次录入的情况确定哪些输入是有问题的[107]。由于将采集的数据从纸质文档录入到电子系统中往往会发生一些随机的错误,双人录入的方法可以大幅度减少这种随机错误,从而保证数据的质量[108]。

4) 源数据核查

源数据核查是指完成数据录入之后,将所收集的数据与原始数据再进行对比,从而找出录入数据与源数据之间的不一致。在数据采集过程中,也可以采用一人录入一人核查的方式进行源数据校验。源数据核查的方式虽然可以达到减少数据错误、提高数据质量的目的,但是由于数据核查目前基本由人工完成,加上数据采集的量往往十分巨大,人力成本较高。国外一些研究者也从节约成本的角度出发,提出了基于风险的源数据核查,即对部分数据进行源数据验证,能够在提升数据质量的同时,减少一定的核查成本[109]。

5) 系统逻辑审核

在使用电子表单进行数据采集时,无论是基于计算机还是基于平板电脑、手机等移动设备进行数据收集,电子表单的设计都必须具有保证数据准确性的系统验证。例如可以通过对数值的大小或位数进行限制,避免不符合临床医学常识的数值的录入;通过限制表格的数据输入类型,避免数据类型错误;通过限制输入的格式,避免录入数据不符合要求;通过设计下拉菜单或多选框,避免不标准的临床术语采集。

6) 电子数据采集

随着电子信息技术的不断发展,日常医院产生的患者诊疗数据也都实现电子化,存储在医院的信息系统之中,为临床科研积累了宝贵的资源。电子数据采集就是通过计算机技术,从医院的各种信息系统或已建立好的其他数据库中进行数据集成或数据抽取,从而实现快速的数据采集。由于不依靠人工录入采集,电子数据采集可以避免很多录入工作中的随机错误,同时借助于计算机手段还可以对采集的数据进行一定的数据审核,并且数据收集的效率也优于人工录入。但是,由于直接以已建立的数据库作为数据来源,数据源的质量成为影响数据采集质量的最主要原因,并且如果同时从多个数据库或系统中进行数据抽取(如多中心数据采集),也会遇到其他数据质量问题,如患者主索引问题和术语不匹配等问题。加上电子数据采集的实施需要在源数据库和目标数据库之间构建数据字段的映射规则,同时也会遇到类似于数据结构化粒度不一致,需要对非结构化数据进行结构化处理等问题。因此,在进行电子数据采集时,也有诸多的挑战需要去面对。

7)主索引匹配

在多个研究机构同时进行数据收集时,同一研究对象的医疗信息可能被记录在不同的机构,导致数据的重复,若不对这些数据进行数据整合,同样会造成一定的数据质量问题。然而,在不同的机构中该研究对象可能被分配不同的标识编码,加上可能存在其他同名的患者,这就导致无法单纯通过患者编码或姓名对同一患者身份进行识别。而患者主索引匹配技术就是通过患者的姓名、年龄、性别、出生日期等身份背景信息及对不同的身份背景信息赋予权重,通过计算得出两例病例是否属于同一患者,从而对不同数据集中的同一患者进行识别,进而对患者数据进行整合。

8)术语自动映射

在多机构数据采集情形下,还有可能出现另一种数据质量问题,即临床术语标准的问题。这种数据质量问题也是单机构采集时较少遇到的。在单机构数据采集情形下,患者信息中所使用的临床术语往往选用统一标准。但是由于地域之间的差异,不同中心的数据可能会选用不同的标准术语集,或是因为实际应用情况对标准术语集进行一定修改,这就导致多机构数据进行整合时术语无法统一的问题。为了解决这个问题,在多机构采集数据时,一定要先确认不同机构采用的术语标准是否统一,若不统一,可以使用术语自动映射技术,将不同的术语经过分词匹配和计算之后进行映射,实现不同术语集之间的转换。

9)采用统计学方法进行数据质量监控

除了采用一些计算机手段进行质量审核和控制之外,还可以采用统计学的方法,实时地对已采集的数据进行统计分析,并且将结果生成对应的报表,反馈给数据管理人员或研究管理员,达到实时监控数据采集的目的。

在数据采集过程中对数据进行质量控制是保证数据集质量的重要环节,数据采集中的数据质量控制根据其数据采集方法(CRF、eCRF、电子数据采集)和采集模式(单机构或多机构)的不同,需要注意的问题也有不同。但无论是哪种数据采集方式,都需要所有参与数据收集的工作人员共同努力、各司其职才能够实现高质量数据集的收集。

3.2.4.3 医疗数据清理和处理

高质量的临床医疗大数据是开展科研分析、数据挖掘、决策支持等临床应用的基础。然而由于数据采集工作复杂且持续时间较长,质量控制工作很难在各个环节都做到滴水不漏。对于质量无法达到使用要求的数据集，在使用前必须对数据进行清理和处理，减少其中存在的数据问题，提升数据质量。

数据清理，又称数据清洗或数据净化，目的是检测数据中存在的错误和不一致，剔除或者改正错误数据，提高数据的质量。清洗的目标主要是针对数据中存在的各种问题，如数据缺失、重复数据、异常数据、数据中的逻辑错误和不一致数据[110]等。下面列举当前常用的一些数据清理方法。

1）直接删除

直接删除数据集中的缺失、重复或异常数据记录是最简单的一种数据清理方法。该方法的优点是实施简单，在定位发现引起质量问题的数据之后，直接将记录删除，或剔除研究小组，从而减少问题数据的比例，提升数据质量。直接删除的方法基本可以解决所有的数据质量问题，尤其是解决数据重复问题，比较适用于数据集质量问题较少的情况。

对于数据质量问题较多或者引起质量问题的数据在后续的应用分析中有重要临床意义的情况，直接删除问题数据会引起样本量减少，关键数据缺失，从而导致分析结果出现偏差或无法开展后续研究。因此，对于这类研究情况，需要对问题数据采用其他处理方法，从而保证后续的应用分析。

2）数据填补

数据填补技术是指采用合适的值对数据中缺失的部分进行填充，主要针对数据中数据缺失的问题。由于数据缺失是引起数据质量问题的主要原因之一，数据填补也是数据清理步骤中的重要手段。目前常用的数据填补方法主要分为两种，第一种是单一填补，是指对缺失值仅按照某个填补方法结转一次。常见的单一填补方法有末次访视结转、基线访视结转、最差病例结转、最好病例结转等。单一填补的优势是比较简单地解决了数据缺失的问题，也不会导致样本量的减少，但不足之处在于该方法通常会低估数据的变异性[111]。例如，最好病例填补的代替规则是将对照组的缺失值结转为"失败"，将实验组的缺失值结转为"成功"，最后的分析结果会出现有利于试验药的偏倚。第二种填补方法是多重填补，指通过随机生成的值代替缺失值得到多个原始数据集拷贝，然后再对这些衍生的数据集进行分析。缺失数据多重填补的过程涉及贝叶斯理论、马尔可夫链蒙特卡罗方法和数据增广法，其中数据增广法是期望值最大化法则算法的扩展算法。常见的方法有多重热层填补法、趋势得分法、多重回归填补法、数据扩增法等[111]。相较于单一填补的方法，多重填补方法的主要优点在于：① 沿袭了一些简单填补的优点，摒弃了其主要缺陷，使填补的数据能够接近"真实"；② 对于同一资料，更换一个新的分析过程不需要重新填写数据的缺失值；③ 因其考虑了缺失数据的不确定性，对于标准误差的估计以及统计推论通常比较准确；④ 填补效率较高。缺点是比单一填补要复杂，运行程序需要更大的空间，且对数据集的要求比较严格，在一定程度上限制了多重填补的使用[111]。而对于数据填补方法的选取,有研究表明,当数据缺失率小于10%时,单一填补和多重填补所得到的结果并无多大差异,而当数据缺失率大于10%但不超过60%时,多重填补是更合适的选择;而对于数据缺失率大于60%的数据集,即使采用多重填补方法,也无法得到满意的结果[112]。因此,即使能够通过数据填补技术提升一定的数据质量,在数据采集过程中仍然需要做好数据质量控制工作。

3) 重复记录检测

重复记录检测主要是查找数据集中是否有重复记录或者相似记录。重复记录的出现也主要分为两种情况,一种情况可能是同一对象的某一记录完全重复,即出现两次或两次以上重复,产生的原因可能是数据录入时的疏忽或者数据库多次写入;另一种情况则可能是多条病例记录并不完全重复,他们的某些字段还是存在差异,但是却描述同一对象,这种情况可能出现在多源数据集成的过程中。重复数据会造成数据的冗余,占用存储空间,同时也会对数据集的分析结果造成偏差。

人工检测重复数据十分困难,因此使用计算机自动化的方式对数据集进行重复数据检测成为重复数据检测的主要手段。目前对于重复记录检测的算法研究也有许多,其中邻近排序算法是重复记录检测的常用方法,基于排序比较的思想,目前已经得到广泛应用。其他基于排序思想的算法还有多趟排序和优先权队列等。

4) 异常数据检测

异常数据值是采集到的数据中不符合一般规律的数据对象,又称孤立点。形成的原因可能是操作失误、系统异常或设备出现故障。在数据清理中,异常数据的检测主要通过基于统计学、基于距离和基于偏离3类方法。在Hipp的研究中,采用数据审记实现异常数据的自动化检测,该方法又称数据质量挖掘[113];在Dasu的研究中则是将数据按照距离划分为不同的层,在每一层统计数据特征,再根据定义的距离计算各数据点和中心距离的远近来判断是否有异常数据的存在[114]。但是并非所有异常数据都是需要修改或删除的数据,对于异常数据的操作,还应结合领域知识与实际情况进一步分析。

5) 错误数据检测

错误数据的检测指的是检测数据集中不符合逻辑常识、数据前后矛盾或者是与源数据不一致的数据。由于数据类型的复杂多样,错误数据检测中使用到的技术也比较多样,可以是人工与源数据进行比较,也可以通过计算机方式设定简单的规则或查询语句进行错误数据的筛选,如上文提到的数据探针。在非结构化数据中,患者的临床信息常常使用长文本的方式进行描述,对于这样的情况,还需要用到自然语言处理等技术。

有研究表明,目前在数据挖掘研究中,研究者需要花费60%的时间与精力在数据清理过程中。这极大地增加了研究者的工作负担,增加研究成本。虽然数据清理技术能够解决数据集中存在的一些质量问题,提升数据质量,但是数据清理的过程也会消耗一定的时间和精力,并且数据清理技术也不能适用于所有的数据质量问题,只能针对数据集进行一些数据质量提升。因此,对于研究者而言,比起在数据收集完毕之后通过数据清理技术提升数据质量,在数据采集过程中就对数据质量进行严苛的控制才是更合适的选择。

3.3 医疗大数据在临床医疗实践中的应用

3.3.1 医疗大数据的应用技术基础

3.3.1.1 医疗数据分析中主要使用的人工智能算法

1) 分类算法

分类算法是在医疗大数据中应用最为广泛的方法,涉及院前筛查、诊断、预测等在医院治疗时的各个阶段。分类算法将找出数据库中一组数据对象的共同特点并按照分类模式将其划分为不同的类型。常用的分类模型有随机森林(random forest,RF)、支持向量机(support vector machine,SVM)、逻辑回归等。

随机森林是一个包含多个决策树的分类器,因为这些决策树的形成采用了随机的方法,所以称为随机森林。随机森林中的决策树之间是没有关联的,当测试数据进入随机森林时,其实就是让每一棵决策树进行分类,观察这个样本应该属于哪一类,最后取所有决策树中分类结果最多的那类为最终的结果,当然,要考虑到每棵树的权重。随机森林不容易陷入过拟合,并且具有很好的抗噪声能力,能够处理高维特征。随机森林既可以处理属性为离散值的量,如 ID3 算法,也可以处理属性为连续值的量,如 C4.5 算法。另外,随机森林还可以用来进行无监督学习聚类和异常点检测。ID3 算法用信息增益来衡量给定的属性区分训练样例的能力,C4.5 在 ID3 的基础上对算法进行了改进,并用信息增益比来衡量给定的属性区分训练样例的能力。

在应用方面,常见的慢性病如高血压治疗花费昂贵且难以管理,Sun 等人对范德堡大学医学中心参与慢性病管理计划的 1 294 例高血压患者的电子健康病历进行研究,采用随机森林的算法,预测控制高血压的风险和恶化时间,达到 0.773 的准确率。这是制订个性化高血压管理计划这一长期目标的重要一步[115]。

逻辑回归(logistic regression)和支持向量机两者均为概率统计分类模型,且均为线性分类器。所谓线性分类器,其实就是一个极为简单的方程

$$f(x) = \theta_0 x_0 + \theta_1 x_1 + \cdots + \theta_k x_k = \boldsymbol{\theta}^{\mathrm{T}} \boldsymbol{X}$$

在依据某些被量化的信息预测结果时,笔者认为数据($\boldsymbol{X}$)对于结果的影响是数据(视为向量)与权重向量($\boldsymbol{\theta}^{\mathrm{T}}$)内积。内积结果大于 0 的数据分为一类,内积小于 0 的数据分为另一类。这就是线性分类器,依据内积结果与 0 的大小关系进行分类,线性的意思是内积结果是数据的某个线性组合。

此处的关键在于两点：

（1）开始并不知道权重的值到底应该是多少，因此需要通过某种方法对权重的值有一个精确的估计。之后，才能依靠已估计出的权重值，配合新数据，预测新数据的分类结果。一般而言，估计权重都需要通过已知的数据及结果，这个估计过程，在机器学习术语中称为"训练"，而已知的数据及结果称为"训练集"。

（2）由于线性分类器的方程是简单的线性加和，从几何上看，其决定分类的界限是一个"超平面"，在数据只有一个维度的情况下，分界线就是一条直线，无法处理那些分界线事实上不是一条直线的情况。

逻辑回归和支持向量机的区别也就体现在上面两点，由于篇幅和主题所限，笔者在此不展开逻辑回归和支持向量机的数学推导过程，仅简单指出两者的差异。

在估计权重这个问题上，逻辑回归在简单的线性加和方程外嵌套了一个 sigmoid 函数，把线性加和方程的结果映射成了对分类估计准确概率的估计。基于此使用极大似然估计法对训练集的发生概率进行预测，再使用梯度法对最优的权重参数进行估计。而对分界线可能不是超平面的情况，逻辑回归无法有效解决分界线分类能力不足的问题。

在估计权重这个问题上，支持向量机采取了另一个假设：分界线应当在能够把所有训练集数据完美分开的前提下，离训练集数据尽量远。基于这个假设，支持向量机使用了拉格朗日乘数法配合 KKT 条件和 SMO 算法估计最优权重参数值。对分界线有可能不是超平面的情况，支持向量机使用了核函数概念，获得了将数据维度任意提升的能力，从而可以构建出较为复杂的非线性分界线。

在实际应用方面，Cronin 等人收集了 2003—2012 年 116 个医院 1 620 898 例患者的电子健康记录，基于逻辑回归、最小绝对收缩率和随机森林方法进行鉴定，并进行了每对之间的逐对比较，发现逻辑回归在透析中具有最佳受试者工作特征曲线（receiver operating characteristic curve，ROC curve）下面积[116]。Gyemin 等人基于 2007—2008 年美国密歇根州心血管联盟多中心登记处的 41 016 例患者数据，结合支持向量机，预测 13 种不同的经皮冠状动脉介入并发症，取得较高的准确率，在更广泛的临床领域中具有价值[117]。Jonathan 等人将支持向量机应用于人类免疫缺陷病毒（HIV）的研究中。他们收集了 146 530 例退伍军人的电子病历，结合支持向量机，对放射学报告进行分类，来鉴定 HIV 患者，取得了较高的准确性[118]。

2）聚类算法

聚类（clustering）就是给定一个元素集合 D，其中每个元素具有 n 个可观察属性，使用某种算法将 D 划分成 k 个子集，要求每个子集内部的元素之间相异度尽可能低，而不同子集的元素相异度尽可能高。其中每个子集称为一个簇（cluster）。

聚类算法与分类算法的差异在于，分类算法是一种监督学习算法，而聚类算法是一种非监督学习算法。所谓监督学习算法，即训练集中的数据存在分类，举一个非常简单的例子，假定有一名医生希望通过一个训练集估计一个新患者得的是良性肿瘤还是恶性肿瘤，那训练集中的每个训练数据，除了各项生理指标之外，一定还有肿瘤类型的说明作为训练集数据的从属类别。而非监督学习算法不同，训练集中的数据本身的内在结构是隐藏的，数据内在结构需要通过算法本身进行挖掘。用较为直观但是不太准确的话进行描述：监督学习算法的预测结果存在对错之分，而非监督学习的预测结果不存在对错，只存在预测的好坏。

Zhang 等人基于数据驱动的方法设计针对儿童的医嘱。他们收集了 2011 年患有哮喘、肺炎及经历阑尾切除术住院儿童的共 47 099 份医嘱，根据医嘱相似度及下达时间进行聚类分析，大大减少了医生工作量，提高了效率，减少了医嘱下达的意外变化，增强了患者的安全性[119]。

3）关联规则算法

从提出关联规则这一概念以后，很多研究者都致力于研究大项集的生成算法。随着关联规则挖掘技术的日渐成熟，如何将这一方法运用于从大量的医学数据中找出其内在关联规则的研究，为临床疾病监测、药物治疗效果的评价及疾病预防提供有效依据，更是一个新的研究内容。至今已提出不少算法，如 Apriori、DHP、FP-Growth 等，其中最为著名的便是 Apriori 算法。

Apriori 算法是一种最有影响力的挖掘布尔关联规则的频繁项集的算法，它是由 Rakesh Agrawal 和 Ramakrishnan Skrikant 提出的。它使用一种称为逐层搜索的迭代方法，k 项集用于探索$(k+1)$项集。首先，找出频繁 1 项集的集合。该集合记作 L_1。L_1 用于找频繁 2 项集的集合 L_2，而 L_2 用于找 L_3，如此下去，直到不能找到 k 项集。每找一个 L_k 需要一次数据库扫描。为提高频繁项集逐层产生的效率，一种称作 Apriori 性质的重要性质用于压缩搜索空间。其运行定理在于一是频繁项集的所有非空子集都必须也是频繁的，二是非频繁项集的所有父集都是非频繁的。

在医学领域，医院接收来自不同地区的患者，HIS 会存储各种医疗诊断。对于在如此庞大的数据集中鉴别出常见疾病以及它的成因是一项非常艰巨的任务。Ilayaraja 等人提出一种基于关联规则的 Apriori 数据挖掘技术，在特定时间段内识别特定疾病区域频率的方法，以确定在一个大的医疗数据集的常见疾病，帮助临床决策[120]。

4）神经网络（深度学习）

人工智能中所说的神经网络是一种模拟人类神经网络的算法。其基础是称为 M-P 神经元模型的网络节点。

如图 3-4 所示，每个节点对应 n 个输入，输入向量 $\boldsymbol{X}$ 与连接权值向量 $\boldsymbol{W}^T$ 内积组成输入 $\sum_{i=1}^{n} x_i w_i$，可以类比为生物神经元的刺激之和。对生物神经元而言，当刺激和较大并超过阈值时,称为阈上刺激,会使神经元产生动作电位。在机器学习的神经网络中,类比体现为输出 $y=1$。阈值称为 θ,这一过程可抽象为

$$y=f(\sum_{i=1}^{n}w_i x_i - \theta)$$

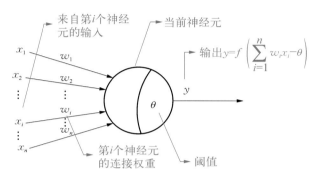

图 3-4 神经网络算法示意图

这里的映射(术语是"激活函数")$f(x)$ 从直觉上来看应当是一个阶跃函数(见图 3-5)。从而使得机器学习中的神经元有很贴合人的神经元的"阈上刺激"产生动作电位和"阈下刺激"仅产生局部电位的性质。但是出于阶跃函数本身不连续、不光滑的不良特性(会在使用梯度法求参数时产生问题),常用 sigmoid 函数(见图 3-5)替代阶跃函数作为激活函数。与之相对应,输出一般不会是 $0/1$,而是这个区间中的某个数。

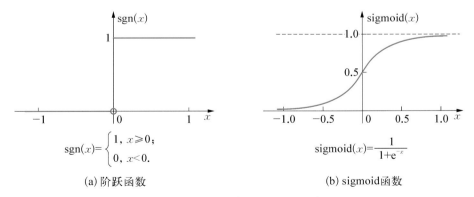

图 3-5 阶跃函数和 sigmoid 函数

对于一个神经网络,当人们在谈使用神经网络进行"学习"的时候,其实是对各个连接的权重和节点的阈值进行赋值,使得此神经网络具备实现某种逻辑过程或函数的能力。以最简单的神经网络(仅有一个 B-P 神经元节点)为例,通过修改各个连接点的连

接权值,可以分别实现与门、或门和非门的逻辑运算。而在添加神经网络的节点,构造包含多个隐层的神经网络后,神经网络可以用于实现更为复杂的函数,从而构建出更为有用的分类器。理论上,在神经网络包含足够多节点和足够多隐层的时候,可以通过训练集训练,模拟出任意复杂度的连续函数,这也是神经网络最为重要的优势之一,具备极强的通用性。

虽然神经网络具备极强的通用能力,但是在很长时间内都存在十分严重的缺陷。虽然神经网络在包含足够多节点和隐层的时候在理论上可以模拟任意复杂度的连续函数,但是在实际应用时,用于估计各个神经节点连接权参数的反向传播算法无法很好地处理网络隐层变多的情况,使得参数估计失准的情况非常严重。直到 2006 年,Hinton 等人发表了 *A fast learning algorithm for deep belief nets*,使得神经网络隐层较多情况下的参数估计问题得到解决;配合当时英伟达公司开始开发 CUDA 技术,使用 GPU 加速运算,神经网络的实际应用能力得到了质的飞跃,这才使得神经网络至今成为业界研究的绝对热点。利用 Hinton 所提出的新技术对多层神经网络进行训练以解决实际问题的技术,就是现在所说的深度学习。

神经网络具有"相似形输入,形似性输出"的特征,所以该方法的评价精度和科学性不仅取决于训练样本的数量,也取决于训练样本的质量。训练样本数量越多,质量越优,越能准确地描述住院患者的风险状况及诊疗方案的质量和效果。由于它较高的自组织、自适应和自学习能力,能弱化指标权重确定中人为因素的影响,故优于其他评判方法。本节在分析神经网络特别是 BP 模型的结构原理基础上,将它应用于对医疗风险的预测评估。实践证明,应用 BP 神经网络建立的数学模型的输出辨识值与真实值之间的误差较小,可以比较科学、直观地预测住院患者的医疗风险。研究结果表明,神经网络方法用于住院患者的医疗风险预测是有效和合理的。

Choi 等人结合深度循环神经网络 GRU,学习纵向病例数据,预测心力衰竭患者 18 个月后(或 36 个月后)发生终点事件的概率。样本包括了 3 884 件心力衰竭事件以及 28 903 个医疗控制,取得了较好的预测结果[121]。

Cocos 等人构建循环神经网络,以 Twitter 的帖子为样本,标记药物不良反应。社会媒体是药物不良反应(ADR)鉴别的重要药物警戒数据来源,他们开发了一种可扩展的、基于深度学习的方法,其性能超越了社交媒体中最先进的 ADR 检测。该方法可减少手动数据标签的需求,并可扩展到大型社交媒体数据集[122]。

混合数据挖掘是基于多种机器学习算法融合而成。Hu 等人基于电子病历,提出一种混合数据挖掘的方法,对患者住院期间是否发生不良事件进行预测。首先,开发基于规则的医疗语言处理方法和机器学习方法——条件随机场(conditional random field),从非结构化入院记录中提取必需的患者特征。之后,采用最先进的监督机器学习算法构建不良事件预测模型——随机森林、支持向量机、逻辑回归,取得了较好的预测结果[123]。

3.3.1.2 医学自然语言处理与分析

结构化的医疗数据对于数据的分析和利用可谓至关重要,但是目前超过一半的医疗信息仅存在于非结构化的各类临床文档和报告中。而读取、解析和映射这类基于自然语言描述的文本数据到结构化信息是开展后续自动化数据分析的前提。因此,在生物医学信息学领域中针对这样的领域需求,形成了一个重要的子研究领域——医学自然语言处理。

本节希望提供以下三个问题的答案:

(1) 为什么自然语言处理在医疗大数据分析中如此重要?

(2) 目前在生物医学领域使用哪些自然语言处理技术?

(3) 在生物医学领域自然语言处理技术还面临哪些挑战?

1) 处理自然语言文本是医疗大数据的重要挑战

自然语言是人类交流和沟通信息的基本形式。在临床领域,大多数的患者信息也是通过这种形式记录在临床文档和报告中来满足临床服务的持续性和协作性。医疗信息化的深入,特别是电子病历系统的采用使得这类信息中的大多数已经从传统纸张形式转变为电子化形式。特别是当患者在不同时间甚至不同医疗机构的就诊信息被集成之后,可以大大方便临床诊疗过程中医生获取患者完整信息的需求,同时也为计算机利用这些信息实现智能化应用提供了更好的基础。但是这类信息本身在组织形式上依然是自然语言,具有太多的形态变化和语义歧义,不具有特定格式化限定,因此给其自动化利用带来了挑战。为了将这些文本信息转换为结构化的信息,需要在生物医学领域投入大量的人力。例如在临床领域,专业的病案编码员需要针对临床文档和临床诊断为患者当次就诊给出合适的诊断编码以服务于卫生管理;美国国家医学图书馆的索引员需要为每一篇科学文献标记一个医学主题词表(MeSH)术语来描述这个文献的研究主题;大量的生物医学数据库构建过程同样需要大量的人工以从科学文献中提取基因型和表型信息并人工标记两者的关系。而这样的临床案例、科学文献每天都在爆炸式增长,依靠人力已经不能应对这样的数据处理需求。而自然语言处理正是为了完成自动从文本中准确可靠地提取相关信息的任务。

在临床中已经积累了大量包括这些文本信息在内的数据,这类信息本身最初并不是要服务于知识发现而仅仅是服务患者个体的临床治疗,但是通过处理、积累和挖掘,这类信息可以用于在大量患者中发现特定模式,如可以比较不同疗效、开展药学监控、定义新的表型、产生新的假设等,从而产生新的知识。而在临床中面向单个患者,利用自然语言处理技术来处理其临床文档和报告同样可以带来很多好处,如可以把分散在不同系统不同文档中的信息总结为一个完整信息来服务于临床评估。更重要的是,这些信息也可以服务于很多临床决策支持系统,能够更个性化地提出建议和警报。从临床质量管理角度,自然语言处理也可以从文档中发现错误的信息、矛盾的信息以及遗漏的信息。

对于这些基于自然语言处理的应用,自然语言处理提供了一个桥梁,将非结构化文本转换到计算机可以理解的形式,从而让人类保留使用自然语言的同时让计算机可以高效地处理这类信息。

医疗信息化推动了医疗大数据的发展,而医学大数据的特性使得医学自然语言处理成为不可替代的医疗大数据分析支撑技术。下面将深入定义自然语言处理技术,回顾医学自然语言处理技术的发展,并介绍目前主要的医学自然语言处理方法、技术和应用。

2) 医学自然语言处理技术

自然语言处理通常涵盖各种处理非结构化文本的方法体系。计算机可以处理自然语言的本质是依赖于语言本身的规则性:语言由独立的符号(字或词)以及规则(语法)构成,规则中明确了不同语言元素如何组合来创建一个词的序列以表达特定意思。这个规则性不仅是基于规则的自然语言处理的基础,同时也是基于统计的自然语言处理的基础,正是由于规则性才能在大量语料中形成某种模式,使得机器学习方法可以取得很好的效果。

最早的自然语言处理技术可以追溯到计算机诞生的初期,而到了 20 世纪六七十年代之后已经出现了成功的自然语言处理系统,如 Eliza、SHRDLU、LUNAR 等,这些系统通常局限在很小领域的特定任务中。第一个通用计算机英语语法和解析系统,是 20 世纪 70 年代由 Naomi Sager 博士领导的 Linguistic String Project 项目所开发。这个工作后来转入处理临床报告的领域并一直持续到 90 年代,由此奠定了医学自然语言处理的基础。在随后的 10 年中,临床上自然语言处理系统出现了一些典型应用,如 SPRUS、MedLEE、Geneva System、MeneLAS、UMLS MetaMap 和 MEDSYNDIKATE 等。而到了 90 年代末期,随着大量生物医学文献处理和知识发现需求的出现,面向文献的自然语言处理开始成为领域的主要关注点。无论在哪个领域,自然语言处理的基础任务都是识别出文本中的概念,如疾病、临床发现、治疗或者蛋白质分子等,然后再进一步提取各个实体概念之间的关系。

早期自然语言处理系统大多基于大量语言知识,研究如何表达句法和语义知识。而这些知识的建立是一个需要语言专家参与的复杂任务。到 21 世纪初,随着标注语料资源的积累以及机器学习方法研究的再次兴起,研究方向开始转向基于统计的自然语言处理方法。

医学自然语言处理是一个多学科交叉的研究领域,涉及语言学、计算机学、生物医学等,即使在计算机学内部,也包含了计算语言学、知识表达和推理、知识和信息管理、机器学习等多个子研究领域,这种交叉特性对于设计、开发和评估自然语言处理系统都具有重要影响。

目前,自然语言处理技术在生物医学领域的应用可以分为以下几个领域:

(1)信息提取:信息提取的目的通常是针对特定任务,在不必完成语言学分析的情况下,从文本中发现特定的模式。例如,在一个感染监控系统中,仅需要从临床病程记录中发现与感染有关的概念,然后通过提取这些概念、汇总分析之后就可以了解目前院内的感染情况。而从文献中提取的两两分子相互作用,通过集成来自多个文献的两两作用,可以形成一个分子相互作用的网络。同样地,从临床文档中提取的症状数据结合用药数据也可以用来监控药物的临床不良反应。

信息提取过程的第一步通常称为命名实体识别(named-entity recognition),这个过程是在文本中发现特定短语,并映射到规范的概念中。更深入的信息提取需要针对概念的修饰等上下文信息进行提取,因为一个概念在不同的语境中具有不同的意义,如否定描述、时间修饰等,这些感兴趣的修饰信息的提取也是医学自然语言处理研究活跃的领域。同时,提取命名实体之间的关系也是信息提取的重要内容,关系提取通常涉及参考范围的研究,即确定两个不同句子中提及的内容是同一个实体。关系提取通常是具有挑战性的,需要很多领域知识和上下文知识来帮助确定这种关系。

(2)信息获取(IR):信息获取通常是用来帮助用户从大量文档(如大量电子病历、放射报告或文献库等)中快速获得需要的文档。信息获取就是通过匹配用户查询和文档库数据,根据相关性返回一个文档的排序列表。信息获取的技术通常和信息提取的过程一样,信息提取为信息获取提供了基础,通过预先对文档进行命名实体识别和修饰语提取,建立起索引,进而在检索信息时可以快速定位到文档。

(3)问题回答(QA):问答系统通常是解析用户的自然语言问题,然后给出答案。在文献资源积累和网络资源丰富的背景下,这样的系统越来越受到重视。问答系统是对信息获取技术的扩展,避免了用户组织查询条件的过程,同时在提供答案的时候针对问题会从原始文档中总结或者提取出相关的答案。

(4)文本总结(TS):从大量输入文本中总结出这些文档的主要论点就是文本总结。这是在应对大量数据的情况下,让用户可以快速概览文档的有效手段。文本总结通常包含几个步骤:首先是内容选择,从原始文档中选择突出的信息;其次是内容组织,发现重复和冗余信息,并对信息进行排序;最后是内容再生成,通过组织的信息生成自然语言。文本总结可以是问答系统结果显示的技术,目前这两项技术主要都是体现在文献处理方面。

(5)其他:其他的自然语言处理技术应用还包括如下内容。① 文本生成,用于反向从结构化数据生成自然语言。② 机器翻译,用来完成不同语言文本的翻译。③ 文本可读性评估和简化,用来面向健康大众实现专业医学知识的简化。④ 情感分析和情绪探查,这是近些年出现的语言内容分析的技术,有研究显示患者的讲话内容可以用来了解患者的精神状态。

3）基于规则的自然语言处理和基于统计的自然语言处理

在所有这些应用领域中，存在各种算法和技术。在各种方法中对于语言知识本身的应用也存在很大差异。在一类方法中使用最少的语言知识，如仅利用是否出现某个词来判断文本，其典型应用如搜索引擎。在另一类方法中，基于大量对语言知识的应用，通常包括句法、语义结构等，希望完整解析文本中的相关信息。通常根据是否应用语言知识把这两个流派分别称为基于规则的自然语言处理和基于统计的自然语言处理。

（1）基于规则的医学自然语言处理技术：基于规则的自然语言处理技术往往需要相关的语言知识以及规定相关的表达。目前这些知识通常分为几个层次：词形（morphology）、句法（syntax）、语义（semantics）、语用（pragmatics）和话语（discourse）。这些知识传统上都是由语言学家通过仔细观察和人工分析，花费大量时间建立的。同时，不同的语言种类在这些知识上也具有差异性，因此通常英文环境下积累的知识不能直接应用到中文环境。由于篇幅所限，这里不涉及具体语法规则的说明。在医学领域的自然语言处理中，一个重要的理论是基于子语言理论的规则。

子语言（sublanguage）理论是由美国语言学家 Zellig S. Harris（1909—1992 年）提出的。根据 Harris 的理论，在技术领域的语言具有某种结构和规律性，这种结构和规律性可以通过对该领域语料的分析观察到，而且这种结构和规律可以通过形式化的描述计算。一般的自然语言语法理论只是描述句法结构，Harris 的子语言语法则包含领域相关的语义信息和关系。

Harris 假设所有表达和传递信息的语言是满足某种约束的词汇序列，这种约束包括依赖关系、改写缩减、概率不均等。而在某些子语言特定领域，由于主题词汇和关系的限制表现出特定的约束。因此，创建子语言语法的关键任务是发现子分类和重要关系。下面是一个基于语义规则的简单示例：

【基因 | 蛋白】作用【基因 | 蛋白】

这个规则可以用来从文献中提取分子之间的相互作用。而临床文本的处理可能就复杂一些，需要定义更深的语义语法，如：

【主体】→【发现】

【发现】→【程度】?【改变】?【症状】

【改变】→【否定】?【改变】

【程度】→【程度】|【否定】

上面的语法可以用来从文档中解析临床文档中对于临床发现的描述，如记录的"活动度未见明显异常"可以解析为"活动度 /【主体】未见 /【否定】明显 /【程度】异常 /【症状】"。把这类语义规则和句法解析规则结合起来，可以更好地解析文本，但是语法的描述也会更复杂。而且依靠规则的方法往往需要领域专家把语料情况、语用背景等结合到技术中,越多的人工参与,所获得自然语言处理情况越可能取得好的效果。

(2) 基于统计学的医学自然语言处理技术:基于统计学的技术体系更常用的说法是基于机器学习的方法,在整个自然语言处理技术的各个环节中(分词、词性标注、命名实体识别、关系提取等),目前机器学习方法都体现出很好的价值,而且往往在一些规则和基础资源建设不完善的地方能够体现出更好的价值。机器学习在医学自然语言处理中的应用从技术上可以大概分为两类。

① 监督的机器学习:该方法需要对训练语料进行标注,在自然语言处理中通常需要标注词性,在医学自然语言处理中通常还需要标注语义,并给出人工标注的结果。监督的机器学习方法通过对这些人工标注好的语料的训练形成其统计学模型,应用该模型到没有结果标注的新的文本中来实现自动的标注。

目前广泛应用的监督机器学习方法包括支持向量机、贝叶斯网络(Bayesian network)、最大熵(maximum entropy)、条件随机场和神经网络/深度学习(neural networks/deep learning)。

② 非监督的机器学习:监督的机器学习方法的效果在很大程度上取决于训练语料的标注质量和覆盖情况。而这通常是需要大量人力投入来保障的,因此越来越多的研究者希望扩展非监督的机器学习方法来达到这样的效果。在非监督的机器学习方法中,不需要预先的人工标注语料进行训练,通常仅利用数据本身的分布特征实现自动的聚类,如利用聚类方法可以分类临床文档。同时利用矩阵分解的方法,可以自动从大量文本中获得一些常识知识,如通过对维基百科概念矩阵的分解,可以形成"苹果"和"水果"的关系比和"狮子"更密切,同样通过对临床文本中概念分布的分析,可以获得各个不同临床专科中特定术语的关系紧密程度。而这些知识在自然语言处理的很多消歧的环节可以提供很好的支持。

4) 医学自然语言处理资源、工具以及评价方法

自然语言处理目前是一个很活跃的领域,不断开发出新的工具。可以通过 ORBIT (online registry of biomedical informatics tools,https://orbit.nlm.nih.gov)查询这些工具。目前输入"NLP"(自然语言处理)可以查询到 70 个相关的工具、语料资源或者术语资源。同时这里列举几个工具给读者分享:NLTK、LingPipe、OpenNLP、cTAKES 等。

自然语言处理技术的评价通常需要建立一套参照的结果标准,这在医学自然语言处理中曾经是一个主要的问题,因为大多数的临床文档由于涉及患者隐私无法开放出来服务于这个目的。但是近年来一些自动化的去标识技术的应用,以及一些研究组织的推动,使得开展这样的开放测评成为可能,如由整合生物学及临床信息项目(i2b2)组织的自然语言处理共享任务(NLP shared task)从 2008 年开始分别针对几个典型的数

据分析需求开展了 7 次评估。根据任务的不同,评估上会有差异,但是几个基本的评价指标是共同的,这些指标都是通过真阳性(TP)、真阴性(TN)、假阴性(FN)、假阳性(FP)计算获得:

$$召回率\ R = TP / (TP + FN)$$
$$准确率\ P = TP / (TP + FP)$$
$$F\ 值 = 2 \times PR / (P + R)$$

5) 医学自然语言处理面临的问题

自然语言处理技术从图灵测试的角度来看是一个终极的人工智能任务,因此要说这个技术的成熟可能还为时过早,在通用领域中依然面临很多挑战,同时在生物医学领域中也有一些特定的挑战。

首先,在临床文档处理过程中需要关注患者的隐私和伦理问题。这在日常网络文本处理中不会是问题,但是当把大量包含患者隐私的文档输入一个自然语言处理应用之后,如何确保这些信息不被滥用是领域关注的重点,也是影响该技术能够广泛应用的重要因素。

其次,不同的应用对于自然语言处理的要求是不一样的,当这个结果直接服务于临床决策支持的时候,对于该技术的准确性的要求就非常高,因为它可能会让医生做出影响患者健康的决策。因此,不同的应用需要根据场景进行内部和外部的评估,并在用户交互过程中充分说明这些数据的来源是否可靠。

最后,自然语言处理提取信息面临标准化的问题。由于自然语言处理所提取的结构化信息缺乏标准化的支持,在临床中很少有能够服务于多种应用场景的自然语言处理应用。随着医疗标准化的发展和数据交互利用需求的不断提高,要求自然语言处理能够和标准化的信息模型一起,搭建出临床数据的信息标准化和结构化统一解决方案,最终实现医疗大数据广泛利用的基础。

3.3.1.3　医学影像大数据分析技术

1) 医学影像大数据分析技术的发展概述

医学影像大数据,是由 DR、CT、MRI 等医学影像设备所产生并存储在 PACS 系统内的大规模、高增速、多结构、高价值和真实准确的多模态影像数据集合。

多模态的医学影像大数据存储着海量有用信息,但这些信息隐藏在每一个像素或者体素中,无法直接获取。传统的医学影像分析技术,包括医学图像分割算法(形变模型、水平集、图割等)、特征提取算法(HOG、SIFT、SURF 等)以及医学图像可视化算法(体绘制、面绘制、三维纹理映射等),往往只能处理单一模态的医学影像数据,不具有通用性。面对多模态医学影像大数据,这些方法都不如医学影像大数据的增长速度快。如何从海量医学图像数据中挖掘出有用的知识,从而为临床诊疗和科学研究提供更充分的依据,已经成为学术界和工业界的研究热点。

为了提高图像识别与检测水平,充分发挥多模态医学影像大数据的优势,传统的基于机器学习的人工智能算法,包括隐马尔可夫、支持向量机、强分类器、随机森林等逐渐应用到医学图像分析领域。这些算法通过从医学影像大数据中自主学习某种疾病的特征信息,并将其保存下来形成特征分类器,实现医学图像的配准与识别。然而,传统的机器学习算法需要利用先验知识从原始数据中人工设计特征,进而训练模型。由于特征选取难度较大,模型可能存在过拟合问题,泛化能力难以保证;同时,传统模型可扩展性差,难以适应大规模数据集;此外,这些算法在图像预处理、图像分割、特征提取、图像识别各个环节相对独立,中间会产生大量冗余信息。传统的机器学习算法中的上述问题限制了医学影像大数据分析技术前进的步伐。

近年来,由于 CPU 和 GPU 计算性能的高速提升、大规模标注数据集的公开、算法的优化等多方面因素,研究人员掀起了针对深度学习研究的第二次热潮。深度学习是机器学习研究中的一个新的领域,其出发点在于仿真人脑进行分析学习,通过模拟人脑视觉机制自动地学习到数据各个层次的抽象特征,从而更好地反映数据的本质特征。2012 年,Hinton 教授团队使用了基于深度学习的全新的多层卷积神经网络(convolutional neural network,CNN)结构,突破性地将 ImageNet 大规模视觉识别挑战赛(ILSVRC)的错误率从 26.2%降低到 15.3%。这一革命性的技术,让深度学习以极快的速度跃入了医学图像分析领域。深度学习是一种监督式学习方法,需要大规模标注图像,从而形成影像分析的"金标准",然后对预处理后的标注图像进行训练,并将训练后的模型用于医学图像分类与检测。但在医学领域,通常很难获得足量的已标注的数据集,这使得从头开始训练一个深度学习神经网络成为一个巨大的挑战;同时,多模态的医学影像大数据增加了图像分析的复杂度,所以完善多模态医学影像融合技术是发挥医学影像大数据优势的关键;此外,医学影像的分辨率一般高于自然图像,这增加了深度学习计算的复杂性。医学影像领域的研究者们采用以下方法缓解上述问题:使用 ROI 代替整幅图像作为网络训练的输入,减小模型参数,降低训练难度;通过各种仿射变换扩大已有的小样本数据集,避免过拟合;采用预训练模型或迁移学习等策略,引入自然图像的训练参数,提高训练时的收敛速度。

2) 深度学习主要的网络结构——CNN

深度学习是一种数据驱动型模型,其本质仍是特征学习的过程,主要包括自编码与堆叠自编码、深度置信网络、限制玻尔兹曼机和 CNN,其中 CNN(见图 3-6)以其局部感知野、权值共享、空间亚采样(池化)3 种结构思想极大减少了训练参数,且其卷积操作能够有效学习图像的深层特征,自 2014 年以来,广泛应用到医学影像的图像识别、图像配准、图像检测、图像分割等领域。CNN 是一种端到端网络,其技术的实现主要是因为它的两个特性:局部感知野和权值共享。局部感知野是指卷积核能够感知图像的局部,并且可以提取图像的局部特征。图像的空间联系是局部的,就像人是通过一个局部的感受野去感受外界图像一样,CNN 中的每一个神经元都不需要对全局图像进行感知,每个神经元只感受局部的图像区域,然后在更高层将这些感受不同局部的神经元综合起来就可以得到全局的信息。同时,权值共享特性使得 CNN 的实现成为可能,同一个卷积核会对整幅图像进行卷积,这使得参数大大减少。

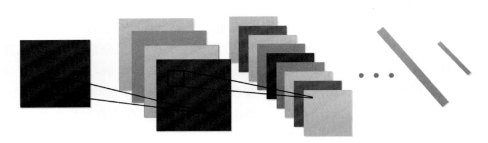

图 3-6　CNN 3 个关键机制(局部感知野、权值共享、池化)示意图

一个典型的 CNN 结构主要包括卷积层、池化层、全连接层、激活函数层以及一些防止过拟合的 Dropout 层、Batch Normalization 归一化层等。

卷积层由一组卷积核(convolution kernel)构成,每个卷积核都会对整幅图像进行卷积操作。相比于稀疏自编码、限制玻尔兹曼机等其他网络结构,CNN 的输入以及操作对象都是二维图像而非向量,这极大保留了图像的空间结构特征。类似于人脑处理图像的过程,CNN 的低层卷积核能够学习到相关度高的浅层图像特征,如物体的边缘特征信息,高层卷积核能够从大量数据中学习到深层特征,如某种物体的局部形状和纹理。卷积核能够全自动、直接从训练的数据当中学习鲁棒性高的图像特征,这正是人们所需要的,因为它避免了传统机器学习中研究人员手动设计图像特征的弊端,使得研究人员能够专注于深度网络的构建,这也是 CNN 迅速流行起来的主要原因之一。

为了减少网络模型的参数,避免训练过程中出现过拟合问题,池化层将输入的图像(特征图)降采样,减小图像(特征图)的尺寸,同时池化层能够实现对不同位置的特征进行聚合统计,如人们可以计算图像一个区域上某个特定特征的平均值(或最大值),这极大提高了网络模型的泛化能力。池化在本质上是通过降采样的过程减少计算量。

经过多次卷积-池化操作后,CNN 一般以全连接层作为最后几层,将结构化信息向量化,实现对图像的识别与分类;Relu 作为激活函数,在引入非线性操作的同时能够避免梯度消失现象。而 Dropout 层、Batch Normalization 归一化层可以有效处理过拟合的问题。

3) CNN 在医学影像大数据领域中的应用

近年来,基于 CNN 的深度学习技术在医学图像分析领域得到了广泛的应用[124]。

（1）图像识别与分类：图像分类是深度学习最早应用于医学影像分析领域的技术，分类网络的输入是一幅图像，输出是一个值（如某种疾病在图像中存在／不存在的概率）。因此，图像分类解决的是"图像是什么"的问题。由于医学图像的分辨率很高，不适合直接用来训练，一般情况下，研究者会选取感兴趣区域（如病灶点、生理解剖点等）作为训练图像，这样做可以扩大数据集，减小网络复杂度，缓解过拟合问题。

图 3-7 所示是多尺度卷积神经网络（MCNN）[125]与分类器（如支持向量机、随机森林等）相结合实现对肺结节二分类的流程。研究人员先从 CT 切片中筛选出存在肺结节的图像，然后提取存在肺结节的 ROI，通过 CNN 训练获得鲁棒性更高、非人工设计的图像特征，最后利用这些特征实现对良性肺结节和恶性肺结节的二分类。然而，在实际临床工作中，肺结节的尺寸不一，为了能更好识别肺结节，研究人员以被标记为肺结节的区域为中心，提取 $96 \times 96 \times 96$、$64 \times 64 \times 64$ 和 $32 \times 32 \times 32$ 三种像素级别的尺度图像，然后将 3 幅 ROI 缩放以适应 MCNN 的输入尺寸；换句话说，每个被标记为肺结节的区域依据尺寸变换获得 3 幅图像，这实际也是一种扩大数据集，缓解过拟合的方法。当 MCNN 获取特征表达的参数后，利用这些特征信息，研究人员分别使用支持向量机和随机森林作为分类器，最终实现对肺结节的分类。

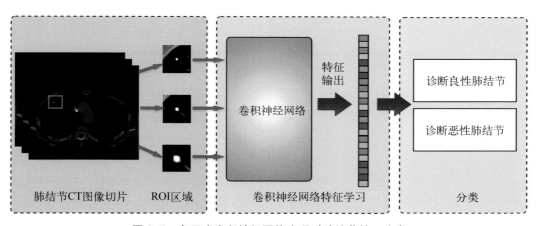

图 3-7　多尺度卷积神经网络实现对肺结节的二分类
（原图像由北京交通大学计算机与信息技术学院的杨凤博士提供）

上述实例所采用的方法在医学图像深度学习领域具有代表性，由于医学影像数据具有多模态性、高分辨率等特征，研究人员在使用 CNN 分类时，往往不会选择把所有工作都让 CNN 实现，而是利用 CNN 实现特征提取与表达，再结合传统的机器学习方法，实现最终目的。

（2）目标检测：与图像识别相比，目标检测解决的不仅是"图像是什么"的问题，更重要的是解决"目标在哪里"的问题。在自然图像领域，2014 年，Ross B.　Girshick

(RBG)使用 region proposal＋CNN 代替传统目标检测使用的滑动窗口结合手工设计特征的方法，设计了 R-CNN 框架，使得目标检测取得巨大突破，并开启了基于深度学习目标检测的热潮。随后，研究人员在实现端到端的目标检测网络方面做了很多努力，包括 Fast R-CNN、Faster R-CNN 等。为了缓解速度问题，达到实时检测的目的，研究者另辟蹊径，基于回归的思想构建了 YOLO、YOLO-v2 和 SSD 等网络。然而在医学图像检测领域，这些端到端的网络并不适用：CT、MRI 等模态的医学图像，分辨率很高，在不进行降采样以适应网络输入大小的前提下，势必会影响检测的时间性能；有些病变的目标区域很小，基于回归的一类网络在检测小目标时精度较差；尽管目前端到端的目标检测网络在 ImageNet 检测任务中，MAP 已经达到 $70\% \sim 80\%$，但在医学图像领域的目标检测方面，精度还远远不够。医学影像领域研究者通常的做法是提取感兴趣区域（器官、病灶）以降低训练图像的尺寸，然后利用感兴趣图像训练 CNN，再将训练好的模型作为分类模型对测试图像的每个像素（体素）进行分类，这样目标检测的问题就转变为分类问题。

如图 3-8 所示[126]，该算法是针对病理图像中乳腺癌的有丝分裂进行检测。先从原始图像中采样获得源图像（用于训练的子图像集），其中尽量保证有丝分裂的细胞核处于子图像的中央，当子图像集训练完成后，对待检测图像使用滑动窗口（与子图像的尺寸相同），然后对每个以待检测像素点为中心的子图像进行分类，得到一个概率图，最后

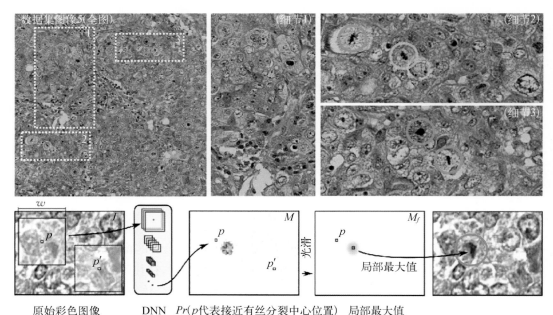

图 3-8　CNN 在检测乳腺癌有丝分裂中的应用

（原图像由 USI-SUPSI 大学人工智能研究所 Dan 等提供）

对概率图平滑之后取局部最大值即得到目标区域。

（3）图像分割：图像分割是医学图像分析领域最重要的环节，它是实现由图像处理到图像分析的关键步骤。一般情况下，分割的任务就是寻找一个含有特定相似属性的像素集或体素集，这些像素集或体素集通常由闭合的轮廓线构成。深度学习在医学图像分割领域已经具有广泛的应用，研究人员也提出了许多新颖的方法，包括图 3-8 提到的滑动窗口检测方法，但是这种方法既耗时，又容易得到错误的结果。为了避免这个问题，也有部分研究人员结合 CNN 与 MRF、条件随机场优化分割结果，但是这种方法仍不是端到端的网络结构。

2015 年，借鉴自然图像分割网络——全卷积网络（fully convolutional networks，FCN），Olaf 等人提出了著名的端到端的医学影像分割框架 U-Net[127]。U-Net 结构工整，呈"U"字形（图 3-9）。与经典的 CNN 在卷积层之后使用全连接层得到固定长度的特征向量进行分类不同，U-Net（FCN）可以接受任意尺寸的输入图像，采用反卷积层对最后一个卷积层的特征图进行上采样，使它恢复到输入图像相同的尺寸，从而可以对每个像素都产生一个预测，同时也保留了原始输入图像中的空间信息，最后在上采样的特征图上进行逐像素分类。与滑动窗口相比，U-Net 对各个像素进行分类避免了由于使用像素块带来的重复存储和计算卷积的问题。这种网络框架在随后通过改进，也用到

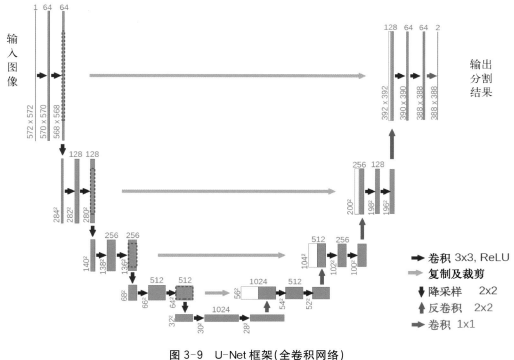

图 3-9 U-Net 框架（全卷积网络）

（原图像由德国弗赖堡大学的 Olaf 等提供）

3D 影像分割中。同时,U-Net 还存在一些问题,如:上采样的图像结果比较模糊和平滑,对图像中的细节不敏感;对各个像素进行分类没有充分考虑像素与像素之间的关系,忽略了在通常的基于像素分类的分割方法中使用的空间规整(spatial regularization)步骤,缺乏空间一致性。为了缓解 U-Net 的上述问题,研究人员将其与条件随机场结合,通过考虑图像中的空间信息,得到了更加精细并且具有空间一致性的结果。

(4) 图像配准:医学图像配准即寻找一种空间变换,使得单模或多模的两幅图像的对应点尽量达到空间位置和解剖位置的一致。配准的结果通常应该使两幅图像上所有的解剖点或至少是具有诊断意义的点都达到匹配。常规的医学图像配准方法主要包括点线面配准方法、最大互信息配准方法以及图谱法等。尽管基于灰度的配准方法精度很高,但是这类方法计算时间复杂度过高,而且其捕获范围较小。

为了缓解上述问题,Miao 等人[128]提出了一种基于 CNN 的回归网络,实现了实时的二维/三维图像配准。该回归网络可以恢复由数字重建放射影像(DRR)到 X 线图像变换的参数,他们提出了 3 种算法来简化 CNN 回归网络的非线性复杂度。① 局部图像残差(local image residual,LIR),LIR 实际是特征面片提取过程,通过提取图像局部 ROI 将其作为 CNN 训练数据。② 空间参数分区(PSP),与传统的获取(学习)整幅图像配准参数不同,PSP 算法将图像分区,分别获取每个区域的配准参数,这样就可以将整个回归任务分解成几个回归的子任务。③ 层级参数回归(HPR),通过将获得的变换参数分解然后通过回归算法对分解参数分层,这种方式能够显著提高参数精度。从这个网络的输出结果来看,深度学习算法比之前的最优算法的结果更准确且鲁棒性更好,大幅度提升了基于灰度的二维/三维配准进程(见图 3-10)。

4) 结论

尽管目前深度学习在医学影像大数据处理中仍面临多样性、速度性能等挑战,随着人工智能和医学影像大数据在医学影像领域的逐渐普及和应用,医学影像所面临的准确度和数据集缺口的问题便可以迎刃而解,两者的融合将成为医学影像大数据分析技术发展的重要方向。

3.3.2　医疗大数据的临床辅助诊疗

3.3.2.1　医学知识临床转化

临床实践在 20 世纪最大的一次思想革命应该归属于"循证医学"(evidence-based medicine),它主要推动了临床医学从传统的经验科学过渡到以科学证据为主要参考的实证科学。这也是在医疗服务成为社会保障体系的重要组成以及医疗服务系统化之后的必然选择。然而从这个概念提出到现在的近半个世纪,人们不得不面对的现实是临床实践和医学循证知识之间的鸿沟(the knowledge-practice gap)在不断变大。2003 年 McGlynn 等人[129]发表在《新英格兰医学杂志》上的调查显示,在美国约一半患者接受的

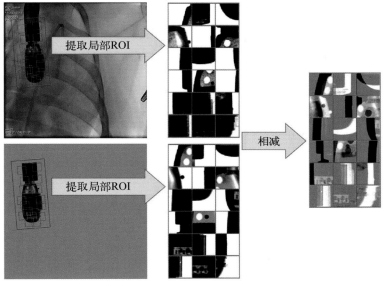

(a) LIR特征提取流程图

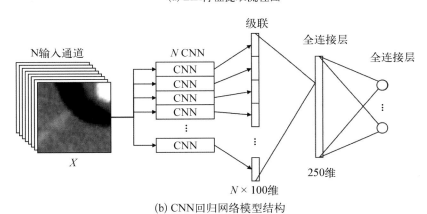

(b) CNN回归网络模型结构

图 3-10 CNN 在医学图像配准中的应用

(原图像由英属哥伦比亚大学 Shun Miao 等提供)

治疗并不是推荐的循证治疗方案,并且 20%～25% 的患者接受了不必要的甚至有害的治疗。2005 年美国一家三级护理儿童医院开展的关于万古霉素使用情况的调查显示,66% 的疗程未遵循临床指南,存在不合理用药情况[130]。2014 年苏格兰开展的关于他汀类药物的调研表明,虽然已经有充分的临床证据证明他汀类药物可以有效降低糖尿病患者罹患冠心病的风险,但是约 1/3 的患者并未应用他汀类药物[131]。类似的案例在文献中已广泛记载,这表明循证医学并未在临床环境中得到有效的贯彻和实施,知识与实践之间的鸿沟已成为医疗领域面对的一个严峻问题。

导致这个问题的主要原因包括以下几个方面。① 生物医学知识增长的速度非常快。生物医学领域每年新增 10 000 种病症、3 000 种药物、1 100 种实验室检查项目以及 40 万篇文献;每天有 75 项实验结果和 11 篇综述发表;对于热门研究领域,更是每 22 个月文献就翻一番。爆炸式的知识增长加剧了临床工作者的认知负担。② 现有的循证知识发现体系所发现的知识并不能保障知识的完备,多数知识会由新的更大规模研究的结论所替代。2001 年的一项关于临床指南时效性的统计表明[132],半数的指南知识会在 5.8 年后失效($95\%CI$:5.0~6.6 年),90% 指南的有效期为 3.6 年($95\%CI$:2.6~4.6 年)。2002 年,Poynard 等人[133]统计了 1945—1999 年发表的 474 项临床研究,其中 285 项(60%)研究结论仍然是正确的,而 98 项(21%)是错误的,91 项(19%)是过时的。循证医学知识的时效性对临床医生更新知识的及时性提出了很高的要求。③ 临床是一个以安全第一为出发点的领域,各种规章、制度也限制了新技术和新知识直接进入临床,需要层层的审批和授权,一种新的知识进入临床面临一个比较长的接受周期,医学知识从发现到进入日常的临床实践需要 10~17 年。3 个因素相互作用,使得知识与实践之间的鸿沟越来越大。

1) 临床知识转化

为了弥补这样的知识与实践的鸿沟,医疗行业不得不是一个终身学习的行业,但是传统的在职培训和教育对人手短缺、工作繁忙的医疗行业来说并非是有效的手段。为此提出了知识转化的概念,这个概念是广义的转化医学研究的第二个阶段。知识转化的目标是使用循证医学知识影响诊疗决策,并改变临床工作者的认知和行为。

为了推动知识转化,Graham 提出了细化的知识转化(Knowledge to Action,KTA)模型[134](见图 3-11)。

这个模型将知识转化的生命周期划分成知识生成(knowledge creation)和知识实施(action cycle)两大阶段,共包含 10 个步骤。① 知识查询(knowledge inquiry),代表知识的初级形态,即发表在期刊中的大量未经处理的临床试验和研究。② 知识合成(knowledge synthesis),即从初级知识中整理形成系统性综述等次级知识。③ 知识工具(knowledge tools or products),即从系统性综述中进一步提炼、归纳形成临床指南和临床协议(clinical protocol)等指导性和可操作性更高的次级知识,为后续的知识实施提供基础。上面的 3 个步骤构成了知识生成环节,后面的步骤则构成了知识实施的环节,以解决如何在临床环境中应用这些知识的问题。④ 问题定位和知识选取(identify problem;identify, review, select knowledge),针对临床中存在的问题选取相应的知识。⑤ 知识本地化(adapt knowledge to local context),对选取的知识进行本地化以更好地服务于本地医疗机构。⑥ 实施前评估(assess barriers to using the knowledge),评估知识实施过程中的技术、组织等各方面的潜在障碍。⑦ 知识实施(select, tailor, and implement interventions to promote the use of knowledge),根据实施前评估的结果,在

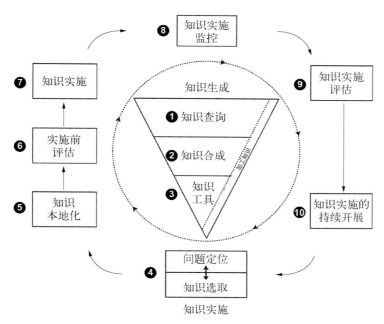

图 3-11 Graham 提出的知识转化模型

临床环境中采取相应的干预手段,如宣教、进修等教育手段,或提醒提示、智能推荐等决策支持的方式,以促进知识的使用。⑧ 知识实施监控(monitor knowledge use),监控实施干预后知识的使用情况,这里包含了两层含义,一个是在认知层面上,知识对临床医生的认识、理解和态度产生的影响;另一个是在行为层面上,通过对知识使用情况的监控,可以判断当前的知识实施方案是否进展顺利。⑨ 对知识实施的效果进行评估(evaluate the outcomes of using the knowledge),判断知识实施是否成功,需要结合患者预后、医疗质量、费用、效率等关键绩效指标(key performance indicator,KPI)进行综合分析。⑩ 知识实施的持续开展(sustain ongoing knowledge use),当知识实施中的若干因素发生变化时,如系统环境或知识内容发生变化,需要持续地修正系统实现,从而形成一个知识向临床实践不断转化的良性循环。

在整个临床知识转化过程中,知识生成阶段通常由研究者、行业学会、公共知识管理机构等来完成;而知识实施阶段通常由医疗机构来完成,目前来看知识转化主要的瓶颈是在这个环节中,特别是干预实施的阶段。为此,临床医学领域一直在探索哪些干预手段能够有效促进知识转化,并开展了大量的临床研究对不同干预手段的效果和作用进行评估。2001 年,Grimshaw 等人[135]对 1966—1998 年间的 41 项综述进行了分析,以评估知识转化的各种干预手段的效果。研究结果表明,比较有效的知识转化干预手段包括提醒提示和教育外联,而且联合应用多种干预的效果优于单一干预。2005 年,Bloom[136]也开展了类似的综述研究。Bloom 对 1984—2004 年之间的 26 项综述进行了分析,结果显示说教(didactic)和分发纸质材料的教育方式对于改变临床实践几乎没有效果,而提醒提示、教育外联等方式对于医生行为和治疗效果有显著的改进。Grimshaw和Bloom的研究表明,被动式的宣教和文献传播的方法并不能显著影响临床实践,而主动式提醒提示(人工方式或临床决策支持系统)能够实现有效的知识转化。除了以上研究,大量针对临床决策支持系统的研究也证明,临床决策支持系统可以提高临床证据在实践中的应用,是缩小知识和实践之间鸿沟的重要手段。而在大数据和人工智能的背景下,把知识发现和知识实施有机地结合形成学习型医疗系统,为知识转化构建一个完善的生态,将是今后发展的主要方向。

2)临床知识转化的主要研究领域

(1)知识的表达:知识表达是知识工程中一个重要的研究领域,传统的研究中已经针对不同的知识领域和知识形式形成一些知识表达的常规方式。但是在知识转化领域,更关注的是在各种知识表达的更上一个层面上,如何融合形成一个完整的临床知识表达,可以把这个研究定位为协同的临床知识表达。

临床本身包含了大量不同的知识类型,如药学知识、检验知识、诊断知识等,而且在每个专科都对各种类型的知识具有特定形式的知识表达需求,同时在知识形式上有些是服务于人工阅读的,有些是服务于机器推理的,有些以固化的临床工具的形式出现。不同种类知识之间的协同运用对于很多场景中的知识转化至关重要,它使得相关的知识服务能够作为一个有机整体提供更加全面和有效的决策支持,而不是把不同的知识分离管理。其中一个最典型的例子就是诊断和处置之间的完美衔接,需要诊断的知识表达和针对诊断的处置的知识表达能够融合为一个完整的体系,其中关联两者的临床问题需要使用共同的知识表达。另外一个例子是,单一的知识表达形式如面向计算机解析的模型,在临床医生面前如果缺乏足够的可解释性,往往很难获得临床医生的认可。因此,需要构建的是一种能够融合各种类型和各种形式的知识协同表达。

由于临床所涉及知识类型和形式的多样性,采用统一的知识表达来覆盖是一件不可能完成的任务。而不同的知识表达堆积在一起并不能形成有效的协同能力。有学者提出了基于两层建模思想的解决方案。一个是认知模型(epistemological model),包含了针对特定需求或任务所需要的知识类型;另一个是计算模型(computational model),即适合计算机系统执行和处理的数据结构,针对不同的知识类型建立知识表达。两个模型相互关联,一方面满足了领域专家对知识的整体性感知和把握,另一方面又使得知识内容满足了计算机系统推理的需要,依赖第一层模式的约束来形成不同知识表达形式的协同。基于这种思想国内有学者提出了一个认知模型(见图3-12)。在这个模型中,知识首先被分为两个大类即计算机可执行的知识和人可读的知识,并定义了两者之间的关系是所有计算机可执行的知识都以循证医学参考人可读的知识;其次,计算机可执行的知识又被分为规范化表达的知识和硬编码的知识,其中硬编码知识是指以应用

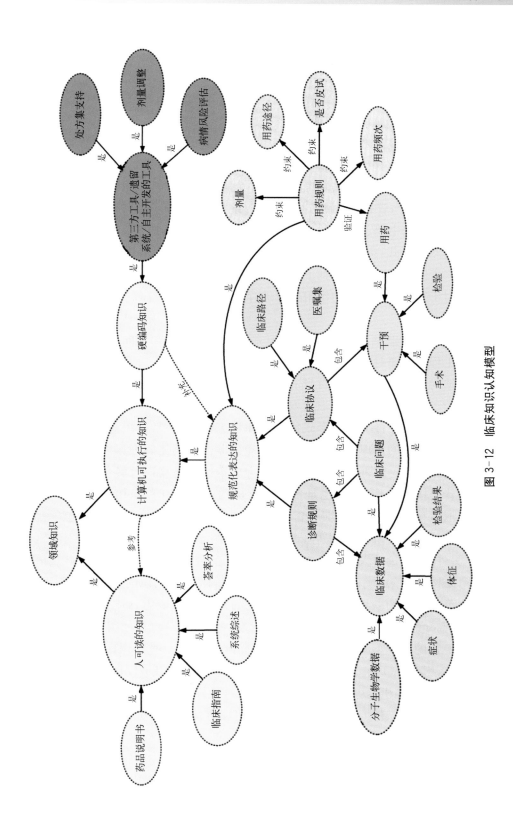

图 3-12　临床知识认知模型

形式而非知识表达内容纳入系统中的知识，它可以是第三方的临床决策支持应用，也可以是由于现有知识表达方法无法实现的应用补充。在这几种知识类型之下，围绕"临床问题"构建诊断规则、临床协议并扩展到各个知识细节，如用药知识（这是目前临床领域中最容易掌控的一类知识）。

在各个具体认知模型之下是计算模型，可以是服务于通用推理引擎的 IF-Then 规则，也可以是直接规则约束的数据表，还可以是具体的文献或者可执行的应用。而在一个临床结构中如何有效管理这些知识同样是一个问题。

（2）知识的获取与管理：在临床机构中，传统的知识管理通常是图书馆的职责，图书馆通过订阅相关的书籍、期刊，并开放给临床人员借阅实现知识管理。信息化时代提供了数字化的阅读方式，大型的文献知识库、循证医学图书馆等资源也起到这样的作用。但是这些资源都还是仅仅起到了供人阅读这一个作用，在知识爆炸的背景下，这样的知识管理对于知识转化的推动作用越来越有限。越来越多的需求是机构能够管理计算机可执行的知识。

在传统的知识工程中，依赖知识工程师完成从人可阅读知识向机器可执行知识的转化。知识工程师既要对专业领域有所涉猎，又要深谙决策支持系统的运行机制和所需要的数据结构。当知识工程师自身的技术能力不足以独立担当这个角色时，还需要软件工程师的参与来完成整个知识获取过程，即首先由领域专家将收集到的知识以自然语言或非结构化叙述性文档的形式传达给知识工程师（通常由信息科担任），然后知识工程师将这些原始的知识转化为结构化的知识形式和具体的临床需求，最后由软件工程师实现具体功能。这种形式由于对于人力成本的要求高以及转化效率低下，并没有成为一种普遍接受的形式，这也是多数医疗机构中并没有专职知识工程师的原因。提高知识获取效率的方式，是提供一套专门的面向知识工程师的平台软件，能够高效地查询、编辑和更新各类知识，如服务于早期 Arden 医学逻辑模块的医学规则编辑系统 EzMLM。另外，从海量的医学文献中汇总知识也变得越来越难，因此利用自然语言处理技术自动提取关键信息或者标注文献，然后直接或间接形成知识也是目前的热门领域。

为了规范化知识的获取接口、提供自动化的知识获取能力，HL7 提出了 Context Aware Knowledge Retrieval（"Infobutton"）标准，通过规范接口，使得不同的知识库可以对外提供一致的知识获取服务。目前这个标准已经被一些知识库所支持，如 BMJ Best Practices、MedlinePlus、Merck Manual、Micromedex 和 UpToDate 等。随着这个标准被广泛接受，很多机构中的知识管理可以通过该标准对接公共知识库来完成一些知识获取和编辑工作。利用一些代理技术甚至可以直接把公共知识库作为内部知识库的补充来应用。

知识管理中最重要的一个研究工作是公共知识库的建设，类似公共图书馆提供图书载体的知识管理，知识库是更结构化的知识管理，通常需要提供更高效的检索、获取和下载服务。在生物医学领域中目前主要有美国国家生物技术信息中心(NCBI)和欧洲生物信息研究所(EMBL-EBI)两个机构在维护几个最重要的生物医学知识库资源，如 PubMed、GenBank、UniProtKB 等。但是，生物医学知识的类型以及发展需求不断出现，一些商用的知识库产品如 UpToDate、BMJ Best Practices、IPA 等也在逐步壮大。这些知识库推动了医学知识的转化，但是大多数的知识传播依旧依赖于人的阅读，其转化的效率依然不高。

(3) 通用的临床决策支持框架：知识的快速转化需要脱离人的阅读，把知识转化作为一个工程系统来实现，让知识能够自动地转化为临床工具。这依赖于一个通用的临床决策支持框架，是很多医学信息专家所期盼的。2012 年，美国国家卫生信息技术协调办公室(Office of the National Coordinator for Health Information Technology，ONC)资助相关标准开发组织协调现有的各类标准构建一个新的 Health eDecision(HeD)体系，在这个体系中所有的知识表达、数据获取、知识分享和传播将有一套相关的规范，从而可以像分享图书一样分享结构化的医学知识以及集成各个知识服务获得更复杂的决策支持。目前相关工作还在推进中，相关的 6 个标准草案已经发布：①《临床决策支持知识制品实施指南》(*Clinical Decision Support Knowledge Artifact Implementation Guide*)、②《决策支持服务实施指南》(*Decision Support Service Implementation Guide*)、③《虚拟病历逻辑模型》[*Virtual Medical Record（vMR）Logical Model*]、④《虚拟病历 XML 规范》(*vMR XML Specification*)、⑤《虚拟病历模板》(*vMR Templates*)、⑥《决策支持服务标准》(*Decision Support Service Standard*)。

但是标准化的进程不是一个简单的工作，过去已经证明形成一个在医疗领域得到业界公认的标准相当困难，因此这样的工作还有很长的路要走。业界对于标准的接受首先是要能满足需求，目前来看临床决策支持的应用逐步获得重视，越来越多的医疗信息产品需要具备这样的特性来满足用户需求。但是，在现有医疗信息环境下如何逐步构建这样的通用临床决策支持框架，国内相关研究机构也进行了探索。

知识转化最关键的是能够转化为对临床的干预，换句话说就是有临床决策支持应用，目前的临床决策支持应用通常是面向任务的、单一的系统，很多场景下甚至不能融入现有的临床工作流程中，所基于的知识往往也是私有管理的。在临床知识转化的大背景下，这种解决特定临床问题的体系结构已经不适用，为此越来越多的专家提供构建通用的临床决策支持框架，所有的临床决策支持应用都可以在这个统一的框架下应用、交互并获得更好的数据获取能力，可融入现有的临床工作流程中。

浙江大学的研究人员在承担的"十二五"国家 863 计划项目中提出和构建了一个临床知识转化平台，其中的核心是构建一个通用的临床决策支持框架(见图 3-13)。① 知识表达(步骤 **1.1** ～ **1.2**)：**1.1** 定义知识表达模型，**1.2** 借助对象关系映射技术由表达模型生成或更新知识库的存储结构。② 知识获取(步骤 **2.1** ～ **2.2**)：**2.1** 任务驱动的自然语

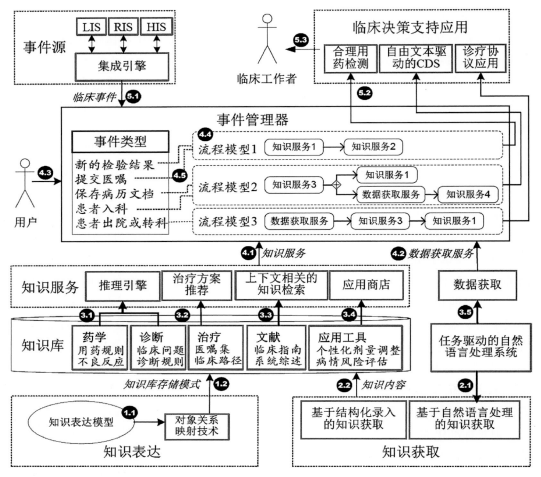

图 3-13　浙江大学设计的临床知识转化平台

言处理系统提供基于自然语言处理的知识获取，**2.2** 专家小组通过结构化录入为主、自然语言处理为辅的知识获取方法不断维护知识库中的知识内容。③ 知识执行（步骤 **3.1**～**5.3**），进一步又分为 3 个环节。（a）知识服务和数据获取服务（步骤 **3.1**～**3.5**）：**3.1** 针对知识库中的诊断规则和用药规则提供推理引擎服务；**3.2** 基于知识库中定义的临床协议（如临床路径）以及临床协议与临床问题的关联，提供治疗方案推荐服务；**3.3** 对于文献类知识提供上下文相关的知识检索服务；**3.4** 提供应用商店服务，对各种第三方应用、遗留系统和自主开发的工具提供管理和在特定应用场景中的推送；**3.5** 任务驱动的自然语言处理系统提供基于自然语言处理的数据获取服务。（b）流程的执行（步骤 **4.1**～**4.4**）：**4.1**～**4.2** 知识服务和数据获取服务作为构建流程模型的一组基本任务；**4.3**～**4.4** 用户对这一组基本任务进行编排，组装成一系列针对特定需求的流程模型；

4.5 用户对临床事件与流程模型之间的映射关系进行配置,执行时,针对每一种临床事件,根据映射执行相应的流程模型。(c) 提供临床决策支持应用(步骤 **5.1** ~ **5.3**): **5.1** 在实际临床应用环境中,事件源通知事件管理器; **5.2** 事件管理器根据接收到的事件类型执行相应的流程模型,生成多种服务协作的临床决策支持应用; **5.3** 临床决策支持应用将相应的干预或知识提供给用户,以影响诊疗决策。

以上的技术框架为知识从表达到应用提供了一种灵活的实现机制,即"知识表达→知识服务→流程配置→协同应用",这使得循证医学知识可以迅速应用到临床决策支持中,并为各类临床决策支持应用提供了知识服务、数据服务和流程服务。

3.3.2.2 基于大数据的个性化诊疗

1) 精准医学的兴起对于知识类型提出更高要求

精准医学是在生物医学发展到当前这个阶段之后对于医学临床实践提出的新要求。换句话说,就是把当前生物医学研究特别是在分子层面上能够区分出个体差异的诊断、治疗和预后的生物标志物的研究成果和知识快速地转化为临床实践,精准医学是知识转化在当前阶段的一种称呼。而之所以需要把这一类型的知识拿出来讨论,其根本的原因是在今后相当长一段时期内,这类知识将会是医学知识的主要形式,同时这类知识在临床中转化又面临很多挑战。

大规模组学(omics)数据对于临床来讲是一种新的数据类型,对于如何理解、解析和采取有针对性的精准治疗是一个全新的挑战。因此,很多专家认为精准医学落地的基本条件是提供具有精准医学知识的知识库和临床决策支持系统。2016 年,我国启动了"精准医学"重点专项,其中重点资助了精准医学知识库项目。目前来看,比较成熟的精准医学知识是药物基因组学(pharmcogenomics)的知识,比较权威的知识库包括了PharmGKB,已经有一些基于此类知识的原型系统被构建出来。但是更广泛的诊断、治疗方案推荐等相关的精准医学临床知识目前还缺乏有效的组织,大多分散在非结构化文献中。期待在接下来的几年中通过各国政府的支持,相关的知识库能够逐步完善起来,并逐步面向临床应用提供知识服务。另外这类知识库面对的不是常规的用户检索,更多应该能够自动解析组学数据,并结合传统的临床项目给出相应的解释。这些新的知识获取、知识应用形式都在临床知识转化领域提出了新的研究课题。

2) 医疗数据的标准化和结构化是影响通用决策支持框架的主要因素

医学数据的标准化长期以来一直是制约医疗数据二次利用以及临床应用可复制性的关键因素。前面章节讨论的构建出通用临床决策支持框架面临的一个重要问题是,虽然框架提供了数据获取服务,但是这些数据并非以标准化的形式给出,各个临床决策支持应用需要有针对性地订制如何解析这些数据,也就是说如果这个系统推广到不同的医疗机构,其上的各类应用都需要有针对性地订制。因此,推动临床数据的标准化这一基础性工作还是要长期坚持。

事物的发展有其必然的规律，数据—信息—知识的各个层面的应用都受制于前面阶段的基础，其基础的建设情况决定了其后能够支撑的应用。目前的临床数据还存在大量的非结构化信息，这妨碍了对于这些信息的自动化利用。而且，也不可能基于这样的信息开展智能化知识应用。因此，不断提高临床数据的结构化，或者提供更好的能够处理这些非结构化数据的技术（如自然语言处理、医学图像处理等），是今后知识转化所必需的。

3）非监督的（深度）机器学习知识的阐述问题

人工智能的发展使得知识不再局限于规则化表达的知识，更多的知识蕴含在大数据中。越来越多的深度学习可以在非监督的环境下提取这样的知识，并在一些场景中（如医学图像的判别）达到或者超过人类专家的水平。但是在更复杂的临床场景中，这样的知识应用面临的一个直接问题就是，临床医生不太乐意接受一个他们不能够理解的建议。虽然深度学习在很多场景中表现出很好的性能，但是在一个个例中如何解释其结果才能让临床医生接受，目前还缺乏有效的手段。需要研发能够解释深度学习模型的算法，把隐藏层工作的机制通过语言或者可视化的方式展现出来。这种新型的知识获取、管理和应用是突破传统的知识发现长周期的关键，有了这样的突破才有可能构建出实时的学习型生物医学生态。

4）构建学习型生物医学生态圈

美国医学研究院最早提出了学习型医疗系统的概念。这个概念的内涵是"将科学、信息学、奖励政策和文化等多方面协调一致的系统，能推动医疗的持续改善和创新，将最佳医学实践无缝嵌入医疗服务的交付过程中，并使新知识成为交付经验的完整副产品"。这是一个理想的医学知识转化的过程，知识的发现不再是一个独立的过程，而是通过日常的临床实践形成的数据可以得到新的真实世界证据（real-world evidence，RWE）。但是构建这样的体系，需要长期的建设。一方面通过逐步的医疗信息化，深入采集到更多、更全面、更准确的数据；另一方面依赖于大数据分析技术，需要同时打通临床实践、药物开发、基础研究、转化研究等多个生态。因此，笔者认为建设学习型医疗系统其实建设的是学习型生物医学生态圈。

学习型医疗系统将具有以下特征。

（1）智能自动化：知识发现是一个自动化的智能过程，不需要有目的的启动一个特定的研究。例如，所有的药物不良反应的知识每天都在根据真实世界大量用药数据自动地更新，并在合适的阈值发出警报。

（2）比较效果研究：所有的比较疗效的决策都是真实大数据的结果，医生随时可以获得当前的分析结果，同时自己的决策也会被接下来的分析所利用。

（3）监管：所有的监管都是基于当前最新的知识和最新的数据，如当一个药物的不良反应被系统发现之后，相关的监管实时地依据这样的新知识开展。

（4）预测模型：提供预测的有效手段，可以就决策可能带来的结果开展定量的精准预测，让所有的决策能够获得更完善的支持。

（5）临床决策支持：整个系统随处都是决策支持服务，其中既包含了主动式的警报、推荐等，又提供了用户发起的被动式的预测、分析、监管等。

在人类没有完全战胜所有疾病、在医学知识还不能精确地回答每个临床问题的情况下，在新的医学知识不断出现的情况下，医学知识的转化会是一个持续的课题。利用技术手段更好地服务临床、提供决策的支持，让更多的人更早摆脱疾病的困扰，是所有医学信息工作者应该秉持的最高信念。

3.3.3　医疗大数据的疾病预测预警

疾病预测预警是研究致病危险因素与特定疾病发病率、死亡率之间数量依存关系及规律的技术，是疾病诊疗和管理的基础，被普遍认为是进行疾病防治的核心环节[137,138]。下面将主要以心血管疾病（cardiovascular disease，CVD）为例，讨论大数据在医疗领域的应用。之所以选择心血管疾病，是因为该疾病有最为迫切的研究需求。据 WHO 2016 年发布的《世界卫生统计》报告[139]，在 2012 年，死于心血管疾病的患者占当年全球死亡人数的 30%；进一步的针对 70 岁以下死亡人群的调查发现，在全球 70 岁前死亡的人群中，20% 死于心血管疾病。心血管疾病是每年致死人数最多的疾病[140]，因此，开展面向心血管疾病的预测预警研究，通过提取个体急性冠状动脉综合征（ACS）患者的风险因素，提供对患者预后情况的全面评估，进而筛查出高危患者，预测心血管疾病临床主要不良事件（如死亡、心肌梗死、血管重建等）的发生风险，为疾病的预防和干预治疗提供参考依据，在患者的临床诊断、治疗、护理方面起到了至关重要的作用，具有重要的临床应用价值[141]。

3.3.3.1　研究现状

面向心血管疾病的预测预警研究主要分为队列研究和基于电子病历的研究两种。表 3-1 列举了近年来在该领域这两种方法的相关研究概况。队列研究（cohort study）是指根据一种或多种特征（如性别、年龄、是否吸烟或接受过某种治疗等），把特定人群分为不同组别，在一定时间内进行随访，观察不同组别人群在预期结果上是否存在差异（通常指是否患上某种疾病或患上疾病的严重程度）的研究方法。如果不同组别人群之间的预期结果有明显差异，可以认为选定的特征和预期结果有某种关联。例如，以是否吸烟为特征观察不同分组人群患肺癌的概率，发现吸烟者患肺癌的比例明显偏高，可以认为吸烟（分组特征）与肺癌（预期结果）之间存在关联。基于此进行进一步研究，或许可以确定目标特征与预期结果之间存在因果关系。

如表 3-1 所示，队列研究自 20 世纪 50 年代起就已广泛运用，目前已经成为循证医学的重要组成部分。

表 3-1　队列研究和基于电子病历的心血管疾病预测预警研究概况

研究方法	时间（年）	研究人员	研究名称/描述	方　法	研究对象
队列研究	1951	Framingham 研究者[142,143]	Framingham	Cox 比例风险回归	CVD
	1998	PURUIT 研究者[144,145]	PURSUIT	单变量/多变量逻辑回归	NSTEMI
	1999	TIMI 研究者[146,147]	TIMI	多变量逻辑回归	NSTEMI/UA
	2001	GRACE 研究者[148,149]	GRACE	单变量/逐步多变量逻辑回归	ACS
	2003	SCORE 研究者[150]	SCORE	Weibull 比例风险模型	CVD
	2005	Wu 等人[151]	针对中国人群的 10 年心血管疾病风险预测	Cox 比例风险回归	CVD
基于电子病历数据研究	2011	Zheng 等人[152]	针对 CABG 术后患者的院内死亡风险因子研究	逐步多变量逻辑回归	CABG
	2010	Wu 等人[153]	针对心力衰竭患者早期辅助诊断	逻辑回归、Boosting 等	HF
	2014	Dong 等人[154]	针对不稳定性心绞痛患者风险评估	遗传算法、模糊集理论	UA
	2015	Churpek 等人[155]	针对入院患者的心脏骤停及转 ICU 预测	离散时间多项逻辑回归模型	WP
	2015	Bandyopadhyay 等人[156]	针对患者主要不良心血管事件预测	贝叶斯网络	CVD
	2015	Huang 等人[157]	针对冠心病患者的风险分层	潜在狄利克雷分布	CHD
	2014	Chen 等人[158]	针对非结构化数据的冠心病风险因子提取	条件随机场、支持向量机等	CHD
	2014	Solomon 等人[159]	基于时间序列非结构化电子病历数据的血压变化预测	正则表达式、最小中位数平方回归	CHD
	2014	Jonnagaddala 等人[160]	基于 Framingham 模型的非结构化数据特征提取及风险评估	Apache Ruta，Framingham 模型	CVD

注：CVD，心血管疾病；NSTEMI，非 ST 段抬高心肌梗死；UA，不稳定性心绞痛；ACS，急性冠脉综合征；CABG，冠状动脉旁路移植术；HF，心力衰竭；WP，病房患者；CHD，冠心病。

基于队列研究的特点,队列研究可以用于估计不同风险因素对预期结果影响的显著性。在实践中,相关的研究成果很多时候是以评分模型的形式展现。国际上最为著名的队列研究项目有:全球急性冠状动脉事件注册(Global Registry of Acute Coronary Events,GRACE)[148,149]、心肌梗死溶栓治疗(Thrombolysis in Myocardial Infarction,TIMI)[146,147]、不稳定性心绞痛中血小板糖蛋白 IIb/IIIa:依替巴肽对受体抑制试验(the Platelet Glycoprotein IIb/IIIa in Unstable Angina:Receptor Suppression Using Integrilin Therapy,PURSUIT)[144,145]以及弗雷明汉心脏研究(Framingham Heart Study,FHS)[142,143]等。这些模型都是把不同的影响因素以严重程度赋予不同的分值(权重),最终以其分值之和将患者分为不同的危险等级,进而对心血管疾病患者做出预后评价,指导治疗。

GRACE、TIMI、PURSUIT 等评分模型在临床中应用广泛,但缺陷也十分明显。队列研究作为一种试验,需要事先由医生预设特征与预期结果,基于一定入组条件选定人群进行研究,只能分析医生预期的结果与选定的风险因素是否相关。显然,队列研究存在风险因素纳入不全的问题,同时缺乏评估 ACS 患者疾病总体风险的能力[161]。

在更大范围的心血管疾病研究方面,为建立适合我国国情的心血管疾病风险评估模型,国家"十五"攻关项目,"冠心病、脑卒中综合危险度评估及干预方案的研究"课题组与中美心肺血管疾病流行病学学会合作研究开展了大规模临床试验,以缺血性心血管疾病(心肌梗死、冠心病死亡、复苏成功的缺血性心脏骤停、缺血性脑卒中)为终点,建立了一个 10 年心血管疾病发病危险度评估表。此模型是适合我国人群的心血管疾病综合危险度简易评估工具[151]。中国医学科学院阜外医院心血管疾病流行病学研究所以 4 400 名男性首都钢铁厂工人为研究对象,以收缩压、性别、年龄、总胆固醇、糖尿病和吸烟 6 项指标为基线,平均随访 13.5 年,应用 Cox 比例风险模型分别建立了冠心病、缺血性脑卒中、出血性脑卒中的风险预测模型,设计了更适合国人的心血管疾病风险预测图[162]。这些研究工作对我国患者进行经济而有效的心血管疾病危险因素筛查和防治有所裨益,但也存在选择的患者特征变量较少、其他风险因素纳入不全的问题[161]。

此外,一些传统的队列研究,如 TIMI、PURSUIT 在设计之初是为其他特定目标而展开的,如评估药物治疗效果等。严格的入选标准与排除标准使得年龄较小或者较大、有诸多合并症的患者不能进入队列,因此收集到的数据与真实的医疗环境中的患者数据存在差异。随着医学技术的发展,越来越多的潜在风险因素不断被发现和重视,如胱抑素 C、同型半胱氨酸等可能对急性冠脉综合征临床主要不良心血管事件的发生风险有一定的预测价值,但并未包含在 GRACE、TIMI 等现有队列研究模型中。更为重要的是,原始病历中包含了大量临床患者特征,其中可能还存在尚未被临床研究发现和证实的风险因素。因此,有必要将更多的患者特征纳入急性冠脉综合征主要不良心血管事件预测模型中,提高模型预测价值。

随着信息技术在医疗领域内的广泛应用,大量的患者临床诊疗数据会被电子病历等各种医疗信息系统记录并保存,不仅为医疗服务的审核和分析提供了必要的数据依据,同时也能有效地反映患者临床诊疗过程的真实情况,是评估患者疾病风险、优化医疗干预实施策略的宝贵数据来源。因此,可以利用数据挖掘技术分析电子病历数据,发现潜在的风险因素及其影响临床主要不良事件发生的权重,挖掘医疗干预与临床主要不良事件的关联模式,为临床医生评估疾病风险,分析医疗干预的应用效果提供有价值的参考依据。

国内外已经有学者尝试使用数据挖掘技术评估患者的疾病风险。以心血管疾病为例,有综述表明 1999—2009 年期间产生了逾 100 个心血管疾病风险评估模型,大多数模型是基于数据挖掘方法建立的。例如,Wu[153]等人通过使用从 Geisinger 诊所采集的 536 位心力衰竭患者数据以及大约 10 倍数量的对照组患者数据,采用逻辑回归、支持向量机以及 Boosting 算法构建模型,预测患者在正式诊断为心力衰竭 6 个月前是否为心力衰竭患者。实验结果显示:逻辑回归与 Boosting 算法均取得了曲线下面积为 0.76 的预测结果,能有效对潜在的心力衰竭患者进行提早预测。Dong[154]等人提出了一种新的遗传模糊算法来构建不稳定性心绞痛评估模型,从而克服现有模型中不能处理变量中固有的不确定性的问题。该方法通过医生人工评估患者风险辅助模糊关联规则挖掘,从而构建评估模型。模型对 54 例不稳定性心绞痛患者进行评估,取得了 85.2% 的准确率。Singh[163]等人采用了基于范数 2 的逻辑回归算法来构建针对肾功能恶化的风险预测模型。研究提出了 3 种不同的模型来探究将时间信息综合到预测模型中所产生的影响。Churpek[155]等人通过使用一种离散时间多项逻辑回归模型预测患者发生心脏骤停等不良事件的概率。Bandyopadhyay[156]等人针对电子病历中常见的缺失值问题,提出了一种基于贝叶斯网络的机器学习模型,通过使用电子健康数据预测患者发生不良心血管事件的风险。Huang[157]等人在传统的心血管风险评估模型的基础之上,基于潜在狄利克雷分布,提出了一种名为 PRSM 的全新的非监督式概率主题模型框架。与传统的逻辑回归和支持向量机算法相比较,该研究提出的方法不仅能够更准确地对患者进行风险分层,同时还能归纳概括出相应风险层级患者的特征状况。

总之,随着医院信息化程度的不断提高,大量电子病历数据为心血管疾病的预测评估研究提供了新的选择,各类疾病风险预测模型层出不穷。与传统的队列研究相比,基于电子病历数据的研究方法克服了入组对象与实际临床患者存在偏差、少量风险因子限制模型性能以及难以纳入新发现风险因子等不足;同时,基于电子病历数据的不良事件预测模型,多采用更为先进的机器学习算法,在模型预测性能上取得了显著的提升;并且针对数据缺失值、数据不平衡等问题,诸多学者也都展开了相应的研究并取得了有指导意义的结论。

3.3.3.2 研究案例

下面将以急性冠脉综合征为例,介绍如何开展基于电子病历的疾病风险预测预警研究,研究思路如图 3-14 所示。

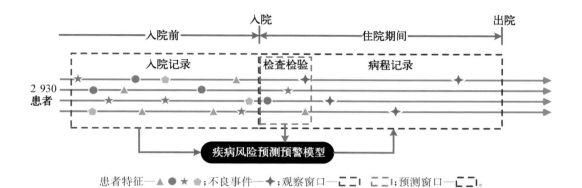

患者特征—▲ ● ★ ⬠；不良事件—✦；观察窗口—⌐_⌐⌐_⌐；预测窗口—⌐_⌐。

图 3-14　基于入院记录的急性冠脉综合征预测预警方法研究

该研究从国内某三甲医院心血管内科收集到 2 930 份急性冠脉综合征患者入院记录数据。入院记录,作为电子病历数据中一种非常重要的自由文本数据,包括人口统计特征、现病史、既往史、个人史、检查检验结果以及初步诊断和并发症在内的大量患者入院初期信息,能够有效地描述患者在入院初期的病情状况。在实际的临床实践中,医生经常根据患者的入院记录评估其发生主要不良心血管事件的风险。因此,使用入院记录研究医学案例、提取风险因子、辅助医生在入院初期为患者预测可能发生的不良事件、提供更好的治疗服务,具有重要意义。图 3-15 为一份去识别化后的患者入院记录样本,从图中能够看出,该入院记录的具体内容虽由自然语言进行描述,但各部分有明确的如"主诉""现病史"等分隔标志,这种半结构化形式有利于进行有针对性的患者特征提取。在该研究中,研究人员采用自然语言处理技术对患者的入院记录进行处理,从中提取患者特征,做好数据准备。提取的部分患者特征如表 3-2 所示。

基于从电子病历数据中提取的特征集,可以进一步采用机器学习方法,构建疾病风险预测模型,预测患者在住院期间是否会发生主要不良心血管事件。研究人员选取了四种具有代表性的监督式机器学习算法,即支持向量机、随机森林、朴素贝叶斯(NB)以及范数-逻辑回归(logistic regression with $\ell 1$ regularization on the regression coefficient,$\ell 1$-LR),来构建预测模型并进行对比。这 4 种机器学习算法在医疗领域相关研究中已广泛使用,并且取得了卓越的性能表现。本研究使用 5 重交叉验证构建模型,所有模型均为二分类模型(发生不良事件/不发生不良事件);此外,每个模型都重复构建 10 次,来计算其预测结果 95% 置信区间。

通过使用从电子病历数据中提取的患者特征,研究人员构建了四个独立预测模型。使用受试者工作特征曲线及曲线下面积对各个模型的预测性能进行评估。同时,将 GRACE 和 TIMI 两个在临床中已经得到广泛应用的队列研究模型作为基准方法,与本

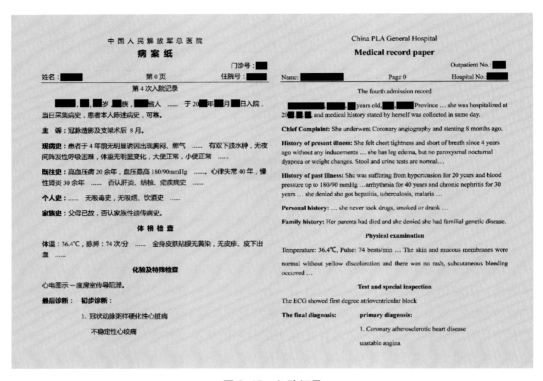

图 3-15 入院记录

表 3-2 基于自然语言处理的患者特征项提取结果

相 关 项 目	特 征 项
诊断相关	肿瘤、腰椎颈椎异常、血栓、血管病变、休克、心搏骤停、心脏异常、心脏病、心律失常、心力衰竭、心肌缺血、心肌梗死、心肌病、心功能不全、下肢静脉曲张、息肉、稳定性心绞痛、胃部异常、胃癌、糖尿病、肾脏异常、肾结石、肾癌、上呼吸道异常、缺血、前列腺异常、气管异常、贫血、排尿异常、排便异常、脑缺血、脑梗死、脑出血、脑部异常、尖瓣异常、急性冠脉综合征、呼吸异常、冠心病、供血不足、高脂血症、高血压、肝炎、肝部异常、肝癌、肺部异常、肺癌、动脉阻塞、动脉增厚、动脉粥样硬化、动脉狭窄、动脉闭塞、胆囊异常、出血、肠道异常、肠癌、不稳定性心绞痛
症状相关	背部不适、背部疼痛、憋闷、大汗、恶心呕吐、腹痛腹泻、肩部不适、肩部疼痛、咳嗽咳痰、气短、上身水肿、上肢疼痛、上肢无力、睡眠不良、头痛、头晕晕眩、下肢水肿、下肢疼痛、下肢无力、心慌、心悸、心前区疼痛不适、胸部闷痛不适、胸部疼痛、意识不清、晕厥
药物相关	阿司匹林、硝酸甘油、速效救心丸、降血糖药、降压药、降脂药、抗凝药、抗心绞痛药、抗心律失常药、抗血小板药、血管扩张药

（续表）

相 关 项 目	特 征 项
手术相关	肠道手术、搭桥术、胆囊手术、动脉或心脏造影、肺部手术、肝部手术、冠脉造影、起搏器植入、前列腺手术、肾部手术、手术术后、胃部手术、腰椎颈椎手术、支架术后、肿瘤术后
心电图相关	ST 段抬高、ST 段下移、ST 段改变、T 波改变、T 波倒置、T 波低平
个人相关	年龄、性别、BMI 指数、输血史、吸烟史、药物过敏史、饮酒史
生理参数相关	体温、心跳频率、呼吸频率、收缩压、舒张压、身高、体重

研究构建的基于电子病历数据的预测模型进行对比。表 3-3 展示了四种基于电子病历数据的预测模型以及 GRACE、TIMI 两个队列研究模型的曲线下面积值及 95％置信区间。通过表 3-3 发现,随机森林模型取得了最好的预测性能,曲线下面积值达到 0.72;同时,基于电子病历数据的机器学习模型与队列研究模型相比较,均取得了较好的预测结果。

表 3-3　各模型曲线下面积表

方　法		支持向量机*	随机森林*	朴素贝叶斯*	范数-逻辑回归*	GRACE	TIMI
基于规则	曲线下面积	0.703	0.724	0.695	0.705	0.636	0.579
	95％置信区间	0.701～0.705	0.722～0.725	0.693～0.696	0.702～0.708	NA	NA
基于条件随机场	曲线下面积	0.705	0.723	0.695	0.706	0.641	0.576
	95％置信区间	0.703～0.708	0.722～0.724	0.694～0.697	0.704～0.709	NA	NA

注：* 10 次重复学习模型计算的平均曲线下面积以及 95％置信区间;NA 为不可用。

除了对独立模型预测性能评估之外,该研究还探究了样本量变化对模型产生的影响。以样本总数(2 930)的 10％为间隔创建了 10 个不同样本数量的数据集。在构建每个数据集时,研究人员都分别从发生事件的患者和未发生事件的患者中随机选取相应比例的样本组成新的样本数据集。根据得到的 10 个不同样本数量的数据集,按照所阐述的方法重新构建模型。图 3-16 显示了各个模型在不同样本数量下的预测性能变化趋势图。从图 3-17 中我们能够看到,所有模型的预测性能都随着样本数量的增加而增

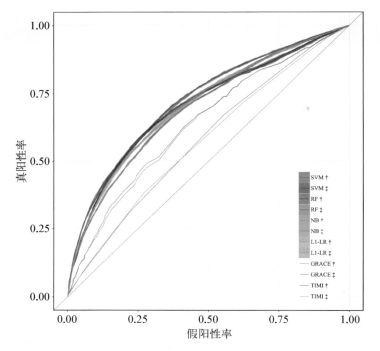

†—基于规则；‡—基于条件随机场；阴影—95％置信区间带。

图 3-16　各模型受试者工作特征曲线

加，在约 30％样本总量的情况下达到相对理想的预测性能，在约 70％样本总量的情况下达到最佳的预测性能。实验结果表明，本研究提出的独立不良事件预测模型在样本量较小的情况下同样能够得到不错的预测效果。同时，随着样本量的不断增加，各个模型的 95％置信区间在不断缩小，证明使用机器学习算法构建的预测模型的稳定性不断提升。

尽管基于电子病历数据的不良事件预测模型在预测性能上与队列研究模型相比取得了显著的提升，但是一个非常有意义的问题是：这种提升是通过纳入更多的患者特征项引起的，还是采用机器学习算法引起的。为了探究这一问题，使用仅包含了 GRACE 模型中特征项的数据集构建基于机器学习算法的预测模型，通过将该模型与 GRACE 模型以及使用全部患者特征项构建的模型进行比较，确定什么因素导致基于电子病历数据的机器学习模型预测性能的显著提高。表 3-4 显示了仅使用 GRACE 模型中包含的特征项构建的机器学习模型预测性能。表 3-5 显示了仅使用 GRACE 模型中包含的特征项构建的机器学习模型与 GRACE 模型和使用全部特征项构建的机器学习模型的非参数检验结果。通过表 3-4 和表 3-5 能够看出，支持向量机模型在仅使用 GRACE 模型包含的特征项构建模型时，与 GRACE 模型相比并没有取得显著的性能提升，但在

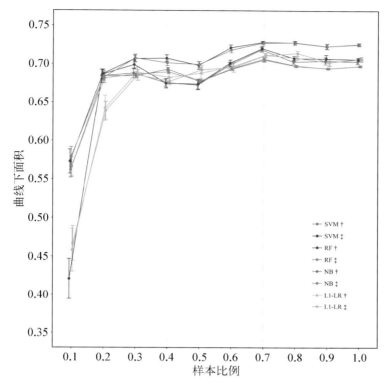

†—基于规则;‡—基于条件随机场;误差线—95%置信区间。

图 3-17　各模型在不同样本量下预测性能变化趋势图

表 3-4　由只包含 GRACE 模型特征项构建的模型曲线下面积

	支持向量机*	随机森林*	朴素贝叶斯*	范数-逻辑回归*
曲线下面积	0.620	0.683	0.691	0.697
95%置信区间	0.608~0.632	0.681~0.686	0.690~0.692	0.696~0.698

注：* 10 次重复学习模型计算的平均曲线下面积以及 95%置信区间。

表 3-5　由只包含 GRACE 模型特征项构建的模型与 GRACE 模型和由全部
患者特征项构建的模型非参数检验结果表

	支持向量机	随机森林	朴素贝叶斯	范数-逻辑回归
GRACE 模型与由只包含 GRACE 模型特征项构建的模型相比	0.053 84 ・	1.54×10^{-4} ***	3.72×10^{-6} ***	8.01×10^{-8} ***
由全部特征项构建的模型与由只包含 GRACE 模型特征项构建的模型相比	2.47×10^{-13} ***	3.86×10^{-6} ***	0.526 7 ・	0.021 04 *

注：・ $P > 0.05$；*** $P < 0.005$；* $P < 0.05$。

使用全部患者特征的构建模型时,取得了非常显著的提升。朴素贝叶斯模型和范数-逻辑回归模型在仅使用 GRACE 模型包含的特征项构建机器学习模型时就取得了显著的提升,在使用全部患者特征时,性能上的提升则变得不显著。随机森林模型在仅使用 GRACE 模型包含的特征项以及使用全部特征项构建机器学习模型时都取得了显著的性能提升。以上实验结果表明,对于不同的机器学习算法构建的不良事件预测模型,可以从不同的方面实现预测性能上的提升。

在 4 种基于数据挖掘的疾病风险预测模型中,随机森林模型取得了最好的预测效果。根据随机森林算法中的平均准确率减少原则,从生成的模型中提取了最重要的 20 项患者特征作为风险因子(见图 3-18)。除了随机森林模型,范数-逻辑回归模型同样取得了较为理想的预测性能,同时该算法在特征选择方面拥有其他模型所没有的解释能力。需要指出的是,在范数-逻辑回归模型中,正的变量系数意味着该变量将增加患者出现主要不良心血管事件的概率,而负的变量系数则相反。图 3-19 列举了范数-逻辑回归模型中最重要的 20 项风险因子。

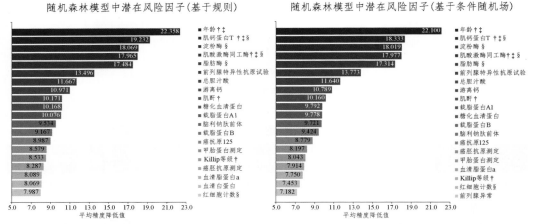

†—同时出现在 GRACE 模型中;‡—同时出现在 TIMI 模型中;§—同时出现在随机森林模型和范数-逻辑回归模型中。

图 3-18　随机森林模型中前 20 项最重要风险因子

如图 3-18 和图 3-19 所示,诸如肌酸激酶同工酶和肌钙蛋白 T 等心肌标志物,D-二聚体、C 反应蛋白和脑利钠肽前体等生物标志物,以及年龄、Killip 分级和冠状动脉旁路移植术后等风险因子已经在之前的研究中得到了验证。同时,像癌症术后、气短、血管扩张药和抗心绞痛药物等用药史也是非常重要的风险因子。需要特别指出的是,乙型肝炎表面抗原测定正常能够减少患者发生主要不良心血管事件的风险,这一发现与 Huang[157] 等人所发现的"乙肝"可能是潜在的风险因子相一致。通过对比图 3-18 和

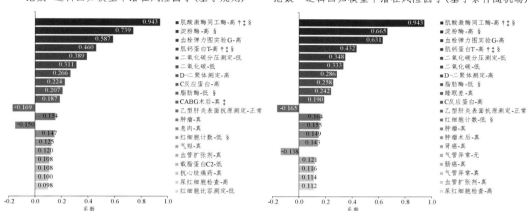

†—同时出现在 GRACE 模型中；‡—同时出现在 TIMI 模型中；§—同时出现在随机森林模型和范数-逻辑
回归模型中；CABG—冠状动脉旁路移植术。

图 3-19　范数-逻辑回归模型中前 20 项风险因子

图 3-19 能够发现,在随机森林与范数-逻辑回归模型中,最主要的几项风险因子均为心
肌标志物,并且都包含在 GRACE、TIMI 等队列研究模型中,体现出该研究所构建的不
良事件预测模型与队列研究模型在一定程度上达成一致,也证明心肌标志物确实是非
常重要的风险因子。此外,一些风险因子同时出现在随机森林和范数-逻辑回归模型
中,表明机器学习算法均能从所使用的数据中挖掘最具有区分能力的风险因子。当然,
研究人员也看到在随机森林与范数-逻辑回归模型中,都包含了一些独特的风险因子,
展示了不同的模型通过不同的风险因子对患者是否发生不良事件进行预测。通过临床
医生的评估,所有提取的风险因子都具有指导意义。

　　本小节初步阐述了如何利用电子病历数据开展疾病预测预警研究,为疾病风险评
估和干预治疗指导提供了崭新的思路,具有重要的临床应用价值,同时也是对电子病历
研究与应用的重要贡献,充分展现了电子病历的意义,使其可利用性得到充分发挥,具
有重要的理论与实际意义。为进一步完善和扩展该项工作,还可以从以下方面深入开
展相关工作:

　　(1) 从电子病历中提取的患者特征存在一定程度的错误项,造成预测模型的不确定
性。还需要进一步研究和使用自然语言处理技术,从病历数据中提取患者特征,标注患
者发生主要不良事件情况。同时当标注过的样本非常稀少和珍贵时,半监督式机器学
习方法[86]能够使用未标注的数据提升监督式学习方法的性能,这是一个可行的选择。
并且,已标注的数据为将来使用半监督式方法提供了有价值的基准数据集。

　　(2) 为了充分使用电子病历数据,针对研究人员收集到的数据,该项研究特别针对
入院记录使用自然语言处理方法提取了患者特征。实验结果表明,更丰富的患者特征

能够显著提高模型的预测性能。因此,构建一种综合影像数据、心电图数据、基因组学数据、检查检验数据以及入院记录数据的全电子病历数据疾病预测预警模型,将能够从更全面、更精准的角度对患者进行评估。

3.3.4 医疗大数据的智能健康管理

随着我国经济社会不断发展,人们对自身身体关注的重点从看病治病逐渐转向健康,不生病、晚生病、生小病不生大病、生了病也能很好地生活成为主要的目标。现有医疗体系越来越难以满足广大人民群众对医疗和健康日益增长的需求,体现在全民健康水平低,发病率高,医疗费用持续增长;医疗差错,医患矛盾突出,疾病诊疗的科学性、有效性亟待提高;慢性病患者逐年增加,而慢性病患者通常游离在医疗体系之外,得不到有效管理和干预;老龄人口增长快,养老问题逐渐凸显,传统养老产业发展无法应对今后的"银发海啸"。为此,亟须对现有医疗、健康体系在健康评估和主动式干预服务方面进行补充,在疾病诊疗的科学性、可靠性、合理性方面进行提升,在院外慢性病患者持续管理上进行延伸,构筑更完整更有效的持续性医疗健康服务体系。智能感知技术、大数据技术、移动物联网技术、数字医疗技术、现代生物医学技术等新型科技的发展,为构建无所不在的智能健康服务体系提供了时代契机。

利用人体状态智能感知技术和移动互联网技术实现对人体状态随时随地、无处不在的感知、度量和管理,利用智能的健康状态评估技术提供关于个人健康状况的及时有效的评价和疾病预警以及必要的主动式干预,通过现代数字医疗技术和人工智能技术致力于形成医疗和健康信息高度整合、决策支持全面渗透、临床多学科整体协同的疾病诊疗模式,实现健康干预的前移主动化、疾病诊疗的协同集成化、慢性病管理的闭环持续化、医疗服务的分布多样化,促进医疗模式变革,全面提升疾病防治和全民健康水平。

促进和发展智慧医疗与健康,是当前世界各国医疗卫生健康服务模式转变与创新的主要方向,对于满足民众不断增长的医疗健康服务需求,深化我国医疗卫生体制改革都具备重要的战略意义,同时,也是引领多学科交叉科技创新,形成新的战略性新兴产业,尤其是未来的医疗健康服务业的关键驱动力。

3.3.4.1 面向健康管理的新型健康医疗设备

智能感知是近年来受到人们普遍关注的新型信息技术。基于智能感知技术的健康医疗设备能够获得人体在各种状态下的生理数据,已逐渐成为健康医疗大数据来源的重要组成部分。根据应用场合,分为可穿戴设备、智能家用健康医疗设备和面向社区卫生服务的智能健康医疗设备。可穿戴设备是把传感器、无线通信、多媒体等技术嵌入眼镜、手表、手环、服饰及鞋袜等日常穿戴的设备中,可以用紧体的佩戴方式测量各项体征(见图3-20)。例如晨练时,利用鞋子计算运动的距离和消耗的能量,通过眼镜拍摄看到的风景,借助蓝牙耳机监测血氧含量。可穿戴技术即将大规模进入普通人的生活,进入生

活的每一个角落,将为人类带来重大的科技变革。而融入其中的传感器将通过随时随地
获取个体的健康状态为患者和临床人员提供前所未有的体验。

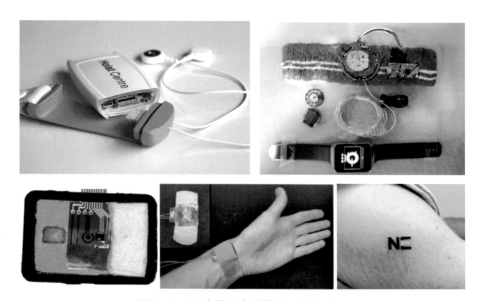

图 3-20　可穿戴设备的最新研究与应用

在当今时代随着人口老龄化进程加快、慢性病患者急剧增长,家庭护理的需求显得
越来越迫切。随着人们的预期寿命不断延长,人们大都希望在一个有尊严的地方慢慢
变老。同时,人们的健康问题越来越复杂,通常受多个慢性病困扰,加上医疗资源的紧
缺以及诊疗过程的标准化使得人们需要尽早出院,但依旧需要紧密的看护。因此,复杂
的医学技术和设备必然进入家庭。家用健康医疗设备是主要适于家庭使用的医疗设
备,有别于医院使用的医疗器械,家用医疗设备的主要特征是操作简单、体积小巧、携带
方便。随着传感器、互联网、大数据分析等技术的快速发展,家用健康医疗设备不断朝
着智能化的方向发展。近年来,家用健康医疗设备的市场正在逐步增长。全球商务智能
咨询公司(Global Business Intelligence,GBI)的调研报告显示,2009 年全球家用医疗健康
设备的总市场为 405 亿美元,到 2016 年将保持高于 7.4％的年增长率[164]。典型的家用
健康医疗设备包括血糖仪、血压仪、脉搏计等生理信号采集设备,同时也包括加湿器、吸
奶泵、轮椅等健康辅助设备。家居适用的医疗健康设备更关注于易用和舒适,特别是针
对的使用对象多为老年人,因此越来越多的创新关注于如何在人们的日常生活中不知
不觉地获取健康数据,如智能马桶可以进行身份识别并通过尿量和尿频程度监视肝肾
功能,分析血糖水平、脱水、感染等问题,甚至每次使用马桶就可以完成一次血压的测
量。而智能冰箱则可以评估饮料、营养素和维生素等的摄入情况。

近些年来,在面向健康和疾病管理的可穿戴设备领域积累了大量的研究成果。一方面,基于加速度计、陀螺仪与磁力计的运动监测[165]和基于光电法的脉搏监测已经获得成熟发展并实现了大规模的商业化应用,而对于一些相对复杂的生理参数的测量也已经取得了一定的研究进展。Penders 等人研制出了一种低功耗的无线心电信号(ECG)监测平台[166],该系统依托于超低功耗专用集成电路与针对步行优化的心电检测算法,并将之集成在项链上,易于使用且佩戴舒适;Li 等人研制出了一套基于脑电信号(EEG)的穿戴式驾驶员嗜睡检测系统[167],该系统由 EEG 头带和智能手表组成,EEG头带基于专用电路采集脑电信号并通过一种支持向量机后验概率模型(SVMPPM)对其进行分析,实时评估佩戴者的嗜睡程度并将结果展示于智能手表上。另一方面,为了解决传统可穿戴设备存在的测量参数单一、舒适度不足等问题,研究者们提出了几种新型的可穿戴设备,如纺织型可穿戴设备与柔性可穿戴设备[168]。纺织型可穿戴设备是指将传感器、电源、信号处理与通信元件等器件全部集成到纺织物中,与传统可穿戴设备相比能够提供更高的舒适度,同时能够测量一些特殊的生理参数。例如,Coyle 等人研制出了一种基于纺织物的可穿戴系统[169],该系统能够通过与皮肤不同距离的两个湿度传感器测量水蒸气压力梯度,从而间接测量出汗率。柔性可穿戴设备是指将传感器等电子器件镶嵌或印刷在柔性基材上,这使得其相比于传统的可穿戴设备更加轻薄与灵活。例如,Schwartz 等人研发了一种柔性电容式压力传感器[170],将其佩戴于手腕上,能够进行桡动脉的压力脉搏波测量;Jia 等人研发了一种电化学文身生物传感器[171],能够在运动过程中实时无创监测汗水中的乳酸盐变化。

推广面向社区卫生服务的智能医疗健康设备,是利用健康医疗大数据,积极发挥社区卫生服务的"看门人"角色的有效手段,是医疗卫生服务体制改革的目标。近年来,我国在基层医疗卫生机构的投入持续增加,基层医疗机构在场地、设施等方面得到了很大的提升,但是针对社区卫生服务的专业智能医疗设备的推广和应用,特别是针对随访的信息智能采集和汇总的专业设备,目前还相对缺乏。开发具有同健康档案自动集成的社区医疗信息采集设备,对于改善我国目前许多低收入地区家庭不具备配置相关血糖仪和血压仪的情况具有现实意义。从数据的角度看,这一类医疗健康设备应该具备多生理参数采集功能,从而满足健康随访的各种基本需求(如血糖、血压、基本信息采集等)。

要充分发挥新型健康医疗设备在智能健康管理中的作用,必须有效结合具备智能控制能力的穿戴式干预技术。目前,一些智能的穿戴式干预设备可以及时地处置一些紧急状态下的健康和疾病问题或者预防一些潜在健康风险。这类设备可以服务于需要实时控制血糖的胰岛素泵、可以紧急救治心脏病患者的除颤仪、可以实时报警的实时定位装置,这类移动医疗装备能够为个体提供随身的救助,避免意外情况的发生和有效地控制与管理疾病。需重点解决的关键技术问题如健康和疾病状态的感知和反馈控制技术、各类干预技术的可靠性与安全性产业标准、干预设备的微型化等。

3.3.4.2 新型健康和疾病管理服务模式

"预防胜于治疗",如果能够让患者主动参与健康维护,现有状况将会大大改变。2005 年 WHO 发表了一份题为《预防慢性病:一项至关重要的投资》的全球性报告[172]。报告指出,慢性病是世界上最重要的死亡原因,由慢性病造成的死亡约占所有死亡的 60%,所有慢性病死亡的 80% 发生在低收入和中等收入国家。同时,该报告预测,在随后 10 年内传染病、孕产期和围生期疾病以及营养缺乏所导致的死亡总数将下降 3%,而同期由生活方式造成的慢性病死亡人数将增加 17%。也就是说,慢性病的威胁日益显著。2015 年,由我国卫生计生委(现国家卫健委)发布的《中国居民营养与健康状况调查》结果显示,慢性病的影响也在不断增大,2012 年全国居民慢性病死亡率为 533/10 万,占总死亡人数的 86.6%。其中,心脑血管疾病、癌症和慢性呼吸系统疾病为主要死因,占总死亡人数的 79.4%;高血压和糖尿病的患病率与 2002 年相比均呈上升趋势。

在美国,虽然 75% 的医疗卫生支出用于治疗那些可以预防的慢性病,但是 70% 的死亡还是由这些可以预防的慢性病引起。1/4 的糖尿病患者没有被诊断,从而造成失明、肾衰竭以及截肢等严重后果。如果依然漠视类似的健康情况,最终都会落入高成本医疗处置范畴。也许人们有了更长的生命,然而人们的生活并没有延长,必须忍受长期的疾病痛苦和治疗。如果得到很好的自我健康管理,一半以上的癌症造成的死亡可以有效预防,多数的心血管疾病可得到控制。例如,仅简单通过控烟和控酒可以大大降低多个慢性病的患病风险,而这需要的投入远远小于疾病治疗的成本。同时,对于一些慢性病的院外管理直接影响人们的健康水平和生活质量。一项研究显示:我国的 1 型糖尿病患儿由于缺乏有效的院外糖尿病管理,存活超过 25 年的不到 0.8%,而在发达国家 1 型糖尿病患者的平均年龄达到 67.5 岁,平均病程为 56.5 年,这个巨大差异反映的不是临床诊治水平的差异而是院外健康管理的差异[173]。因此,医疗卫生服务模式从疾病治疗转向健康管理将成为必然的趋势。

在我国,随着人口老龄化加速、疾病模式发生转变,慢性病成为影响患者生活质量的主要因素。在老百姓对健康和医疗质量的要求日益增高的社会需求下,如何对健康状况进行监测,建立有效的疾病预防和干预机制是医疗卫生发展面临的重要问题。我国现有医疗卫生工作的重点是疾病的治疗,缺乏疾病风险因素的早期监控和干预,即使在治疗过程中也往往缺乏动态健康数据的参考,在疾病预后或慢性病长期治疗过程中尚不能有效实现随时随地、连续动态的管理。大数据技术的发展为健康管理提供了有效的手段。近年来,国内外各类研究机构、医疗机构和企业纷纷开始探索大数据技术支持的新型健康和疾病管理服务模式。

1) 闭环的疾病管理服务模式

老人在家人陪同下回到舒适的家中,这时社区医生已经同医院完成了转诊手续,获得了老人在医院的手术和检查的结果以及出院的医嘱,携带相关的药品和监护设备来到老人家中,给老人和家属详细介绍了如何用药以及如何使用家用监护设备。这个监护设备可以实时将老人的心电图、心率、血氧等情况传输到专业心血管疾病监护中心,由计算机和专业心血管疾病专家组成的团队可以 24 小时不间断监护这个区域内的心血管疾病患者。一周之后,推送给老人家属一份完整的监护报告:老人一周来情况稳定,不再需要继续这种特需监护,转为穿戴式监护,可以选择手环或者背心等设备,这些设备可以在紧急状态下报警。同时,老人转入慢性病管理模式,老人手机上会定期接收到测量血压、血糖的提醒,老人在家用设备上可以完成这些检测,同时这些数据会上传到个人健康档案,智能的药盒会记录下老人的用药情况,并在漏服的情况下提醒老人。社区医疗人员会从大量慢性病患者的健康档案中发现那些自我控制情况不好的个体,开展有针对性的上门服务,对于社区无法控制的病情协助患者进入专科医院进行控制。

这个场景体现了对于疾病管理特别是慢性病管理的闭环(见图 3-21)。目前,我国的慢性病管理形势很严峻。据估算,全国现有高血压患者 1.6 亿人,每年新增患者 300 万,令人担忧的是,只有不到 1/3 的患者知道自己患病,仅有 1/4 左右的患者接受治疗,血压的控制率仅为 6.1%,也就是 94% 的高血压患者并没有得到有效控制。由此带来的后果是,我国目前每年新增冠心病患者 110 万人,新发心肌梗死 50 万人,每年脑卒中新发病例有 250 万,每年超过 300 万人死于心脑血管疾病。在存活下来的患者中,3/4丧失劳动能力,重度致残者费用更高,每年用于心脑血管疾病的医疗费用达 1 100 亿元,给患者和社会带来了沉重的负担。研究表明,每投入 1 元资金进行社区高血压的综合防治,可以节约心脑血管疾病治疗费用 859 元。而社区防治在各种慢性病环境下需要统一的技术解决方案而不能仅仅依靠人员的投入,这样依托技术和专业的第三方专业疾病管理机构和医保支付体系,构建出完善的院外疾病管理体系,与院内疾病治疗形成无缝的衔接,可大大降低疾病治疗的整体成本。

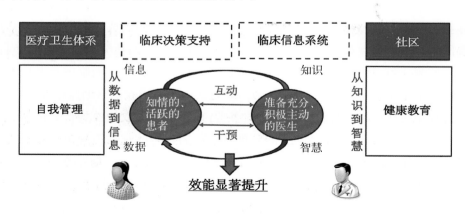

图 3-21 慢性病闭环管理模式

2）家庭疾病管理服务模式

医疗卫生服务模式的重心从疾病向健康的转移，也意味着家庭成为疾病和健康管理的主要场所。如果多数的健康和常见疾病问题可以在家庭得到妥善处理，自然可以有效缓解医疗资源无序利用的情况。而要让家庭具备这样的能力，一方面是增加硬件的建设，满足基本的身体健康检查和处置需求；另一方面是增强普通大众对于健康和疾病的认知，以及获得基本的处置技能。智能设备具备这两方面的潜力，既可以实现常规的健康数据采集，也可以作为患者靶向教育的终端。

3）基于社交网络的患者积极参与服务体系

虽然在很多人的意识中社交网络仅仅是年轻人的爱好，但不可否认的是这种社交方式将会对社会行为方式产生革命性的影响，当然也会对患者与患者、患者与医疗机构以及医疗人员之间的交互产生巨大的影响。最简单的影响就是患者会选择哪个医院、哪个医生，之前都是通过多方打听得来的消息，如今在线就可以获得相应的信息。而社交网络的出现将会跨越空间限制，把许多被共同健康问题困扰的群体紧密联系在一起，他们可以评价某个医院或医生，可以推荐某个药品或者讲述药品使用中的问题，描述自身健康状态的变化，这些相对于之前的患者教育要丰富得多、生动得多，更容易影响健康行为。一项研究显示 1/3 的美国成年人利用网络寻求健康问题的答案，另外一个调查显示 51% 的患者认为通过数字通信方式获取医疗服务感觉更被重视，同时 41% 的人认为社交网络会影响他们选择医疗机构和医生。目前已经出现一些专业的面向医疗健康的社交网络，如 Patients Like Me(https：//www. patientslikeme. com)。

3.3.4.3 智能健康管理相关的大数据应用技术体系

慢性病管理的需求日益迫切，没有技术支撑传统的医疗服务模式无法外延到社区和家庭，因此需要有针对性地探索技术与服务模式的结合，并在现有医疗框架下更好地服务慢性病管理。而如何将患者的被动性参与转向主动健康管理，从单一案例效果评估转向过程性、全程性的整体评估和体验，从病种数据管理扩展到健康数据管理，从关注诊断和治疗技术跨到预防、护理和康复环节，是未来医疗行业需要关注和解决的问题。

1）慢性病管理智能知识库技术

知识库(knowledge base)[174]指的是在知识工程中结构化、易操作、可利用、全面有组织的知识集群，是针对某一领域问题求解的需要，采用若干知识表示方式在计算机中存储、组织、管理和使用的互相联系的知识集合。在医疗健康领域，知识库系统已经取得广泛的应用，其中便包括慢性病管理领域。在慢性病管理中，知识库中的知识由两部分构成，一部分是面向医生的专业知识，为医生对患者进行更好的管理提供帮助；另一部分是面向患者的常识知识，为患者提供健康教育，帮助提高其自我管理的依从性。在知识库的实现中，有 3 个关键的技术问题，分别是知识获取、知识表示以及知识推理[175]。

知识获取，指的是知识从外部知识源转换到知识库的过程。从来源上看，知识库中的知识分为两种，一种是原始知识，这种知识可以从外界直接获取，以结构化的形式加入知识库中；另一种是中间知识，这种知识无法直接获取，而是隐藏在知识之中，需要通过推理获得，然后再添加到知识库中，中间知识的获取即知识推理。知识获取是知识库系统实用化中的一个关键问题，也是一个难题。随着互联网大数据时代的到来，原始知识的获取方式从原先的人工获取逐步转变为由机器进行的自动化与半自动化获取。对于慢性病管理来说，专业知识的获取来源主要是相关文献与临床指南，而常识知识的获取来源则主要是互联网与书籍。

知识表示，即对知识的描述和表示，是指把知识客体中的知识因子与知识关联起来，便于人们识别和理解知识。具体来说，知识表示在信息系统中是指知识在计算机内部的组织和存储方式，也有人称知识表示是数据结构和处理过程的结合。对知识进行表示的过程，通俗地讲，就是将知识变换、编码成为数据结构的过程。目前已经有许多种知识表示的方法，如产生式表示法、一阶谓词逻辑表示法、面向对象的知识表示法、框架型知识表示法和语义网络表示法等。对于慢性病管理来说，由于知识是集中于慢性病领域的，对于知识所包含的相关概念，通过领域本体的方式表示，即将慢性病领域的相关概念及概念之间的关系进行抽取与整合，形成一个可复用的语义网络[176]。目前，由于慢性病领域知识的多样性与复杂性，慢性病领域本体的构建还有很长的路要走。

知识推理，是指在计算机或智能系统中，模拟人类的智能推理方式，依据推理控制策略，利用形式化的知识进行机器思维和求解问题的过程。该过程是通过推理机完成的，所谓推理机就是智能系统中用来实现推理的程序。推理机的基本任务就是在一定控制策略指导下，搜索知识库中可用的知识并与数据库匹配，产生或论证新的事实。搜索和匹配是推理机的两大基本任务。对于具有不确定性的知识，主要有两类不确定性推理方法：一类是数值方法，包括确定性推理、概率推理、模糊推理、证据推理和合情推理等各种不精确推理方法；另一类是非数值方法，主要包括非单调推理和批注理论等。目前，知识推理方法的研究热点主要集中于使用数据挖掘的方法发现新的知识。例如，基于人工神经网络对知识进行处理，可以充分利用样本知识，对其进行学习与训练，实现知识的获取、表示和推理一体化。对于慢性病管理来说，由于常识知识的专业性不足，基于推理得到的知识可能置信程度较低，因此知识的推理应主要集中于专业知识领域。

2）医疗健康的日常行为干预技术

对于未来的医疗卫生服务，健康管理将成为其服务重点。能延伸医疗卫生服务到健康领域的关键在于数字化医疗、移动医疗和智慧医疗所赋予的无处不在的健康感知能力和基于此的主动性干预能力。要实现个体健康的自我管理，必须增强个体的健康知识，使一些正确的健康观念得到普及。目前各种未经证实或者片面的健康知识泛滥，而真正的健康知识却束之高阁。构建数字化医疗、移动医疗和智慧医疗的一个重要技术目标就是能够为人群提供个性化的真正的健康知识，这种个性化体现在对于个体各类数据的采集、分析和理解的基础之上，并能够在合适的时间和地点以用户容易接受的方式传递健康理念，如日常的饮食、运动、睡眠的建议和慢性病的用药提醒。

一般的日常干预行为以个人健康、慢性病管理为中心，包括用药、疾病预警、知识推送、疾病风险评估、智能化随访等，旨在提高用户对于自身健康管理的重视程度以及对于医生要求的依从度。在通常情况下，干预行为都是基于对用户日常数据的收集进行的[177,178]，如糖尿病管理 APP"微糖"需要收集患者的血糖数据、高血压管理软件"Smart 血压"需要收集患者的血压数据，基于这些信息，可以提供用药提醒、异常情况预警等；通过对患者的长期数据监控，还可以利用 GRACE 风险评分、Cambridgeshire 糖尿病风险评分等实现冠心病、糖尿病的疾病风险评估，给予患者反馈[179-182]；同时有研究证明，对患者的随访也能够增加患者管理自身健康的信心，提高患者管理的效果[183]（见图 3-22）。

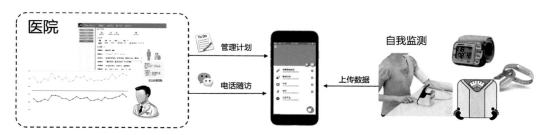

图 3-22 典型的慢性病管理干预模式

对患者的干预行为的最终目标是提高患者对医嘱的依从度，从而提高患者自身健康管理的效果。健康信念模型（Health Belief Model）和自我效能模型（Self-efficacy Model）是医疗健康领域广泛应用的行为改变模型[184,185]，研究指出，影响患者依从度的四个要素主要包括感知可用性、健康信念、自我效能以及社会支持（见图 3-23）。

研究表明，基于自我效能理论的健康教育干预措施能够帮助慢性病患者进行自我管理，提高其自我效能，从而有利于慢性病的控制与治疗[186]。在健康教育干预的过程中，由于不同群体在年龄、受教育程度、职业、生活条件、自身情况等方面的差异，他们在健康知识需求上也存在不同程度的差别，因此，个性化的健康教育相较于普适性的健康教育，能够更好地提升患者的自我效能。可以通过大数据技术实现个性化的健康教育。首先，需要基于慢性病领域本体构建健康知识库，将大量知识结构化地存储于知识库中，为个性化的健康教育提供资源；其次，需要收集用户的相关数据，包括其自身的健康数据与对健康知识的知晓程度；最后，通过一定的推荐算法，基于用户的数据为其推送最适合其阅读的健康知识。图 3-24 展示了一个基于移动平台的个性化健康知识库系

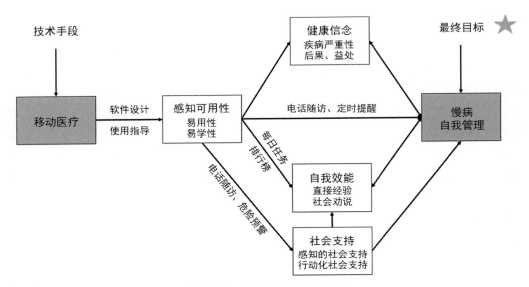

图 3-23　依从度影响因素模型

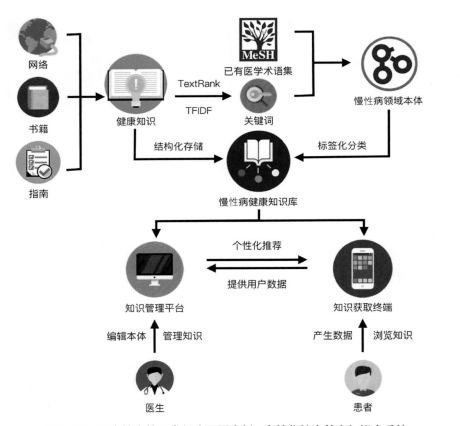

图 3-24　医疗健康的日常行为干预案例：个性化健康教育知识库系统

统,系统分为知识管理平台与知识获取终端两部分,知识管理平台以网页的形式为医生提供了健康知识的管理接口,知识获取终端则以移动应用的形式基于患者的健康数据与历史行为为其提供个性化的健康教育。

3) 基于云计算和移动技术的个性化医疗健康服务技术

个人健康管理与专业医疗服务结合是一个相辅相成的理想医疗卫生服务模式,需要为这样的服务模式开展提供数字化医疗、移动医疗和智慧医疗技术保障(见图 3-25)。如何保障专业的医疗服务可以延伸到院外的个体,如何让专业医疗卫生服务人员对于不在眼前的个体具有准确的分析和评估,如何为个体与专业医疗卫生服务机构之间建立无障碍的沟通方式,如何让专业的医疗健康服务可以评估后续干预效果,这些都需要以下技术手段的发展。

(1) 需要建立个人健康档案以及访问机制。让每个人都拥有一份标准化的电子健康档案,并能及时方便地获取健康医疗数据,是建立个人健康档案的基本目标。美国 Practice Fusion 公司是美国最大的云平台电子病历企业,基于该公司提供的电子病历云平台,患者可以通过手机或计算机网页登录,找到自己需要的医生,实现诊前预约,填写诊前的基本信息;诊中,可以自动生成很多图表,同时医生也可以帮助患者预约第三方的影像、检查等机构,给患者开处方,帮助转诊等;诊后,患者可以得到健康提醒以及自己的历史健康数据、报告单和检查单等。目前,中国部分医院也能够实现患者医院信息的方便访问。例如:在厦门市,用手机就可以预约挂号,进入"美丽厦门·智慧健康"微信公众号,不仅可以轻松地选择医院、科室、专家进行预约,而且还能随时查询自己的检查检验报告以及既往的就诊信息;在中国人民解放军第 309 医院,医护人员就通过智能移动设备进行移动查房、移动导医和护理患者等[187]。

(2) 实现融合个人健康档案和电子病历数据的健康监护云服务。主要体现在通过对院外数据的监控将医生的干预直接传达给患者,包括糖尿病、哮喘、心血管疾病患者等。在此过程中,使用各种专科慢性病管理工具。例如 Spiroscout attachment by Asthmapolis,它利用 APP 记录哮喘事件、用药,并将信息与医生共享,达到医生监控哮喘患者状况的效果。

(3) 需要移动通信的医患交互平台技术的发展。近年来,关于医患交流的应用也随之增加。美国公司 Patients Like Me 是全球首创也是最大的病患社交网络,提供直接面向消费者的平台,整合、分析和呈现个性化的信息,为患者和研究人员搭建了一个交流平台,并为患者提供标准化的自测工具。在这个开放性的科学平台上,患者可以查看自己疾病的治疗进展,而且研究人员也可以获得他们的医疗数据。目前已经有超过 50 万人在使用 patientslikeme.com 来分享他们的患病经验,同时这也改善了他们的预后治疗结果。在国内,"自查+问诊"的健康诊疗类应用也有很多,用户可以通过"春雨掌上医生",查询有可能罹患的疾病,免费向专业医生提问;"好大夫在线"是中国最大的医患

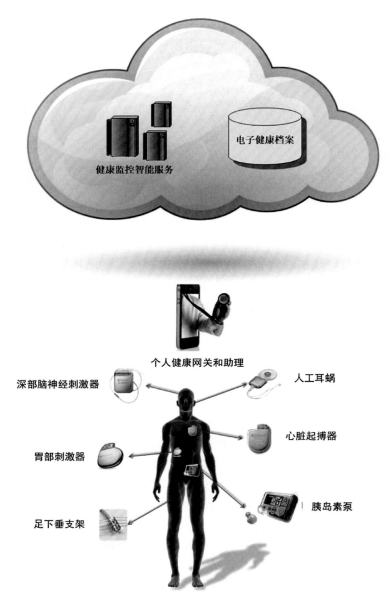

图 3-25　移动医疗技术带来了健康管理的新形态

交流平台，来自全国各地正规医院的 7 万余名医生活跃在平台上，免费解答患者的问题，帮助他们战胜疾病。

3.3.4.4　智能健康管理典型应用案例

　　未来的健康管理将在大数据技术的支撑下快速走向智能化和移动化，能够为患者提供准确有效的健康管理方案。美国等发达国家在基于大数据的智能化健康管理方面走在世界前列,针对主要慢性病已经形成了若干有代表性的成功案例,创新和产业化能力建设的水平很强。

美国的慢性病健康管理移动医疗公司 WellDoc 的糖尿病健康管理产品 BlueStar 可装载在患者手机上,实时记录患者的血糖数据,基于云端的智能化知识推理引擎,为患者提供实时的个性化推荐、行为指导和疾病教育等服务,为医生提供所管理患者的持续性健康监测数据。BlueStar 是第一个需要医师处方的移动 APP,作为 II 类医疗器械已通过美国 FDA 认可,并通过临床试验证明具备经济价值,美国国立处方药项目委员会将其定义为处方药性质,可由医疗保险报销。上市公司 CardioNet 的主要产品 MCOT 能够持续记录患者 30 天的心电图数据,并传输到大数据分析中心,系统可进行分析诊断并将报告返回患者。MCOT 一旦检测发现患者的异常心率,就会通过该无线终端经由 CDMA 网络发送到监控中心供专门的医护人员记录和分析,并在侦测到危及生命的状况时由监控中心向医生发出警报。通过对 17 个医疗中心 300 位患者的随机临床试验证明,MCOT 对心律失常的检出率是目前其他常用心律失常检测方法的 3 倍。可见,大数据技术应用于智能健康管理能够极大提高管理效能,有效延伸医疗服务的可及性。

CareKit 是苹果公司于 2016 年发布的一个开源软件框架,研究者们可以基于这个框架开发各种各样的移动应用,帮助用户更好地掌握并管理自己的健康情况。患者将不再仅仅依靠医生的诊治,而是可以定期追踪记录自己的症状和用药情况,还能与护理团队共享这些信息,让他们更全面、更深入地了解自己的健康情况。自 CareKit 发布以来,已经诞生了许多优秀的个人护理类 APP。由美国得州医学中心开发的术后护理应用,面向手术后出院的患者设计,能够使患者在手术出院后以一种高效的方式照顾自己。借助 CareKit 的 Care Card 模块,患者能轻松跟进自己的术后需求,如检测疼痛等级、体温、活动范围和用药情况,并能帮助患者与医生保持密切的联系。护理团队将能够查看患者输入的数据,并在需要就诊时与患者进行联系。由美国哈佛大学医学院贝斯以色列女执事医疗中心开发的慢性病管理应用,面向慢性病患者设计,通过这款应用,患者及其管理医生可以查看患者的日常症状,从而深入分析其病症,并提供个性化的持续护理。这款应用利用 CareKit 的 Insight Dashboard 模块,让患者直观地了解不同时期的病情进展,同时帮助医生快速发现哪一种治疗方案更有效。而另一款基于 CareKit 开发的应用 One Drop 则专注于糖尿病,由于糖尿病患者需要持续不断地掌控血糖状况,这款应用通过组合 CareKit 模块,让患者能够监测自己的身体状况。患者可以跟踪记录自己的疼痛、饥饿和眩晕感,对比血糖水平等各种测量记录,并能直接通过应用将所有这些信息与亲友和护理人员共享。

美国个性化理疗公司 Nant Health 提供了基于云服务的医疗决策服务平台,对医疗设备的数据(主要是肿瘤)进行分析,为医生提供决策参考,以利于医生给患者提供个性化的治疗方案。Nant Health 公司已经在 18 个国家有分布,覆盖了 220 家医院、80% 的美国肿瘤科。已有超过 250 家医院安装了它的平台，连接了超过 16 000 个医疗设备。类似的还有美国的 Flatiron Health 公司，该公司从多种渠道收集病患的临床记录、医生诊断记录、缴费记录、基因组等数据，通过使用大数据的分析手段整合全面肿瘤病理数据，为医院和医生提供肿瘤方面的专业咨询。

风险预测分析公司 Lumiata，通过其核心产品——风险矩阵（Risk Matrix），在获取大量健康计划成员或患者的电子病历和病理生理学等数据的基础上，为用户绘制患病风险随时间变化的轨迹。利用"医疗图谱"（medical graph）分析对患者做出迅速、有针对性的诊断，从而使患者分诊时间缩短 30%～40%。

Next IT 公司开发的一款 APP 慢性病患者虚拟助理（Alme Health Coach），是专为特定疾病、药物和治疗设计配置。它可以与用户的闹钟同步，触发例如"睡得怎么样"的问题，还可以提示用户按时服药。这种思路是收集医生可用的可行动化数据，更好地与患者对接。该款 APP 主要服务于患有慢性病的患者，基于可穿戴设备、智能手机、电子病历等多渠道数据的整合，综合评估患者的病情，提供个性化健康管理方案。

在国内，一些以"健康小屋"为基点的智能健康管理服务平台已经在上海、深圳等城市萌芽，通过健康的体检、咨询、管理、服务、宣教、文化宣传等形式为患者和普通人群提供健康管理服务，但并未真正将大数据应用于患者的健康管理和个性化智能决策。此外，国内有越来越多的互联网和大数据创业企业在心血管和糖尿病等方面探索基于移动技术的健康管理模式并研发了相应的应用系统。

3.3.5　医疗大数据的智能医疗过程

3.3.5.1　医疗过程简介

医疗过程（clinical process）是指与患者临床诊断治疗相关的一系列结构化的、可度量的临床活动的序列，设计它的目标是改善医疗资源的使用效率，降低医护成本，保障患者的临床诊断治疗，获得最佳预后[188]。与传统的以医生经验为主的临床诊断治疗方法形成鲜明对比，医疗过程是有计划的，具有明确的起点和终点、清晰的输入和输出，是医疗组织实现患者个体诊疗所必需的活动。

传统的医疗过程实践方式除传递效率低，容易出错之外，限于纸张本身的性质，医生只能获取医疗过程中某个片段的知识，缺乏对数量巨大的患者的医疗过程进行整体把握的能力。也正是受限于纸张本身的缺陷，在以往的研究中，无法把医院内进行的一系列临床诊疗过程作为组织行为的一部分来研究。如今，医学信息化高速发展，研究者可以借助计算机对医疗过程进行更为宏观的把握，因此，当下优化医疗的着重点在于优化医疗过程，而优化医疗过程的本质就是针对医疗的动态行为模式进行管理，确保临床诊疗质量的提升。

医疗过程实践着重在辨识出一连串的临床诊疗活动，并针对这些临床活动的实施进行管理动作。基于信息技术的医疗实践使得信息的分享能力较以往得到了质的提升，医生在信息系统的协助下，可以实时无误地获取目标信息并对患者的临床诊疗计划进行安排，极大地降低了信息沟通的成本，临床诊疗活动的执行较以往有更高的效率，同时也能持续改善临床诊疗活动的进行方式，最终达到改善医疗服务质量和效率的目的。

医疗过程作为业务过程的一种特殊类型，需要关注的不仅是过程的结果，更包括过程自身。传统的医疗过程由一张张表单组成，统计数据及进行数据可视化的时间成本非常高，因此医护人员只能通过治疗的结果对治疗进行评价。医学系统的信息化使得相关数据的获取门槛降低，医护人员能够以较低的时间成本获取医疗过程中重要的过程信息，从而使得转移医护人员的关注视角成为可能，有助于转变医疗的评价体系。

信息技术的发展及其在医疗中的应用，使得对医疗过程的提升愿景成为可能。如上所述，信息技术的使用有助于医生更为明确地表达医疗过程，同时赋予了医生从更高层次的角度审视临床治疗的能力，从而有助于优化医疗过程，给医疗过程实践的表达、执行、分析和评估各个方面的提升提供了机会。

近年来，基于信息技术的医疗过程实践已经逐步成为医学信息学领域的研究热点。在欧美等经济发达国家和地区，信息技术在医疗过程实践中得到了广泛的应用和发展，信息技术已应用于各级各类健康服务机构，有效控制了医疗费用成本，显著改善了医疗服务品质[189]。例如，早在 1990 年美国波士顿的新英格兰医学中心（New England Medical Center，NEMC）就报道了施行医疗过程信息化的经验和成果。基于信息技术的医疗过程实践在美国经历了 20 多年的研究与发展，现在美国约有 60% 的医院已在应用。20 世纪 90 年代以来，英国、澳大利亚、日本、新加坡等发达国家应用信息技术指导和管理医疗过程的医院也越来越多，成为医学信息学发展的重要途径和标志之一[190]。

在我国，基于信息技术的医疗过程实践在医疗机构中越来越受到重视和认可。国内诸多大型医院，如中国人民解放军总医院、福州军区总医院、浙江大学医学院附属第二医院等医疗机构，正逐步开展医疗过程信息化建设工作。从多家机构的应用情况看，基于信息技术分析和优化医疗过程实践，在缩短住院日、降低住院费、提高患者及家属满意度方面取得了满意的效果。目前，《中共中央国务院关于深化医药卫生体制改革的意见》中提出"加强医疗卫生行为和质量监管，完善医疗卫生服务标准和质量评价体系、规范管理的工作流程，加快制定统一的疾病诊疗规范"，势必给基于信息技术的医疗过程实践开辟广阔的前景。

尽管人们已经认识到了信息技术在医学中的应用前景，但是临床医学因人而异的灵活特点，与计算机技术对数据的严格结构要求之间的冲突及其医疗的复杂过程之间的冲突两大矛盾还没有得到较好的解决，因此，目前医疗过程的实践水平距离人们对其能力的愿景还有较大差距。这一缺陷在根据医学知识发展和临床环境变化而持续优化完善的模型及分析方法出现前，很难得到解决。国际移民组织的报告也指出，目前还缺乏有效的医疗过程实践方式来切实提高医疗过程的服务质量。

所谓医学因人而异的灵活特点和医疗的复杂过程主要从两方面展现。

其一，医疗过程模型作为人为定义的具备通用性的模型，在当前的发展阶段很难完全兼顾患者的个体差异，这就使得在医疗过程执行期间，临床专家会根据实际需要，突破预先指定的医疗过程进行定制化医疗，导致预定的医疗过程模型和实际治疗过程存在差异。理论上来讲，医疗过程模型应当为临床服务，因此应当依据临床实际对预定的模型进行调整和完善，从而提高模型的可用性。这一过程需要对临床数据进行数据挖掘和分析，比对医疗过程定义和实际临床实践的差异，再提出优化方案。目前国内外在医疗过程分析和优化方面所做的研究工作较为有限，这是造成医疗过程难以得到推广的第一个原因。

其二，现有的科学方法尚不具备定量分析某些因素的能力。在患者的治疗过程中，诊疗方案往往是多样的，医生需要根据患者的年龄、性别、经济因素、本人意愿等原因选择最合适的医疗方案。对于某些开销巨大且没有治愈希望的疾病，还涉及对生存质量和生命价值的判断。就治疗本身而言，很多导致疾病发生的因素也难以进行定量分析。医学信息化还需要一段时间的发展，才能对这些当前难以分析的因素进行处理，从而确保采用科学方法选择的临床活动能够带来更好的实践效果。

但是需要指出的是，医疗过程的信息化改变了传统的临床诊疗模式，虽然当前的医疗过程存在诸多的缺陷，但是这些是可以克服的。将计算机定义的医疗过程与实际医疗融合，通过临床的反馈，不断地进行迭代，从而获得越来越好的效果，最终，医疗过程可以成为辅助医生做出决策的有力工具。

综上所述，医疗过程虽然目前存在很大的不足，但并非是原则性问题，在计算机技术高速进步、人工智能兴起和数据科学飞速发展的今天，医疗过程的分析优化技术存在相当大的提升空间，对建立现代高水平的医疗服务体系非常重要。本小节概述了医疗过程实践的任务和要求，探讨了信息技术在医疗过程分析与优化中所扮演的重要角色，提出了医疗过程分析与优化技术研究的主要内容、所面临的关键问题以及问题的解决方法。

3.3.5.2　医疗过程组成

医疗过程可以描述为由若干组临床活动组成，面向患者临床诊断治疗的不断循环往复的过程[191]。每一组临床活动可以看作是一个特定的医疗干预（medical intervention）。考察实际医疗组织的临床诊疗过程行为，可以提取出如图 3-26 所示的医疗过程执行中的关键步骤。如图所示，医疗过程是一组由诊疗过程不断往复的序列组成的集合，每一个诊疗过程片段都是一个完整的患者临床状态评估、决策制订、干预执行过程。

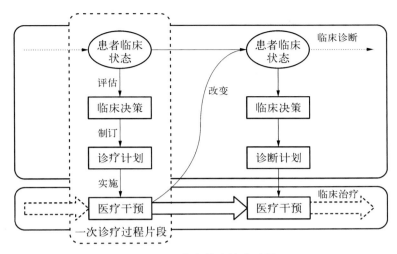

图 3-26　患者临床诊疗过程

1）患者的临床状态评估

患者的临床状态评估指根据患者的生理参数数据和临床症状对患者状态进行描述。患者的生理参数主要指一些基本的身体状态数据和生化检查结果,如体温、体重、血细胞分析等;患者的临床症状指患者在医疗过程中的表现,如发热、出血、疼痛等。精确完备地进行生理参数和临床症状的记录是进行临床决策和数据分析的基础。

2）临床决策

临床决策指医生根据患者的临床状态评估结果和治疗方案计划做出治疗决定。一般而言,患者临床状态的骤变是造成新的临床决策的重要原因。

3）医疗干预执行

医疗干预执行指医护人员执行临床决策。在诊疗的 3 个过程中,只有医疗干预执行会对患者的疾病治疗产生影响,因此,医疗干预的执行质量直接决定了医疗过程是否能够取得较好的预后结果。如果患者的临床状态变化与预期一致,代表医疗干预获得了目标结果。反之,则需要医生及时对治疗方案进行调整,这就要求医疗干预能随时根据患者的临床状态变化而不断地调整。

在治疗过程中,患者的临床状态会随着治疗过程的进行而变化,医生则要及时根据患者的临床状态随时下达新的治疗指令。在这个闭环中,患者的状态和医护人员行为会在医疗信息系统中完整记录下来,成为临床治疗的一手资料,通常这些资料被认为蕴藏着很多尚不为人知的医学知识,因此,挖掘这些数据也是当前医学信息学的主要发展方向之一。

需要指出的是,此处存在几个十分容易混淆的术语,分别是:临床指南、临床路径、临床协议和诊疗计划。

（1）临床指南（clinical guideline）：临床指南是一种系统性开发的、针对特定临床环境的辅助医护人员开展临床决策以及为患者提供医疗建议的工具，侧重于诊疗的决策支持。多以文本形式出现，目前也有计算机辅助的临床指南。

（2）临床路径（clinical pathway）：临床路径是一种针对单一疾病或者某一问题预先设计好的临床活动，临床路径旨在实现对疾病的标准化治疗，可以视为一套通用的治疗护理方案模板。

（3）临床协议（clinical protocol）：临床协议是一种针对特定疾病的、通过医疗组织审核设计的诊断治疗程序。

（4）诊疗计划（treatment plans）：诊疗计划与前三者都具备一定的通用性，不同的是，诊疗计划是针对特定患者的一组临床治疗活动。

无论是其中的哪一种，均具备使用计算机实现、辅助医疗过程实践应用的潜力。

3.3.5.3　医疗过程实践方法研究

医疗过程实践遵循"过程方法原则"实施医疗服务的程序和流程。国内外有关专家认为医疗过程是以个案病种/病例为对象，临床多专业人员共同遵循循证实践原理，进行医疗质量控制和医疗成本控制的最佳服务模式[188]，要求对每一位患者进行个性化和人性化的医疗服务，并进行系统管理。因此，医疗过程既要考虑规范化的医疗方案，又是以个体患者为对象的个案医疗服务管理方式。

在医疗系统尚未采取信息系统的过去，医疗过程通过医护人员之间的交流完成，交流方式包括表单、电话、口头等方式。在繁忙的临床工作当中，传统交流方式的信息传递效率较为低下，基本可以视为点到点的传递。在整个医疗过程中，存在相当多的隐患，有可能导致本不应发生的意外。此外，传统的医疗系统管理方式存在医疗资源利用效率不高的问题，很多医疗资源不能及时提供，导致临床活动无法按最优计划进行。这些问题无疑在相当大程度上降低了医疗服务的质量，增加了患者的治疗成本，同时也在一定程度上延误了患者的治疗时机，增加了他们的痛苦。

随着医学的进步和发展，医院作为一个治疗单位，本身变得越来越复杂，传统的管理方式已经不能够很好地适应现代医疗的需求。随着计算机技术的发展，将信息技术引入医疗系统成为必然，计算机技术的引入，使重复性工作错误率的降低和信息分享相对于传统的管理系统有本质的提升。出于提升医疗效率，提高服务质量，降低医疗失误和协调临床各部门之间协同工作的目的，进一步在医疗管理系统中部署计算机技术成为必然。因此，目前这方面的研究工作成为医学信息学领域的研究热点，主要包括4个研究方向。

1）异构系统间的医疗过程协同

早期的医疗过程实践大多是基于医疗通信标准自行开展。由于医疗过程往往跨科室，在过程执行时需要各个科室之间的协同工作。这要求各科室信息系统以患者为中心进行集成,实现过程信息的传递和共享,统一和规范医疗过程实践^[192]。医疗通信标准在实现医疗数据通信的同时衔接了医疗过程,从而可以在一定程度上实现一些医疗过程的执行功能(如跨科室的过程衔接或执行等)。

在已经提出的医疗通信标准中,广泛认可并应用的有 DICOM、HL7 和 *IHE* 技术框架等^[193]。其中 DICOM、HL7 等医疗标准的设计目标是为了医疗信息系统的数据通信和基于数据通信的数据集成。数据通信和数据集成通过标准定义的一系列 DICOM 服务和 HL7 消息实现,实现数据集成的同时也衔接了部分医疗过程。另外,DICOM 和 HL7 标准也为实现医疗过程而做了一些定制,如 DICOM Worklist 服务等。*IHE* 技术框架制定的目标是完成医疗领域内的工作流集成^[194]。它以技术框架、集成模型将医疗信息系统按功能划分为多个模块,通过集成模型内角色、角色的功能、角色包含的事务等显式描述各集成模型内的流程,通过模型间角色共用的方式隐式表达模型间的流程。*IHE* 中的事务与 DICOM 服务和 HL7 消息一一对应。*IHE* 技术框架与医疗过程在以下几个方面有关联。

(1) *IHE* 技术框架描述的医疗工作流是 *IHE* 发展过程中累积的共性流程,实际应用总可以在其中找到相符的部分,它可以作为医疗过程管理的重要依据。

(2) 为更好地实现对异构系统的工作流集成和数据集成,医疗过程信息管理系统需要结合流程控制的数据通信机制,对异构系统发起的数据通信进行监控,抽取数据通信包含的流程信息,实现对数据通信后续流程的控制与管理。

医疗信息系统和医疗通信标准是医疗过程实践的基础。然而,医疗通信标准的设计和实现并不能够充分提高医疗过程的实践水平。首先,医疗标准描述的是医疗过程中的数据集成和医疗过程工作流的固定模式,无法从技术细节上将医疗过程逻辑与过程应用分开,很难起到过程分析和优化的功能;其次,通过医疗标准设计标准化的过程模式,不能为医疗过程提供重要的分析功能,如过程挖掘和过程分析等。基于医疗通信标准的医疗过程实践技术方法目前应用在一些医疗过程片段中(如放射科检查流程等),对于医疗过程的全局分析和优化缺乏有效办法。

2) 基于计算机化临床指南的医疗过程实践

临床指南是将通过大量研究得到的多组临床指导意见进行整合,用于帮助医生和患者针对特定的临床问题做出处理的一套说明方案。一般而言,临床指南以某种或某一类疾病为单位,以文本形式发布,并随着医学的发展不断更新内容。临床指南大多由世界知名的学术组织编写,内容具备极高的权威性和科学性,一般可以直接作为临床治疗的参考文本。但是作为最具权威性的参考资料,目前的临床指南都是基于静态文本的,查阅相对不便。而且,由于指南无法实时查阅,在需要果断决策的时候,临床指南并不能够真正实时有效地应用于医疗实践,这就在相当大程度上制约了临床指南作为世界上最为权威的治疗指导手册原可以发挥的功能。

计算机化临床指南（computer-interpretable clinical guidelines，CIG），针对临床指南是静态文本、查阅不便和发挥作用空间不足的特点，试图将其中所包含的知识转换为机器可识别的临床实践指南，把文本形式的指南转换为计算机可解释的形式表达。在病历和诊断系统电子化之后，使用计算机化的临床指南可以实现实时查询的功能；如果把医疗信息系统、临床决策系统与计算机化临床指南结合，则可以实时发现诊断或处理错误，辅助医生提高行为质量。特别需要指出的是，培养一个具备丰富经验的医生需要相当长的时间，利用计算机化的临床指南辅助决策，由于软件的复制成本几乎为零，可以有效提升临床治疗效果，减轻医护人员工作强度。与此同时，医护工作者可以随时查阅自己所需要的指南内容，有利于工作者自身的学习。

计算机化临床指南的研究从 20 世纪 90 年代开始，到现在已经经历了 20 余年，实现的功能从简单到复杂，逐渐取得了一定的实践成果。当前，使用计算机化临床指南遇到的主要问题是医疗过程的模型化相对困难，其中的主要因素有：

（1）难以清晰地表达医疗过程的目标和意图。

（2）难以塑造能根据患者临床状态变化而变化的、适应性强的模型。

（3）模型本身的过程结构难以根据患者临床状态变化而动态变化。

3）临床路径的相关研究

如前所述，临床路径是一种对单一疾病的规范化治疗方式。临床路径作为一种对疾病的标准化治疗方法模板，主要基于 3 个因素提出：① 针对不同医生客观存在的水平差异，临床路径可以提供相对统一的治疗方案，提升医疗短板；② 临床路径对疾病提供统一治疗模板，可以使得医疗支出成本相对可预期和可控制，提高医疗支出的使用效率；③ 在照顾患者上尽量减少不必要的差异，促进医疗体系人员的互相合作。

当然，由于临床的复杂性，临床路径提供的方案仅仅是经过审查的推荐治疗方案，而非绝对标准的治疗方法。在实践中，临床路径和临床指南互相补充，临床路径以治疗阶段的质量控制为着眼点，较少考虑患者的自身特质，相对来讲较为粗糙；而临床指南作为较为权威的参考工具，则需要更为详细地针对诊断和治疗情况中的常见情况进行说明，侧重于决策支持。

临床路径自 20 世纪 90 年代诞生以来，已经有大量文献证实可以有效控制医疗费用并且提高临床医疗、护理的质量。但是传统的、未数字化的临床路径并未克服医疗过程中信息共享效率低下和过程管理困难的缺点，极大地限制了该工具本应当具备的功能。21 世纪以来，随着信息技术的发展，计算机化临床路径的实现已提上日程。计算机化临床路径可以从根本上解决传统的、基于纸质的临床路径存在的缺陷，提供更为强大的决策支持能力。整体而言，计算机化临床路径还具备以下重要功能。

（1）易于建立直观和简单的工具组，可以简单快速地把临床路径中提供的治疗方案转变为计算机可用的临床路径模型。

（2）相较于传统临床路径，计算机化的临床路径可以建立信息反馈能力，将重要的临床信息及时反馈给医护人员，从而避免一些不必要的失误，提高医疗效率。同时可以及时对临床路径的偏离进行预警，帮助医护人员更加准确有效地进行患者治疗的宏观管理。

（3）信息化的临床路径易于进行自动归档和数据统计分析，研究人员可以基于一段时间内临床路径的执行结果记录，分析临床路径的不足，从而给临床路径设计的修改和提升提供依据。

当然，需要指出的是，临床路径也存在自身的缺点，主要有以下方面：

（1）现有临床路径规定较为严格，针对个体多样性考虑不足，这使得临床路径在实际使用时很难针对个体定制。举例而言，临床路径一般针对单病种治疗提出，但是临床实践中的患者往往存在各项并发症和合并症，现有临床路径难以处理因人而异的身体状态，这使得实际治疗过程中往往不能遵守预先设计的路径模型，从而产生大量的变异情况（临床路径中未定义而实际治疗中出现的医疗干预），因此临床路径在应用上存在很大的限制。这也是临床路径应用过程中面临的最主要问题。

（2）临床路径实践的主要目的是提高医疗资源使用效率，提升医疗服务水平。但就目前而言，临床路径缺乏合理分配医疗资源的能力。

4）基于工作流技术的医疗过程实践

除了上述努力之外，也有研究者开始试图从其他领域借鉴技术，改善医疗实践的效果。工作流（work flow）就是其中的代表。工作流技术原先主要应用于商业管理，它通过对业务过程、操作步骤和业务规则的抽象，把整个过程以信息化处理的方式用恰当的模型进行表示。由于工作流技术给参与人员提供了高度自动化的信息传递方式，基于此技术人们可以有效地对业务过程进行管理和协调。这一技术已经发展了非常长的时间，在很多传统领域得到了广泛的使用。

工作流技术和计算机技术一样，适于在结构化过程较高的领域使用。虽然在上文中曾提到，医疗过程是以患者的个性特征为基础，存在相当强的偶然性，但是同样应当指出，医疗服务过程也具备结构化流程的特点。研究者在对医疗过程进行管理时，事实上就是在对医疗过程中较为关键的路线和节点进行优化，这也是工作流技术可以应用在医学领域的基础因素。这些优化主要包括如下四点。

（1）临床诊疗活动的优化，即合理确定检查、诊断、治疗、护理和其他医疗服务活动及其实施流程。

（2）网络流程的时序优化，即精确、合理地确定各项临床诊疗活动实施、完成的时间。

（3）时间-成本优化，即根据设定的日程和整个疗程，规划合理的医疗消耗、医疗费用支付、医疗资源的合理分配、医疗成本控制等。

（4）诊疗活动衔接关系的优化，即各项临床诊疗活动之间，建立严谨的质量接口和协调服务关系等。

作为较为新颖的研究领域，虽然对基于工作流的医疗过程管理优化技术寄予厚望，但是前述提到的缺陷依旧不能忽视。工业与商业环境管理的复杂程度相较于医疗直接对人的生存状态进行介入的复杂程度是远远不及的，这使得用一个结构化的固定模型表达因人而异、因时而异的医疗过程十分艰巨。即使克服大量困难建立起一套分析医疗过程的工作流模型，也很难校验整个模型的正确性。更重要的是，医疗过程在复杂的同时，随着人类认知的发展，对于疾病的治疗方法是在不断进步的，因此整个工作流模型需要在自身极为复杂的情况下，保持较好的更新速度，确保时效性。这是目前尚不能达到的任务。

由于以上缺陷，就目前而言，工作流技术只能应用于医院工作中局部的管理型业务。如果要使用工作流技术对整个医院的业务进行管理和优化，还有相当多的工作需要完成。而在现有的工作成果中，也需要更多的努力，使得工作流技术能够实现对医疗过程中变异的管理和医疗资源的分配。

3.3.5.4　医疗过程分析与优化技术研究中的关键问题

医疗过程实践可视为一个包括过程表达、执行、分析和再造等多个阶段的完整生命周期的行为。如图 3-27 所示，在过程表达阶段，临床过程被定义或者是重新定义；在执行阶段，定义的过程在基于过程的临床信息系统中实施；在评估和分析阶段，系统分析临床过程以发现其中的问题和需要改进的地方，在流程阶段重新定义，循环不断地优化临床过程。

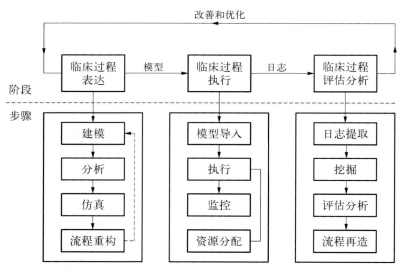

图 3-27　医疗过程实践生命周期

相比较而言,传统的医疗过程实践(如基于异构系统间的临床过程协同)着重于通过患者疾病治疗进度表的设计和内容录入,监控临床过程实施,辅助临床医护人员完成各项检查及治疗项目等,其重点仅仅存在于临床过程的执行,对于临床过程表达的支持很少,难以清晰合理地描述患者真实的临床诊疗过程;对临床过程执行的实时控制也没有过多的支持,难以有效处理临床过程变异、医学知识检索、资源合理分配等问题;此外,传统的医疗过程实践模式在临床过程的评估和分析方面基本上没有什么支持,几乎不能支持医疗过程模型的验证、确认以及对实时数据的收集、解释等。

如前文中提到,学界已经在多个方面就改进医疗过程管理效果提出了诸多方案,但是需要承认的是,相关研究的成果还不足以解决上述问题。也就是说,使用数据挖掘方法分析临床过程优缺点并对其进行改善的信息系统,目前尚不存在。而在亟待解决的问题中,有 3 个问题尤为重要。

1) 医疗过程表达

医疗过程的表达,即对整个医疗过程进行建模,可以视为患者诊疗过程的抽象。在效果上,人们希望医疗过程的表达能够以量化方式,明确地描述整个医疗过程。在整个医疗过程中,对医疗过程进行清晰的表达是一切工作的基础。只有做好了这一步,才可以对医疗过程进行进一步的分析。而这一问题涉及从设计、开发到运行的诸多环节,与医疗信息系统的实现技术和发展相比较,目前医疗过程表达建模理论方面的研究相对滞后,虽然计算机化临床指南表达语言可以用来表达临床过程模型,但在表达方法上还没有形成比较系统化的理论体系。目前计算机化临床指南表达语言中采用的建模方法主要有:基于活动网络的建模方法[195]、基于语言行为理论的建模方法[196] 和基于活动与状态图的建模方法[197] 等。

这些建模方法普遍都存在以下问题[198]:

(1) 模型语义不够丰富,表示复杂问题的能力不足。

(2) 模型的柔性不好,不容易处理在执行过程中出现的不确定性问题。

(3) 表示方法不够直观。

在临床环境下,医疗过程的表达模型必须简单、直观、具有较强描述能力且能适应灵活的临床环境。提出语义丰富、能够表示复杂问题、具备一定通用性的易读模型,是当前面临的首要问题。

2) 医疗过程执行

高效的医疗过程执行机制是纠正不合理、不规范的临床医疗行为(如服务不到位或服务过度等),保证医疗效果和服务质量的关键因素。在过程实践中,临床路径的使用,为医生提供了一种对疾病的标准化治疗方式,随之也就产生了"标准化外"的疾病治疗干预。当患者的疾病发展偏离了临床路径的预设轨道,导致医生必须采取未在临床路径中定义的医疗干预时,称为患者产生了变异。变异按照类型可以分为时间变异和内容变异。前者指本应当发生的临床诊疗活动的发生时间出现了提前或延迟,后者指应当发生的诊疗活动的内容发生了变化,如插入没有在临床路径中定义的活动。医疗过程灵活多变,过程变异是经常发生的。

如何处理不可避免的变异,是目前医疗信息系统要面临的重要问题。应当指出,变异和治疗错误是不一样的概念,由于目前的临床路径相对僵硬,而患者个体存在差异,变异中相当大的部分应当视为医生的正常治疗。但是也不可否认,某些变异或许的确是非正常的,这就对临床过程执行时的灵活性提出了极高的要求,医疗信息系统需要能够在一定程度上分辨这两者的差异,尽量准确地提出真正意义上的、需要注意的变异,从而提高医疗效率,避免医疗错误。当前临床路径面临的问题在于,整个诊疗过程的模型在生成后难以修改,导致变异现象频频发生,很难切实提高临床过程的执行质量。

目前,普遍采用逐层优化的医疗过程表达机制预防过程变异问题,并在此基础上支持临床过程的灵活执行。逐层优化的医疗过程表达机制可以从领域内模型开始逐步细化,得到一个与患者个体相关的临床过程模型,这种层层进化的建模方法,能够与具体的临床环境紧密关联,使得患者的个性化诊疗成为可能。然而由于患者个体差异的普遍性,患者任何细微的状态变化都可能引发过程变异的发生,结果可能导致需要为每一位患者设计一种医疗过程模型,最终使得医疗过程模型数目过于庞大,难以起到规范医疗行为、降低成本、提高诊疗服务水平的作用。如何在医疗过程模型的通用性和定制性上取得折衷,使模型既能够达成规范医疗行为、降低成本的既定目标,也能够兼顾对患者的个体化治疗,是目前仍待研究的探索方向。

3) 医疗过程挖掘

过程挖掘概念来自业务过程管理,是将流程反转,收集运行数据以支持工作流设计和分析。它就是指从真实执行的过程日志中挖掘出结构化的流程模型(描述),以用于工作流设计、重设计或诊断阶段。过程挖掘的概念于 1998 年由 IBM 研究院的 Agrawal 等研究员提出后[199],已涌现出许多相关的研究。例如,Cook 等人[200] 以软件工程处理过程为研究背景,提出了 3 种方法,神经网络方法、纯算法的方法(采用自动机)及基于概率统计的算法(采用马尔可夫模型);Agrawal 等提出了模型挖掘的 3 个目标,完整性、正确性以及最小性[199];Herbst 等提出基于隐式马尔可夫模型的 2 种不同的归纳算法[201,202];Aalst 等[203] 提出 a 算法等一系列启发式算法等。

在医疗过程中进行过程挖掘和分析的目标是:医疗过程表达模型重建、过程的一致性检验、过程的分析和优化等。

(1) 医疗过程表达模型挖掘:其目标是利用已有的过程信息,使用过程挖掘技术获得过程模型。挖掘所得的过程表达模型是过程实际运行集合的抽象表示,能完整地为过程管理者提供过程运行时所开展的各项临床活动。更重要的是,可以通过挖掘重建医疗过程表达模型,清楚地定义真实情况下的医疗过程执行,自动地对医疗过程表达模型进行迭代改进。

（2）医疗过程的分析和优化：设计实现一个普遍适用的医疗过程表达模型是一个耗时间的复杂过程。通过对医疗过程执行的分析与挖掘，收集和记录过程执行信息，分析过程中各种诊疗行为发生的原因和频率，可以帮助临床专家发现、修改、优化和扩展医疗过程表达模型。

在医疗过程中，患者的多样化使医院管理信息系统记录的临床数据相当繁杂庞大。由于目前过程挖掘技术的研究一般是基于相对简单很多的企业或制造业管理流程，将过程挖掘技术应用到医疗过程分析和评估中存在许多的难题和挑战。医疗过程的特殊性，使得其过程管理与传统企业或制造业的过程管理不同。临床过程管理需要关心每个患者遵循的临床路径，以及他们是否遵循某个特定的步骤。因此需要深入比较分析现行的过程分析和挖掘技术，基于大量的临床数据进行挖掘分析，找出临床过程执行的薄弱环节，准确地评价医疗过程的执行情况，建立适合医疗过程特点的分析和评估机制，为医疗过程的持续优化提供建议和依据。

综上所述，医疗过程分析与优化技术研究是改善医疗过程实践、提高医护水平的重要基础。医疗过程分析与优化技术研究包括临床过程实践生命周期中的过程表达、过程执行、过程分析和评估等多个技术环节。目前在这些方面的研究工作还很薄弱，使得医疗过程实践缺乏一个良好的技术基础，如何解决这些问题是进一步发展临床信息化、改善临床诊疗服务质量、优化医疗过程实践的关键。

3.4 精准医疗大数据的管理与应用

3.4.1 概述

疾病与健康问题是人类生活中的重大问题[204]，尤其是在人类生存的基本物质和精神条件日趋丰富的当今人类时代背景下。精准医学和大数据的出现是 20 世纪以来人类得以在分子层面理解生命现象并获得迅速发展的计算机技术支撑的结果[205,206]。20世纪后半叶，人类普遍获得了基本的生存和卫生条件，寿命得到延长，衰老基础上的慢性非传染性疾病（慢性病）开始成为世界的主要公共卫生问题。寿命得到延长以后，人们提出了更高的身心健康需求；要求控制慢性病的蔓延，要求可以治愈慢性病。以DNA 为中心的微观分子世界为认识疾病与健康现象提供了一种新的视角；关于疾病的系统论认为，基因装上子弹，性格瞄准目标，环境扣动扳机；是基因、环境和人的行为共同推进了疾病的产生和演变。因此，精准医学概念诞生，基于人类基因科学和大科学的迅猛发展，试图以大数据／人工智能（artificial intelligence，AI）技术整合海量的疾病与健康相关信息，为人类出具一种解决复杂疾病问题的豪华方案。

需要指出的是，精准医学所指示的方向和大数据技术所提供的工具是未来医疗的一个重要特征[207]，但并不是说组学就是精准医学的全部。如果把疾病比作河流，健康比作堤坝，不仅要研究水分子和泥沙的结构与特性，还要分析上游水土如何流失，气候变迁、水量增减因素、河道及堤坝的结构等综合因素也应考虑其中。疾病是复杂的微观世界和宏观世界交互作用涉及无数非线性过程的生命现象，有一些关乎基因，有一些主要关乎基因或未必关乎基因，而是以外界环境因素为主[208]。还原论并不总是奏效，只是提供了一种思路。精准医学是人类医学发展史长河中无数次激情澎湃中的又一次，当然不是要解决全部问题，更不是无所不能，只是指出了一个方向。在医学的发展史上，精准医学不过是又一次站在科技发展的基础上再次借力推进而已。现代医学自诞生起，就与自然科学和技术的关系十分密切。精准医学其实就像 16 世纪的解剖学、17世纪的生理学、18 世纪的病理解剖学、19 世纪的细胞学与细菌学对医学的推动一样，这一次不过是借助了以基因组学为核心的多组学技术和大数据／AI 技术再次充实自身而已[209]。

3.4.1.1　现代医学的诞生

人类对疾病与健康问题的认知最初来自直接观察与类比思维，但直接观察局限于表象与宏观，类比思维是一种朴素的哲学思维，两者的局限性决定了传统医学所能达到的高度与深度。人类传统医学的发展历史漫长，有关传统医学的典籍汗牛充栋，为人类认识疾病与健康问题积累了丰富的"矿藏"。2015 年诺贝尔生理学或医学奖获得者屠呦呦说，青蒿素的成功研发受到东晋葛洪在《肘后备急方》一书中"青蒿一握，以水二升渍，绞取汁，尽服之"记录的启发。她开始认识到药物提取失败可能与温度有关，她尝试将提取温度控制在 60℃ 以下时，疟疾抑制率得到显著提高；在无数次试验后，药物对鼠虐、猴虐的抑制率达到 100％。

现代医学肇始于人类的还原论思维模式，在这种思维模式下，人们对人体构造的认识越来越精细，从而更好地解释了疾病与健康问题。在微观层面对细胞内外分子机制的不断探究，阐明了不少疾病现象的微观机制，同时也导致了药物研发模式的变化。伊马替尼的研发成功就是源于对慢性粒细胞白血病微观关键机制的认识。20 世纪 70 年代在该病白血病细胞中观察到 Ph 染色体，并证实该染色体是 9 号和 22 号染色体长臂易位所致。易位后的融合基因 *BCR／ABL* 表达新蛋白质 P210，其酪氨酸激酶活性异常活跃，促进增殖，抑制凋亡，该融合基因是白血病细胞的驱动基因。科学家们最终从化合物库中使用高通量技术筛选到了抑制剂伊马替尼，从而使得该病控制率显著提升。

3.4.1.2　精准医疗数据产生的历史背景

经历了早期的蒙昧后，人类基于观察思考及自然哲学工具进入了传统医学阶段，其后在解剖学及显微镜的帮助下经历经验医学阶段进入了循证医学阶段。1892 年，美国霍普金斯大学医学院的威廉·奥斯勒（William Osler）撰写完成《医学原理与实践》（*The Principles and Practice of Medicine*）这本划时代的临床医学教科书。该书在历史上第一次完全摒弃了古代西医的"四体液学说",第一次开创性地完全整合了当时的科学理念(解剖学、生理学、病理学、细胞学等)来阐述疾病与健康问题。在该书的疾病分类里不再有"黄胆汁"等原始概念,而是根据病理生理特征进行分类。此书的出版标志着现代临床医学正式诞生,奠定了现代医学的基本知识框架。由于时代的局限,那时流行的治疗方法的有效性并没有得到严密验证,该书充满了对当时流行的所谓治疗方法的驳斥。

1969 年,诺贝尔生理学或医学奖获得者阿弗雷德·赫希与其合作者玛莎·蔡斯以一个著名的实验确认了 DNA 的遗传功能,从此人类对生命的认识进入了 DNA 时代。基于 DNA 研究出现了基因组学、表观遗传学、转录组学、蛋白质组学、代谢组学、微生物组学、生理组学、离子组学、表型组学、影像组学、暴露组学等[210],多组学(multi-omics)的发展促进了对细胞内外微观世界认识的突飞猛进,以多组学为中心的知识体系前所未有地促进了人们对健康的理解和对疾病的治疗,如抗癌药物在分子靶向药物和免疫检查点抑制剂领域取得了前所未有的突破。

p53 是一种肿瘤抑制基因(tumor suppressor gene),由这种基因编码的蛋白质是一种转录因子(transcriptional factor),控制着细胞周期的启动。如果细胞受损,又不能得到修复,则 p53 蛋白将启动细胞凋亡(apoptosis)程序。p53 蛋白主要分布于细胞核浆,能与 DNA 特异结合,其活性受磷酸化、乙酰化、甲基化、泛素化等翻译后修饰调控。正常 p53 的生物功能好似"基因组卫士(guardian of the genome)",在 G1 期检查 DNA 损伤,监视基因组的完整性。如 DNA 有损伤,p53 蛋白会阻止 DNA 复制,以提供足够的时间使损伤 DNA 修复;如果修复失败,p53 蛋白就引发细胞凋亡。p53 蛋白还分布于线粒体、核仁等结构,并且与细胞骨架有相互作用关系。

50% 以上的恶性肿瘤会出现 p53 基因的突变。p53 基因突变后,由于其空间构象发生改变,失去了对细胞生长、凋亡和 DNA 修复的调控作用。如果 p53 基因的两个拷贝都发生了突变,对细胞的增殖失去控制,则导致细胞癌变。p53 基因是迄今发现的与人类肿瘤相关性最高的基因,引起肿瘤形成或细胞转化的 p53 蛋白是 p53 基因突变的产物,是一种肿瘤促进因子,它可以消除正常 p53 的功能。

p53 与细胞内其他信号转导途径间的联系十分复杂,其中 p53 参与调控的基因已超过 160 种,形成所谓的 p53 基因网络。自从该基因在 1979 年首次报道以来,有关研究论文超过 20 000 篇。然而这只是一个基因,人类的基因有数万个,以多组学为核心的生命组学更是将这种信息量扩大到了个人终其一生都难以整合的程度,大数据及 AI 应运而生。

3.4.1.3 精准医疗数据:生命组学与医学大数据的整合

传统的临床数据包括症状学、体征学和辅助检查;精准医疗数据包括微观世界中海量、多层次的组学信息,生存环境信息(微生态、食物、空气、水等),以及对两者起修饰作用的主体行为信息。

人类有 23 对染色体,人类基因组共含有 30 亿个碱基对,其中外显子占总长度的约 1.5%。基因有 2 种,或者编码多肽链,或者编码功能 RNA,人类基因组包含 20 000 到 25 000 个基因。人线粒体 DNA(mtDNA)共包含 37 个基因,其中有 22 个编码转移核糖核酸(tRNA)、2 个编码核糖体核糖核酸(12S rRNA 和 16S rRNA),13 个编码多肽。基因不仅与生、长、老、死有关,也是考察疾病与健康现象的基本因素。

在现代医学体系中人们渐渐了解单因素或者寡因素疾病后,开始不得不面对涉及多因素的复杂慢性病,遭遇了医学实践的困境。2001 年,多国科学家联合发布了人类基因组图谱及初步分析结果,为深入认识人类自身开启了新的道路。1988 年,美国国家研究理事会发表《绘制人类基因组的物理图谱和序列图谱》,2011 年,美国学界发出"迈向精准医学"的倡议,国家智库报告《迈向精准医学:构建生物医学研究的知识网络和新型疾病分类法》正式发表。该报告倡导整合遗传关联研究和临床医学,实现人类疾病精准治疗和有效预警。按照美国国立卫生研究院(NIH)的定义,"精准医学是一种建立在了解个体基因、环境以及生活方式基础上的新兴疾病治疗和预防方法。"

2015 年,多国科学家联合完成癌症基因组图谱,发现了近 1 000 万个与癌症相关的基因突变。自有文字记载以来,疾病与健康始终是困扰人类的一个重大公共问题。就像在既往医学发展史上解剖学、细胞学的意义一样,以基因组学为代表的多组学的诞生为解释疾病提供了一种强有力的工具。这些前所未有的信息形成了海量的数据,尽管人类有可能在其中发现战胜疾病、维护健康的方法,深入注释理解其中蕴含的信息并将之与临床数据结合仍有漫长的征程要走[211]。

海量的数据需要大数据管理技术,目前比较成熟的技术有 Hadoop、HPCC、Storm、Apache Drill、RapidMiner、Pentaho BI 等。大数据的管理需要合理的数据管理架构,同时也需要可视化工具和人工智能等关键技术。就像繁重的体力劳动需要借助外来的机器、电力来推动一样,海量的数据也需要借助于外来的智力来处理,这就是人工智能。人工智能的关键技术包括机器学习、知识图谱、自然语言处理、人-机交互、计算机视觉、生物特征识别、虚拟现实、增强现实等一系列不断发展的技术。

人类医学已经进入分子时代,将在新的视角下审视疾病,一如远古时代以症状定义疾病,近代医学以解剖学和病因定义疾病,新的时代将以分子定义疾病与健康。虽然精准医学的完善仍有待时日,精准医学的实践遭遇诸多困境[212],但无疑精准医学的研究方法给人们突破当前的医学困境指出了一个明确的方向并提供了一种实用的路径[213]。整合整个医疗系统的改进,相信在未来医学服务必定会达到安全、高效、人性的理想状态[214,215]。

3.4.2 精准医疗大数据

3.4.2.1 精准医疗数据概述

在人类认识疾病的初始阶段,主要借助症状描述疾病。科学技术体系兴起之后,开始基于实验室检查和物理化学技术手段认识疾病。当前人们认识到 DNA 系统是人体系统运作的底层机制,随着组学的兴起以及对疾病的阐释与干预获得某种成功,基于系统论人们提出了精准医学的概念。精准医学试图以基因、环境和行为数据深化当前对疾病的认知,更大程度上对健康和疾病进行控制。

回顾历史,每一次对人体的认知升级都会带来颠覆性的医疗革命。历史上莫甘尼的病理解剖学、魏尔肖的细胞病理学为人体疾病定义了病灶;巴斯德的细菌学为疾病定义了外来的病因。人类对 DNA 的认知升级催生了精准医学概念的提出,疾病被定义为基因和环境在人的行为因素作用下的复杂生命现象;而症状、体征及各种设备检查所见不过是疾病的表象。

1) 影响疾病的要素及临床数据内含的演变

疾病是一种负性的或者说是特殊的生命伴随现象,可表现为不适或者痛苦的主观体验、功能的减退与寿命的损失。疾病现象的转归受到复杂的多因素调控,1992 年 WHO 在其发布的《维多利亚宣言》中宣称,在引发疾病的诸因素中,内因占 15%,社会因素占 10%,医疗因素占 8%,气候地理因素占 7%,个人生活方式的因素占 60%。现有研究显示个人生活方式是基于个体认知主动选择的结果,对其他主要因素甚至对内因——基因的表达也有显著的影响。基因组学及表观遗传学研究显示,人类复杂的行为不仅影响人体生理活动,而且会影响基因组的稳定性和表达。

精准医学有 3 个要素,基因、环境和行为,这 3 个要素高度概括了《维多利亚宣言》中的疾病影响因子。在这 3 个要素中,人的行为方式是占主导地位的,行为可以影响基因的表达,也可以决定对环境的选择。所谓精准医疗数据,应该包括 3 个方面的数据,以基因组学为代表的各种组学数据、环境因素数据以及人的行为数据。症状学、体征学及辅助检查是传统临床医学数据三要素,而精准医疗数据是在此基础上基于系统论观点发展起来的新兴数据。症状学是人类认识疾病的最基本原始的信息源,拥有数千年的文献记录积累。体征学是在莫甘尼器官病理学出现后迅速发展起来的,在影像学等现代辅助检查手段出现前具有重要地位。在影像学已进入组学/分子时代的今天,症状学与体征学仍是最基本也是最重要的临床数据,具有其他数据无可取代的地位。在临床实践中,仅凭详细了解患者的症状学演变,即可对多数常见病做出初步诊断;而其他医疗数据的使用则需要根据这 2 种基础数据进行有目的的选择。

2) 疾病描述标准化的演变:ICD 疾病命名体系

人类达到今天对疾病的认识水平,经历了漫长的发展。文明初始人类对疾病的描述是简单而粗糙的,描述往往限于简单的表象观察和主观体验记录。目前所知道的最早的疾病记录见于 4 500 多年前的古埃及莎草纸文献[216]。我国的古代医学在距今 2 000 年左右形成比较完整的系统,出现了《黄帝内经》这部古医学文献集成。该书主要以症状记载和定义疾病,辅以医生的视觉、听觉、触觉和询问病史来记录和分类疾病,并记载有疾病的转归和治法[217]。

现代医学的疾病记录体系因对人体内部结构与致病因素的认识深化而有更加详细的描述,现代疾病的定义是以解剖学为基础,辅以病因、病灶研究和疾病表现形式来定义的。ICD 是基于当前临床医学成熟成果的疾病命名标准体系,有 100 余年的历史,起源于 1891 年国际统计研究所的死亡原因分类工作。1893 年,该委员会主席 Jacques Bertillon 提出了《国际死亡原因编目》,此即为第 1 版。1940 年,WHO 主持编写了第 6 次修订版。1994 年,WHO 发布了第 10 次修改版 ICD-10。2010 年,WHO 发布了 ICD-10 更新版本。ICD-10 收录了疾病记录 26 000 多条,该标准主要基于疾病的 4 个主要特征,即病因、部位、病理、临床表现(包括症状、体征、分期、分型、性别、年龄、急慢性、发病时间等),是当今医疗界通用的标准。

3) 人类表型术语集与精准医疗数据

由于分子生物学的巨大进步及其在人类疾病认知和解释上的实用性,疾病治疗学取得了显著的进步。临床医学在近 200 年发生了翻天覆地的变化[218]。面对诸多尚未解决的健康问题,人们将循证医学进一步深化,提出了精准医学的概念,试图在更广阔的数据基础上整合现有证据。精准医学实践遵从循证医学的原则,接受其检验,以确认其有效性[219]。

医疗大数据是一个宽泛的概念,不仅包含传统的患者临床信息,也包含行为数据、行业数据、互联网数据,甚至一切与疾病和健康相关的数据。精准医疗数据试图整合基因组学、蛋白质组学、影像组学[220,221],甚至是系统发育基因组学(phylogenomics)、比较基因组学(comparative genomics)、多组学(multi-omics)或生理组学(physiome)等数据来加深人们对疾病的认知。组学数据的科学解读是精准医疗数据整合的关键,这就需要在基因数据、临床表型和疾病分型三者间建立映射或连接。为此,2008 年国际生物医药组织 OBO 联盟成员德国柏林夏洛特(Charité)医学院与 Monarch Initiative 合作开发了一个名为人类表型术语集(Human Phenotype Ontology,HPO)的项目。

HPO 是一种用以描述人类疾病表型特征的标准词汇表,每个术语描述了一种异常表型。表型是生物体外在表现出来的形态与功能特征,是基因和环境共同作用的结果。术语集是描述专业领域的标准化词汇表及词汇间的语义关系。Monarch Initiative 提供了一个在线数据库,用以浏览、查询生物医疗领域的专业术语,该数据库包含了疾病、表型、模式生物(model organisms)、基因等大量结构化的语义数据。

HPO 基于多个医学文献数据库信息进行开发,目前包含 11 000 多项名词和 115 000 余项关于遗传性疾病的注释。HPO 数据库提供了一套针对 4 000 多种疾病的注释(annotations)。HPO 常用临床术语主要描述表型异常(phenotypic abnormality),包含结缔组织异常、声音异常、神经系统异常等 23 大类。HPO 是一种连接方式,也是一种共同语言,能将临床、遗传、生物信息、医学数据等进行专业有效的匹配。HPO 可应用于遗传诊断、生物信息学研究,并为临床数据库提供了标准化的词汇表。

精准医学是一种基于分子生物学进展的疾病认知工具,而精准医疗数据要实现其价值需要实现临床数据各要素之间的提取与整合,这样才能提供有价值的信息给临床医生以便其进行医疗决策。现有的 HPO 只是提供了一种标准化语言模式以整合精准医疗数据,但其内含仍显单薄,需要不断扩充和完善。

3.4.2.2 一般人群与疾病表型数据

一般人群的概念起源于流行病学研究。同样作为研究人群特征的学科,流行病学与人口学的区别在于前者研究人群的疾病和健康数据特征,而后者着眼于人群的大小、增长、密度、分布等统计信息。要深刻理解一般人群的概念,需要对流行病学研究有基本的了解。

1) 流行病学与一般人群

每一个人类个体都是一个独特的存在,不仅其体格、性格、品格、行为各异,疾病健康史也均不相同,受自然环境、社会环境和遗传因素等多种因素影响和调控。这些具有不同特征的单个人类个体组成的不同人群也都具有截然不同的疾病特征。人群疾病特征不仅取决于其组成的单个个体的特征,也取决于人群中个体之间的相互作用,即社会活动以及个体与该人群所处环境的相互影响。流行病学即为研究人群中疾病、健康状况的分布及影响因素,理解疾病发生发展的机制,借以预防和控制疾病发生,指导和评估健康和卫生保健策略措施的制订,辅助健康和疾病管理的学科。

流行病学强调社会、物理环境及个体水平因素的交互作用对疾病模式的影响,主要通过分析比较不同时间点、不同地点区域、不同人群组成的群体,而非孤立个体的疾病模式,来理解和研究疾病发生发展的因果关系。这种研究可以基于成百上千到百万级别的大样本人群,也可以基于几人到几十人的小群体;可以是某行政区域或地理区域范围内的全体人群,即一般人群,也可以是特殊暴露人群如放射线辐射人群;可以是职业人群,也可以是有组织的人群团体如医务工作者、工会会员、参加保险者等。

一般人群研究所研究的疾病和因素都是一般人群中常见的,如吸烟这种生活习惯对肺癌发生风险的研究,或环境因素如潮湿对风湿性关节炎发生风险的研究。研究目的着眼于研究疾病在一般人群中的防治,选择样本时需剔除已患或疑似患有所研究疾病的人,同时需剔除对疾病不易感的人。

人类群体总是处于动态变化之中。例如自然生活社区中的人群,其大小和组成会由于出生、死亡、迁徙等因素而不断变化,其平均寿命会随着社会经济状况、营养、物理环境等的改善而提高。人口统计学是基于这种自然生存状态的群体(又称为"开放群体")进行研究,预测人口大小和组成成分的。这种人口统计学的动态变化以及环境、社会行为等随着时间、区间动态变化的影响导致疾病模式的复杂变化。为了规范和简化流行病学测量疾病发生发展的方法逻辑,流行病学家们提出了"封闭群体"的概念,即边界定义清晰的群体,开发了包括队列研究、病例-对照研究等在内的一系列研究设计方法,来测量人群疾病频率和负荷,分析暴露因子(病因)与疾病发生(结果)的关联关系。

2) 流行病学研究设计

流行病学研究多通过 5 种基础设计方法及其各种变化方式进行:病例系列(临床和人群)、横断面研究、病例-对照研究、队列研究和试验。流行病学的文献中又可常见 3 种常用的二分法:描述性/分析性研究、前瞻性/回顾性研究、观察性/实验性研究。描述性研究包括病例系列和横断面研究;分析性研究则包括病例-对照研究、队列研究和试验;回顾性研究表明数据来源于研究启动之前,如病例系列、横断面研究和大部分病例-对照研究;前瞻性研究的数据则来源于研究启动之后,如试验;队列研究设计则可以是回顾性的也可以是前瞻性的;观察性研究中研究者观察分析研究对象的自然发展过程,观察性研究是包括病例系列、横断面研究、病例-对照研究和队列研究在内的绝大多数流行病学研究所采用的方法;而实验性研究,主要是试验,对研究事件(疾病)发生过程进行控制和有意识的干预以改善研究人群的健康状况,借以理解疾病的发生、评估干预措施的有效性、成本和益处。了解这些分类法可以在阅读相关文献时深入理解其研究方法。下面将对研究一般人群应用较多的横断面研究和队列研究进行简单介绍。

(1) 横断面研究:横断面研究收集、分析在某一地理范围内,在某一特定时间点和空间截面,或一较短时间区间内,某一人群的疾病和风险因子模式,又称为现况调查。其研究人群多为一般人群,通过患病率这一统计指标评估人群疾病负荷,是描述性流行病学中应用最为广泛的方法之一。用来描述一个国家或地区的疾病或健康状况的分布,评估其健康水平,提示疾病的风险因素,研究卫生服务需求,评价医疗或预防措施的效果,帮助制定和检验相关卫生标准。

横断面研究常采用普查或抽样调查的方式进行。普查某一短时间内一定范围内的人群中的每一个成员,可以及早发现病例并给予及时治疗,但由于工作量大,难以深入细致调查,不适用于病程短、患病率低或检查方法复杂的疾病调查;抽样调查则是从研究的人群中随机抽取部分样本进行调查,从抽样样本调查结果估算样本所代表的人群总体的疾病和风险因子特征。常用的随机抽样方法包括单纯随机抽样、系统抽样、分层抽样和整群抽样。抽样调查样本量较小,节省人力、物力和时间,但调查设计较复杂,有抽样误差不适用于个体间差异较大的研究对象。

(2) 队列研究:队列是指具有某一共性,如共同经历或共同暴露于某一因素的一群人。队列研究又称为纵向研究,常将某一人群按是否暴露于某可疑因素或按不同暴露水平分组,随访追踪其结局,比较两组或多组间发病率或病死率,以确定暴露因素和所研究疾病是否有关联及关联强度。

队列研究的暴露组研究对象可以是一般人群,也可以是具有某种特征的人群,如特殊暴露于某可疑病因(生活习惯、环境因素、遗传因素等)的人群,或者甚至是患有某种疾病的人群,如病例队列研究。对照组的人群则除了未暴露于该因素或不具有该特征外,其他方面都应尽量与暴露组相同。根据研究的时间方向,队列研究又可分为前瞻性队列研究、回顾性队列研究和双向性队列研究。根据研究对象进入队列的时间不同,又可分为固定队列和动态队列。

队列研究作为一种由因到果、由前到后的分析性流行病学方法,可计算出相对危险度(RR)和归因危险度(AR)等反映疾病危险关联的指标、检验病因假说、评价预防或治疗的效果及安全性,帮助了解人群疾病的自然史和人口健康状况。历史上,多种大型队列的研究结果已引导多种临床试验的设计、临床人群早期诊断和干预策略的制订,在提高疾病的防治水平、降低医疗卫生支出方面起到积极的推动作用[222]。

3) 分子流行病学和精准医学

随着分子生物学及各种组学检测技术,特别是高通量测序技术的发展,分子流行病学作为流行病学的一个分支得到越来越广泛的应用。分子流行病学的研究设计常采用病例-对照研究、病例-病例研究、巢式病例-对照研究等方法,通过质谱技术、抗原抗体技术、生物芯片技术、测序技术等研究与疾病和健康状况相关的生物标志物的分布、影响因素、人群易感性、防治效果评估、预后分析等。这些研究从分子水平阐明疾病发生发展的机制及影响因素,分析个体的发病差异,证实疾病的病因,推动临床医学快速进入个体化医疗、精准医疗时代。

(1) 从 GWAS 到 PheWAS:随着生物芯片、第二代测序等高通量基因分型技术的发展,继国际人类基因组学计划和国际人类基因组单体型计划之后,全基因组关联分析(genome-wide association study,GWAS)在过去 10 年中得到了蓬勃发展,成为在人类全基因组范围内筛选低危险易感基因变异的主要方法。其研究的复杂性状覆盖常见疾病、疾病风险因素、影像学表型、社会行为学特征、单核苷酸多态性(SNP)、拷贝数变化、基因表达、DNA 甲基化、非编码 RNA 等[223]。

虽然 GWAS 从设计上来说不能直接鉴定基因靶点或机制,但通过将在患者全基因组范围内检测出的变异位点与对照组进行比较,可以找到组间有显著差异的基因或基因型,再结合连锁不平衡关系分析(LD)、表达数量性状基因座(eQTL)等方法,可以推测可能的疾病易感基因或转录本,从而避免了像候选基因策略一样需要预先假设致病基因,因此打开了一扇通往研究复杂疾病的大门。

随着电子病历系统等医学信息化的发展,临床表型信息越来越数字化、结构化,另一种分析基因型-表型关联的方法,全表型组关联分析(phenome-wide association study,PheWAS),逐渐发展出来。PheWAS 通过解析电子病历信息统计分析单个遗传变异与多种生理、临床性状和表型的关联关系,逐渐成为查审电子病历聚合式大型队列数据、增强复杂疾病基因组分析的重要工具[224]。

(2) 精准医学队列研究:自 2015 年初美国总统奥巴马启动"精准医学计划"以来,

各国也纷纷启动自己的精准医学计划。为完成这些计划，美国国立卫生研究院（NIH）2015 年 9 月启动了精准医学队列项目（PMI-CP），投入 1.3 亿美元，计划在 4 年内募集百万以上研究对象、覆盖美国全人群的大型队列，随访 10 年以上，收集其健康、临床、生物、环境、社会行为信息。

在近乎同一时间，中国"十三五"规划中科技部"精准医学研究"重点专项 2016 年启动 3 个随访 5 年以上的大型自然人群健康队列研究，包括 1 个拟募集 20 万人以上、覆盖中国全人群的自然人群队列，2 个各自募集 10 万人以上的区域自然人群队列；同时启动 6 个各自募集 5 万人以上、随访 5 年以上的重大疾病专病队列研究，包含 50 种以上流行率较高的罕见病、队列人群不低于 5 万人的罕见病临床队列研究。2017 年的"精准医学研究"重点专项再次启动 5 个各自募集 10 万人以上、随访 4 年以上的区域自然人群队列和 8 个各自募集 5 万人以上、随访 4 年以上的重大疾病专病队列研究。

这些精准医学队列研究均要求通过统一的国家平台进行资源和数据共享，从而可以进一步推动疾病的分子分型、个体化靶标发现、临床精准化诊疗方案研究。

4）一般人群的疾病表型数据

疾病模式里的变量（variation），又称为结果（outcome），可以帮助描述、分析、阐释理解人群内和人群间疾病模式的不同，是流行病学数据收集分析的基础。流行病学变量的选取需要符合以下几个标准：对个体和人群健康有影响、能精确测量、能用于有效分类人群和可形成可测试的病因假说。流行病学变量又分为个体变量和人群变量。多数个体变量，如性别、年龄、血压等，可统计汇集到一起来描述所在人群属性，形成人群变量；一些个体变量如指纹，在人群水平上没有意义，通常此类数据不直接用于流行病学数据分析研究；一些人群和环境变量，如人口密度、失业率、空气质量等，不能在个体水平进行检测，因而不能由个体变量汇集形成。

人口统计学数据描绘研究人群的出生、死亡、年龄、性别、生育、迁徙流动等人群结构和趋势信息，是流行病学数据，特别是基线数据的重要组成部分。

（1）一般人群的基线疾病表型数据：一般人群的基线数据指每个研究对象在研究开始时的基本情况，通常包括待研究的暴露因素的暴露状况，研究对象的健康患病情况，年龄、性别、职业、婚姻、生育等人口统计学情况，家庭环境、个人生活习惯及家族疾病史等。数据来源包括电子健康记录档案中的结构性临床和医疗相关信息，研究对象自报的健康、行为、生活方式等信息，对研究对象进行体检或实验室检测以确定是否患病等，对研究对象的生活／工作环境调查检测获得的社会网络、空间环境数据等。

（2）一般人群的纵向疾病表型数据：纵向疾病表型数据通常经随访采集。随访内容包括研究的结局，即观察重点、失访信息、暴露因素等。要进行高质量的随访需要制订和临床研究方案对应的观察指标体系，分析每一类临床研究方案所需指标、指标测量和收集的时间点等，并从该临床研究方案应用的不同角度，如诊断、预后、病因、描述出发，评估改进的可行性。

目前中国疾病表型数据的收集记录缺乏统一标准，在精准医学的研究中难以整合不同来源的疾病表型信息，也难以与检测出的生命组学数据进行对接。为规范化我国的疾病表型信息表达，提升我国的疾病表型数据质量，促进精准医学研究，多家医疗研究机构已开始进行中国疾病表型术语系统的开发建设工作。

（3）国内外的疾病表型术语系统。

① 疾病术语系统：WHO ICD、医学主题词表、SNOMED CT。目前，比较通用的疾病术语系统包括 WHO 的国际疾病分类（ICD），美国国立医学图书馆编制的医学主题词表和临床医学系统术语（Systematized Nomenclature of Medicine-Clinical Terms，SNOMED CT）。ICD 是根据疾病的病因、病理、临床表现和解剖位置等特征，将疾病分门别类，使其成为一个有序的组合，并用编码的方法来表示的国际统一的疾病分类方法，目前全世界通用的是第 10 次修订本（ICD-10）。

医学主题词表主要由两大部分构成。第一部分是按主题词字母顺序排列的"字顺表"，每个主题词下都附有树状结构号，有些主题词下还有历史注释和参照系统；第二部分是将字顺表中的主题词按照每个词的词义范畴和学科属性组成的"树状结构表"[225]。医学主题词表是一部规范化的可扩充的动态性叙词表，汇集了两万多个医学主题词。

临床医学系统术语是当前国际上广为使用的一种临床医学术语标准。这套术语集，提供了一套全面统一的医学术语系统，涵盖大多数方面的临床信息，如疾病、所见、操作、微生物、药物等，可以协调一致地在不同的学科、专业和照护地点之间实现对于临床数据的标引、存储、检索和聚合，便于计算机处理[226]。

② 表型库：在线人类孟德尔遗传数据库（Online Mendelian Inheritance in Man，OMIM）、人类表型术语集（Human Phenotype Ontology，HPO）/中文人类表型标准用语联盟（Chinese Human Phenotype Ontology Consortium，CHPO）等。OMIM 主要着眼于可遗传的或遗传性的基因疾病，包括文本信息和相关参考信息、序列纪录、图谱和相关其他数据库。它综合了大量生物医药文献中新颖并重要的信息，为遗传学研究者和临床医生提供专业的服务。同时，它在遗传表型的命名和分类方面起着主导作用[227]。截至 2017 年 7 月 24 日，OMIM 已有 24 164 条记录，包括 15 666 个基因和 8 420 个遗传表型，另有 78 个 OMIM 编号同时代表基因和遗传表型。

HPO 致力于提供人类疾病中用于描述表型异常的标准词汇，每个术语描述一种表型异常。HPO 目前包含词条近 12 000 个，涉及超过 4 000 种人类疾病，关于遗传性疾病的注释超过 115 000 条。CHPO 成立于 2016 年，旨在建立一个开放平台，联合各相关领域专业人士，逐步建立中文临床表型术语标准，推动 HPO 在中国的应用，并参与 HPO 的优化更新，从而支持中文使用者的临床和科研工作。

3.4.2.3 基因组学数据

1) 基因组学数据的概念

基因组是指一个生物的 DNA 中所含有的全部遗传信息的总和。基因组学则是研究基因组的组成、结构、表达调控机制和进化规律的一门学科。而基因组学数据,则是在进行这些研究时所产生的各种数据的总称。而精准医疗数据范畴下的基因组学数据,则是对众多个体进行全基因组测序得到的不同序列信息,并结合之前的研究成果对此进行分析所得到的基因注释信息、功能以及关系信息等共同组成的庞大数据的总称。

2) 基因组学数据出现的背景

基因组学数据是精准医疗数据中一个十分重要的组成部分。1975 年诺贝尔生理学或医学奖的获得者罗纳托·杜尔贝科曾经说过:"DNA 序列是人类的真谛,这个世界上发生的一切事情都与之息息相关,包括癌症在内的疾病等发生都与基因直接或间接有关。"因此,若是了解了人类所携带的遗传信息的全部内容,人们就能够高屋建瓴,在一个新的高度理解疾病产生的机制并寻找有效治疗的途径。

在这样的目标驱动下,人类于 1990 年启动了"人类基因组计划"。它是一项由美国、英国、法国、德国、日本和中国等国家参与的规模宏大的科学探索工程,旨在测定人类基因组中所包含的 30 亿个碱基对组成的核苷酸序列,从而绘制人类基因组图谱,实现破译遗传信息的最终目的。它是继"曼哈顿计划""阿波罗登月计划"之后人类科学史上的又一个伟大工程。这项计划历时 10 多年完成、花费约 54 亿美元的项目,共给美国联邦政府带来了 1 万亿美元的经济效益,这些推动医疗卫生产业发生或正在发生革命性的变化。更为重要的是,它使得科学家能够更加深入地认识到基因的功能,同时还促进了人类基因组相关数据以及分析工具在互联网上得到更好的推广,这些成果都极大促进了医药领域、生物技术以及基础生命科学研究的发展。

不过,彼时的测序成本是如此之高,以至于其还不足以步入寻常百姓家,同时测序得到的数据量也十分有限,限制了相关研究的进一步发展。

进入 21 世纪以后,诸如以 Roche 454 Genome Sequence 测序仪和 Solexa GA 测序仪为代表的第二代测序技术的出现和发展,使得基因测序成本大幅度降低。2001 年对整个人类基因组测序的费用是 1 亿美元,而今天,成本已经降至约 1 000 美元(见图 3-28)。

测序成本的大幅降低,使得过去限制基因组学进一步发展的数据瓶颈得到了解决。也使得高通量测序不但可以广泛应用于基础研究领域,而且也得到大规模的商业化,乃至将来有可能变成人们日常生活中的一部分。

在这样的背景下,"精准医疗"的概念应运而生。按照 NIH 对"精准医疗"的定义,"精准医疗"是一个建立在了解个体基因、环境以及生活方式的基础上再对疾病进行治疗和预防的方法。在"精准医疗"的模式下,医疗中的各项步骤包括决策、实施等都是针对每个个体特征而制订的,疾病的诊疗是在患者自己的遗传信息基础上进

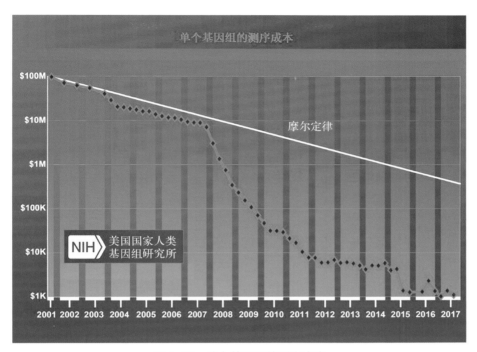

图 3-28 单个基因组的测序成本

（图片修改自 https：//www.genome.gov/sequencingcostsdata/）

行的。

而低成本的基因组测序，极大地满足了这个要求。通过对每个个体的全基因组进行测序，医疗研究人员便可以在最根本的层面加深对疾病的认识，筛查出潜在致病基因，使医护人员能够准确了解病因，加以有针对性地用药，并减少相应不良反应的产生。与此同时，对众多个体全基因组测序得到的海量基因组学数据，以及经过汇集和整理得到的数据库，又为研究人员进一步深入挖掘基因组数据提供了丰富的素材。

因此在当今精准医疗领域，如何认识和了解基因组的数据便成了当务之急。

3）基因组学数据类型

基于全基因组测序得到的基因组学数据就是 DNA 序列，包含两种类型：非重复序列和重复序列。

非重复序列主要包括编码蛋白质的基因和编码 RNA 的基因。蛋白质是生物体各项基本生理生化活动的承担者，而 RNA 则广泛参与包括蛋白质表达在内的众多生理生化过程的调控。因此，编码这两类生物大分子的基因的数据便显得尤为重要，尤其是后者。生物体中并不是所有 RNA 都会作为模板继而翻译出蛋白质，相反，有相当数量的 RNA 是在转录水平调控基因表达。这些 RNA 的长度、形态、结构以及功能各异，对其基因序列数据的分析将可以对这些 RNA 高级结构的解析带来很大的帮助，继而有助于研究人员更加深入地认识这些 RNA 在代谢通路中所起到的具体的调控作用,这对疾病的诊疗也是非常有帮助的。

重复序列则主要包括散在重复序列和串联重复序列[228]。散在重复序列是指分散在整个基因组中的不紧密相连的重复片段。而串联重复序列则是指以一段特殊的序列作为重复单元连续多次出现所形成的序列。根据重复单元的长度以及重复次数可以进一步细分为卫星序列和微卫星序列。其中由于微卫星重复序列在不同个体间以及群体间通常表现出很高的序列特异性,故广泛应用于遗传多样性分析、疾病连锁分析。

另外就是对全基因组测序结果的注释信息。基因组注释是利用生物信息学方法和工具,对基因组所有基因的生物学功能进行高通量注释,是当前功能基因组学研究的一个热点。

对海量测序数据分析的迫切需求,客观上促进了一系列新的研究技术的诞生。

4)几种常见的研究技术

(1)全基因组测序技术:全基因组测序是指对个体的整个基因组进行测序分析的方法,利用了高通量测序技术。它覆盖程度高,能检测出整个基因组中全部的遗传信息。它的具体实现步骤是先通过实验手段提取全基因组的 DNA,然后随机打断,加上测序接头,建库测序,然后把测序得到的读长序列组装成更长的片段,直到组装成染色体。在之后检测其中诸如 SNP 和 SV 等变异在染色体上的位置及分布,探索其与疾病之间的联系。

全基因组测序能揭示与人类生老病死相关的基因的奥秘,使人类从根本上认知疾病产生的原因成为可能,继而为人类精准有效地治疗疾病、预防疾病提供了有效的依据(见图 3-29)。

(2)全外显子组测序(whole exome sequencing,WES)技术:WES 的原理是利用特定的探针将已知位置的全基因组外显子区域的 DNA 捕获,富集后进行高通量测序的基因组分析方法。不过由于它仅对编码蛋白质区域进行测序分析,得到的数据量有限,因此分析结果不如全基因组测序。只不过由于其目前成本比后者低而受到青睐。不过从长远来看,随着测序成本进一步下降,全基因组测序应该会成为未来人们的首选。

(3)全基因组关联分析(genome-wide association study,GWAS):GWAS 是指在人的全基因组范围内,利用统计学的方法寻找出不同个体间存在的遗传变异,并从中筛选出与疾病显著相关的变异的一种研究手段。它主要聚焦在单核苷酸多态性(SNP)这种变异上。例如,它通过比较正常人和患病个体的 SNP 差异,如果发现一种或多种特殊的遗传变异在患病个体中出现的频率明显高于在正常个体中出现的频率,则可以认为这些种类的遗传变异与这种疾病的发病有很大的关系(见图 3-30)。

(4)DNA 酶Ⅰ超敏感位点测序(DNase I hypersensitive site sequencing,DHS-seq)技术[229]和利用测序对转座酶易接近核染色质进行分析的方法(assay for transposase-

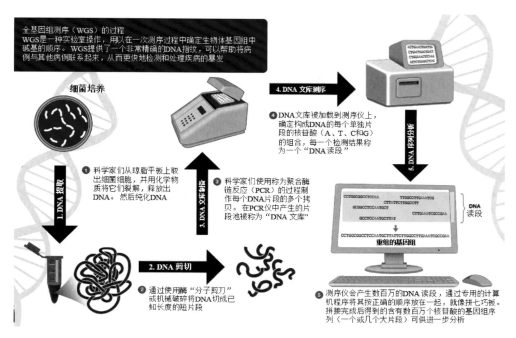

图 3-29　全基因组测序技术

（图片修改自 https：//www.cdc.gov/pulsenet/pathogens/wgs.html）

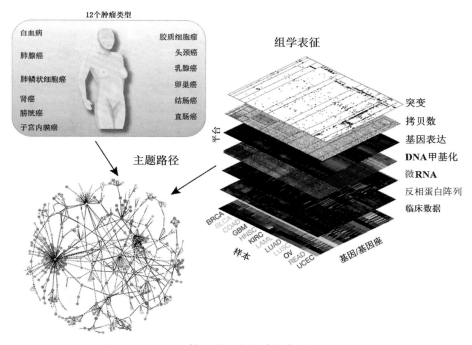

图 3-30　用于比较和对比多种肿瘤类型的综合数据集

（图片修改自 https：//www.nature.com/articles/ng.2764/figures/1）

accessible chromatin using sequencing，ATAC-seq)技术[230]：DHS-seq 和 ATAC-seq 都是用来分析染色质开放位点的技术。其主要原理是利用特定的酶插入染色质的开放位点，并将其切割下来加入接头序列，再建库测序。它可以检测全基因组范围内的转录活性位点、DNA-蛋白质相互作用、核小体分布等表观遗传信息，继而为寻找潜在的致病因子提供了更有效的指导。只不过前者的效率不如后者，因此长远来看，后者在相关研究中的应用前景更佳(见图 3-31)。

之前几种都是主要研究 DNA 的技术，接下来将要介绍几种研究 RNA 和蛋白质的技术。

(5) 转录组测序技术(RNA-seq)：RNA-seq 是利用高通量测序技术对组织细胞的转录组进行测序分析的技术。具体过程是提取所要研究的特定种类的 RNA，将其反转录成 cDNA，再利用高通量测序技术对这些 cDNA 进行测序，从而获得所要研究的特定组织或器官内几乎所有的转录本序列信息。它的检测结果可以反映特定条件下组织细胞的基因表达情况。

(6) 单细胞测序技术：单细胞测序技术是近年来发展起来的尖端技术。过去的测序技术均是对来自众多细胞的样品进行测序，得到的结果反映的是这些组织细胞内相应信号的平均水平。然而，细胞的异质性却是生物系统和生物组织的普遍特征。为了剖析不同细胞间的异质性，有必要在单细胞水平分析细胞的基因组情况。随着高通量测序的推广，单细胞测序技术也得到了迅速的发展，这就为揭示不同细胞间基因表达的异质性提供了有力的工具。

(7) 染色质免疫共沉淀测序(chromatin immunoprecipitation sequencing，ChIP-seq)[231]：ChIP-seq 是基于第二代测序技术的一种研究 DNA 和蛋白质相互作用关系的技术。它是通过染色质免疫共沉淀技术富集被蛋白质结合的 DNA 片段，纯化并建库测序。分析测序结果，从而得到与组蛋白、转录因子等进行相互作用的 DNA 区段的信息(见图 3-32)。它在组蛋白修饰、染色质重塑等表观遗传学领域的研究中发挥着极大的作用。

(8) 交联免疫共沉淀测序(cross linking-immunoprecipitation sequencing，CLIP-seq)[232]：CLIP-seq 原理类似于 ChIP-seq，只不过它是用来研究 RNA 与蛋白质相互作用关系的技术。其主要原理是在紫外线照射下 RNA 分子和与之结合的蛋白质发生偶联，此时加入识别 RNA 结合蛋白的特异性抗体将 RNA-蛋白质复合体沉淀之后，回收其中的 RNA 片段，经添加接头、RT-PCR 等步骤，对这些分子进行测序分析(见图 3-33)，从而得到相应蛋白质所结合的 RNA 的序列信息。

(9) RNA 结构平行分析(parallel analysis of RNA structure，PARS)技术[233]：PARS 技术是通过对 RNA 片段进行深度测序在单核苷酸分辨率上确定 RNA 二级结构的一种技术。其基本原理是利用两种不同的、分别识别 RNA 双链和单链的酶切割

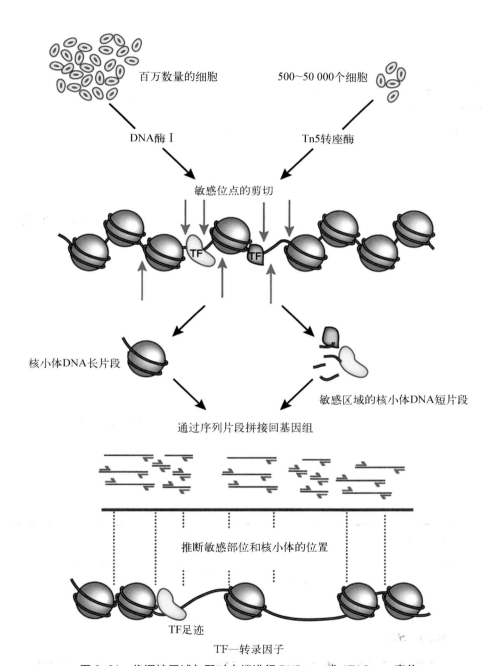

图 3-31　将调控区域与配对末端进行 DHS-seq 或 ATAC-seq 定位

(图片修改自 http://www.nature.com/nmeth/journal/v11/n1/fig_tab/nmeth.2770_ft.html)

RNA 分子,将得到的 RNA 片段进行测序并比对到编码该 RNA 的基因上,根据两种方式得到的片段在该基因不同位置的分布情况,推知该 RNA 在不同序列处的单双链情

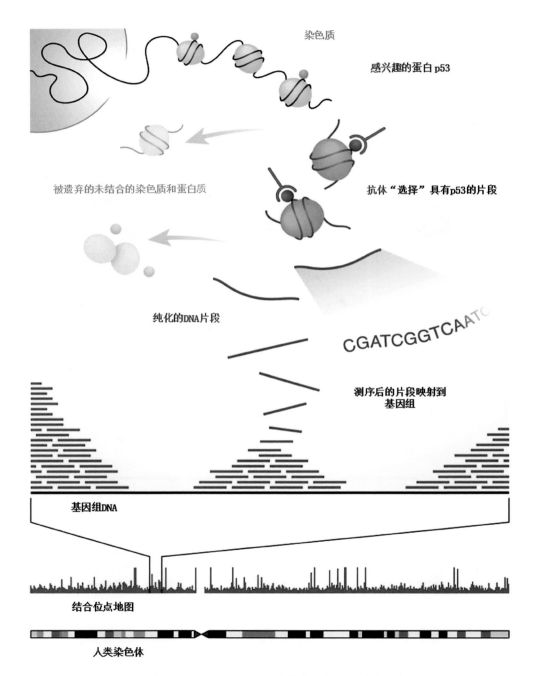

图 3-32　利用 ChIP-seq 方法鉴定蛋白 p53 结合位点

(图片修改自 https：// www. bnl. gov/ today/ body_pics/ 2011/ 11/ chip_seq_illustration_final-hr. jpg)

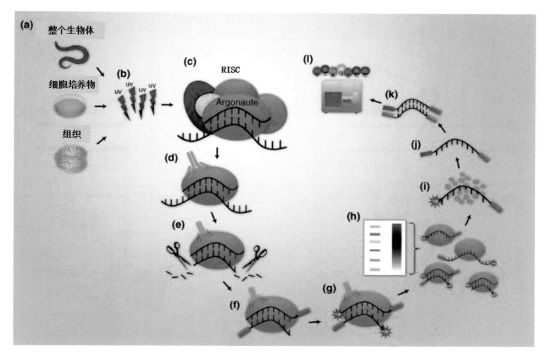

UV—紫外线；RISC—RNA 诱导的沉默复合体。

图 3-33　交联免疫共沉淀测序

(图片修改自 https://www.creative-diagnostics.com/Cross-Linking-and-Immunoprecipitation-CLIP.htm)

况，进而确定其二级结构(见图 3-34)。

(10) 体内点选 2′羟基酰化和图谱分析实验(*in vivo* click selective 2′-hydroxyl acylation and profiling experiment，icSHAPE)技术[233]：icSHAPE 技术是另外一种能在全转录组水平探索 RNA 二级结构的技术。其原理是通过一个带有叠氮化物修饰的化合物小分子对活细胞中单链 RNA 的部分碱基进行特异性化学修饰，再加入 DIBO-生物素进行点击(click)化学反应，从而使这些带有生物素标记的 RNA 分子经由磁柱得到纯化，再进行测序分析就能够在全转录组水平研究不同 RNA 的二级结构[234](见图 3-35)。

以上几种近来常见的研究方法和技术为基因组学数据的研究提供了新颖的视角和独特的途径，也使研究人员对于同样的一条序列，能从不同的角度予以解读。因此，对如此庞大数据管理的需要以及对更加集成式的分析平台的渴求，催生出新的平台。这使得研究人员能更方便地整合已有的数据，分析新得到的数据并探索未知的数据。

5) 当前市场动态

当前市场上一些利用基因组数据解读健康状况的个性化公司已经出现。例如，2016 年 DNA 测序巨头 Illumina 成立的血液活检公司 Grail，其主要目的就是开发出有

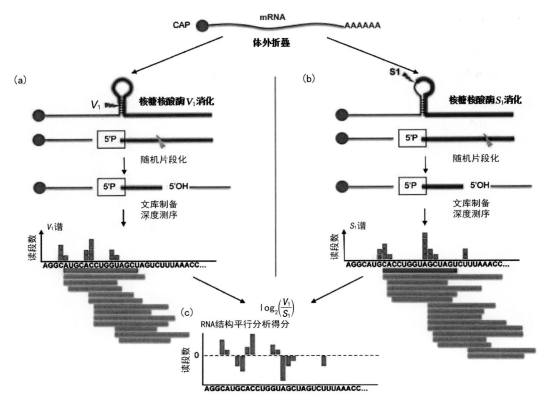

图 3-34　通过深度测序测量 RNA 的结构特征

（图片修改自 https://genie.weizmann.ac.il/pubs/PARS10）

效的高通量测序技术,利用其测定人体血液中游离的 DNA 片段,并筛查其中可能与癌症相关的突变,实现对肿瘤的早期检测。

还有更早些时候成立的个人基因体检公司 23andme,仅通过采集用户的唾液,通过其拥有的庞大的基因和表型关联数据库,反馈给用户包括个人基因变异信息、患特定疾病的风险、药物敏感度等相关信息。

以上新技术、新公司、新现象的出现,预示基因组学数据的获取、管理、解读和应用,将是未来精准医疗领域颇具前景的部分。从欧洲生物信息市场分析来看,在 2012—2020 年,三大组学相关产品占据主要市场份额如图 3-36 所示。科学家们预计,在不断发展的基因组学技术的推动下,用于 DNA 序列分析、注释以及可视化软件的发展在未来几年将显著推动整个精准医疗市场的发展。

3.4.2.4　蛋白质组学数据

2015 年 1 月,时任美国总统奥巴马推出"精准医学"计划,重点推动对单个患者的基

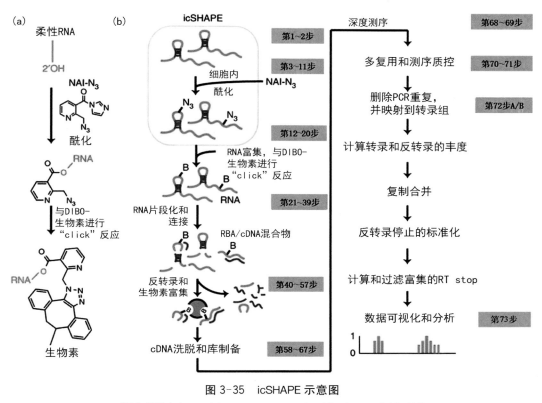

图 3-35 icSHAPE 示意图

(图片修改自 https://www.nature.com/articles/nprot.2016.011)

因组学研究,力求通过基因组学信息制订个体化的医疗方案,特别是针对癌症患者。随后,世界各国也纷纷开展相关研究计划,2016 年 3 月 7 日,我国科技部发布了国家重点研发计划"精准医学相关研究"的申报指南,标志着我国将发展精准医学列为国家层面的战略发展方向[235]。随着精准医学概念的不断完善,人们对于精准医学的理解不再局限于阐明疾病发生的分子机制,更需要能够在疾病的诊断治疗和预后监测上进行前瞻性布局,结合患者的生活环境和临床数据,实现精准的疾病分类和诊断,实现疾病的靶向治疗,切实达到个性化、可预见性、预防性和参与性的医疗要求[236]。由于各类检测技术的发展,精准医学的概念不断拓展,不再局限于基因组学这一范畴,已经在更多领域快速发展,包括表观基因组学、转录组学、代谢组学和蛋白质组学等。作为生命活动的最终执行者,蛋白质直接体现了疾病发生发展过程中基因表达的动态变化,也是治疗各种疾病的重要靶点,因此蛋白质组学同样是精准医学的重要研究内容。

"个体化治疗"是实现精准医学的关键,但是个体间的差异非常复杂,遗传背景和环境因素造成的差异性导致单一治疗方法在不同患者中的疗效大相径庭。精准医学通过

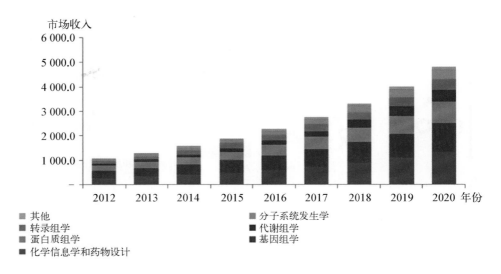

市场收入

其他
转录组学
蛋白质组学
化学信息学和药物设计
分子系统发生学
代谢组学
基因组学

图 3-36　生物信息学的主要产品市场收入

(图片修改自 http://www.biodiscover.com/news/industry/122010.html)

基因组学、蛋白质组学等信息与临床表象之间的关系,分析患者病理学特征,并通过已有数据库分析最恰当的个体化诊疗方案,以提升治疗效果并最大限度降低不良反应。

生物医学检测技术的高速发展和组学大数据时代的来临使得精准医疗得以实现。以癌症为例,不同患者之间存在极大的复杂性和多样性,虽然大量研究已经揭示了癌症发生发展过程中的各种分子机制,但是不同患者在分子遗传上具有很大差异,即使是相同病理类型的患者,对同一药物的反应也不尽相同,甚至同一患者体内的不同病灶也存在高度异质性,因此癌症治疗成为精准医学的重点关注领域之一。近年来,基因检测技术高速发展,高通量、快速、方便、廉价的测序技术为癌症早期诊断、靶向治疗、预后监测等提供了前提条件;同时通过蛋白质组学的筛选和鉴定,大量治疗靶点涌现出来,如VEGFR、核仁素、热休克蛋白 90α(Hsp90α)等,引领了新的研究热潮。

虽然在肿瘤治疗领域使用精准医疗的前景广阔,但是要实现这一目标需要多方面技术的突破。为了实现对每位患者的个体化治疗,需要收集海量的基因组学、蛋白质组学、代谢组学等信息,这些高通量组学信息具有信息量大、种类繁杂、有待挖掘和需快速检索的特点,但是存储、管理、分析这些数据是目前面临的重大挑战。通过大数据方法对大样本的临床试验数据和临床表型数据进行综合分析,挖掘组学数据与表型数据之间的联系,并促进新型分子标志物的发现,能够帮助人们进一步了解癌症的发生发展过程并研发新的诊疗技术。

蛋白质组学可以阐明生物体蛋白质的表达模式及功能,包括鉴定蛋白质的含量、修饰、功能、相互作用谱等。蛋白质组学在肿瘤筛查、肿瘤标志物鉴定、肿瘤分期分型和治疗靶点研究等方面具有广阔前景。例如,通过收集患者蛋白质表达谱,分析其中潜在治疗靶点的表达情况,可以准确地"定制"最适合的联合用药方案,实现有的放矢的个体化治疗;随着治疗进程,通过监控患者体内肿瘤标志物的表达水平,可以掌握病情发展情况,调整用药剂量等,避免治疗不当和过度治疗;如果发现肿瘤标志物水平出现异常升高,则肿瘤细胞可能出现分化或已经获得抗药性,需要重新提取患者组织样品,分析蛋白质组学信息,寻找新的治疗靶点。通过上述治疗方式,可以实现准确的靶点选择、用药调整和病情监控,提高疗效并减少患者痛苦。

应用于蛋白质组学分析的生物样本种类具有多样性,包括组织样本和体液样本,如尿液、血液、胸腔积液、唾液和脑脊液等。蛋白质组学分析步骤依次为样本收集、样品制备、质谱分析和数据处理,针对不同类型的生物学样本和研究目标,具体操作步骤有所不同。对于常规的组织和细胞样本,一般先进行研磨或匀浆,然后提取蛋白质。但针对血清和脑脊液等样本,由于其中蛋白质浓度动态范围大,如血清中含量最高的人血白蛋白的浓度可达到 45 mg/ml,蛋白质浓度的动态范围可到 10^9 数量级,样品制备需要使用选择性亲和试剂如 IgY12 去除高丰度蛋白质[237]。

根据不同的研究目的,蛋白质组学在临床研究中的应用包括蛋白质表达分析和蛋白质修饰分析。蛋白质表达分析包括蛋白质的绝对定量和相对定量。鉴定疾病相关的生物标志物一般首先进行蛋白质的相对定量,即鉴定健康状态和疾病状态生物样本中蛋白质表达量的差异,发现与该疾病相关的生物标志物;进一步利用绝对定量方法,通过在样本中掺入带有稳定同位素标记的目标蛋白质或肽段,分析该潜在生物标志物在健康人群和疾病人群中的表达量范围,为临床诊断提供理论基础。常用的蛋白质相对定量方法分为非标记定量和标记定量,后者包括利用 iTRAQ 和 TMT 等试剂直接标记肽段上的氨基基团,在二级质谱(MS/MS)上进行定量分析。目前翻译后修饰蛋白质组的研究包括蛋白质磷酸化、乙酰化、甲基化、泛素化等修饰的鉴定,需要对翻译后修饰的肽段进行富集,如应用 TiO_2 和 IMAC 亲和柱对磷酸化肽段进行富集;而乙酰化、甲基化、泛素化肽段则使用相应的抗体进行富集。蛋白质组学样品的制备过程还包括一个非常重要的步骤,即肽段的分级分离,以减少质谱上机时样品的复杂程度,增加蛋白质的鉴定数目。肽段分离常使用高 pH 值反向色谱或强阳离子柱等分离方式,分离后的肽段组分再通过 nanoLC-MS/MS 方法进行质谱鉴定,能够在一天的时间内从组织或细胞样本中鉴定到超过 7 000 种蛋白质。人类基因组共有 20 000 到 30 000 个基因,而细胞中瞬时表达的蛋白质只有 10 000 余种,也就是说如今蛋白质组学可以鉴定到绝大部分的表达蛋白,为疾病研究提供了有力手段。

迄今为止由蛋白质组学发现的可能的疾病生物标志物已超过 1 000 种,但最终用于临床诊断和治疗的屈指可数。其中主要原因有两个:① 蛋白质组极度复杂,蛋白质样本的异质性强;② 早期蛋白质组学分析的仪器精度和灵敏度较低,分离技术也不成熟,并缺乏标准化流程,使得结果重现性较差。近几年随着液相质谱串联技术的发展,包括纳升液相色谱分离以及 Orbitrap 等高灵敏度和精确度质谱仪器的应用,蛋白质组学技术日趋成熟。同时利用显微切割等技术,并大量提高测试的病例数目,克服了人群蛋白质组异质性问题。OVA1 于 2009 年成功通过美国 FDA 绿色通道的审批,成为第一个蛋白质组学体外诊断多元指数分析试剂盒,宣告蛋白质组学研究从理论研究进入临床使用[238]。随后,美国癌症临床蛋白质组学技术评价组织的成立,也加速了蛋白质组学研究标准化和临床应用的发展。蛋白质组学已经成为精准医学领域迅猛发展的一个重要方向,相信在不久的将来,蛋白质组学将应用于大规模的临床研究,为治疗各类疾病做出贡献。

如正常组织一样,肿瘤需要大量的氧气和养分维持生长并清除代谢废物,因此肿瘤组织通过活跃的血管新生满足自身需求[239]。抗血管新生药物在肿瘤治疗中已广泛使用,特别是内源性的抗血管新生因子。血管内皮细胞抑制素(endostatin)是最早报道的内源性抗血管新生因子之一,1997 年,Folkman 等报道该因子可以显著抑制原发瘤生长和转移,引起极大轰动[240]。尽管相关药物(endostar)获准上市,但是具体的分子机制一直未能完全阐明,部分患者对该药物有良好反应,但是在另一些患者中疗效不佳。2007 年,石虎兵等的研究报道显示,通过质谱技术和蛋白质组学分析,在血管内皮细胞抑制素的蛋白质相互作用谱中,发现核仁素可以作为血管内皮细胞抑制素的受体介导其进入细胞并发挥生物学功能[241]。随后通过分析大量临床患者组织样品,发现不同患者的肿瘤组织中核仁素的表达存在极大差异,而进一步的临床用药结果表明,该药物对高表达核仁素的患者疗效更佳。这项研究成功阐释了血管内皮细胞抑制素发挥功能的分子机制,更为相关药物的使用提供了指导方案,为实现精准医疗奠定了基础。

肿瘤标志物是由肿瘤细胞本身合成、释放,或由机体对肿瘤细胞反应而产生的、标志肿瘤存在和生长的一类物质。它在肿瘤患者体内的含量远远超过健康人群,在肿瘤普查、诊断、预后判断、疗效评价等方面都具有较大的实用价值。通过蛋白质组学等手段检测患者体内相关肿瘤标志物的表达水平变化,可以准确反映肿瘤的生长情况,提示用药疗效,并可以作为长期监控指标,是肿瘤精准医疗中的重要工具。Hsp90α 是人体细胞中的蛋白质分子,有报道称其能够加速肿瘤细胞的恶性转变,除胞内形式以外,其还能分泌到细胞外[242,243]。清华大学罗永章教授团队发现,血浆中 Hsp90α 可作为肿瘤标志物,其水平与肿瘤的发生、发展、恶性程度,尤其是转移密切相关[244]。随后该团队研发了人血浆 Hsp90α 定量检测试剂盒,并于 2013 年和 2016 年分别完成了在肺癌和肝癌患者中的临床试验,获得国家最高级别医疗器械证书,其中在肝癌患者中的检测准确率达到 90% 以上,显著优于现有常用的肝癌肿瘤标志物。随着蛋白质检测技术的发展,更多、更准确的肿瘤标志物不断出现,通过大数据分析蛋白质组学、基因组学、患者病情等指标,探索多种标志物联合使用的新途径,可以进一步提高检测准确率,推进肿瘤精准医疗的发展。

大数据时代的来临和精准医疗概念的推广为肿瘤诊疗带来了新的发展方向。通过多种组学检测技术和数据分析手段,人们对肿瘤、阿尔茨海默病等严重威胁人类健康的疾病有了更深入的认识,并通过深入的转化研究,在努力实现临床治疗中的精准诊断、锁定靶点、研发新型靶向药物、个体化治疗、病情实时监测,力求早日攻克各类重大疾病。

3.4.2.5 放射组学

放射组学作为放射基因组学的一部分,自动地从大量医学影像中高效地提取高通量特征。其流程包括获取影像数据、病灶分割和量化特征提取,最后需要挖掘影像特征和基因表达之间的关联性。放射组学可用于癌症诊断、肿瘤预后、治疗方案选择和确定活检位置等。但是,在过程的可重复性以及构建高质量、大样本的共享数据库方面还存在挑战。

1) 放射组学的定义

随着放射学、计算机科学和医学影像学的发展,医学影像数据增长十分迅速,这给基于医学影像的计算机辅助诊断提供了好的条件。但是,传统的计算机辅助诊断的方法仅得到癌症病灶的位置或良恶性分类,并未与基因表达、细胞分子形态等可诱导癌症的关键信息相关联。

而获取基因表达谱的传统方式是借助穿刺活检等外科手术对病灶样本进行医学分析,这将对患者造成创伤。相比之下,医学影像通过无创的手段提供病灶的内部组织结构信息,因此,提出了致力于建立基因表达谱与医学影像特征之间相关性的"放射基因组学"[245]。

放射组学隶属于放射基因组学,是放射基因组学中对医学影像进行分析并提取特征的过程,由荷兰学者 Lambin 等人于 2012 年提出。放射组学的具体定义是:"自动将医学影像转化为可挖掘、高通量的大量量化特征。"[246]这些特征可用于综合评价肿瘤预测性信号的表型,包括基因表达谱、生物细胞分子和组织形态等[247]。

放射组学的关键内容在于图像的获取、病灶区域的检测和分割、量化特征的提取和建立与基因表达谱之间的映射关系等。它面临的主要挑战有:可重复性、大样本高质量的共享数据库的构建[221]。

2) 放射组学的流程

(1) 图像的获取:为了从放射组学中得到更精确的临床参考资料,影像数据的数量和质量需要得到严格的保证。因为大样本数据能排除特殊病例对诊断模型的干扰,而且劣质的影像不仅不能提供有用的信息,还可能使优质数据受到损失,所以数据的数量和质量是图像获取时需要考虑的关键因素。

常用于放射组学的影像有计算机断层成像(CT)、正电子发射计算机断层成像(PET-CT)和磁共振成像(MRI)等。

CT 是使用 X 射线对人体横向切面进行扫描并根据 X 射线衰减系数重构出图像的医学成像技术。CT 具有扫描时间快、清晰度高的优点,可适用于多种癌症的检查。

PET-CT 是核医学中先进的成像技术,其原理是将半衰期短的放射性同位素注射入人体后,用计算机断层成像的技术检测该物质在人体中的分布情况。肿瘤往往代谢旺盛,放射性同位素在肿瘤组织中的分布要比正常组织多。

MRI 也是断层成像的一种,通过将一定频率的射频施加到静磁场中的人体上,使人体中的质子发生磁共振的现象,并由此重建出断层图像。MRI 的优势在于不用向人体内注射放射性同位素、断层图像方向可变等。

除此之外,乳腺钼靶影像、超声图像等医学影像也可以成为放射组学的研究对象。

(2)病灶的检测和分割:病灶检测是放射组学中的关键步骤。因为放射组学特征的提取依赖于病灶分割的准确性,而医学影像中病灶的边界可能不清晰,这给病灶的精确分割带来了很大的挑战[221]。另外,"金标准"的选取也会受放射科医生临床经验的影响,因此对自动分割结果的准确性和可重复性的评估还存在较大争议[221]。

目前常采用的分割算法包括区域增长、水平集、图割、活动轮廓等自动分割算法和半自动分割算法,如 livewires、容量 CT 分割法等。但是,医学影像没有统一的普适性的分割算法,不同方法所得的结果可能会有很大差别。因此,建立统一指标来评估分割算法非常有必要[245]。

(3)量化特征的提取:放射组学的核心步骤是从已分割出的感兴趣的区域中将病灶隐含的信息转化为量化的特征。特征可分为语义特征和非语义特征[221]。语义特征是将放射学家通过肉眼观察得到的对病灶的定性描述转化为定量数据的特征;非语义特征是通过计算机算法提取出的刻画病灶内部异质性的特征,其特点是用肉眼难以观察。

语义特征:典型的语义特征有形状、位置、血管分布、肿瘤坏死、毛刺和蔓延等,它是肉眼可观察到的病灶在外形上的特性。虽然放射学家已通过定性描述刻画病灶的语义特征,但是在使用计算机对图像进行处理时,需将其转化为定量特征,这样有助于癌症的诊断和预后。定性的语义特征可从较为成熟的报告与数据系统图谱中获得,如 BI-RADS(乳腺癌)、PI-RADS(前列腺癌)、Lung-RADS(肺癌)等。

非语义特征:较常见的非语义特征主要有灰度直方图特征、灰度共生矩阵特征、Laws 纹理、拉普拉斯变换、闵可夫斯基函数和分形维度特征等。其中,灰度直方图特征用于统计病灶中灰度分布的频率;其余特征均可归纳为纹理特征,纹理描述的是区域内的灰度按照一定规律重复出现的特性,可刻画出病灶内部的异质性。

随着深度学习技术的发展,采用 CNN 提取影像特征的方法也逐渐应用于医学图像。神经网络结构中,所有隐含层中卷积核与上层图像卷积之后的结果可作为影像特征,但这些特征难以得到临床或物理上的解释。

(4)数据共享与数据库构建:在获取了图像数据和图像特征之后,可以用于构建放射组学数据库。构建数据库时首先需要去除敏感信息，包括影像号、患者姓名、地址以及活检时间等隐私信息。接下来需要建立一个整合数据库，里面包括了影像数据、影像特征、临床信息等。在这个过程中，需要将多中心的数据整合成统一的标准数据，并处理好统计误差，尽可能地将误差降到最小。最后，需要保证样本量够大，因为在最终寻找影像特征和基因表型或分子信号之间的关联时，准确性往往受样本量的影响[248]。

3）建立图像特征与基因组表型的映射关系

放射组学基于假设：图像特征与基因签名具有关联性。因此，从大样本、高质量的数据中提取到高通量的影像特征后，需要寻找这些特征和基因表达之间的关系。以色列学者 Segal 等人[249]提出了建立该关系的步骤如下。

（1）定义多个量化的影像特征，凭经验从中挑出信息量最大的特征。

（2）用基因芯片测得基因表达水平，构建网络模块算法并寻找这些基因表达与量化特征之间的关联性。

（3）将上述关联性用于一组独立的肿瘤组，并检验其预后能力，以验证基因表达与影响特征之间关联的合理性。

目前的许多研究已经在某些癌症上找到了这个关联。例如，Segal 等人就使用定量的肝细胞癌语义特征对基因表达谱进行了预测，仅用 28 个图像特征就可以充分地重构出 116 个基因表达模块控制的变量。该方法具有高通量、低误差的特点，其价值将越来越受到重视。

另外，Jackson 等人和 Diehn 等人表示，"增殖"和"缺氧"的基因表达谱可以被肿块或肿瘤的动态对比增强预测出来。他们还表示，特定的图像特征可以预测出表皮生长因子受体的表达。研究结果还进一步表明，图像特征对病理诊断结果具有高度的可预测性。

4）放射组学的应用

（1）癌症的诊断：放射组学中提取的大量量化特征可以直接运用于计算机辅助诊断。例如，Wibmer 等人[250]通过对 147 例病例的研究证实 MRI 中 T2 图像的纹理特征可用于区分前列腺中的病灶组织和正常组织，并且准确率超过 90%。

（2）肿瘤预后：建立了影像特征和基因表达谱之间的关联，可获得肿瘤的预后信息。例如，Grove 等人[251]发现，肿瘤内部异质性、毛刺、熵等特征对早期肺癌患者有很强的预后预测能力（$P < 0.01$）。并且，这种预后预测能力不依赖于数据集的选取。Aerts 等人[252]的研究表明，放射组学签名完全可以用于相互独立的两个机构采集的病例上。而且，放射组学签名还可以用于头颈癌的预后预测。

（3）治疗方案的选择：Kuo 等[253]发现，肝癌的影像特征与患者对多柔比星的反应有关联，而对该药物的反应是取决于基因表达程序的。由他们的分析可知，放射组学分析可用于单个肿瘤治疗方案的选择，而传统治疗方案的选择可能需要依靠穿刺活检。

另外,一项针对 58 例乳腺癌患者 MRI 图像的研究表明,动态对比增强序列的纹理特征可以预测患者对辅助化疗的反应[254]。

(4)确定活检位置:医学影像可用于引导活检位置。而通过放射组学提取的高通量特征可以定量地分析复杂肿瘤的结构,找到最有可能包含重要的诊断、预后信息的位置,从而能更精确地告知活检部位[245]。

5)放射组学所面临的挑战

(1)可重复性:放射组学分析需要大量的数据支撑,这些数据需要来自多个研究机构。但是目前没有公认的医疗数据中心,因此数据共享和结果的可重复性还存在挑战。曾有科学家尝试重复 53 个对癌症具有重要意义的科学研究,仅有其中的 6 个可得出原始结果[255]。

(2)大数据:数据科学发展越来越快,患者的数量和数据量都以指数级在增长。而大数据是从大型数据集中得到结论,但这些数据集并不一定来自精心控制的实验。因此在放射组学的分析中,需要将不同来源的数据集进行标准化,而在数据量庞大的情况下,这个过程是很难实现的[249]。

(3)数据共享:数据共享是医学影像分析中的一个重大挑战,因为需要克服文化、行政、管理和个人的诸多问题。数据共享必须去除患者敏感信息,不能违反相关法律法规,确保数据的保密性。这个过程需要大量时间来完成[248]。

3.4.3 精准医疗大数据分析的常用工具

3.4.3.1 什么是大数据

随着互联网的普及和发展,"大数据"这个术语越来越多地出现在大众的视野中。这个术语从 20 世纪 90 年代开始使用,John Mashey 在 1998 年的一次特邀报告中首次提到这个术语[256]。到目前为止,还没有统一的大数据定义,每种定义都反映大数据的特定方面。从数据的角度,大数据定义是指数据量规模太大或是过于复杂以至于无法使用传统的统计方法处理的数据集合[257];从作用的角度,大数据是指能够处理和分析大量且复杂数据的能力。

在 2001 年的一份研究报告中,麦塔集团(META Group,现为高德纳)使用 3 个"V"(volume、variety 和 velocity)来描述大数据的特点。此外,有些机构还在 3 个"V"的基础上增加了一个新的"V"(value),这成为大数据的第 4 个特点。

容量(volume):海量的数据规模,人和机器产生越来越多的数据。2015 年全球的数字化信息总量为 8.6 ZB(zettabyte,泽字节/十万亿亿字节),并以每两年翻一番的速度在增长,预计到 2020 年将会达到 44 ZB。如何存储、查找、传输和分析这么大规模的数据成为需要解决的难题。

种类(variety):多样的数据类型,数据源多种多样。随着互联网、物联网、移动终端以及各种可穿戴设备等新一代信息技术的发展，产生了越来越多不同格式的数据，如文本、语音、图像、视频以及地理位置等非结构化数据，对于这些非结构化数据需要采用不同于结构化数据的数据分析和处理方法。

速度（velocity）：获取和处理数据的速度快，数据产生可以是实时的。每天在社交网络、购物平台以及各种监测系统等领域产生大量的数据，脸书网（facebook）的用户每天会上传超过 9 亿张图片，阿里巴巴公司每天的订单超过 1 000 万笔，对于这些海量数据的实时快速摄取、存储、处理或分析是一个巨大的挑战。

价值（value）：是指数据被分析后能够体现出来的有用信息的程度，通过正确且准确的分析，数据将会带给人们很大的价值回报。

随着大数据领域的不断发展和完善，人们又提出了 3 个大数据的特性。

易变性（variability）：数据流具有波动性，每天、每个季度或是由某个事件触发后的数据流都会发生变化。

准确性（veracity）：数据的质量具有很大差异性，严重影响数据分析的结果。从各种渠道获得的海量数据往往含有大量的虚假数据、噪声和异常点，通常需要专门的数据清理过程以保证分析的数据是真正有意义的。

复杂性（complexity）：数据的管理和处理变得复杂。随着数据源的增多，如何从不同的数据源中提取、关联、转换和传输数据变得具有挑战性。

3.4.3.2　医疗大数据的爆发和挑战

随着互联网、云存储和计算平台、移动终端以及医疗监测设备的快速发展，医疗数据呈爆炸式增长，且各种形式的医疗数据都在不同程度地数字化。常见的传统医疗相关数据包括患者的基本个人信息、病历记录、用药记录、各种检验化验记录、缴费记录以及 X 光、MRI、CT 等医疗影像数据。中国信息通信研究院 2016 年发布的《大数据白皮书》表示，"中国的一般的医疗机构每年都会产生 1～20 TB 的相关数据，个别大规模医院的年医疗数据甚至达到了 PB 的级别"。

同时，随着新的信息和生物技术的发展，医疗数据来源也越来越多样化。例如，随着可穿戴设备的出现，全天候实时监测血压、心率、心电、血糖等人体生理信号成为现实，数据的获取和处理已经发展到以小时或是分、秒为单位，大大扩大了医疗数据的规模。另一方面，随着基因组学、蛋白质组学等生物信息学的发展，基因测序、DNA 捕获等技术也带来庞大的医疗数据。预计到 2025 年，有 1 亿～20 亿人类基因完成测序，数据量会达到 2～40 EB（exabyte，艾字节/百亿亿字节）[258]。

这些数据中既包含计算机存储和处理的结构化数据，更包含大量的不方便数据库二维表达的非结构化数据，如文本、图像等数据。如何从非结构化数据中提取信息，建立医学数据的可计算格式并实现结构化是医疗大数据处理首先要解决的问题。同时，各种新型医疗数据来源进一步丰富了医疗数据的格式。如何在技术上整合不同来源的医疗数据,深入挖掘关联关系并最终分析出有用的信息是另一个需要面对的挑战。另一方面,中国医疗机构的信息化程度较低。中国医院协会信息管理专业委员会发布的《2015—2016年度中国医院信息化状况调研报告》显示,三级医院信息化整体已实施比例低于80%,三级以下医院为78.87%,而区域卫生信息系统仅为8.77%。中国医疗机构的信息化时间比较短,在信息化开始前的较长时间内,大部分的临床病历书写不规范,临床数据内容不完整,想要在这些医疗数据中直接利用自然语言处理、数据挖掘等人工智能技术是非常困难的。这些问题都将成为医疗大数据领域的挑战和机遇。

3.4.3.3　大数据分析的常用平台和算法

Apache Hadoop 是应用最广泛的大数据分布式存储和处理的开源软件平台,它是由 Apache Software Foundation 开发的一个分布式系统基础框架。Hadoop 框架的基本模块如下。

Hadoop 分布式文件系统(HDFS):负责数据存储,能够在集群中提供很高的带宽,已成为分布式存储的行业标准。

Hadoop MapReduce:用于大规模数据处理的 MapReduce 编程模型的计算框架。

Hadoop YARN:负责集群内资源的管理以及调度的平台。

此外,Apache Spark 也是大数据分析中常用的一个开源的集群计算框架,它是针对 MapReduce 集群计算模型的不足而开发的。MapReduce 在分布式程序上强加一个特定的线性数据流结构,而 Spark 采用弹性分布式数据集[259]。

大数据的分析不能使用传统的统计分析方法进行处理,通常采用数据挖掘算法获取其中有用的信息。2006年12月在 IEEE 国际数据挖掘会议确定的前十位的数据挖掘算法分别是 C4.5 决策树、k 均值聚类算法(k-Means)、支持向量机、先验算法(Apriori)、最大期望算法(Expectation Maximization)、佩奇排名(PageRank)、自适应增强算法(AdaBoost)、k 近邻算法(k-Nearest Neighbors)、朴素贝叶斯算法和分类回归树算法(classification and regression tree,CART)[260]。近年来,随着计算能力的提升以及神经网络和深度学习的发展,神经网络和深度学习已广泛地应用于大数据分析中[261]。

3.4.3.4　大数据时代下的精准医疗发展

根据美国国立卫生研究院(National Institutes of Health,NIH)的报告,精准医疗是针对每个人的基因、环境和生活方式制订的具有个体差异性的疾病治疗和预防的新兴医疗方法。精准医疗的核心是对医疗数据的采集和分析。上述介绍的大数据平台和算法都可以运用到精准医疗的大数据分析中,而特定的精准医疗的大数据分析还在发展中,目前来看,还没有一个或一家完善的精准医疗大数据分析平台或公司,每家平台或是公司都是针对某一个方面,并且这些公司或平台大都处在发展的初始阶段。

Flatiron 健康医疗公司使用大数据和基于云的软件平台来连接全美各地的癌症中心,其中一个项目是通过大数据分析,评估免疫治疗对于晚期非小细胞肺癌的效果。

Apixio 公司致力于从电子健康记录中直接提取数据,并产生简单、可靠、安全和可重复的图表表达。HealthVerity 公司建立一个面向医疗数据买卖双方的云平台,提供患者数据的管理、链接、分发、许可和购买等事宜,希望通过提高医疗数据的使用率、透明度和使用成本,帮助客户获得有关患者健康的新思路。随着大数据和生物技术的不断发展,精准医疗的大数据平台和公司必然走向多样化、成熟化。

3.4.4　精准医疗大数据的管理与整合

随着精准医学计划的实施,将产生由不同技术和方法获取的不同层面的大量数据,如基因组、蛋白质组、代谢组等多组学数据,来自纸质病历、电子病历、电子健康档案、可穿戴设备等的临床数据,空气质量、地理位置等环境数据。通过对多层次疾病组学数据的综合分析,将有助于人们对疾病形成更加系统全面的认识,为药物研发、临床诊断及个性化治疗提供更多有用的参考信息。美国国立卫生研究院主任 Francis Collins 博士表示,要实现"精准医学计划",第一步就是寻找一种方法将研究中所收集到的各种混合数据进行有效的整合。如何对多元异构数据进行有效采集、管理、整合、挖掘与分析,成为精准医学计划面临的重要挑战。

3.4.4.1　目前精准医疗大数据管理现状

数据整合是把不同来源、不同格式、不同性质的数据在逻辑上或物理上有机地集中,为用户提供全面的数据共享,进而进行进一步的数据挖掘和分析[262]。目前,精准医疗主要需要管理和整合的数据库包括以下几种。

1) 临床数据库

临床数据主要包括记录在院内电子病历系统、临床研究电子数据采集等数据库中的患者基本信息、主要疾病和健康问题、主要医疗卫生服务记录、实时健康流数据、历史疾病数据、体检及基因检测数据、健康消费行为等数据。在精准医疗中,临床数据库主要承担将科学信息(如生物标志物、突变、路径、药物)与临床数据(如生存、复发、病理、用药与治疗、反应)整合的功能,以促进生物信息学的临床转化能力。美国癌症研究所于 1973 年建立的 SEER 数据库,收集了全美近 40 年来的肿瘤发病率、病死率等数据,就是在 SEERSTAT 软件的基础上研发的肿瘤登记信息平台。该信息系统信息量大,瘤种多样,并可以通过网页进行开放式检索,为肿瘤的研究工作开拓了非常广阔的平台[263]。美国临床肿瘤学会(ASCO)创建的大数据平台 CancerLinQ 可以将 EHR 转入 ASCO 的数据库并实现数据共享。此分析平台不仅能够发现异常基因,找出基因相互作用及其系统性变化,还能够在此基础上进行基因测试,并对肿瘤医生的行为进行汇总,然后给出临床决策支持。

2) 生物样本库

生物样本库又称为生物银行(biobank),经济合作与发展组织(Organization for

Economic Co-operation and Development，OECD）将其定义为："一种集中保存各种人类生物材料（human biological material）和相关数据、信息，用于一个群体或较大人群子集的疾病临床诊疗与生命科学研究的有组织的应用系统。"生物样本库类型多样，常见的有组织库、器官库、细胞株（系）库、干细胞库、基因库、RNA 库、蛋白质库、基因表达谱数据库、代谢路径数据库、疾病数据库等。

3）基因组学数据库

在基因研究方面，香港理工大学研发了分析基因之间相互作用的大数据平台，可揭示在癌症中基因网络的失控机制。在药物基因组研究方面，药物基因组知识库收集了已知的影响患者对药物反应的遗传信息。美国癌症基因组图谱（The Cancer Genome Atlas，TCGA）计划推动了癌症基因组学研究的发展，为大规模癌症基因组学研究计划的实施提供了参考。

4）其他数据库资源

主要是指其他相关数据库存储信息，如医疗保险部门的数据库资源、药物资源相关数据库、各类各级标准数据库资源等[264]。

疾病的发生与发展涉及基因组、转录组、表观基因组、蛋白质组及代谢组等多个不同层次的变化。单组学数据的分析往往只能体现出疾病样本中一个层面的变化，在筛选疾病靶点方面具有很大的局限性。建立整合临床数据、基因数据、生物样本数据的数据库迫在眉睫。许多研究机构已经在做这方面的努力。梅奥诊所研究人员将电子健康档案与生物样本库进行关联，获取生命质量和健康行为，研究影响住院风险的因素，得出自我感知健康状况可能是影响因素之一。软件公司 SAP 正在扩展电子病历系统的基因组学新功能，他们把患者的基因数据融入电子病历系统中供一线医护人员使用。这个全新的电子病历系统将具有实时分析大规模生物学数据、可穿戴设备数据和临床数据的功能。

精准医学平台属于大数据平台，它将是一个高度集成的数据库与复杂网络。精准的医疗平台不仅要实现分子、环境、行为、社会和临床数据的数据库的整合或建立，更需要考虑如何在各种数据库之间建立起高度的联系，形成生物信息通向疾病与健康层面的知识网络，从而便于数据挖掘以获得有意义的联系。

3.4.4.2　精准医学计划数据管理和整合所存在的问题和挑战

1）在生物医学技术方面

在基因检测上，新一代基因组测序技术使基因数据的获取更加便捷。然而由于基因的表达方式错综复杂，对基因检测结果的解释还远远不够，对产生的海量蛋白质结构的分析也十分困难。与此同时，基因芯片等检测过程中出现假阳性和假阴性的问题亟待解决。

在药物研制上，精准的用药需要建立大量的药物测试研究，而目前大多数疾病的生物学相关的分子途径是未知的。即使是在部分癌症治疗上已研制成功的靶向药物,其适用人群也非常有限。癌症发展模型乃至系统的人体药物模型仍然有待完善,以揭示治疗机制。

此外,目前在临床医学和基础生物医学之间还存在明显的脱节,这导致以预防医学为主的疾病管理实施缺乏可靠与严密的理论与实践依据。

2)在信息技术方面

计算机和数据科学在精准医学的发展中起到关键作用。目前云计算、超级计算机、大数据分析技术的进步使大数据的处理成为可能。目前医疗机构也开始在数据的共享上使用云平台,以实现大规模数据的虚拟存储,谷歌云平台目前正在为斯坦福大学的基因数据存储提供服务。对于大型的计算分析工作,IBM 的 Watson 超级计算机已在癌症研究等领域发挥作用。

在数据采集上,随着精准医学工作的推进,必然会面临从多个医学中心、多个电子病历系统以及不同基因数据库中整合信息。面对数据库的激增,数据整合将面临更重大的挑战。由于缺乏可行的标准,以个人为中心的完整数据不能应用于个性化诊疗过程。目前,医院内信息系统的"信息孤岛"问题也尚未解决。此外,目前的电子病历系统并不支持遗传和基因组信息。

在数据分析上,对于一个复杂的数据库框架建立起的精准医学知识网络,将迫切需要发展不同的数据资源术语以及智能搜索功能来突出重要的联系。比如,如何通过大数据挖掘与分析解释基因型和表型的关联;如何在大数据分析的基础上对精准药物试验构建预测模型,面对临床医疗中数据库的建立,如何去发现新模式;如何通过精准医学知识网络对包括遗传、生化、环境和临床数据的大数据分析,进行精准的疾病预防、诊断、治疗的指导。这些都必须依靠更强大的计算机、大数据理论以及数学统计学方法的支撑。

在信息安全上,随着基于互联网的精准医疗数据平台的建设,必然会受到更多安全性的挑战。精准医学包括了个体几乎所有的信息,其具备的研究价值与医疗价值将使安全隐患更为突出。个人的医疗信息越多,隐私问题造成的社会影响就会越大,这涉及伦理道德、法律和社会等诸多方面的问题[265]。

3.4.4.3 精准医学数据管理和整合解决方案

参考国内外重要数据库的建设,精准医疗大数据的管理与整合作为一项系统性的工作,应做好以下几点:

1)早期做好数据分析统筹规划,建立全链条的数据管理流程

在建立大型相关数据资源时,需要对数据分析早期进行统筹规划,确保不同科研中心的数据产生、传递、存储、共享及利用等操作的相互衔接与规范化。

2)建立数据统一规范标准,进行标准化操作、质量控制与权限管理

实现数据整合的前提是双方均要遵守一定的标准,不遵守标准传递过程中的语义

将不能准确表达,以至于产生错误信息传递。应参照国际标准,对数据的采集、存储、传递、分析等建立统一标准,并进行标准化操作,加强质量控制和权限管理,保证数据的全面、准确、可读。

3)加强疾病多组学数据整合分析方法的研究

精准医疗大数据整合分析的首要步骤是对不同来源的数据进行标准化处理,然后通过比较建立不同组学数据之间的关联性和差异性,进而根据这种内在联系再对候选因子进行筛选过滤,最终目标是建立疾病的精准分类、治疗、预后判断模型。目前,多组学数据的整合分析研究还未成熟,亟待开发出通用的数据整合分析方法,以充分利用已产生的多组学数据[210]。

4)加强分级分类管理,促进数据开放共享

实现生物科研数据共享是一个系统工程,需要进行需求分析、资源调查和分级分类等研究,从数据类型、处理水平、数据粒度等角度对数据进行精细分类,根据数据类型定义不同用户的数据访问权限以及开放共享数据的内容。

3.4.4.4 展望

詹启敏院士表示,精准医学的发展离不开生物样本库、多组学分析平台及大数据三大平台的支撑。"谁拥有生物样本资源谁就掌握了医学科技的主动权,谁就能占据医学竞争的制高点。"精准医疗大数据的整合分析将为肿瘤研究带来新的希望。例如,在药物研发中可以帮助确立新靶点、新结构,研发新药物,帮助制订新的诊疗方案以及确定在诊疗过程中新的标准、新的规范和指南。

3.4.5 精准医疗大数据在药物研发中的应用

药物研发一直是提高疾病治愈率和延长生命的主要手段,此历程耗时、耗财。从5 000多个化合物中筛选出疗效好、毒性低的化合物,约10%可进入临床前试验,再经过10~15年的Ⅰ、Ⅱ、Ⅲ期临床试验验证药物的有效性和安全性,3~5个化合物可上市成为药物。尤其肿瘤药物的研发更为复杂,首先肿瘤是多基因疾病,针对一个靶点是否足够抑制肿瘤生长仍受到质疑;药物针对多靶点,选择单一靶点可能忽略其他靶点的抗肿瘤活性;很难确定患者的靶点为肿瘤生长的驱动基因;肿瘤的异质性、易变性等都会导致抗癌药物临床试验的不可预知性。如何筛选到针对某个靶点的化合物;如何能定位适合药物的受试者,从而提高临床试验的效率,加快临床试验的进度一直是药物研发整个链条的研究人员所要解决的问题。

随着生物分析技术的不断演进,生物医学领域产生了大量的数据,而21世纪初开始推广的高通量测序、高分辨率色谱质谱联用等技术,则把数据量的增速推向新的高峰。世界各国纷纷建立面向生物医学健康领域的大数据中心。欧洲早在1987年就成立了欧洲生物信息学研究所,该机构建立了包括核酸和蛋白质序列、基因和基因表达、蛋白质结构、小分子代谢、本体等方面的几十个权威数据库,其中的核酸序列数据库目前已有约 37 亿条记录,包含约 7 700 亿个碱基数据,所有数据库的数据总量超过 20 PB。相应地,美国也在 1988 年成立了美国国家生物技术信息中心(NCBI)。目前,该中心已建有包括 PubMed、RefSeq、Sequence Read Archive 等在内的近 40 个数据库,总共包含约 69 亿条记录。通过对生物医学大数据的基础平台、面向生物医学大数据的存储系统、生物医学大数据处理算法的并行化、生物医学大数据的分析与挖掘,国外在大数据开发方面已取得成效。Cloud BioLinux 实际上是一款能够使研究人员在云平台上快速部署一套生物医学大数据处理环境的虚拟机,其内部预装了 135 种与生物医学相关的软件包,涵盖的功能包括序列对齐、聚类、可视化等。McKenna 等人设计了一套称作 GATK(Genome Analysis Toolkit)的结构化编程框架,该框架基于 MapReduce 编程模型,提供丰富的数据访问源。

精准医疗大数据库的应用不仅可以让肿瘤得到早预防、早发现、早治疗,也可以让药物研发和临床试验的设计更精准。精准医疗大数据通过收集各患者的人口学特征、基因、蛋白质数据。例如,对于肺癌患者,在开始治疗前会检测 *EGFR*、*ALK*、*ROS2*、*RET*、*MET*、*NGS* 等 30 多个癌症相关基因,在治疗耐药过程中会进一步检测靶点的基因突变,这些突变检测结果有利于药物的研发。

利用所建立的精准医疗大数据服务于药物的研发已卓有成效。当下,抗癌药物的上市速度远超从前,主要是因为对精准医疗大数据的挖掘,了解癌症的驱动基因,并系统收集基因突变形式,可以模拟出这一突变基因转录、翻译的蛋白质结构,因此可以精准地设计抑制这一靶点的药物。例如,奥西替尼是抑制 *EGFR* T790 突变的第三代抗 *EGFR* 药物,*EGFR* 20 是外显子突变使用第一代 EGFR 抑制剂(如易瑞沙)耐药后,精准分析发现 40%~50% 的患者有 T790 突变,针对此基因突变设计奥西替尼,明确药物研发目的,减少了化合物筛选过程。另一方面又非常清晰地知道如何筛选合适的入组患者,在 I 期临床研究中发现 *EGFR* T790 突变受试者的客观疗效远远高于 T790 阴性患者,从而在后续的临床试验中将 T790 突变作为入选人群,以加快临床试验进程,仅用 2.5 年时间就获得美国 FDA 的批准,成为美国 FDA 有史以来上市最快的抗癌药。在药物设计时有必要研究精准医疗大数据,尽量避免药物作用于其他靶点导致毒性不可耐受。例如,研发团队发现 T790M 突变和胰岛素样生长因子受体的突变位置几乎一样,必须设计出一个对 *EGFR* 野生型、胰岛素生长因子受体无效,但对 T790M 有效的化合物,如同一时间的竞争药物 Rociletinib,专门作用于 *EGFR* T790M 突变,显示出较好的疗效,但这一药物同时作用于胰岛素受体,因此诱发了很多副作用如高血糖、心脏毒性,因此公司停止了对该药物的研发。

小分子靶点药物对肿瘤的治疗很容易产生耐药性。例如在非小细胞肺癌中,根据一些基因变异采用各自的靶向药物,尽管它们的效果也非常好,但现有的临床试验数据显示,肿瘤进展时间一般都在 1 年左右,因此非常有必要利用精准大医疗数据研发后续基因突变的药物。例如,艾乐替尼是二代间变性淋巴瘤激酶(ALK)靶向药物,对于 ALK 融合突变阳性晚期非小细胞肺癌(non-small cell lung cancer,NSCLC)初治患者采用艾乐替尼治疗后,肿瘤无进展生存期(progress free survival,PFS)可达 25.7 个月,相比一代 ALK 靶向药物克唑替尼,肿瘤无进展生存期足足延长了 15 个月,客观缓解率约为 83%,降低了肿瘤进展风险 53%,颅内缓解率为 81%,12 个月颅内进展比例仅为 9.4%,这一临床数据再一次打破了非小细胞肺癌的治疗格局,刷新了肺癌治疗记录[266]。

在临床试验过程中利用医疗大数据确定某一基因突变的人群,有针对性地实施临床试验,将加快药物的上市。例如,携带有害的 *BRCA* 胚性突变的乳腺癌患者在乳腺癌治疗中十分困难,且该病往往发生于年轻女性,PARP 抑制剂奥拉帕尼与标准化疗随机对照研究治疗此类人群的患者,结果发现,与 29% 接受标准化疗出现肿瘤缩小的患者相比,60% 接受奥拉帕尼治疗的患者肿瘤缩小。肿瘤进展后,观察两组肿瘤再次恶化的时长,奥拉帕尼治疗组的患者更长,表明奥拉帕尼不再起效时,肿瘤并不会变得更具有侵袭性,进展的风险降低了 42%。

因此利用精准医疗大数据可以使得药物的研发更具有针对性,临床试验更具有靶向性。从肿瘤发生、发展、治疗、耐药一系列的大数据中挖掘有利于临床试验的人群,将大大提高临床试验的高效性、成药性。

3.4.6　精准医疗大数据在临床上的应用

3.4.6.1　精准医疗在临床上的应用由来已久

精准医疗整合了现代科技手段与传统医学方法,致力于科学认知人体功能和疾病的本质,全面考虑遗传、环境、生活方式和个体差异。精准医疗的核心是个体化,实质是对疾病分类的重新定义。例如,以前乳腺癌分为腺癌、乳头状癌等,在精准医疗下,可把腺癌再分为 HER-2 阴性和阳性两类[267]。这样的分类过程一直伴随着医学的发展。

从历史上看,人类早期认识疾病只能依靠症状和某些体征,所以中医病名多是根据症状特点确定[268]。随着对疾病认识的深入,在病种激增的同时依然发现,相同疾病在不同个体的临床表现多样,不同的个体对药物的反应也有很大差别,在检测人体内一些活性物质时,也发现不同个体其水平存在显著差异。目前所认为的相同病种仍存在明显的异质性,如原发性高血压的低肾素型和高肾素型、盐敏感型和盐抵抗;动脉粥样硬化患者心脑合并症的发生率存在很大的个体差异;糖尿病控制和并发症试验(DCCT)结果中有 26% 的人其血糖尽管得到良好控制,但尿蛋白排泄率升高;相反,许多患者尽管多年血糖水平控制不佳,却不发生糖尿病肾病;IgA 肾病临床表现多样,预后相差悬殊,只有 20%～30% 的患者较快地发展为肾衰竭。

总之,精准医学是把疾病越分越细,此过程由来已久,目前的发展是由于分子机制研究的进步,提供了更多可分类的标准。所以说,精准医学更多的是分子医学[269]。

3.4.6.2 精准医疗在分子分型上的应用

对疾病的准确划分是临床治疗的第一步,精准医疗临床应用的一个重要方向是疾病的分子分型。

1）单核细胞增生

单核细胞增生李斯特菌是一种重要的条件致病菌,不同亚型菌株的致病力存在较大差异。王文凯等以 86 株单核细胞增生李斯特菌食品分离株为研究对象,采用多重 PCR 的血清分型方法,将这些分离株分为 3 个血清组,即:1/2a 或 3a(72.1%,$n=62$),1/2b 或 3b 或 7(19.8%,$n=17$),1/2c 或 3c(8.1%,$n=7$)。采用 ERIC-PCR 亚分型方法,将这些分离株和 4 株标准菌株分为 10 个类群[270]。将血清分型和 ERIC-PCR 方法相结合,可实现不同来源单核细胞增生李斯特菌分离株的同源性分析。

2）免疫性肾小球疾病

迄今为止,由于对免疫性肾小球疾病发生及发展的分子机制认识不足,其诊断仍停留于临床综合征和病理形态学诊断水平,缺少有效的疾病分子诊断和分子分型方法。不仅如此,由于在发病机制认识上的局限,免疫性肾小球疾病缺少靶向性病因治疗手段,大多数治疗仍停留于经验性治疗水平。研究者在国家重点研发计划"精准医学"专项的支持下,开展《基于多组学图谱的免疫性肾小球疾病的分子分型研究》项目研究[271]。该研究将"免疫性肾小球疾病"作为研究对象,以发现新型疾病分子标志物,构建疾病分子诊断和分子分型体系为主要目的,从基于临床表型的多组学图谱的构建、源于多组学分子分型标志物的筛选和验证、免疫性肾小球疾病分子分型体系的构建和临床转化应用 3 个方面开展研究,以构建免疫性肾小球疾病分子诊断和分子分型体系,并开展独立前瞻性队列验证,最终转化为可支持临床精准医疗决策的数据平台。

3）糖尿病

韩学尧等通过外显子组测序发现可能导致糖尿病发生的胰岛素基因突变,利用细胞分子生物学研究手段进行功能研究,初步证实此基因突变致病;确认了 PAx4(rs10229583)与中国汉族 2 型糖尿病的相关性;在前期发现中国汉族人群特有的 2 型糖尿病易感基因位点（$NoslAP$ 基因 SNP 位点,rs12742393)的基础上,找出与基因型密切相关的差异表达血清蛋白;研究发现 $KCNQI$ 基因区的 SNP 与心电图 QT 间期延长有关[272]。在糖尿病前期队列中,筛选到几个可能影响生活方式干预后体重变化、吡格列酮治疗后体重变化和胰岛素敏感性变化的遗传标志物;在 2 型糖尿病患者中,筛选出几个与二甲双胍降糖疗效和体重变化相关的标志物。在糖尿病合并冠心病研究中,证实非酒精性脂肪肝使动脉粥样硬化的风险增加，即使在糖尿病早期无心肌缺血症状，也存在心血管疾病可能；低度蛋白尿和桡骨定量也可预测心血管疾病；研究发现微RNA-22与肥胖、非酒精性脂肪肝和胰岛素抵抗状态相关[272]。所有这些发现需要在独立样本和扩大样本后进一步证实，将来用于预测糖尿病发生、药物反应、分子分型和个体化诊疗。

4）急性髓性白血病

1976年的法国-美国-英国协作组分型诊断标准（FAB分型）以传统的骨髓细胞形态学和细胞化学染色为主，将急性髓细胞性白血病（AML）分成$M_0 \sim M_7$共8个亚型[273]。虽然方法简便易行，但FAB分型无法充分反映疾病的起源、发病机制以及生物学特征，存在判断的主观性、实际诊断和分型符合率较低的缺陷（64%～77%），因此对临床预后判断和指导治疗的作用有一定的局限性。免疫学、细胞遗传学和分子生物学技术的发展，逐步揭示了特定的异常免疫表型、重现性染色体核型异常、特异融合基因或基因突变/表达异常，能更好地反映AML的发病机制、相关临床表现与治疗反应。在此基础上，1985—1986年MIC研究协作组（Morphological Immunological Cytogenetical Study Group）提出了白血病的MIC分型标准[274]，2001年国际血液学界推出了造血系统恶性肿瘤WHO诊断分型方案，即MICM（Morphological, Immunological, Cytogenetics, MolecularBiology）标准[275]。该标准在传统形态学和细胞化学基础上，结合细胞免疫学、细胞遗传学和分子生物学标志对伴有重现性遗传学异常的AML进行独立的亚型区分，包括伴有特征性t(8;21)(q22;q22)染色体易位和 *AML1-ETO* 融合基因的AML（即M2b型AML）；伴有t(15;17)(q22;q12)染色体易位和 *PML-RARa* 融合基因的AML（即急性早幼粒细胞白血病，AML-M3，APL）；伴有inv(16)(p13.1q22)/t(16;16)(p13.1;q22)和 *CBFB-MYH11* 融合基因的AML；伴有11q23染色体异常的AML。目前，研究已经证实，上述染色体和基因异常等疾病标志不仅与白血病的发生、发展直接相关，是白血病的致病因素[276]；更为重要的是，这些细胞遗传学和分子生物学标志还能提示白血病预后，对临床治疗具有重要指导意义，如伴有t(15;17)(q22;q12)/ *PML-RARa* 的APL应用特异全反式视黄酸（ATRA）和三氧化二砷（As_2O_3）治疗，长期生存期达到90%以上，并成为可治愈的白血病亚型，预后良好[277]。

5）胶质瘤

樊小龙等提供了一组用于预测或辅助预测神经胶质瘤患者预后生存期的基因群，由PM基因群和EM基因群组成，该用于预测或辅助预测神经胶质瘤患者预后生存期的基因群有68个基因，分型标志基因群可将不同数据库来源的神经胶质瘤样本稳定地区分为3个特异亚型，极大地克服了现有形态学诊断的局限性，可应用于神经胶质瘤临床诊断，进而指导临床治疗，并可判断神经胶质瘤患者的预后生存期[278]。

2016年，TCGA研究团队对所收集的1 122例WHO Ⅱ级到WHO Ⅳ级胶质瘤多维组学数据进行分析，将胶质瘤分成IDH突变型和IDH野生型两种[279]。其中，IDH

突变型可进一步分成 G-CIMP 低(G-CIMP-low)、G-CIMP 高(GCIMP-high)和联合缺失型(codel),IDH 野生型可细分为类经典型(classic-like)、类间质型(mesenchymal-like)、LGm6 型(LGm6-GBM)和类毛细胞性星形细胞瘤(PA-like)。这两类七分型胶质瘤在生存、级别、年龄、组织学类型等临床特征上具有显著差异,在 DNA 甲基化、RNA 亚型、端粒长度及维持机制、生物学标志物等方面亦存在明显不同。通过对中国人脑胶质瘤基因组学数据库(Chinese Glioma Genome Atlas,CGGA)中 225 例样本的全基因组表达谱芯片数据分析发现,中国人群中脑胶质瘤可以分为 3 个分子亚型:G1型、G2 型和 G3 型[280]。在 G1 亚型中,患者年轻、预后好,并且 *IDH1* 突变的频率极高。相对于 G1 亚型,G3 亚型患者年龄大、预后差、IDH1 突变率低。G2 亚型中患者年龄分布、预后以及 *IDH1* 突变率介于 G1 和 G3 亚型之间。与 G1 和 G3 亚型相比,G2 亚型1p/19q 杂合性缺失频率很高。此分型能够更清楚、准确地反映中国人群胶质瘤临床和遗传变异特征,更加客观合理地指导患者的个体化诊疗。

6)结直肠癌

2008 年 Ogino 等提出了一个结直肠癌的分类系统,分为 6 个亚型:MSI-H,CIMP-H;MSI-H,CIMP-Low/0;MSI-L/MSS,CIMP-H;MSI-L,CIMP-Low;MSS,CIMP-Low;MSI-L/MSS,CIMP-0[281]。因为在 MSI-L 和 MSS 之间的区别是微弱的,在CIMP-Low 和 CIMP-0 之间的区别也是微弱的,也可将结直肠癌分为四个亚型,换句话说,4、5、6 型可合并为一种主要的亚型,即 MSI-L/MSS,CIMP-Low/0,因为它们有相似的临床、病理和分子生物学特征,Asaka 等研究显示 MSI-L 致癌的基因与 MSS 相似,但 *K-ras* 突变的时间和频率不同[282]。不同亚型临床表现不一致。例如,MSI-H、CIMP-H 占 10%,它的特点有:*MLH1* 甲基化,*BRAF* 突变,*CIN* 阴性,野生型 *TP53*,完整的 *p21(CDKN1A/CIP1/WAF1)* 表达,*p27(CDKN1B)* 核缺失,低分化,淋巴细胞反应,黏蛋白和(或)印戒样细胞[283]。临床上普遍认为散发性 MSI-H,与预后好、女性(男性是女性的 11.7 倍,$P < 0.03$)、近侧结肠有关[283]。

7)乳腺癌

Perou 等采用包含 8 102 个基因的 cDNA 芯片对 65 个乳腺癌标本基因表达方式的特征进行分析,并在筛选出 456 个内在固有基因亚群进一步研究的基础上,将乳腺癌分为 5 个类型,即管腔上皮(表达正常乳腺管腔上皮激素受体、细胞角蛋白和相关基因)A型(Luminal A)、管腔上皮 B 型(Luminal B,较 A 型激素受体水平低,组织学级别高)、HER-2 过表达型、基底样型(basal-like,表达乳腺上皮基底样或干细胞相关基因)和正常乳腺样型[267]。在这 5 种分子类型中除正常乳腺样型被认为更可能是存在于标本中的正常乳腺组织污染所致外,其他 4 种类型在预后和治疗反应等方面的特异性在之后大量的临床研究中得到了证实,因而得到越来越广泛的认可。2011 年 3 月在瑞士圣加仑召开的国际乳腺癌会议上,对乳腺癌亚型病理学及其新定义进行了讨论,乳腺癌分子分型对乳腺癌内在生物学本质的认识及其临床价值得到专家组广泛认可。

8）胃癌

亚洲癌症研究组织（ACRG）通过对 300 例全胃或部分胃切除的原发性肿瘤样本进行多种数据分析，包括对 49 例肿瘤样本（亚洲胃癌研究群体）进行全基因测序，并确定周期性体细胞突变；以及对另外的 251 例原发肿瘤样本进行基因表达谱分析、全基因组拷贝数芯片检测、靶向基因测序，确定 4 种分子分型：MSS/EMT 亚型、MSI 亚型、MSS/TP53＋亚型和 MSS/TP53－亚型[284]。该分型与不同的分子改变、疾病进展和预后模式相关。① MSS/EMT 亚型常见于弥散浸润型胃癌（＞80％，Ⅲ～Ⅳ 期），预后最差，在 4 种亚型中发病较早，复发频率（63％）最高；该亚型的突变率较其他 MSS 群体低。② MSI 亚型主要发生在胃窦部（75％），60％以上为肠型，而且部分（＞50％）在早期可诊断出来（Ⅰ/Ⅱ期）；是四种亚型中预后最好且复发频率最低（22％）的亚型；该型与超突变相关，如 KRAS（23.3％）、PI3K-PTEN-mTOR 信号通路（42％）、ALK（16.3％）和 ARID1A（44.2％）基因突变。③ MSS/TP53＋亚型和 MSS/TP53－亚型预后和复发频率居中，其中 MSS/TP53＋亚型具有更好的预后；EB 病毒在 MSS/TP53＋亚型中的感染率要高于其他 3 型；MSS/TP53－亚型中 TP53 基因突变率最高（60％），相比之下，MSS/TP53＋亚型中其他基因（如 APC、ARID1A、KRAS、PIK3CA 和 SMAD4）具有更高的突变率。此外，研究者观察到：① MSS/EMT 亚型中的腹膜种植率（64％）高于其他 3 种亚型之和（23％）。② MSI（23％）和 MSS/TP53－亚型的肝转移率（21％）高于 MSS/EMT 亚型（4.6％）和 MSS/TP53＋亚型（8％）。值得关注的是，研究者将 ACRG 的分子亚型与新加坡和 TCGA 群体进行比较发现除了细胞因子和 TCGAC2 群体（在新加坡分类中表达亚型缺失）之外，他们之间具有较高相似的表达亚型，可以得到同样的预后结果。在新加坡和 TCGA 群体中没有相同的亚型可以替代 ACRG 分型的 MSS/TP53＋和 MSS/TP53－群体，所有分析表明 ACRG 分型是独一无二的。ACRG 分型与之前分型最大的区别在于首次发现了不同分子亚型的生存时间和复发率的显著性差异，得到了分子分型与临床转归的关联结果，其样本源于亚洲人群，对中国胃癌患者的管理更有临床意义，将为我国胃癌的诊断和治疗带来新的突破。

3.4.6.3　药物基因组学

精准医学的另一个重要临床运用是药物基因组学。随着人类基因组研究的快速发展，越来越多的现代医学家和现代临床药学家认识到患者个体遗传影响了药物的吸收、代谢、排泄。迄今为止，已在人群中鉴定出数十种酶的活性因人而异。这可能决定了患者对药物有利、有害甚至是致命的反应[285]。个体化治疗是指通过患者体内的有关药物作用靶点、路径、代谢等评估药物对患者可能的作用，提高治疗的针对性，避免反复尝试与不良反应，提高用药的安全性和有效性。通过药物敏感性基因检测，实现对药物敏感性和疗效的预测，进而优化治疗方案，提高疗效、减少无效治疗。目前已经发现众多与药物敏感性有关的基因(见表 3-6)。

表 3-6　部分药物敏感性基因

药　物　名　称			对　应　基　因
氯吡格雷			PON1
			CYP2C19 * 2G＞A
			CYP2C19 * 3G＞A
			CYP2C19 * 17C＞T
			ABCB1
阿司匹林			GP IIIa PI
			PEAR1
			LTC4S
血管紧张素 I 转换酶抑制剂(ACE-I)			ACE(I/D)
ACE-I			ACE(I/D)
			AGTR1(1166A＞C)
抗高血压	美托洛尔		ADRB1
	布新洛尔		ADRB1(1165G＞C)
	氯沙坦		AGTR1(1166A＞C)
培哚普利			AGTR1(573C＞T)
阿托伐他汀			ABCB1(3435C＞T)
			ABCB1(2677G＞T)
普伐他汀			ABCB1(2677G＞T)
聚乙二醇干扰素 α-2b			IL-28B * 1
			IL-28B * 2
			IL-28B * 3
他克莫司			ABCB1(2677G＞T)
			CYP3A5 * 3(G＞A)
			CYP3A4 * 1B
环孢素			ABCB1(2677G＞T)
吸入性糖皮质激素			GLCCI1 G＞A
噻托溴铵粉吸入剂(思力华)			ADRB2(Arg16Gly)

（续表）

药 物 名 称	对 应 基 因
氟尿嘧啶	*ABCB1*（3435 C＞T）
紫杉醇/卡铂	*ABCB1*（2677 G/T）
伊立替康	*UGT1A1 * 28* *UGT1A1 * 6* *SLCOIB1* A388G
神经胶质瘤基因检测	*MGMT* TB
环磷酰胺、多柔比星	*ABCB1* 2677 G＞T
奥沙利铂	*ABCB1* 1236 C＞T
胰岛素	*IRS1*
巯嘌呤	*TPMT * 3C* *ITPA* 94 C＞A
硫唑嘌呤	*TPMT * 3C*
阿糖胞苷和去甲氧柔红霉素	*ABCB1* 2677 G＞T
地塞米松、多柔比星和长春新碱	*ABCB1* 3435 C＞T *ABCB1* 2677 G＞T
柳氮磺吡啶	*NAT2 * 5*（341T＞C） *NAT2 * 14*（191G＞A）
氯米帕明	*CYP2D6 * 2*（2850C＞T） *CYP2D6 * 10*（100C＞T） *CYP2D6 * 14*（1758G＞A）
氯氮䓬、氯米帕明、氯氮平、多塞平、氟西汀、奥氮平、丙米嗪、去甲替林、奋乃静、利培酮、硫利达嗪、文拉法辛	*CYP2D6 * 2*（2850C＞T） *CYP2D6 * 10*（100C＞T） *CYP2D6 * 14*（1758G＞A）
ACE-I	ACE(I/D)

3.4.6.4 精准医疗临床应用展望与建议

现代遗传学、生物信息学、分子影像学、管理科学等技术的发展为实现精准医学提供了技术保障；高质量、科学的循证医学研究证据为精准医学临床实践提供了理论依据。精准医学是基于患者的基因信息、生活环境和临床数据等背景，为疾病的防治提供精准诊疗策略的个体化医疗模式，但其仍需在循证医学原则指导下经临床验证后才能广泛使用推广。精准医学概念的实现将为医生和患者提供更有效的治疗策略,并实现更合理的医疗资源分配,然而,临床实践的道路是漫长和曲折的,需要我们持续不断的努力与探索!

3.4.7　精准医疗大数据的发展前景

20 世纪以来,伴随着生活方式巨变及人类寿命的普遍延长,慢性病代替传染病、营养不良等成为最主要的公共卫生问题。芬兰模式证明,整合性预防可以大幅度地降低多种慢性病的发生率。对于已患病人群,规范诊治、积极康复虽可以最大限度地减少致残和寿命损失,但面对大规模的慢性病人群,大规模的医疗投入收效甚微,人类需要新的医学思维模式来应对当前的这种复杂多因素疾病流行的现状。

精准医学理念是在分子生物学、计算机技术和系统科学进步的基础上提出的一种医学理念,试图为当代人类所面临的健康困境提出答案。精准医学是医学模式变革的一次探索,主要内容是基于大数据技术加强多组学和行为、环境信息的整合研究以提升对疾病的认知,并试图在一些疑难疾病上获得进展。已有的研究显示,精准医学虽然面临诸多挑战,如当前对基因的解读、疾病相关信息的整合能力有待提高,但高速发展的还原论医学毕竟给了人们一些前所未有的治疗进步,如在肿瘤分子靶向及免疫治疗领域的进步。

3.4.7.1　现代医学所面临的挑战

1) 慢性病流行

高龄人群的增多,社会转型和生活方式巨变,引发慢性病大流行[286]。由于慢性病的风险因素控制还没有得到政府、社会和公众的深刻认识,我国多数慢性病发病率仍在持续增加。据 2015 年 6 月当时的国家卫计委发布的《中国居民营养与慢性病状况》报告称,慢性病占中国居民死亡原因的 86.6%,慢性病导致的医疗负担支出占总支出的70%。慢性病成为一个亟待积极应对的重大社会问题。

2) 已被证实的预防模式未能普及

全球疾病负担研究(GBD2013)结果显示,2013 年,中国脑卒中年龄标化伤残调整寿命年(DALY)为 2 352/10 万,远高于全球、发达国家,甚至高于发展中国家平均水平[287]。其实在国际上早有一些成功的慢性病预防模式,最著名的当属芬兰模式。芬兰从 20 世纪 70 年代开始,实施了一种以健康生活方式改变和基层卫生服务相结合的慢性病预防策略,效果显著。1972—1997 年间,芬兰北卡省 25～64 岁男性心血管疾病、冠心病、肺癌死亡率分别下降了 68%、73%、71%,男性和女性的期望寿命分别增长了约 7年和 6 年。1969—2001 年,北卡省和芬兰全国的心血管疾病死亡率分别从 600/10 万和450/10 万下降到约 150/10 万,分别下降 75% 和 66%。2014 年,美国癌症研究协会(AACR)的一项研究表明,很多癌症病例与吸烟、不健康的饮食和缺少运动有关。在诊断出的可预防癌症病例中有 33％的病例与吸烟有关；有 20％的癌症诊断病例是由肥胖或者超重导致；有 16％的癌症诊断病例与感染某些容易导致癌症的病原体有关；有 5％的癌症诊断病例与患者缺乏锻炼有关；有 5％的癌症诊断病例与患者的饮食习惯不健康有关；有 2％的癌症诊断病例与患者暴露于太阳发出的紫外线或晒黑设备之下有关。结果表明，肥胖或超重、饮食不健康、缺乏锻炼共影响所有可预防癌症病例的三分之一。也有研究证实，控制体重可使 2 型糖尿病得到有效控制[288]，体育运动可使大多数癌症生存者受益[289]。

3）医疗服务的去人性化现象

慢性病的诊治水平及服务质量甚为堪忧。在医学实践中，无效医疗、错误治疗、过度医疗、治疗不足均非罕见现象。一位德国学者在《无效的医疗》一书中指出，当前在美国有 40％的医疗措施是无效或没有意义的[290]。1999 年美国医学研究院（Institute of Medicine，IOM）在 *To err is human: building a safer health system* 中指出，美国每年估计有 9.8 万人死于可预防的医疗差错[291]。而 2016 年 *The BMJ* 的一篇文章则声称，医疗差错是美国第 3 大居民死亡原因[292]。原因在于，死亡证明书将死因对应于 *ICD*。而与 *ICD* 编码不相关的死亡原因（如人和系统的因素）即无法获知。有关研究认为医疗差错相关死亡与沟通障碍、诊断错误、判断错误及技能缺陷有关。在当前实践背景下，我国诸多癌症治疗领域的规范性仍不尽如人意，这也当属医学实践中的"去人性化"现象，这些现象涉及人才与技术、区域不平等、医疗体制弊端等诸多领域，亟须正视和应对。

4）健康寿命短，健康水平不高

与一些发达国家相比，我国的预期寿命虽已较高，但预期健康寿命仍较低。2013 年的数据显示[287]，日本男性和女性的健康预期寿命分别达到 71.11 岁和 75.56 岁。而同一时期，中国男性和女性的健康预期寿命分别为 65.89 岁和 70.28 岁。

5）工作与生活质量之间的均衡

随着工业化、市场化的加深，健康问题与工作强度和职业紧张的关系日渐凸显。一项研究显示[293]，职业女性职业紧张水平较高，研究者建议采取相应的干预措施。也有研究者发现[294]，职业紧张可能与乳腺癌发生相关。

6）社会化的统筹布局

社会因素是影响居民健康的重要因素[295]，WHO 倡议将健康融入所有政策。研究表明，健康与基因遗传和生活习性、生态环境、气候变化、社会结构、医疗服务、食品药品等诸多因素紧密相关。出生、生长、发育、生活工作和养老的宏观环境及其公平性会直接影响健康。全球基本共识认为，健康与贫困、教育、环境、就业等相关，一国国民的总体健康水平与其医疗、药品管理、社会保障、就业、财政、教育、科技、环境保护和民政等密切相关。

3.4.7.2 精准医疗大数据应用的关键问题

基于大数据的精准医疗是当前研究的热点,精准医疗大数据应用是一个循序渐进的过程,尚有漫长的道路要走。在精准医学的探索阶段,存在着过热与过度商业化,如何理性审慎地开展适合我国的精准医学实践,尚需要在理解医学的历史与未来,并在把握当下我国人民的切实健康的基础上三思而行[296]。

1) 哪些患者从精准医疗大数据中受益

精准医疗大数据构建的主要目标是希望从宏观上重构当前医学模式,能够超越当前医学所面临的困境。在当下的实践中,精准医学未必能使目标患者获得与其经济付出成正比的受益,因此精准医疗实践颇受诟病。选择精准医疗的适宜人群颇为重要,否则易导致资源浪费。从目前来看,常规医疗不能获得满意疗效,应考虑第二诊疗意见和高质量多学科讨论。如果仍不能达到满意效果,综合患者价值观及需求,升级到类似MetaMed 的基于医疗大数据支持下的高端医疗服务未尝不是一种有价值的终极选择。

创业公司 MetaMed 是一家基于海量病例数据库和文献库以大数据/人工智能手段整合众多专家意见提供高端定制化服务的医学咨询公司。MetaMed 的工作流程大致如下:首先专家会了解当前的治疗情况和治疗需求,全面搜集病史、身体状况等全方位信息;其次,会用最新的科学研究、医学期刊、健康数据和病例做比对;最后,在大数据分析手段的支持下,提供一份详细的报告。报告包括诊断解读、需要避免的病情加重因素、可供选择的治疗方案等。

2) 海量疾病和健康数据的提取模型

数据不等于知识和智慧,将海量的真实世界疾病与健康数据转化为有价值的信息或知识面临着诸多困境。这包括数据质量控制、基于标准化的有效字段提取、数据整合、多源数据分析与数据关联、数据可视化方式等一系列问题。但其中最关键的问题是人类关于疾病和健康问题的知识图谱整合模型,如何整合基因型与表型,如何从目前基于系统论整合疾病事件链的众多影响因素制定决策不仅仅是一个技术问题,更主要是对疾病的认知模型设计问题。

3) 治疗靶点的数据可视化模型

数据来自组学、非结构化的电子记录以及各种文献数据库,如何整合这些复杂的数据呈现在终端是精准医疗大数据中非常关键的一步。提取患者的关键数据并加以整合,发现目标治疗靶点。这需要有一种适宜的可视化模式最终呈现给主诊医生,以辅助医疗决策。

4) 基于临床靶点的药物研发

就科研层面而言,整合各种组学信息、各种关联研究的目的是最终开发出对应的治疗手段或药物。精准医疗大数据如果不能最终实现对治疗计划的有效影响,那就是冗余或者垃圾数据。2017 年 6 月 *Cell* 杂志刊文认为应当重新审视基因组相关性研究

(GWAS)项目[211]，因为越来越多的证据表明，以多组学加深对疾病的认知受益并非如早前的假设。对患者做组学探索到发现靶点，从发现靶点到研发治疗药物或方案有时候仍有很长的路要走。

5) 基于信息整合的优化干预方案

精准医疗大数据是一种多源数据整合出的综合信息展示，它的最终目的是制订一个具有高度依从性和有效性的疾病或健康干预计划。从当前来看，从设想到落地仍存在不小的距离。

3.4.7.3　未来疾病控制与健康服务模式趋势预测

随着以组学和大数据处理技术为核心技术的新一代医疗服务模式的完善，我们预测，在精准医疗大数据的驱动下，未来疾病控制与健康服务场景会呈现出如下特征：

1) 疾病与健康认知领域

当前最受认可的疾病标准是 ICD，《国际功能、残疾和健康分类》（*International classification of functioning, disability and health*, ICF）是 ICD 的一种补充，ICF 有助于以一种标准化语言和框架描述健康相关状态，以方便行业内交流。精准医学实践有助于推动疾病定义的进一步精细化，例如，在癌症领域基于组学的分子分型显示了与预后、治疗措施之间更好的相关性，另外一些分子分型有助于发现半乳糖不耐受或者酒精代谢障碍等，从而以一种新的方式定义健康状态。

（1）疾病和健康的多组学信息支持：组学是指由基因组学、表观遗传学、代谢组学、蛋白质组学、微生物组学等衍生的一系列组学为基础的基于对人体本质深入细分和整合的一个学科群。暴露组学作为基因组学的补充是指从妊娠开始贯穿整个人生的环境暴露（包括生活方式因素）。暴露源包括外源（污染、辐射、饮食等）和内源（炎症、感染、微生物等）。继全基因组关联分析（GWAS）之后发展的全暴露组关联研究（EWAS），就是对在未知方式下暴露的精细评估。组学信息是当前加深对疾病与健康理解的主要信息来源，未来医疗数据信息系统（人体 GIS）将会普及，它将包括你的全基因组序列、传感器数据、医疗记录、扫描影像等。GIS 信息将成为医疗或者健康决策的重要参考。

（2）基于全球范围的累积性支持数据库：大数据的核心是数据的不断积累以及关键有效信息提取技术的不断进步。真实世界的研究正是以此为基础，随机对照试验研究为临床患者的治疗提供了基本的参考，而大量的真实世界研究作为随机对照试验研究的延伸与补充，对于改进临床患者的诊治水平具有重要意义，同时可以促进临床指南的改进与提高。Flatiron Health 是一家致力于整合癌症相关医疗大数据的创业公司，试图全方位服务于医院、制药公司及患者。PatientsLikeMe 是一个让患者作为主动角色相互分享信息获取帮助的社区网站，它汇聚了大量有价值的患者数据，可以为研发新的治疗策略和药物提供帮助。未来有可能在建立同行标准的基础上，整合一切有价值的疾病和健康相关数据组成全球大数据，产生当前不可能获取的知识，尤其对于罕见病、少见病。

（3）复杂疾病与健康问题的人工智能辅助诊断：未来将从海量的数据中获取有用的信息，作为有价值的知识或者证据，进一步提炼关键特征，直接用于诊断。影像组学、病理诊断均会取得很大的进步，组学诊断的解读也一样。人工智能在影像和病理诊断某些领域的准确性当前已经接近一流医学专家的水平。

2）疾病和健康干预领域的变化

组学、环境、行为信息的整合将会提供一种更加完整全面的人体疾病易感性和健康模式信息，基于代谢免疫特异体质、基于生活习惯、基于心理特征的全生命健康干预模式将会融入日常生活，成为一个社会的一种最基本的文化。而大数据、人工智能这些也将成为日常医疗活动的一部分，未来的预防与治疗措施将会更多地考虑价值观与依从性，考虑人性的特点。

（1）健康生活方式普及：健康生活方式有助于预防疾病，而且对绝大多数疾病都有很好的预防作用。未来健康生活方式将成为一种自觉的选择，这基于全民和社会管理机构对疾病与预防性措施的高度认知统一。在这种共识之上，健康生活方式成为一种习惯和价值观，慢性病将大幅度减少。

（2）药物开发模式变革，药物更加低毒有效：鉴于精准医学的进步，药物开发更加有的放矢。基于对化学分子和数字人体的深入认识，未来的药物将更加高效；基于药物代谢基因组学的成果，药物的不良反应在设计阶段就会先考虑到。由于更精准的研发模式和更多的选择，安全高效的药物成为一种常态。

（3）生物工程技术：生物学在组学深入研究的基础上取得广泛的进展，新一代疫苗技术、干细胞、基因编辑细胞、基因编辑技术等进入实用和成熟阶段，弥补药物治疗等常规治疗模式的不足。

（4）进一步揭示心理与精神健康的生物学基础：20世纪的天才心理学家荣格曾预言，心灵的探讨必定会成为未来一门重要的科学，这是一门我们最迫切需要的科学。因为世界发展的趋势显示，人类最大的敌人不在于饥荒、地震、病菌或癌症，而在于人类本身。就目前而言，人们仍然没有任何适当的方法，来防止远比自然灾害更危险的人类心灵疾病的蔓延。随着认知科学和神经科学的深入发展，人们对心理与精神疾病生物学基础的认知将更加深入。这有助于人们找到改善人类心理和精神健康的办法。有学者断言，大数据时代人类将实现物质上的自由，社会价值观将由追逐物质文明跨入重视灵性文明的时代。

（5）环境安全与健康问题：未来社会物质会高度发展，人类不再会为了GDP而牺牲环境和健康。由于技术的进步甚至产生了更加先进的环境控制技术，在环境改造中加入智能与健康元素。到那时，健康城市不再是一种概念，而是一种落地的信仰。

（6）传统医学的知识发掘与优化：传统医学中蕴藏着丰富的宝藏，青蒿素、亚砷酸只是其中的一部分；除了药物之外，一些古老的健康技术也在焕发青春，如瑜伽、冥想、静坐、气功、太极拳、五禽戏等。针灸、按摩等也在现代科学技术的解读下发挥着一些特别的作用[297]。世界各民族保留大量的传统医学方法，在美国的一线医学中心，这些方法得到严肃的研究和应用，广受欢迎，弥补了现代医学的不足。

（7）依从性更高的治疗计划：不少烟民都明白吸烟的危害，但是真正能戒烟的不多，这主要和患者对吸烟危害性的认知有关。不仅是健康教育，各种治疗模式的依从性也是如此。如何实现依从性更高的治疗，需要考虑到治疗的毒副作用和不适感以及价值取向。未来的医疗干预模式会更精细地关注到患者的行为与心理，也会从多种角度考虑药物的依从性，进而实现人性化治疗。

（8）含老年医学在内的全生命周期管理：精准医学的概念势必会覆盖全生命周期管理，而一些特殊人群有着特别的健康问题。在老年人群中，多病和共病是常态，而且面临多种器官的功能衰退，甚至包含失能失智。综合老年评估（comprehensive geriatric assessment，CGA）是一项重要的老年健康管理工具，可以帮助有效识别除衰竭失能失智人群以外的绝大多数老年慢性病人群的健康问题，进而有效提升生存质量。

3）医疗服务管理和模式

优质的医疗服务不仅仅取决于技术的进步，还在于理念和管理。

（1）以患者为中心的服务模式：在临床试验中，早已开始重视患者报告结局（patient report outcome，PRO），这凸显了对患者主观体验和生存质量的重视，而不再是冷冰冰的技术主义。现代医学越来越回归到医学的原点，体现对人的关怀，体现人文主义。20世纪叙事医学的兴起也体现了这一思想。作为现代医学发展方向的精准医学，会更加注重患者的体验与感受，更加体现以患者为中心的理念。美国医学研究所的一份报告认为未来医疗应从6个方面关注患者：以患者为中心，尊重其价值倾向与表达需求，协调与整合患者的照顾需求，提供情绪支持，邀请患者的朋友及家属一起参与医疗照顾，医生有告知、沟通与教育患者的义务。

（2）基于全球联网大数据支持的医疗决策支持系统：基于大数据人工智能技术的决策支持系统将来会成为主诊医生的标配，将医生从浩瀚的文献和知识海洋中解放出来，医生将更加专注于对可选治疗方案的评估和决策支持系统的改进，以及对患者的健康教育与人文关怀。

（3）医疗服务机器人及设备智能化物联网：未来医疗服务机器人将普及，代替专业人员从事一些基础性或特别的工作，如病历记录、物流运输、健康教育、辅助手术；而医学服务场所也会有极大的变化，智能化物联网成为标配。

（4）医务人员从繁重的日常医疗工作中解放出来：医务人员将会有更多的时间用于与患者交流、治疗决策、开展科学研究，医务人员有了更多的休息时间，健康得到保障，生活开始丰富，当然从事工作的时候也会有更高的效率。

（5）新的技术引发更多伦理学难题：未来人类将因技术的进步而有更多的伦理困境，主要是基因歧视和隐私问题。

可以肯定的是，建立于大数据基础之上的未来医疗模式会以前所未有的速度进化，不断提升疾病控制与健康促进能力。这并不是说这一模式可以解决所有的问题。精准医学只是基于大数据技术整合环境和行为、组学及传统临床信息的精细化医学服务理念，它有助于某些疑难杂症的理解，从而有可能发现干预方法，但这并非代表它在所有领域无所不能。

值得期待的是，当前人类已经在生存条件、预期寿命、卫生保健领域取得了长足的进步，未来随着社会文明程度的发展、社会健康支持环境的完善、个人保健意识的提升，慢性病有望大幅度减少，而医疗服务也将更加人性化和精确。

精准医学理念是人类力图重构当前疾病控制现状，提升人类健康水准的一次宏伟计划，初始阶段的实践必定会遭遇这样那样的困难。基于人类大同的美好理想与追求，我们当以宏观历史的眼光看待它。相信随着各种条件的成熟，未来医学必将突破当前现实的无奈，走向更加人性与准确的状态。

3.5 小结与展望

医疗大数据作为重要的国家战略资源和支撑医学技术不断发展的数据宝库，在不断积累和发掘的过程中，必将为推动医学研究认知，提高医疗实践水平，改善人类医疗服务状况提供重要的价值。医疗大数据在与其他行业或领域的先进技术结合之后，将开发出前所未有的创新产品。人工智能、可穿戴设备、区块链技术、不断更新的遗传学和组学技术等技术创新实践与医疗大数据结合，已经为人类医疗服务的发展开启了未来的大门。

参考文献

[1] Benson D A，Cavanaugh M，Clark K，et al. GenBank[J]. Nucleic Acids Res，2013，41(Database issue)：D36-D42.

[2] Leinonen R，Akhtar R，Birney E，et al. The European Nucleotide Archive[J]. Nucleic Acids Res，2011，39(Database issue)：D28-D31.

[3] Tateno Y，Imanishi T，Miyazaki S，et al. DNA Data Bank of Japan (DDBJ) for genome scale research in life science[J]. Nucleic Acids Res，2002，30(1)：27-30.

[4] Sayers E W，Barrett T，Benson D A，et al. Database resources of the National Center for Biotechnology Information[J]. Nucleic Acids Res，2012，40(Database issue)：D13-D25.

[5] Hamm G H，Cameron G N. The EMBL data library[J]. Nucleic Acids Res，1986，14(1)：5-9.

[6] Nyman T A. The role of mass spectrometry in proteome studies[J]. Biomol Eng，2001，18(5)：

221-227.

[7] George D G，Barker W C，Mewes H W，et al. The PIR-International Protein Sequence Database [J]. Nucleic Acids Res，1996，24(1)：17-20.

[8] Wu C H，Yeh L S，Huang H，et al. The Protein Information Resource[J]. Nucleic Acids Res，2003，31(1)：345-347.

[9] Apweiler R，Bairoch A，Wu C H，et al. UniProt：the Universal Protein knowledgebase[J]. Nucleic Acids Res，2004，32(Database issue)：D115-D119.

[10] Boutet E，Lieberherr D，Tognolli M，et al. UniProtKB /Swiss-Prot，the manually annotated section of the UniProt KnowledgeBase：how to use the entry view[J]. Methods Mol Biol，2016，1374：23-54.

[11] Leinonen R，Diez F G，Binns D，et al. UniProt Archive[J]. Bioinformatics，2004，20 (17)：3236-3237.

[12] Suzek B E，Wang Y，Huang H，et al. UniRef clusters：a comprehensive and scalable alternative for improving sequence similarity searches[J]. Bioinformatics，2015，31(6)：926-932.

[13] Martens L，Hermjakob H，Jones P，et al. PRIDE：the proteomics identifications database[J]. Proteomics，2005，5(13)：3537-3545.

[14] Barsnes H，Vizcaino J A，Eidhammer I，et al. PRIDE Converter：making proteomics data-sharing easy[J]. Nat Biotechnol，2009，27(7)：598-599.

[15] Pollack J R，Perou C M，Alizadeh A A，et al. Genome-wide analysis of DNA copy-number changes using cDNA microarrays[J]. Nat Genet，1999，23(1)：41-46.

[16] Edgar R，Domrachev M，Lash A E. Gene Expression Omnibus：NCBI gene expression and hybridization array data repository[J]. Nucleic Acids Res，2002，30(1)：207-210.

[17] Kolesnikov N，Hastings E，Keays M，et al. ArrayExpress update — simplifying data submissions [J]. Nucleic Acids Res，2015，43(Database issue)：D1113-D1116.

[18] de Castro E，Sigrist C J，Gattiker A，et al. ScanProsite：detection of PROSITE signature matches and ProRule-associated functional and structural residues in proteins[J]. Nucleic Acids Res，2006，34(Web Server issue)：W362-W365.

[19] Berman H M，Westbrook J，Feng Z，et al. The Protein Data Bank[J]. Nucleic Acids Res，2000，28(1)：235-242.

[20] Uhlen M，Fagerberg L，Hallstrom B M，et al. Proteomics. Tissue-based map of the human proteome[J]. Science，2015，347(6220)：1260419.

[21] Cancer Genome Atlas Research Network，Brat D J，Verhaak R G，et al. Comprehensive，integrative genomic analysis of diffuse lower-grade gliomas[J]. N Engl J Med，2015，372(26)：2481-2498.

[22] Encode Project Consortium. The ENCODE (ENCyclopedia Of DNA Elements) Project[J]. Science，2004，306(5696)：636-640.

[23] Kullo I J，Haddad R，Prows C A，et al. Return of results in the genomic medicine projects of the eMERGE network[J]. Front Genet，2014，5(5)：50.

[24] World Health Organization. International Classification of Diseases (ICD)[EB /OL]. http：// www. who. int /classifications /icd /.

[25] National Electrical Manufacturers Association. The Digital Imaging and Communications in Medicine (DICOM)[EB/OL]. http：//medical. nema. org /medical /dicom /2008.

[26] Health Level Seven International. Clinical Context Object Workgroup (CCOW) [EB /OL].

http：//www. hl7. org/Special/committees/visual/index. cfm.

[27] Eichelberg M，Aden T，Riesmeier J，et al. A survey and analysis of electronic healthcare record standards[J]. Acm Comput Surv (Csur)，2005，37(4)：277-315.

[28] Health Level Seven International. Health Level Seven (HL7)[EB/OL]. http：//www. hl7. org/.

[29] ANSI/HL7 CDA，R2-2005，HL7 Version 3 Standard：Clinical Document Architecture (CDA)，Release 2[S].

[30] Harrington J J. IEEE P1157 MEDIX：A standard for open systems medical data interchange[J]. Ann N Y Acad Sci，1992，670(1)：116-126.

[31] Kennelly R J，Gardner R M. Perspectives on development of IEEE 1073：the Medical Information Bus (MIB) standard. [J]. Int J Clin Monit Comput，1997，14(3)：143-149.

[32] Object Management Group. The Healthcare DTF Roadmap[EB/OL]. http：//www. omg. org/healthcare/Roadmap/roadmap. htm.

[33] Centers for Disease Control and Prevention. Integrated Surveillance Information Systems/NEDSS [EB/OL]. https：//wwwn. cdc. gov/nndss/nedss. html.

[34] Healthcare Information and Management Systems Society，the Radiological Society of North America. Integrating the Healthcare Enterprise[EB/OL]. http：//www. ihe. net/.

[35] Rossi M A，Consorti F，Galeazzi E. Standards to support development of terminological systems for healthcare telematics[J]. Methods Inf Med，1998，37(4-5)：551-563.

[36] World Health Organization. International Classification of Primary Care，Second edition (ICPC-2) [EB/OL]. http：//www. who. int/classifications/icd/adaptations/icpc2/en/.

[37] SNOMED international. SNOMED CT，the Global Language of Healthcare[EB/OL]. https：//www. snomed. org/snomed-ct.

[38] Regenstrief Institute. LOINC-Logical Observation Identifiers，Names and Codes-is a universal code system for tests，measurements，and observations. [EB/OL]. http：//www. regenstrief. org/resources/loinc/.

[39] Rector A L，Solomon W D，Nowlan W A，et al. Terminology Server for medical language and medical information systems. [J]. Methods Inf Med，1995，34(1-2)：147-157.

[40] U. S. National Library of Medicine. Unified Medical Language System (UMLS)[EB/OL]. https：//www. nlm. nih. gov/research/umls/.

[41] Zhang Y，Xu Y，Shang L，et al. An investigation into health informatics and related standards in China[J]. Int J Med Inform，2007，76(8)：614-620.

[42] Health Level Seven International. HL7 Version 3 Product Suite[EB/OL]. http：//www. hl7. org/implement/standards/product_brief. cfm? product_id=186.

[43] openEHR. Current Baseline[EB/OL]. http：//www. openehr. org/programs/specification/releases/currentbaseline.

[44] Coyle J F. The Clinical Element Model Detailed Clinical Models[M]. Salt Lake City：University of Utah，2013.

[45] Health Level Seven International. HL7 Version 3：Reference Information Model (RIM)[EB/OL]. http：//www. hl7. org/implement/standards/product_brief. cfm? product_id=77.

[46] Kalra D，Beale T，Heard S. The openEHR Foundation[J]. Stud Health Technol Inform，2005，115：153-173.

[47] OpenEHR. What is openEHR? [EB/OL]. http：//www. openehr. org/what_is_openehr.

[48] 曾蕾，刘雷. 双模型健康档案标准 openEHR[J]. 中国医疗设备，2010，25(3)：7-10.

[49] Beale T. Archetypes constraint-based domain models for futureproof information systems[J]. Oopsla Workshop Behav Semant，2001，21：1-69.

[50] Beale T，Heard S. Archetype definitions and principles[R]. The openEHR Foundation，2007.

[51] Beale T，Heard S. openEHR — Architecture overview[R]. The openEHR Foundation，2008.

[52] 王利,闵令通,吕旭东,等. 基于 openEHR 的原型关系映射方法[J]. 中国生物医学工程学报,2014,33(4)：432-437.

[53] 段会龙,吕旭东. 医疗信息系统发展现状及趋势[J]. 中国医疗器械信息,2004,10(2)：1-6,41.

[54] Duke J R，Mandell S F. The benefits and perils of system integration[J]. J Med Syst，1990，14(1-2)：43-48.

[55] 魏永华,李包罗. 新一代医院信息系统的核心技术——集成[J]. 中国医院,2005,9(7)：15-18.

[56] Online Etymology Dictionary. Integrate[EB/OL]. https：//www. etymonline. com /word / integrate.

[57] Wikipedia. System integration[EB/OL]. https：//en. wikipedia. org/wiki/System_integration.

[58] IEEE，610-1990，IEEE Standard Computer Dictionary：A Compilation of IEEE Standard Computer Glossaries[S].

[59] Grimson J，Grimson W，Hasselbring W. The SI challenge in health care[J]. Commun Acm，2000，43(6)：48-55.

[60] Hasselbring W. Information system integration[J]. Commun ACM，2000，43(6)：32-38.

[61] Xu L D. Enterprise Systems：state-of-the-art and future trends[J]. IEEE Trans Industr Informa，2011，7(4)：630-640.

[62] Chen D，Doumeingts G，Vernadat F. Architectures for enterprise integration and interoperability：Past，present and future[J]. Comput Ind，2008，59(7)：647-659.

[63] Lewis G A，Morris E，Simanta S，et al. Why standards are not enough to guarantee end-to-end Interoperability[C] // International Conference on Composition-Based Software Systems. IEEE，2008：164-173.

[64] 王才有,李包罗. 信息集成共享与信息标准化[J]. 中国数字医学,2012,7(5)：2-5.

[65] Stonebraker M. Too much middleware[J]. Acm Sigmod Record，2002，31(1)：97-106.

[66] Ruh W A，Brown W J，Maginnis F X. Enterprise Application Integration：A Wiley Tech Brief[M]. New York：John Wiley & Sons, Inc. ，2000：202-204.

[67] Moreno-Conde A，Moner D，Cruz W D，et al. Clinical information modeling processes for semantic interoperability of electronic health records：systematic review and inductive analysis[J]. JAMA，2015，22(4)：925-934.

[68] William G，Anneke G B，Michael V D Z. Detailed clinical models：a review[J]. Healthc Inform Res，2010，16(4)：201-214.

[69] Rector A L. The interface between information，terminology，and inference models[J]. Stud Health Technol Inform，2001，84(1)：246-250.

[70] Benson T，Grieve G. Principles of Health Interoperability[M]. Berlin：Springer，2016：37-54.

[71] PD CEN ISO/TS 13972：2015，Health informatics — Detailed clinical models，characteristics and processes[S].

[72] Boicea A，Radulescu F，Agapin L I. MongoDB vs Oracle — database comparison[C] // Third International Conference on Emerging Intelligent Data and Web Technologies. IEEE，2012：330-335.

[73] Brewer E. CAP twelve years later：How the "rules" have changed[J]. Computer，2012，45(2)：

23-29.

[74] MongoDB. Does MongoDB support ACID transactions? [EB/OL]. https://www.mongodb.com/faq.

[75] Deepak G C. A critical comparison of NOSQL databases in the context of acid and base[EB/OL]. Culminating Projects in Information Assurance, 2016: 8.

[76] Data manipulation language[EB/OL]. https://en.wikipedia.org/wiki/Data_manipulation_language.

[77] Martin J. Managing the Data Base Environment[M]. Upper Saddle River: Prentice Hall PTR, 1983.

[78] OpenEHR. Archetype query language (AQL)[EB/OL]. http://www.openehr.org/releases/QUERY/latest/docs/AQL/AQL.html.

[79] Ma C, Frankel H, Beale T, et al. EHR query language (EQL) — a query language for archetype-based health records[J]. Stud Health Technol Inform, 2007, 129(1): 397-401.

[80] Marcoruiz L, Moner D, Maldonado J A, et al. Archetype-based data warehouse environment to enable the reuse of electronic health record data[J]. Int J Med Inform, 2015, 84(9): 702-714.

[81] Sundvall E, Nyström M, Karlsson D, et al. Applying representational state transfer (REST) architecture to archetype-based electronic health record systems[J]. BMC Med Inform Decis Mak, 2013, 13(1): 57.

[82] Fielding R T. REST APIs must be hypertext-driven[EB/OL]. http://roy.gbiv.com/untangled/2008/rest-apis-must-be-hypertext-driven.

[83] Weiskopf N G, Weng C. Methods and dimensions of electronic health record data quality assessment: enabling reuse for clinical research[J]. J Am Med Inform Assoc, 2013, 20(1): 144-151.

[84] Ziegel E R. Juran's Quality Control Handbook[J]. Technometrics, 1990, 32(1): 97-98.

[85] Whyte B. World Health Report 2000: Health system improving performance[J]. Bull World Health Organ, 2000, 78(6): 863-863.

[86] de Lusignan S. The optimum granularity for coding diagnostic data in primary care: report of a workshop of the EFMI Primary Care Informatics Working Group at MIE 2005[J]. J Innov Health Inform, 2006, 14(2): 133-137.

[87] Chisholm M. Data quality is not fitness for use[EB/OL]. https://www.information-management.com/news/data-quality-is-not-fitness-for-use.

[88] Orr K. Data quality and systems theory[J]. Cacm, 1998, 41(2): 66-71.

[89] Kahn M G, Raebel M A, Glanz J M, et al. A pragmatic framework for single-site and multisite data quality assessment in electronic health record-based clinical research[J]. Med Care, 2012, 50(7): S21-S29.

[90] Sebastian-Coleman L. Measuring Data Quality for Ongoing Improvement: a Data Quality Assessment Framework[M]. San Francisco: Morgan Kaufmann Publishers Inc., 2012.

[91] Wang R Y, Strong D M. Beyond accuracy: What data quality means to data consumers[J]. J Manag Inform Syst, 1996, 12(4): 5-33.

[92] Aebi D, Perrochon L. Towards improving data quality[C]//International Conference on Information Systems and Management of Data. 1993: 273-281.

[93] Woodall P, Borek A, Parlikad A K. Data quality assessment: the hybrid approach[J]. Inform Manag, 2013, 50(7): 369-382.

［94］ Zhang R，Wang Y，Liu B，et al. Clinical data quality problems and countermeasure for real world study［J］. Front Medicine，2014，8(3)：352-357.

［95］ Wand Y，Wang R Y. Anchoring data quality dimensions in ontological foundations［J］. Commun ACM，1996，39(11)：86-95.

［96］ Logan J R，Gorman P N，Middleton B. Measuring the quality of medical records：a method for comparing completeness and correctness of clinical encounter data［C］// Proceedings of the AMIA Symposium. American Medical Informatics Association，2001：408.

［97］ Tate A R，Williams T，Puri S，et al. Developing quality scores for electronic health records for clinical research：a study using the General Practice Research Database［C］// Proceedings of the first international workshop on Managing interoperability and complexity in health systems. ACM，2011：35-42.

［98］ Pringle M，Ward P，Chilvers C. Assessment of the completeness and accuracy of computer medical records in four practices committed to recording data on computer［J］. Br J Gen Pract，1995，45(399)：537-541.

［99］ Whitelaw F，Nevin S，Milne R，et al. Completeness and accuracy of morbidity and repeat prescribing records held on general practice computers in Scotland［J］. Br J Gen Pract，1996，46(404)：181-186.

［100］ U. S. Food and Drug Administration. Guidance for Industry — Guideline for the Monitoring of Clinical Investigations［EB/OL］. https：//permanent. access. gpo. gov/LPS113677/LPS113677/www. fda. gov/RegulatoryInformation/Guidances/ucm126400. htm.

［101］ Weiskopf N G，Hripcsak G，Swaminathan S，et al. Defining and measuring completeness of electronic health records for secondary use［J］. J Biomed Inform，2013，46(5)：830-836.

［102］ Brown P J，Warmington V. Data quality probes — exploiting and improving the quality of electronic patient record data and patient care［J］. Int J Med Inform，2002，68(1)：91-98.

［103］ Kahn M G，Callahan T J，Barnard J，et al. A harmonized data quality assessment terminology and framework for the secondary use of electronic health record data［J］. eGEMs，2016，4(1)：1244.

［104］ 国家食品药品监督管理总局. 临床试验数据管理工作技术指南［EB/OL］. http：//www. sda. gov. cn/WS01/CL0087/160961. html.

［105］ 胡健萍，谢高强，姚晨. 临床研究中电子数据质量控制的策略［J］. 中华医学科研管理杂志，2015，28(1)：40-43.

［106］ Decullier E，Dupuis-Girod S，Plauchu H，et al. How to improve specific databases for clinical data in rare diseases? The example of hereditary haemorrhagic telangiectasia［J］. J Eval Clin Pract，2012，18(3)：523-527.

［107］ Atkinson I. Accuracy of data transfer：double data entry and estimating levels of error［J］. J Clin Nurs，2012，21(19pt20)：2730-2735.

［108］ Paulsen A，Overgaard S，Lauritsen J M. Quality of data entry using single entry，double entry and automated forms processing — an example based on a study of patient-reported outcomes［J］. PLoS One，2012，7(4)：e35087.

［109］ Andersen J R，Byrjalsen I，Bihlet A，et al. Impact of source data verification on data quality in clinical trials：an empirical post hoc analysis of three phase 3 randomized clinical trials［J］. Br J Clin Pharmacol，2015，79(4)：660-668.

［110］ 宋金玉，陈爽，郭大鹏，等. 数据质量及数据清理方法［J］. 指挥信息系统与技术，2013，4(5)：

63-70.

[111] 唐健元,杨志敏,杨进波,等.临床研究中缺失值的类型和处理方法研究[J].中国卫生统计,2011,28(3):338-341.

[112] Barzi F, Woodward M. Imputations of missing values in practice: results from imputations of serum cholesterol in 28 cohort studies[J]. Am J Epidemiol, 2004, 160(1): 34-45.

[113] Hipp J, Güntzer U, Grimmer U. Data quality mining-making a virute of necessity[C]// Data mining and knowledge discovery(DMKD). 2001.

[114] Dasu T, Johnson T. Hunting of the snark: finding data glitches using data mining methods[C]// IQ. 1999: 89-98.

[115] Sun J, McNaughton C D, Zhang P, et al. Predicting changes in hypertension control using electronic health records from a chronic disease management program[J]. J Am Med Inform Assoc, 2014, 21(2): 337-344.

[116] Cronin R M, VanHouten J P, Siew E D, et al. National Veterans Health Administration inpatient risk stratification models for hospital-acquired acute kidney injury[J]. J Am Med Inform Assoc, 2015, 22(5): 1054-1071.

[117] Lee G, Gurm H S, Syed Z. Predicting complications of percutaneous coronary intervention using a novel support vector method[J]. J Am Med Inform Assoc, 2013, 20(4): 778-786.

[118] Bates J, Fodeh S J, Brandt C A, et al. Classification of radiology reports for falls in an HIV study cohort[J]. J Am Med Inform Assoc, 2015, 23(e1): e113-e117.

[119] Zhang Y, Padman R, Levin J E. Paving the COWpath: data-driven design of pediatric order sets [J]. J Am Med Inform Assoc, 2014, 21(e2): e304-e311.

[120] Ilayaraja M, Meyyappan T. Mining medical data to identify frequent diseases using Apriori algorithm[C]// Pattern Recognition, Informatics and Mobile Engineering (PRIME). IEEE, 2013: 194-199.

[121] Choi E, Schuetz A, Stewart W F, et al. Using recurrent neural network models for early detection of heart failure onset[J]. J Am Med Inform Assoc, 2016, 24(2): 361-370.

[122] Cocos A, Fiks A G, Masino A J. Deep learning for pharmacovigilance: recurrent neural network architectures for labeling adverse drug reactions in Twitter posts[J]. J Am Med Inform Assoc, 2017, 24(4): 813-821.

[123] Hu D, Huang Z, Chan T-M, et al. Utilizing Chinese admission records for MACE prediction of acute coronary syndrome[J]. Int J Environ Res Public Health, 2016, 13(9): 912.

[124] Shen D, Wu G, Suk H l. Deep learning in medical image analysis[J]. Annu Rev Biomed Eng, 2017, 19(1): 221-248.

[125] Shen W, Zhou M, Yang F, et al. Multi-scale convolutional neural networks for lung nodule classification[J]. Inf Process Med Imaging, 2015, 24: 588-599.

[126] Cireşan D C, Giusti A, Gambardella L M, et al. Mitosis detection in breast cancer histology images with deep neural networks[M]// Medical Image Computing and Computer-Assisted Intervention-MICCAI 2013. Berlin: Springer, 2013: 411-418.

[127] Ronneberger O, Fischer P, Brox T. U-net: Convolutional networks for biomedical image segmentation[M]// Medical Image Computing and Computer-Assisted Intervention — MICCAI 2015. Berlin: Springer, 2015: 234-241.

[128] Miao S, Wang Z J, Liao R. A CNN regression approach for real-time 2D/3D registration[J]. IEEE Trans Med Imaging, 2016, 35(5): 1352-1363.

［129］McGlynn E A，Asch S M，Adams J，et al. The quality of health care delivered to adults in the United States［J］. N Engl J Med，2003，348(26)：2635-2645.

［130］Bolon M K，Arnold A D，Feldman H A，et al. Evaluating vancomycin use at a pediatric hospital：new approaches and insights［J］. Infect Control Hosp Epidemiol，2005，26(1)：47-55.

［131］Jones N R，Fischbacher C M，Guthrie B，et al. Factors associated with statin treatment for the primary prevention of cardiovascular disease in people within 2 years following diagnosis of diabetes in Scotland，2006-2008［J］. Diabet Med，2014，31(6)：640-646.

［132］Shekelle P G，Ortiz E，Rhodes S，et al. Validity of the Agency for Healthcare Research and Quality clinical practice guidelines：how quickly do guidelines become outdated［J］. JAMA，2001，286(12)：1461-1467.

［133］Poynard T，Munteanu M，Ratziu V，et al. Truth survival in clinical research：an evidence-based requiem［J］. Ann Intern Med，2002，136(12)：888-895.

［134］Graham I D，Logan J，Harrison M B，et al. Lost in knowledge translation：time for a map? ［J］. J Contin Educ Health Prof，2006，26(1)：13-24.

［135］Grimshaw J M，Shirran L，Thomas R，et al. Changing provider behavior：an overview of systematic reviews of interventions［J］. Med Care，2001，39(2)：2-45.

［136］Bloom B S. Effects of continuing medical education on improving physician clinical care and patient health：a review of systematic reviews［J］. Int J Technol Assess Health Care，2005，21(3)：380-385.

［137］Boerma J T，Fat D M，Mathers C，et al. The Global Burden of Disease：2004 Update［M］. Geneva：World Health Organization，2008.

［138］World Health Organization. World Health Statistics 2008［M］. Geneva：World Health Organization，2008：90.

［139］Mozaffarian D，Benjamin E J，Go A S，et al. Heart disease and stroke statistics — 2016 update ［J］. Circulation，2016，133(4)：e38-e360.

［140］陈伟伟，高润霖，刘力生，等.《中国心血管疾病报告 2015》概要［J］. 中国循环杂志，2016，31(6)：617-622.

［141］Amsterdam E A，Wenger N K，Brindis R G，et al. 2014 AHA/ACC guideline for the management of patients with non-ST-elevation acute coronary syndromes：executive summary ［J］. Circulation，2014，130(25)：2354-2394.

［142］Dawber T R，Meadors G F，Moore F E Jr. Epidemiological approaches to heart disease：the Framingham Study［J］. Am J Public Health，1951，41(3)：279-286.

［143］D'Agostino R B，Vasan R S，Pencina M J，et al. General cardiovascular risk profile for use in primary care［J］. Circulation，2008，117(6)：743-753.

［144］The PURSUIT Trial Investigators. Inhibition of platelet glycoprotein IIb/IIIa with eptifibatide in patients with acute coronary syndromes［J］. N Engl J Med，1998，1998(339)：436-443.

［145］Boersma E，Pieper K S，Steyerberg E W，et al. Predictors of outcome in patients with acute coronary syndromes without persistent ST-segment elevation［J］. Circulation，2000，101(22)：2557-2567.

［146］Antman E M，McCabe C H，Gurfinkel E P，et al. Enoxaparin prevents death and cardiac ischemic events in unstable angina/non-Q-wave myocardial infarction［J］. Circulation，1999，100(15)：1593-1601.

［147］Antman E M，Cohen M，Bernink P J，et al. The TIMI risk score for unstable angina/non-ST elevation MI: a method for prognostication and therapeutic decision making[J]. JAMA, 2000, 284(7): 835-842.

[148] The Grace Investigators. Rationale and design of the GRACE (Global Registry of Acute Coronary Events) Project: a multinational registry of patients hospitalized with acute coronary syndromes [J]. Am Heart J, 2001, 141(2): 190-199.

[149] Granger C B, Goldberg R J, Dabbous O, et al. Predictors of hospital mortality in the global registry of acute coronary events[J]. Arch Int Med, 2003, 163(19): 2345-2353.

[150] Conroy R M, Pyörälä K, Fitzgerald A P, et al. Estimation of ten-year risk of fatal cardiovascular disease in Europe: the SCORE project[J]. Eur Heart J, 2003, 24(11): 987-1003.

[151] Wu Y, Liu X, Li X, et al. Estimation of 10-year risk of fatal and nonfatal ischemic cardiovascular diseases in Chinese adults[J]. Circulation, 2006, 114(21): 2217-2225.

[152] Zheng Z, Zhang L, Hu S, et al. Risk factors and in-hospital mortality in Chinese patients undergoing coronary artery bypass grafting: analysis of a large multi-institutional Chinese database[J]. J Thorac Cardiovasc Surg, 2012, 144(2): 355-359. e351.

[153] Wu J, Roy J, Stewart W F. Prediction modeling using EHR data: challenges, strategies, and a comparison of machine learning approaches[J]. Med Care, 2010, 48(6): S106-S113.

[154] Dong W, Huang Z, Ji L, et al. A genetic fuzzy system for unstable angina risk assessment[J]. BMC Med Inform Decis Mak, 2014, 14(1): 12.

[155] Churpek M M, Yuen T C, Park S Y, et al. Using electronic health record data to develop and validate a prediction model for adverse outcomes on the wards[J]. Crit Care Med, 2014, 42(4): 841-848.

[156] Bandyopadhyay S, Wolfson J, Vock D M, et al. Data mining for censored time-to-event data: a Bayesian network model for predicting cardiovascular risk from electronic health record data[J]. Data Min Knowl Discov, 2015, 29(4): 1033-1069.

[157] Huang Z, Dong W, Duan H. A probabilistic topic model for clinical risk stratification from electronic health records[J]. J Biomed Inform, 2015, 58: 28-36.

[158] Chen Q, Li H, Tang B, et al. An automatic system to identify heart disease risk factors in clinical texts over time[J]. J Biomed Inform, 2015, 58: S158-S163.

[159] Solomon J W, Nielsen R D. Predicting changes in systolic blood pressure using longitudinal patient records[J]. J Biomed Inform, 2015, 58: S197-S202.

[160] Jonnagaddala J, Liaw S-T, Ray P, et al. Coronary artery disease risk assessment from unstructured electronic health records using text mining [J]. J Biomed Inform, 2015, 58: S203-S210.

[161] de Araújo Gonçalves P, Ferreira J, Aguiar C, et al. TIMI, PURSUIT, and GRACE risk scores: sustained prognostic value and interaction with revascularization in NSTE-ACS[J]. Eur Heart J, 2005, 26(9): 865-872.

[162] Zhang X F, Attia J, D'Este C, et al. A risk score predicted coronary heart disease and stroke in a Chinese cohort[J]. J Clin Epidemiol, 2005, 58(9): 951-958.

[163] Singh A, Nadkarni G, Gottesman O, et al. Incorporating temporal EHR data in predictive models for risk stratification of renal function deterioration[J]. J Biomed Inform, 2015, 53: 220-228.

[164] Global Business Intelligence Research. The future of the home healthcare equipment market to 2016-market forecasts, competitive landscape and pipeline analysis[R]. 2010.

[165] Haghi M，Thurow K，Stoll R．Wearable devices in medical internet of things：scientific research and commercially available devices[J]．Healthc Inform Res，2017，23(1)：4-15.

[166] Penders J，Altini M，van de Molengraft J，et al．A low-power wireless ECG necklace for reliable cardiac activity monitoring on-the-move[J]．Conf Proc IEEE Eng Med Biol Soc，2011，2011：1-4.

[167] Li G，Lee B L，Chung W Y．Smartwatch-based wearable EEG system for driver drowsiness detection[J]．IEEE Sensors Journal，2015，15(12)：7169-7180.

[168] Zheng Y L，Ding X R，Poon C C，et al．Unobtrusive sensing and wearable devices for health informatics[J]．IEEE Trans Biomed Eng，2014，61(5)：1538-1554.

[169] Coyle S，Lau K T，Moyna N，et al．BIOTEX — biosensing textiles for personalised healthcare management[J]．IEEE Trans Inf Technol Biomed，2010，14(2)：364-370.

[170] Schwartz G，Tee B C，Mei J，et al．Flexible polymer transistors with high pressure sensitivity for application in electronic skin and health monitoring[J]．Nat Commun，2013，4(5)：1859.

[171] Jia W，Bandodkar A J，Valdes-Ramirez G，et al．Electrochemical tattoo biosensors for real-time noninvasive lactate monitoring in human perspiration [J]．Anal Chem，2013，85 (14)：6553-6560.

[172] World Health Organization．Preventing chronic diseases：a vital investment[R]．2005.

[173] 翁建平.中国 1 型糖尿病防控有很大发展空间[C]//中华医学会糖尿病学分会第十七次全国学术会议(CDS2013)，2013.

[174] 陆汝钤.世纪之交的知识工程和知识科学[M].北京：清华大学出版社，2001.

[175] Hayes-Roth F，Waterman D，Lenat D．Building Expert Systems[M]．Boston：Addison-Wesley Longman Publishing Co.，Inc.，1984.

[176] Antoniou G，Van Harmelen F．A Semantic Web Primer[M]．Cambridge：MIT press，2004.

[177] Or C，Tao D．A 3-month randomized controlled pilot trial of a patient-centered，computer-based self-monitoring system for the care of type 2 diabetes mellitus and hypertension[J]．J Med Syst，2016，40(4)：81.

[178] Bengtsson U K K，Hallberg I，Lindwall M，et al．Improved blood pressure control using an interactive mobile phone support system[J]．J Clin Hypertens (Greenwich)，2016，18(2)：101-108.

[179] Granger C B，Goldberg R J，Dabbous O，et al．Predictors of hospital mortality in the global registry of acute coronary events[J]．Arch Intern Med，2003，163(19)：2345-2353.

[180] Griffin S J，Little P S，Hales C N，et al．Diabetes risk score：towards earlier detection of type 2 diabetes in general practice[J]．Diabetes Metab Res Rev，2000，16(3)：164-171.

[181] Hervas R，Fontecha J，Ausin D，et al．Mobile monitoring and reasoning methods to prevent cardiovascular diseases[J]．Sensors (Basel)，2013，13(5)：6524-6541.

[182] Liu Z，Chen S，Zhang G，et al．Mobile phone-based lifestyle intervention for reducing overall cardiovascular disease risk in Guangzhou，China：a pilot study[J]．Int J Environ Res Public Health，2015，12(12)：5993-6004.

[183] Najafi S S，Shaabani M，Momennassab M，et al．The nurse-led telephone follow-up on medication and dietary adherence among patients after myocardial infarction：a randomized controlled clinical trial[J]．Int J Community Based Nurs Midwifery，2016，4(3)：199-208.

[184] Becker M．The health belief model and personal health behavior [J]．Health Education Monographs，1974，2(4)：287-312.

［185］ O'leary A. Self-efficacy and health：Behavioral and stress-physiological mediation［J］. Cognit Ther Res，1992，16(2)：229-245.

［186］ Marks R，Allegrante J P. A review and synthesis of research evidence for self-efficacy-enhancing interventions for reducing chronic disability：implications for health education practice（part II）［J］. Health Promot Pract，2005，6(2)：148-156.

［187］ 尚雅楠,孙斌.大数据背景下的智慧医疗应用现状研究区域与产业发展［J］.科技和产业,2016,16(10)：19-27.

［188］ Lenz R，Reichert M. IT support for healthcare processes — premises，challenges，perspectives ［J］. Data Knowledge Eng，2007，61(1)：39-58.

［189］ Campbell H，Hotchkiss R，Bradshaw N，et al. Integrated care pathways［J］. BMJ，1998，316 (7125)：133-137.

［190］ Cheah J. Development and implementation of a clinical pathway programme in an acute care general hospital in Singapore［J］. Int J Qual Health Care，2000，12(5)：403-412.

［191］ Gheorghe A V，Bali H N，Hill W J，et al. Dynamic decision models for clinical diagnosis［J］. Int J Biomed Comput，1976，7(2)：81-92.

［192］ Bui A A，Aberle D R，Kangarloo H. TimeLine：visualizing integrated patient records［J］. IEEE Trans Inform Technol Biomed，2007，11(4)：462-473.

［193］ NEMA. The DICOM V3.0 Standard［EB/OL］. http：//www. nema. org.

［194］ IHE. Integrating the Healthcare Enterprise［EB/OL］. http：//www. ihe. net/.

［195］ Open Clinical. GUIDE［EB/OL］. http：//www. openclinical. org/gmm_guide. html.

［196］ Open Clinical. Asbru［EB/OL］. http：//www. openclinical. org/gmm_asbru. html.

［197］ Open Clinical. PROforma［EB/OL］. http：//www. openclinical. org/gmm_proforma. html.

［198］ Mulyar N，van der Aalst W M，Peleg M. A pattern-based analysis of clinical computer-interpretable guideline modeling languages［J］. JAMIA，2007，14(6)：781-787.

［199］ Agrawal R，Gunopulos D，Leymann F. Mining process models from workflow logs［M］// Advances in Database Technology — EDBT '98. Berlin：Springer，1998：467-483.

［200］ Cook J E，Wolf A L. Discovering models of software processes from event-based data［J］. ACM Trans Software Eng Method（TOSEM），1998，7(3)：215-249.

［201］ Herbst J. An inductive approach to the acquisition and adaptation of workflow models［C］// IJCAI. 1999：52-57.

［202］ Herbst J. Inducing workflow models from workflow instances［C］// Society for Computer Simulation. 1999：175-182.

［203］ van der Aalst W，Weijters T，Maruster L. Workflow mining：Discovering process models from event logs［J］. IEEE Trans Knowl Data Eng，2004，16(9)：1128-1142.

［204］ 中华人民共和国国务院.中国防治慢性病中长期规划(2017—2025 年)［J］.中国实用乡村医生杂志,2017,24(11)：6-11.

［205］ Tannock I F，Hickman J A. Limits to personalized cancer medicine［J］. N Engl J Med，2016，375(13)：1289-1294.

［206］ Prasad V. Perspective：The precision-oncology illusion［J］. Nature，2016，537(7619)：S63.

［207］ 吴家睿.精确医学的主要特征［J］.医学与哲学,2016,37(554)：1-7＋18.

［208］ Wu S，Powers S，Zhu W，et al. Substantial contribution of extrinsic risk factors to cancer development［J］. Nature，2016，529(7584)：43-47.

［209］ 韩启德.现代医学的回顾与展望［C］//中国科协 2003 年学术年会. 2003：14-24.

[210] 谢兵兵,杨亚东,丁楠,等.整合分析多组学数据筛选疾病靶点的精准医学策略[J].遗传,2015,37(7):655-663.

[211] Boyle E A, Li Y I, Pritchard J K. An expanded view of complex traits:from polygenic to omnigenic[J]. Cell, 2017, 169(7):1177-1186.

[212] 王向东,何明燕,陈成水.精准医学:与临床实践有多远?[J].国际呼吸杂志,2015,35(7):481-484.

[213] 袁冰.走向状态医学:精准医学开启的医学革命[J].中华中医药杂志,2017,32(4):1434-1448.

[214] 王强芬.精准医学模式下临床与预防医学整合的必要性研究[J].医学与哲学,2016,37(10):1-3.

[215] Engel G L. The need for a new medical model:a challenge for biomedicine[J]. Science, 1977, 196(4286):129-136.

[216] Mukherjee S. The Emperor of all Maladies:a Biography of Cancer[M]. New York:Simon and Schuster, 2012:332.

[217] 秦健勇.《黄帝内经》:一部记录先人医疗经验的古书[EB/OL]. http://wap. sciencenet. cn/blog-840942-892193. html? mobile=1.

[218] DeVita V T Jr, Rosenberg S A. Two hundred years of cancer research[J]. N Engl J Med, 2012, 366(23):2207-2214.

[219] Moscow J A, Fojo T, Schilsky R L. The evidence framework for precision cancer medicine[J]. Nat Rev Clin Oncol, 2018, 15(3):183-192.

[220] Acharya U R, Hagiwara Y, Sudarshan V K, et al. Towards precision medicine:from quantitative imaging to radiomics[J]. J Zhejiang Univ Sc B, 2018, 19(1):6-24.

[221] Gillies R J, Kinahan P E, Hricak H. Radiomics:images are more than pictures, they are data[J]. Radiology, 2016, 278(2):563-577.

[222] Sorlie P, Wei G S. Population-based cohort studies:still relevant? [J]. J Am Coll Cardiol, 2011, 58(19):2010-2013.

[223] Visscher P M, Wray N R, Zhang Q, et al. 10 years of GWAS discovery:biology, function, and translation[J]. Am J Hum Genet, 2017, 101(1):5-22.

[224] Denny J C, Ritchie M D, Basford M A, et al. PheWAS:demonstrating the feasibility of a phenome-wide scan to discover gene-disease associations[J]. Bioinformatics, 2010, 26(9):1205-1210.

[225] 程艾军.《医学主题词表》(MeSH)及其在医学文献检索中的应用[J].首都医科大学学报:社会科学版,2008(1):73-75.

[226] 李莎莎,董燕,孟凡红,等. SNOMED CT 的应用现状及发展趋势[J].中国数字医学,2016,11(1):100-102.

[227] 吴静成,吕兴正,雷雅静,等.在线人类孟德尔遗传数据库的分析[J].中国生化药物杂志,2017,37(3):1-4.

[228] Britten R J, Davidson E H. Repetitive and non-repetitive DNA sequences and a speculation on the origins of evolutionary novelty[J]. Q Rev Biol, 1971, 46(2):111-138.

[229] Sabo P J, Kuehn M S, Thurman R, et al. Genome-scale mapping of DNase I sensitivity in vivo using tiling DNA microarrays[J]. Nat Methods, 2006, 3(7):511-518.

[230] Buenrostro J D, Giresi P G, Zaba L C, et al. Transposition of native chromatin for fast and sensitive epigenomic profiling of open chromatin, DNA-binding proteins and nucleosome position[J]. Nat Methods, 2013, 10(12):1213-1218.

[231] Kalisky T, Blainey P, Quake S R. Genomic analysis at the single-cell level[J]. Annu Rev Genet, 2011, 45(1): 431-445.

[232] Yeo G W, Coufal N G, Liang T Y, et al. An RNA code for the FOX2 splicing regulator revealed by mapping RNA-protein interactions in stem cells[J]. Nat Struct Mol Biol, 2009, 16(2): 130-137.

[233] Kertesz M, Wan Y, Mazor E, et al. Genome-wide measurement of RNA secondary structure in yeast[J]. Nature, 2010, 467(7311): 103-107.

[234] 刘楚霄, 李响, 陈玲玲. 全转录组水平研究长非编码 RNA 方法学进展[J]. 生命的化学, 2016(6): 745-752.

[235] 张华, 詹启敏. 精准医学的需求与挑战[J]. 中国研究型医院, 2015, 2(5): 17-25.

[236] Hood L, Flores M. A personal view on systems medicine and the emergence of proactive P4 medicine: predictive, preventive, personalized and participatory[J]. New Biotechnol, 2012, 29(6): 613-624.

[237] Anderson N L, Anderson N G. The human plasma proteome: history, character, and diagnostic prospects[J]. Mol Cell Proteomics, 2002, 1(11): 845-867.

[238] Fung E T. A recipe for proteomics diagnostic test development: The OVA1 test, from biomarker discovery to FDA clearance[J]. Clin Chem, 2010, 56(2): 327-329.

[239] Hanahan D, Weinberg R A. Hallmarks of cancer: the next generation[J]. Cell, 2011, 144(5): 646-674.

[240] O'Reilly M S, Boehm T, Shing Y, et al. Endostatin: an endogenous inhibitor of angiogenesis and tumor growth[J]. Cell, 1997, 88(2): 277-285.

[241] Shi H, Huang Y, Zhou H, et al. Nucleolin is a receptor that mediates antiangiogenic and antitumor activity of endostatin[J]. Blood, 2007, 110(8): 2899-2906.

[242] Eustace B K, Sakurai T, Stewart J K, et al. Functional proteomic screens reveal an essential extracellular role for hsp90 alpha in cancer cell invasiveness[J]. Nat Cell Biol, 2004, 6(6): 507-514.

[243] Trepel J, Mollapour M, Giaccone G, et al. Targeting the dynamic HSP90 complex in cancer[J]. Nat Rev Cancer, 2010, 10(8): 537-549.

[244] Wang X, Song X, Zhuo W, et al. The regulatory mechanism of Hsp90α secretion and its function in tumor malignancy[J]. Proc Natl Acad Sci U S A, 2009, 106(50): 21288-21293.

[245] 庄天戈. 从放射摄影到放射影像组学——纪念伦琴发现 X 射线 120 周年[J]. 生物医学工程学进展, 2015, 36(4): 189-195.

[246] Lambin P, Rios-Velazquez E, Leijenaar R, et al. Radiomics: extracting more information from medical images using advanced feature analysis[J]. Eur J Cancer, 2012, 48(4): 441-446.

[247] 苏会芳, 周国锋, 谢传淼, 等. 放射组学的兴起和研究进展[J]. 中华医学杂志, 2015, 95(7): 553-556.

[248] Kumar V, Gu Y, Basu S, et al. Radiomics: the process and the challenges[J]. Magn Reson Imagin, 2012, 30(9): 1234-1248.

[249] Segal E, Sirlin C B, Ooi C, et al. Decoding global gene expression programs in liver cancer by noninvasive imaging[J]. Nat Biotechnol, 2007, 25(6): 675-680.

[250] Wibmer A, Hricak H, Gondo T, et al. Haralick texture analysis of prostate MRI: utility for differentiating non-cancerous prostate from prostate cancer and differentiating prostate cancers with different Gleason scores[J]. Eur Radiol, 2015, 25(10): 2840-2850.

[251] Grove O, Berglund A E, Schabath M B, et al. Quantitative computed tomographic descriptors associate tumor shape complexity and intratumor heterogeneity with prognosis in lung adenocarcinoma[J]. PLoS One, 2015, 10(3): e0118261.

[252] Aerts H J, Velazquez E R, Leijenaar R T, et al. Decoding tumour phenotype by noninvasive imaging using a quantitative radiomics approach[J]. Nat Commun, 2014, 5: 4006.

[253] Kuo M D, Gollub J, Sirlin C B, et al. Radiogenomic analysis to identify imaging phenotypes associated with drug response gene expression programs in hepatocellular carcinoma[J]. J Vasc Interv Radiol, 2007, 18(7): 821-831.

[254] Teruel J R, Heldahl M G, Goa P E, et al. Dynamic contrast-enhanced MRI texture analysis for pretreatment prediction of clinical and pathological response to neoadjuvant chemotherapy in patients with locally advanced breast cancer[J]. NMR Biomed, 2014, 27(8): 887-896.

[255] Begley C, Ellis L. Raise standards for preclinical cancer research[J]. Nature, 2012, 483(7391): 531-533.

[256] Fan W, Bifet A. Mining big data: current status, and forecast to the future[J]. ACM SIGKDD Explor Newsletter, 2013, 14(2): 1-5.

[257] Snijders C, Matzat U, Reips U D. "Big Data": big gaps of knowledge in the field of internet science[J]. Intern J Internet Sci, 2012, 7(1): 1-5.

[258] Hayden C E. Genome researchers raise alarm over big data[J]. Nature, 2015.

[259] Zaharia M, Chowdhury M, Das T, et al. Resilient distributed datasets: a fault-tolerant abstraction for in-memory cluster computing[C]// Proceedings of the 9th USENIX Symposium on Networked Systems Design and Implementation. USENIX Association, 2012: 2.

[260] Wu X, Kumar V, Quinlan J R, et al. Top 10 algorithms in data mining[J]. Knowl Inf Syst, 2008, 14(1): 1-37.

[261] Najafabadi M M, Villanustre F, Khoshgoftaar T M, et al. Deep learning applications and challenges in big data analytics[J]. J Big Data, 2015, 2(1): 1.

[262] 戴科峰. 一种电子健康数据整合脚本语言的设计与实现[D]. 武汉: 华中科技大学, 2008.

[263] 李元方, 周志伟. 临床数据库在胃癌精准医学实施中的地位及其规范化管理[J]. 中华胃肠外科杂志, 2016, 19(2): 132-137.

[264] 范美玉. 基于大数据的精准医疗服务模式研究[D]. 武汉: 华中科技大学, 2016.

[265] 梅甜, 张洋, 胡珊, 等. 精准医学体系的构建及其面临的挑战[J]. 中国数字医学, 2016, 11(1): 44-48.

[266] Shaw A T, Peters S, Mok T, et al. Alectinib versus crizotinib in treatment-naive advanced ALK-positive non-small cell lung cancer (NSCLC): Primary results of the global phase III ALEX study[J]. J Clin Oncol, 2017, 35(18_suppl): LBA9008.

[267] 李挺. 乳腺癌分子分型及临床意义[J]. 中国实用外科杂志, 2011, 31(10): 952-954.

[268] 陈鹏. 中西医"同病异治、异病同治"比较的启示[J]. 中国中医药现代远程教育, 2010, 8(24): 45-46.

[269] 刘爱民. ICD-10 与 ICD-9 分类系统的比较[J]. 中华医院管理杂志, 1999, 15(10): 582-584.

[270] 王文凯, 陈万义, 索玉娟, 等. 单核细胞增生李斯特菌食品分离株的分子分型鉴定[J]. 中国食品学报, 2017, 17(2): 220-226.

[271] 刘志红. 构建我国肾脏疾病分子诊断和分型体系——基于多组学图谱的免疫性肾小球疾病分子分型研究[J]. 肾脏病与透析肾移植杂志, 2016, 25(4): 300.

[272] 韩学尧, 张思敏, 胡承, 等. 2 型糖尿病分子分型和个体化诊疗技术[J]. 科技创新导报, 2016(3):

169-170.

[273] Bennett J M，Catovsky D，Daniel M T，et al． Proposals for the classification of the acute leukaemias． French-American-British（FAB）co-operative group[J]． Br J Haematol，1976，33（4）：451-458．

[274] Bennett J M，Catovsky D，Daniel M T，et al． Proposed revised criteria for the classification of acute myeloid leukemia． A report of the French-American-British Cooperative Group[J]． Ann Intern Med，1985，103(4)：620-625．

[275] Sabattini E，Bacci F，Sagramoso C，et al． WHO classification of tumours of haematopoietic and lymphoid tissues in 2008：an overview[J]． 2010，102(3)：83-87．

[276] Szczepański T，Harrison C J，van Dongen J J． Genetic aberrations in paediatric acute leukaemias and implications for management of patients[J]． Lancet Oncol，2010，11(9)：880-889．

[277] Hu J，Liu Y，Wu C，et al． Long-term efficacy and safety of all-trans retinoic acid /arsenic trioxide-based therapy in newly diagnosed acute promyelocytic leukemia[J]． Proc Natl Acad Sci U S A，2009，106(9)：3342-3347．

[278] 樊小龙,孙颖郁,江涛. 神经胶质瘤分子分型基因群及其应用[P]. 中国.CN104178556A. 2014.

[279] Ceccarelli M，Barthel F P，Malta T M，et al． Molecular profiling reveals biologically discrete subsets and pathways of progression in diffuse glioma[J]． Cell，2016，164(3)：550-563．

[280] Yan W，Zhang W，You G，et al． Molecular classification of gliomas based on whole genome gene expression：a systematic report of 225 samples from the Chinese Glioma Cooperative Group[J]． Neuro Oncol，2012，14(12)：1432-1440．

[281] Ogino S，Goel A． Molecular classification and correlates in colorectal cancer[J]． J Mol Diagn，2008，10(1)：13-27．

[282] Asaka S，Arai Y，Nishimura Y，et al． Microsatellite instability-low colorectal cancer acquires a KRAS mutation during the progression from Dukes' A to Dukes' B[J]． Carcinogenesis，2009，30（3）：494-499．

[283] 刘申香,成红艳,李苏宜. 结直肠癌分子分型临床研究进展[J].中国肿瘤,2010,19(4)：255-261.

[284] 刘静文,刘红利,张涛. 胃癌分子分型研究进展[J].中华临床医师杂志：电子版,2014,8(24)：106-110.

[285] 单婷婷,董瑞华,秦小清,等.药物基因多态性与个体化用药的研究进展[J].医药导报,2010,29（1）：64-67.

[286] 饶克勤.健康转型与公共政策选择：对公共卫生发展的几点认识[J].中华预防医学杂志,2014,48(1)：1-3.

[287] Murray C J，Barber R M，Foreman K J，et al． Global，regional，and national disability-adjusted life years（DALYs）for 306 diseases and injuries and healthy life expectancy（HALE）for 188 countries，1990-2013：quantifying the epidemiological transition[J]． Lancet，2015，386(10009)：2145-2191．

[288] Lean M E，Leslie W S，Barnes A C，et al． Primary care-led weight management for remission of type 2 diabetes（DiRECT）：an open-label，cluster-randomised trial[J]． Lancet，2017，391（10120）：541-551．

[289] Moore S C，Lee I M，Weiderpass E，et al． Association of leisure-time physical activity with risk of 26 types of cancer in 1．44 million adults[J]． JAMA Intern Med，2016，176(6)：816-825．

[290] 尤格·布莱克.无效的医疗[M].北京：北京师范大学出版社,2007.

[291] Institute of Medicine（US）Committee on Quality of Health Care in America． To Err is Human：

Building a Safer Health System[M]. Washington D. C. ：National Academies Press(US)，2000.

[292] Makary M A，Daniel M. Medical error-the third leading cause of death in the US[J]. BMJ，2016，353：i2139.

[293] 张尚孝,宁丽,杨晓燕.社会心理因素与乳腺癌的关联：一项病例-对照研究[J].环境与职业医学,2016,33(5)：480-483.

[294] 黎萍,郭锡永,韦丽,等.长春市职业女性职业紧张现状调查分析[J].中国妇幼保健,2008,23(19)：2700-2702.

[295] 陈竺.将健康融入所有政策[J].中国卫生产业,2013,31(10)：7.

[296] 吕有勇.精准医学理念与实践的风险评估[J].医学与哲学,2016,37(15)：8-12.

[297] Wang W J，Zhang T. Integration of traditional Chinese medicine and Western medicine in the era of precision medicine[J]. J Integr Med，2017，15(1)：1-7.

4

健康医疗大数据在公共
卫生领域的应用

《科学》杂志于2014年底和2015年初分别刊登了《公共卫生遇上了大数据》和《将大数据纳入公共卫生系统》两篇文章,指出"强大的流行病学基础、稳健的知识整合、循证医学原则以及拓展的转化研究议程"可以推动大数据在公共卫生方面的应用,这些均预示着健康医疗大数据与公共卫生相结合的时代即将来临。大数据给人们带来的最直接利益就是对未来的预见,其可指导民众规避健康风险、预防疾病、提升生命质量。我国作为世界人口基数最大国,具有其他国家难以比拟的基础数据优势,海量公共卫生大数据亟待挖掘、整合、利用。本章从公共卫生的概念和功能谈起,继而以健康医疗大数据在传染病、慢性病、药品安全、环境健康以及其他领域的应用为例,说明健康医疗大数据与公共卫生研究和管理的紧密联系和巨大力量。

4.1 概述

公共卫生不仅是日常生活中的普通词汇,也是有特定内容和功能的专业词汇。据美国疾病预防控制中心报告,20世纪十大公共卫生成就体现在免疫接种、机动车安全、工作场所安全、传染病控制、心脏病和卒中死亡的降低、更安全和健康的食物、母婴保健、计划生育、饮水加氟、控烟这十个领域。从中不难看出,公共卫生强调以人群为工作重点,以促进健康、延长寿命为最终目标。随着大数据时代的到来,公共卫生领域也迎来新的机遇和挑战,如何将健康大数据应用于公共卫生领域,为改善人群健康做贡献,是下面讨论的主要话题。

4.1.1 公共卫生的概念

早在20世纪20年代,公共卫生的先驱温斯洛(Charles-Edward A. Winslow)就提出,公共卫生(public health)是预防疾病、延长寿命、通过有组织的社会共同努力改善环境卫生,从而促进身体的健康,提高工作效率,控制社区传染病的流行,教育个人形成良好的卫生习惯，组织医护人员对疾病进行早期的诊断和预防性的治疗。1987年Acheson提出，公共卫生是通过有组织的社会共同努力预防疾病、促进健康、延长寿命的科学与艺术。1995年美国医学会把公共卫生界定为履行社会责任，以确保提供给人民维护健康的条件。这些条件包括生产、生活环境、生活行为方式和医疗卫生服务[1]。

人们对公共卫生的理解不断变化、日益深入，但是还是能够看出，公共卫生的实质是公共政策。卫生是一个目的，而公共行动、公共政策才是这一目的得以实现的保证。无论采用哪个定义，公共卫生的目的都是相同的，就是减少疾病的发生，维持整个人群的健康。而随着医学的发展，人们对健康的认识也逐步深入。无病就是健康的概念早在20世纪30年代就已否定，1948年《WHO章程》提出"健康不等于没有疾病或不虚弱，健康系指在人们的身体、心理和社会都处在一个完整的良好状态"，也就是躯体、心理和精神三维健康的概念。近年来国际上更提出生态大众健康（ecological public health）的新理念（见图4-1），强调健康与环境的整合，认为人的身心及社会的安好取决于环境、社会经济、文化政治和个人因素。因此，生态大众健康是公共卫生新的延伸，更具有整体性[2]。

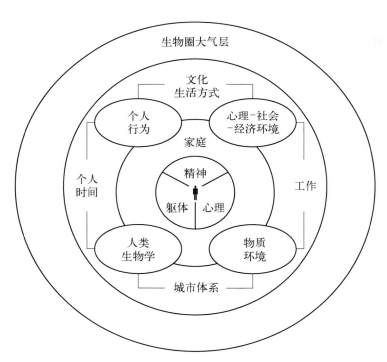

图4-1　人类生态系统模式

（图片修改自参考文献[2]）

4.1.2　公共卫生工作的内容

公共卫生工作覆盖人生的各个阶段,不同年龄阶段各有重点,一般分为四大类措施。

(1) 预防性卫生服务:① 计划生育;② 妇幼卫生;③ 免疫接种;④ 老年卫生,如高血压、心脑血管疾病及其他慢性病预防;⑤ 改进医疗卫生服务,如提倡全科医学服务、预防医源性疾病等。

(2) 预防疾病(保护健康):① 传染病和地方病的控制及监测;② 环境中有害因素(空气、水、食物的污染及噪声)的控制;③ 职业安全与卫生;④ 意外伤害预防及急诊服务。

(3) 健康促进:通过健康教育,改变个人不良卫生行为,人人实行自我保健,达到① 控制吸烟;② 控制酗酒;③ 杜绝吸毒和药物滥用;④ 合理营养;⑤ 体育锻炼和体力适应;⑥ 合理的生活规律;⑦ 减少精神紧张。

(4) 卫生服务研究:① 卫生统计资料的收集和分析;② 卫生机构管理研究;③ 医学教育改革和人员培训。

4.1.3　公共卫生的功能

公共卫生旨在通过健康促进、疾病预防、健康保护实现人人健康的目的。相应的公共卫生功能包括以下方面。

1) 健康监测和分析

健康监测既包括疾病信息系统的建设(即疾病信息系统收集相关疾病的发病或流行情况),也包括对居民健康需求的监测、对居民生活行为以及其他健康危险因素的监测,识别健康问题和确立优先领域。同时,应利用监测到的数据进行分析预测,发挥信息的预警功能。

2) 对疾病暴发流行突发公共卫生事件的调查处理

这是公共卫生的一个传统功能,自 19 世纪以来,公共卫生就一直承担着这一功能。既包括对传染病的暴发流行进行调查并进行处理,也包括对食物中毒、生物恐怖和核污染等突发公共卫生事件的调查处理。

3) 建立并管理或实施疾病预防和健康促进项目

疾病预防和健康促进项目是公共卫生的主要功能之一,如计划免疫、妇幼保健、禁烟等项目。在传统意义上,疾病预防和健康促进项目建立后一般都由公共卫生部门直接实施。随着公共服务产业理论的发展,公共卫生部门既可以直接提供这些项目,也可以通过第三方提供,而由公共卫生部门承担管理职能。

4) 促进公共卫生服务的质量和效率

加强对疾病预防和健康促进等公共卫生项目的评价,包括自我评价和外部评价,加强适宜技术研究,提高公共卫生服务的效率,确保所有居民能享受到适宜的和具有成本效益的服务,同时也促进卫生服务质量的改善。

5）制定公共卫生法律,加强公共卫生执法

公共卫生功能除提供或管理实施相关公共卫生项目外,应将制定相关公共卫生法律作为其重要功能之一。制定公共卫生法律或相关规章制度,明确政府和社会各方所承担的责任,为公共卫生服务的开展奠定基础。同时加强执法监督,确保公共卫生法律的实施。

6）增强社区的公共卫生意识

公共卫生产生时的最初目标主要是控制传染病和改善环境卫生、提供安全用水,而在此基础上逐步过渡到缩小各地区或人群间健康差距,这些目标的完成都有赖于社区的公共卫生意识,而公共卫生部门只是作为组织者和协调者。因此,动员社区参与到识别和解决社区的主要健康问题过程中,已被现代公共卫生作为其重要功能之一。

7）建立和维持各级政府间、部门间和卫生部门内部的合作

公共卫生作为一项公共政策,其实施的有效性依赖于社会各界的合作和参与。一方面包括各级政府和政府各有关部门对相关公共卫生议题的理解和支持,使之成为公共卫生政策而得以实施;另一方面也包括政策实施中给予的支持,如教师、住宅建设者、企业主和一些社会工作者等都对公共卫生有较大的影响。另外,卫生部门内部也应加强合作,尤其是临床和公共卫生间的合作,这一观点在《弥合裂痕：流行病学、医学和公众的卫生》中有详细的论述。

8）发展和维持一支接受过良好教育的专业队伍

公共卫生覆盖的范围较广,因此发展和维持一支接受过良好教育、具有多学科背景的专业队伍,对于完成公共卫生所赋予的任务较为重要,如流行病学、生物统计学、卫生管理学、健康促进和环境卫生学等。

9）相关公共卫生政策的创新性研究

由于单个的疾病控制或健康促进项目都关注公共卫生的某一方面,较少能做到关注整个公共卫生的发展,因此,公共卫生也应对整个公共卫生发展和相关政策进行创新性研究。例如,随着社会经济的发展,对公共卫生应赋予不同的内涵,美国在 1988 年和 2002 年对公共卫生体系进行研究后分别出版了《公共卫生的未来》和《21 世纪公众卫生的未来》,以指导公共卫生的实践。同时,应研究健康目标的制定,协调社会各界、卫生系统内部和公共卫生内部对公共卫生的努力进程。

4.1.4　大数据与公共卫生

近年来信息科学迅猛发展,大数据、精准医学已经成为健康领域科技创新和模式变革的驱动力量。在这种大背景下,以人群作为关注重点的公共卫生也迎来巨大的发展

机遇。2008 年的谷歌流感预测开辟了大数据在公共卫生领域的实际应用[3]，2014 年底和 2015 年初 Science 杂志分别刊登了《公共卫生遇上大数据》和《将大数据纳入公共卫生系统》两篇文章[4,5]，文中指出"强大的流行病学基础、稳健的知识整合、循证医学原则、将转化医学研究从基础到临床的 T0-T1 拓展到基于人群评价的 T2-T4"，以及"为公共卫生工作者提供方便可及的大数据分析工具"可以推动大数据在公共卫生方面的应用。我国政府 2015 年发布的《促进大数据发展行动纲要》中也提出，"构建电子健康档案、电子病历数据库，建设覆盖公共卫生、医疗服务、医疗保障、药品供应、计划生育和综合管理业务的医疗健康管理和服务大数据应用体系"。2016 年国务院办公厅进一步出台了《关于促进和规范健康医疗大数据应用发展的指导意见》，其中特别强调要推进公共卫生大数据应用。其中明确指出，要"加强公共卫生业务信息系统建设，完善国家免疫规划、网络直报、网络化急救、职业病防控、口岸公共卫生风险预警决策等信息系统以及移动应急业务平台应用功能，推进医疗机构、公共卫生机构和口岸检验检疫机构的信息共享和业务协同，全面提升公共卫生监测评估和决策管理能力。整合社会网络公共信息资源，完善疾病敏感信息预警机制，及时掌握和动态分析全人群疾病发生趋势及全球传染病疫情信息等国际公共卫生风险，提高突发公共卫生事件预警与应急响应能力。整合环境卫生、饮用水、健康危害因素、口岸医学媒介生物和核生化等多方监测数据，有效评价影响健康的社会因素。开展重点传染病、职业病、口岸输入性传染病和医学媒介生物监测，整合传染病、职业病多源监测数据，建立实验室病原检测结果快速识别网络体系，有效预防控制重大疾病。推动疾病危险因素监测评估和妇幼保健、老年保健、国际旅行卫生健康保健等智能应用，普及健康生活方式"。这些政策的出台为大数据在公共卫生领域的应用指明了方向，但如何落到实处，仍面临众多的挑战，除了大数据本身的技术问题，还必须清醒地认识到，单纯依靠技术的进步是无法实现公共卫生的终极目标的。公共卫生的本质是公共政策，必须有政府强有力的领导和相关的法律法规保障，有社会方方面面的广泛参与，并有受过良好教育和具有多学科背景的公共卫生队伍作为技术支撑和保障。大数据可以助力公共卫生，但传统的人群研究和干预的基本手段也不可或缺。

4.2　健康医疗大数据在传染病预测中的应用

4.2.1　传染病管理现状

对传染病的防控管理主要有 3 个环节：控制传染源、切断传播途径、保护易感人群。其中，以保护易感人群为最优策略。但是基于数据获取和研究方法等多方面的限制，目前我国乃至全球对传染病的管理主要围绕"病发"后治疗"传染源"、切断"传播途径"（见图 4-2）的事后管理，如艾滋病（AIDS）、严重急性呼吸综合征（曾称为传染性非典型肺炎，SARS)、禽流感、登革热、莱姆病和埃博拉病毒(Ebola)等，全球针对这些不断暴发和新发传染病的应对措施，都属于典型的事后管理模式。截至目前，很少有成功针对易感人群的传染病预防。

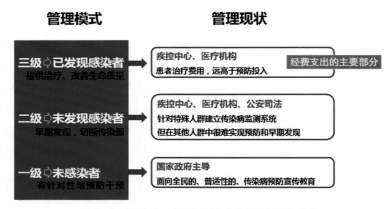

图 4-2　传染病三级管理模式和资源分配现状

4.2.2　传染病预警预测模型研究现状

通常对传染病的研究主要有 4 种方法：描述性研究、分析性研究、实验性研究和理论性研究[6]。描述性研究指按时间、地点及人群的各种特征(如年龄、性别、职业等)进行观察，确切和详细记载传染病相关状态的分布特征；分析性研究一般选择一个特定人群，对提出的病因或流行因素进一步进行验证；实验性研究指研究者在一定程度上掌握实验条件，有针对性地主动给予研究对象某种干预措施，便于掌握事物的变化规律；理论性研究与前面的研究方法完全不同，但以前面的研究结论为基础开展相关研究。在理论性研究中一个重要的方法是利用传染病各种调查获取数据，建立相关数学模型并利用计算机进行仿真模拟。理论性研究的核心是通过构建传染病传播和发病模型，将传染病产生和流行的背景环境因素(如流动人口、防治策略、患者发现和治疗水平等)联系起来，进而再利用空间信息技术及数学方法挖掘和研究其潜在的医学和生物学意义。其优势是可实现在实验室条件下重现传染病流行过程，并通过反复比较、探讨，最后判断各因素对传染病的贡献大小，为宏观调控和微观防治提供科学依据。

传染病发病预测模型通常包括时间序列模型、灰色模型、动力学模型、神经网络等模型。时间序列模型基于监测时间序列的数据，由于监测数据相对完善和易获取，这方面的研究也是最多的。时间序列模型的基本思想是将时间序列视为一组依赖于时间的随机变量，这组随机变量所具有的自相关性表征了预测对象发展的延续性，用数学模型将这种自相关性描述出来，就可以从时间序列的过去值及现在值预测其未来的值。

灰色模型是针对"小样本""贫信息"的模型。该模型是邓聚龙于1982年创立的发病率预测模型[7]。该模型不要求数据具有规律性分布，且计算量小，可用于长短期预测。灰色模型基于年度发病率数据进行预测，准确度较高。较为常用的灰色模型有GM(1,1)模型、GM(1,N)模型、GM(2,1)模型、DGM(1,1)模型等，模型的应用范围和预测准确性逐步提高。

虽然早在1760年，D. Bernoulli就利用数学方法研究过天花的传播，1911年Ross利用微分方程模型研究疟疾在蚊子与人群之间的动态传播行为（该项研究使他第二次获得诺贝尔奖），但作为传染病动力学奠基性的工作是Kermark和Mekendrick在1926年构造的著名SIR仓室模型和1932年提出的区分疾病流行与否的阈值理论[8]。Kermark和Mekendrick将总人口分为易感者(S)、染病者(I)和恢复者(R)三类，即经典的SIR传染病模型[8]。SIR模型对传染病的传播规律和流行趋势进行了研究，提出传染病消灭的阈值理论：若种群中易感者的数量高于阈值，传染病将继续维持；若种群中易感者的数量低于阈值，传染病将趋向绝灭[8]。

从模型的数学结构来看，绝大多数传染病传播模型是常微分方程组。从传染病的传播机制来看，这些模型涉及接触传染、垂直传染、媒介传染等不同传染方式，以及是否考虑因病死亡、因病或预防接种而获得暂时免疫或终身免疫、患者的隔离等因素。有关连续传染病动力学方面的研究进展可详见2001年Hethcote在 *SIAM Rev.* 上发表的综述文章，以及Anderson和Mary的专著[9,10]。

以常微分方程为核心的模型主要是均匀混合传染病动力学模型，其特点是将人群看作均匀混合的，即所有个体之间的相互接触是等可能的，一般模型结构如图4-3所示[11]：

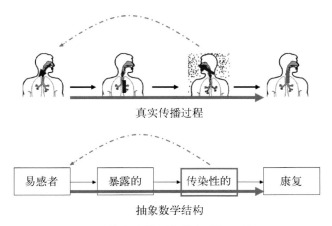

真实传播过程

易感者 → 暴露的 → 传染性的 → 康复

抽象数学结构

图4-3　传染病模型各类人群相互关系

(图片修改自参考文献[11])

模型方程为：

$$\frac{\mathrm{d}S}{\mathrm{d}t} = \Lambda - \beta c S \frac{I}{N} - \mu S$$

$$\frac{\mathrm{d}E}{\mathrm{d}t} = \beta c S \frac{I}{N} - (\mu + k + r_1)E + \beta' c R \frac{I}{N}$$

$$\frac{\mathrm{d}I}{\mathrm{d}t} = kE - (\mu + d - r_2)I$$

$$\frac{\mathrm{d}R}{\mathrm{d}t} = r_1 E + r_2 I - \beta' c R \frac{I}{N} - \mu R$$

$$N = S + E + I + R$$

其中，S 是易感者数量；E 是潜伏感染者数量；I 是染病者数量；R 是恢复者数量；Λ 是补充率；β 和 β' 是 S 被感染的概率；c 是接触率；k 是 L 的发病率；r_1 和 r_2 分别是 L 类和 I 类的治疗率；d 是致死率；μ 是自然死亡率。

传统均匀混合确定性动力学模型完全忽略了人群的局部接触方式，人与人接触的过程不可能是一个均匀碰撞的过程，不同的人在单位时间内接触的人数是完全不同的。人和人之间的接触形成一个社会接触网，如果把人及其相互之间的接触认为是网络，群体水平的传染病流行实际上就是疾病在社会接触网上的传播过程。

网络是由节点与连接两个节点之间的一些边组成，其中节点代表真实系统中不同的目标（个体或区域），边表示目标之间的关系。假设将人群按照单位时间内的接触次数进行分组，用 N_k 表示单位时间内有 k 次接触的人群总数，S_k 和 I_k 分别表示 N_k 中易感者和染病者数量，度分布为 $P_k = N_k / N$，不考虑出生与死亡，在度不相关的网络中，类似均匀混合传染病动力学模型，可建立 SIS 网络传染病动力学模型如下：

$$\frac{\mathrm{d}S}{\mathrm{d}t} = \mu I - \lambda \Sigma k S_k \frac{\Sigma k I_k}{\Sigma k N_k}$$

$$\frac{\mathrm{d}I}{\mathrm{d}t} = \lambda \Sigma k S_k \frac{\Sigma k I_k}{\Sigma k N_k} - \mu I$$

由模型可见，对于度不相关情形，传染项主要考虑易感者节点或染病者节点连接总边数占整个网络总边数的比例，因此，网络动力学模型更接近真实传播。

随着国际旅游业的发展以及大量流动人口的出现，一些传染病被从发病率高的地区来的游客和移民传播到世界各地，如结核病在美国和欧洲等一些发达国家出现回升，给围绕常微分方程的传统模型研究带来挑战。这些挑战主要是因为流动人口形成的社会网络随机性更大，而且流动人口相关数据获取更加困难。因此，目前对该网络动力学模型最主要的动态分析是"系统稳定性"，即寻求在人口任意演变或流动情况下，传染病消失或保持稳定的条件。

对复杂网络模型的稳定性进行研究,目前主要有两种方法:公共 Lyapunov 函数法和代数方法。作为代数方法的代表,Stanford[12]等在 1979 年提出基于子系统矩阵特征值和奇异值的稳定性判据,尽管所得代数判据简洁且可验证,但均为充分性判据或必要性判据,不能完全证明系统稳定性。相反,1990 年开始发展的公共 Lyapunov 函数法,因具有普适性和非保守性,成为研究混合系统稳定性的主流方法[13-18]。所谓公共 Lyapunov 函数是指所有子系统共同的 Lyapunov 函数,但进一步研究发现,利用公共 Lyapunov 函数法研究混合动态系统稳定性的实质困难在于相关判据在算法意义上是不可验证的,表明公共 Lyapunov 函数法也无法用于判断复杂网络模型的稳定性,鉴于混合动态系统渐近稳定的充要条件是其子系统矩阵在所有范数下诱导的极小公共矩阵测度为负。

近十年,网络传染病动力学模型研究取得一定进展,但目前模型研究存在 3 个问题:① 模型假设总人口保持不变[19-21];② 模型主要由统计物理学家提出,研究缺乏动力学理论的深入分析和证明,如系统稳定性、分支和最终疾病负担的数学表达[22,23];③ 针对具体传染病建立的网络传染病模型不多,更缺少结合具体疾病数据对模型参数的估计与优化。

近 30 年,国际上传染病动力学的研究进展迅速,大量的数学模型用于分析各种各样的传染病问题。这些数学模型大多适用于各种传染病的一般规律的研究,也有部分是针对诸如 SARS、麻疹、疟疾、肺结核、流行性感冒(以下简称流感)、天花、淋病、艾滋病(AIDS)等具体的传染病模型[10]。随着老传染病复燃和新发传染病暴发,我国一些学者开始对传染病理论模型的研究意义有了一定的认识,并积极开展相关的研究[24-26]。尤其是 2003 年 SARS 暴发以来,国家建立传染病专报网络,加强对传染病模型的研究,尤其针对乙型肝炎、艾滋病和结核病三大传染病设立了专题研究项目。其中比较有代表性的有西安交通大学马知恩团队系统研究的传染病模型,靳祯、周义仓和贾忠伟等针对流感、艾滋病和结核病等开展的研究[8,24-27]。

4.2.3　健康医疗大数据积累和互联网＋信息技术的发展

传染病防控与社会发展、生态环境和人类行为方式密切相关,也可以说是一个社会发展阶段的晴雨表。实现对传染病预测,降低传染病负担,是每一代疾病防控人的奋斗目标。但要实现对传染病的准确预测,需要将传染病还原到其产生和发展的背景下(见图 4-4)。这意味着必须收集一切与之相关的数据信息,包括疾病本身的医疗数据,也包括疾病产生的自然和社会数据。尤其对我国这样一个处于快速发展阶段的国家,丰富完整的社会发展和自然变化数据,对预测传染病传播和暴发尤其关键和重要。

医疗健康大数据:我国自 2009 年正式启动新一轮医改方案以来,以临床应用和电子病历建设为主要内容的医院信息化建设取得重要进展,基层医疗卫生管理信息系统

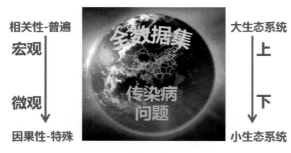

图 4-4　传染病相关大数据

应用推广的步伐加快,信息标准和安全体系建设日益健全,部分地方建立了省级信息平台和地市、县级区域信息平台,区域内卫生信息共享以及跨区域业务协同逐步深化,全国各地在医疗卫生各领域建立了众多以电子健康档案和电子病历数据库为基础的医疗应用系统。医疗数据的类型和规模正以前所未有的速度增长,医疗卫生领域已进入网络大数据时代。

相关数据:自 1949 年以来我国每个城市都建立了大量水文、环境、土地与地灾监测机构和监测点,积累了海量的实时监测数据,涵盖了环境、气象、灾害、土地流失、植被覆盖等大量与传染病直接相关的自然条件数据。

可穿戴技术的快速发展和普及,为更准确获取人们本身的健康状态提供了便利和可能。例如,对运动量、睡眠质量、健身爱好、饮食习惯等生理、行为甚至生化数据的获取速度、规模,将是前所未有的,对传染病预警预测的影响也将无法估量。

4.2.4　健康医疗大数据为传染病预测提供机遇

传染病预测通常依赖于传染病发病和传播模型,其原型是疾病的发病或者传播机制。预测模型的参数来自现场调查、监测或专家经验。传染病模型没有广泛推广应用的重要原因之一,是因为模型参数获取困难(有时几乎不可能)或模型参数来自部分现场数据,不能反映传染病与外界世界的真实关系(见图 4-5),导致模型对实际传染病问题预警预测不准确,限制模型的推广应用。

"谷歌"是将网络大数据应用于实际传染病防控的先驱,2009 年成功预测流感的"谷歌预测模型"掀起大数据预测热潮[28]。Cauchemez[29]利用在线社交网络信息,成功预测美国宾夕法尼亚州的一次 H1N1 流感暴发;Pennacchiotti[30]利用推特(Twitter)的社交信息,划分出流行病人群的危险等级;中国科学院研究人员利用腾讯微博数据对国内流感流行趋势进行评估[31,32]。这些网络大数据应用于公共卫生和健康管理的积极探索促进了相应大数据技术发展和成熟,如不同尺度数据的融合与相关信息关联继承[33,34]、同一用户在多网站注册信息的有效辨识算法等[35-37]。但是正当全球学者满腔热情期待将

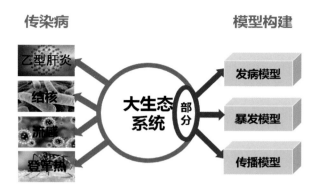

图 4-5　传染病生态环境与数学模型的关系

网络大数据应用于实际传染病公共卫生防控和管理时,"谷歌预测模型"从"预测神话"沦为被质疑大数据作用的典型案例[38,39]。

　　反思"谷歌预测模型"失败的根本原因,"谷歌预测模型"的输入输出只依赖于网络数据,预测结果缺乏实际流感数据的实时评估和校正,预测误差被不断叠加扩大。"谷歌预测模型"的失败说明,传染病公共卫生防控需要网络大数据支持,同时也需要网络大数据在捕捉发现一个有意义的关联后,及时与实际公共卫生数据进行相互印证,确定其专业意义。只有这样,才能发挥网络数据博大、及时的特点,补充实际公共卫生数据的不完整信息,实现对疾病传播规律和流行趋势的准确预警预测(见图 4-6)。

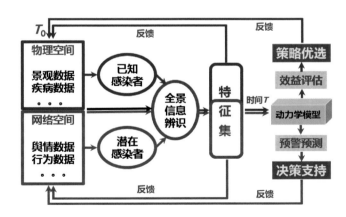

图 4-6　获取相对完整信息的数学建模过程

　　显然,表征多源异构医疗健康大数据的数学模型,结构更加复杂,计算难度和复杂度呈指数级增加。目前的普通计算服务器尚不能快速有效解决海量多维大数据的高性能计算需求,对复杂的模型要花一两个星期才能计算出结果,急性传染病实时预警很难接受。

为引领全国大数据科学领域基础研究,根据国家和广东发展战略需求,国家自然科学基金委员会与广东省人民政府以国家超级计算广州中心"天河二号"超级计算机为平台,联合推出大数据科学研究中心项目,其中包括开发在普通计算机上实现目前只能在"天河二号"超级计算机平台上实现的高性能计算。

随着国务院发布《促进大数据发展行动纲要》率先推动政府数据公开,以及捕捉数据技术的发展,也许传染病精准预测的梦想,在我们这一代有望实现。

4.3　健康医疗大数据在慢性病管理中的应用

慢性病,WHO 称为非传染性疾病(noncommunicable disease,NCD),在中国称为慢性非传染性疾病。它是主要由生活方式和环境危险因素引起的,包括恶性肿瘤、心脑血管疾病、慢性肺疾患、精神疾病、糖尿病、职业性疾病、营养代谢性疾病和遗传性疾病等一组疾病。《2017 世界卫生统计报告》(*World Health Statistics 2017*)显示,2015 年,估计有 4 000 万人死于慢性病,占总死亡人数(5 600 万)的 70%,主要由四大疾病所致:心血管疾病,1 770 万死亡(占所有慢性病死亡人数的 45%);癌症,880 万死亡(占 22%);慢性呼吸系统疾病,390 万死亡(占 10%);糖尿病,160 万死亡(占 4%)。《中国疾病预防控制工作进展(2015 年)》显示:随着工业化、城镇化、人口老龄化进程加快以及受不健康生活方式等因素影响,近年来中国慢性病发病呈快速上升趋势,心脑血管疾病、恶性肿瘤等慢性病已成为主要死因,慢性病导致的死亡人数已占全国总死亡人数的 86.6%,导致的疾病负担占总疾病负担的近 70%。由此可见,当前我国已经进入慢性病高负担时期,患病人数多,医疗成本高,患病时间长,服务需求大。

虽然慢性病已成为最常见和花费最高的一类疾病,慢性病也是通过有效措施最可预防的一类疾病。通过识别高危人群并且尽早给予干预,可有效预防慢性病的发生。不良生活方式,如吸烟、酗酒、缺乏体育锻炼、不健康饮食及慢性压力缓解不足等是慢性病发生和发展的主要原因。大多数患者虽然已经意识到他们需要选择更健康的生活方式,但是往往不能实现或无法维持足够的时间以从中受益。短期变化容易实现,但长期改变饮食结构和锻炼习惯是十分困难的,因此需要不断的支持和干预来促进他们维持长期的行为改进。

2016 年 6 月 21 日国务院办公厅发布了《促进和规范健康医疗大数据应用发展的指导意见》。该意见指出,健康医疗大数据是国家重要的基础性战略资源,顺应新兴信息技术发展趋势,应规范和推动健康医疗大数据融合共享、开放应用。利用医疗健康大数据和技术更好地预防和监测慢性病,提高慢性病管理效率和质量,减少慢性病经济负担,实现从个体到社区再到医院的全民参与的慢性病管理模式,具有重要意义。

4.3.1　健康医疗大数据与慢性病管理

4.3.1.1　慢性病自我管理和个体化预防

随着可穿戴设备的兴起、智能手机的普及以及物联网技术的快速发展,移动健康管理应用越发普遍,不仅促进了慢性病患者的自我管理和个性化预防,还降低了医疗成本,减轻了患者负担。

可穿戴设备如智能手环等通过内置传感器实时地采集人体的各种慢性病的疾病生理指标,如血压、血糖、心率、热消耗量等;也可记录慢性病患者生活行为方式相关的数据,如饮食、睡眠、个体运动、吸烟饮酒、社交活动等情况。然后把这些含有健康现况和疾病风险等重要信息的个体健康数据上传至云平台,利用大数据分析技术得到患者身体健康状况,供患者和医疗机构进行随时随地的健康监测。同时,系统也可自动进行实时的健康风险评估和智能预警,给患者和医疗机构提供慢性病管理决策支持服务。除此之外,借助医疗级别的可穿戴设备,患者能够及时获得医疗信息与医疗支持,如及时查看本人的医院诊疗信息、检查检验结果等;与主治医生保持稳定的联系,沟通交流病情,及时获得相关的健康管理保健知识,获得根据个人健康状况给出的健康教育指导等服务。这样可以更好地保证患者遵照医生的吩咐服用药物、改善生活习惯等,真正实现慢性病的自我管理和个性化防控,有效控制病情的恶化,降低就医频次,减少医疗费用。

4.3.1.2　构建区域卫生信息平台,促进社区慢性病联动管理

通过构建区域卫生信息平台,收集慢性病患者的健康数据,包括生活方式行为数据、就诊记录以及传感数据等,利用“云共建”方式建立以电子健康档案(electronic health record,EHR)为平台的慢性病管理系统,搭建电子健康档案云服务平台。实现社区、医院和疾病预防控制中心联合的慢性病管理网络,建立慢性病预防、早期发现以及后期有效管理的链条。2009 年,我国卫生部办公厅发布了《健康档案基本架构与数据标准(试行)》(卫办发〔2009〕46 号)和《基于健康档案的区域卫生信息平台建设指南(试行)》,开始在全国范围内建立统一的居民健康档案,并实施规范化的管理。

通过共享的卫生信息平台,家庭医生和社区全科医生在任何时间、任何地点都能及时对患者的各项指标进行评估,及时对患者进行慢性病防控指导;医院医生可从平台了解患者生活行为方式、慢性病病史信息、过去检验检查信息、用药信息等,对患者短期风险和长期预后进行合理的判断,从而提供更有效和个性化的临床诊疗;患者通过平台,可掌握和得到本人完整的健康材料,加入健康管理中,享受长期的、持续的、可跨地区、跨机构的慢性病监测和管理服务,促进患者对生活方式及药物干预的依从性和质量,最终促进慢性病的有效管理;而政府管理者能够动态地掌控卫生服务资源和使用信息,了解人群中的慢性病危险因素分布情况,预测慢性病发展趋势,提供区域性慢性病防控措施,优化资源配置,为制定慢性病防控长期政策和建立慢性病防控体系提供依据,实现

科学管理和决策。

4.3.1.3 为慢性病流行病学研究提供新途径

20 世纪中期以来,慢性病研究不断发展,兴起了几十万甚至上百万的大型队列,这些队列对于研究罕见暴露和结局以及基因-基因、基因-环境的复杂交互作用提供了较为充足的数据资源。在这些大型人群队列中,达到 50 万左右规模的人群队列有:基于英国人群的百万女性研究(Million Women Study,MWS,130.0 万)和英国生物样本库(UK Biobank,UKB,49.8 万),基于欧洲 10 个国家的欧洲癌症和营养前瞻性调查(European Prospective Investigation into Cancer and Nutrition,EPIC,52.1 万),基于美国人群的美国国立卫生研究院退休人员协会饮食与健康研究(NIH-AARP Diet and Health Study,56.6 万)和基于我国人群的中国慢性病前瞻性研究项目(China Kadoorie Biobank,CKB,51.3 万)等。除了问卷信息,这些近十余年建立的大型队列还采集和长期保存了研究对象的血液和尿液生物学样本。通过将传统的流行病学研究的暴露组学与新兴的基因组学、表观基因组学、蛋白质组学以及代谢组学相结合,可以进一步探索疾病发生发展的生物学机制。

虽然在规模上有了很大的进步,但传统的人群队列研究在宏观暴露组学的评价上受人力、物力及技术的限制,多通过问卷调查获取对象自报信息,费时费力却粗略不精准。随着智能手机、可穿戴设备的快速发展,更为精准详细的个体生理指标、环境暴露、睡眠、锻炼等信息可实时自动收集,为流行病学研究的信息收集提供了巨大的契机,大大扩充了流行病学研究的暴露和结局内容,而且降低了信息收集成本,提高了研究效率。而医院电子病历系统(electronic medical record system,EMRS)和居民电子健康档案平台的建设为覆盖全人群、全生命周期的慢性病流行病学研究提供了数据支持。基于 EHR/EMRS 庞大的样本数据,可以轻松解决一般队列研究对于罕见暴露或结局的大样本需求无法满足的局限。例如,根据美国 5 年发病率患病率数据库的估计,结直肠癌每年发病率为 0.05%,如果每年失访率是 3%,在一个 20 万人的队列中,经过 5 年的随访出现 456 例病例;如果是 50 万人的队列,估计出现 1 141 例病例;在 100 万人的队列中可能出现 2 282 例病例[40]。因此只有大样本的人群队列或者基于 EHR/EMR 数据库可以提供足够多的罕见病病例。除了扩大样本量、提高研究结果的稳定性和统计效力之外,基于 EHR/EMRS 数据库还可以实现数据共享、节约成本、同时进行多病种和多学科研究的目的。

4.3.2 健康医疗大数据的资料来源和应用

根据研究目的,在慢性病研究中医疗大数据可以应用在各种流行病学研究设计中,如原始研究的观察性和分析性研究、二次研究的系统综述和荟萃分析。下面结合实例说明医疗大数据为更深入了解慢性病发生发展机制、疾病负担以及慢性病危险因素分布等起到的积极作用。

4.3.2.1 生态学研究

生态学研究是观察性研究方法之一,在群体水平上研究暴露因素和疾病之间的相关性。利用国家或区域的常规统计资料或者现成的数据库资料,可以系统性和综合性地研究人群中疾病或危险因素的长期变化趋势,为国家或区域的公共卫生政策、疾病干预策略和措施提供依据。

Ma 等[41] 利用美国国家卫生统计中心(National Center for Health Statistics, NCHS)国家生命统计系统(U. S. National Vital Statistics System,NVSS)从 1969 年开始进行常规统计的全国死亡数据,报告了美国 1969—2013 年死亡率的变化趋势。死亡信息(从 1969 年死亡 1 921 324 人,到 2013 年死亡 2 596 861 人)按照国际疾病分类标准,根据死亡证明编制公共使用的多重死因文件,结合同时期美国人口统计局(U. S. Census Bureau)的数据进行死亡率趋势研究。全国性长期统计数据有全国代表性且样本量大,可以进行年龄别死亡率、不同性别死亡率和死因别死亡率的亚组分析,识别不同年代的首要死亡原因及其随时间变化的趋势。进一步探讨引起这些变化的危险因素控制情况及与实施的公共卫生政策间的关系。

进一步的研究发现美国人群死亡率在 2015 年略有上升,考虑到可能是由于过早死亡增加所导致。Shiels 等[42] 利用上述数据库 1994—2014 年的数据,分析在美国不同民族人群中过早死亡的死亡率及死因别死亡率的变化趋势。研究结果提示在公共卫生服务方面需要针对导致过早死亡概率上升的原因采取应对措施,并且应从多角度如税收、教育、医保等方面综合考虑控制死亡率的方案。

除了常规统计资料之外,整合现有研究资料进行二次分析也可以形成具有人群代表性的数据资料,如从宏观角度分析慢性病及其危险因素在全球范围内的流行趋势、比较不同经济发展水平的国家和地区在危险因素分布上的差异。例如,非传染性疾病风险因素合作组织(NCD Risk Factor Collaboration)[43] 整合了全球 1 479 个基于人群的横断面研究中高血压的测量数据,这些研究包括了来自全国性、地区性和社区研究的 190 万人,从 1975—2015 年的 40 年间世界范围平均血压的变化趋势,不同收入国家高血压患病率和患病人数变化趋势,高血压患病率变化受人口老龄化、人口增长的影响,饮食和生活方式改变、生命早期营养、噪声等环境因素与高血压之间的相关性等。该研究为公共卫生政策的制定提供了证据支持,同时提示在不同国家、地区或民族之间高血压的流行存在差异性。

4.3.2.2 横断面研究

横断面研究设计可以描述慢性病及其相关危险因素的流行现状。在大型的调查项目中可以描述一些发生率比较低的危险因素或疾病在人群中的流行情况。Razak 等[44] 根据人口与健康调查项目在 60 个中低收入国家($N = 500\,761$ 人)的单次调查数据,及其中 40 个国家的重复调查（$N = 604\ 144$）数据，得出 1993—2012 年中低收入国家育龄妇女低体重指数（body mass index，BMI，低体重指数定义为 BMI$<16\ kg/m^2$）汇总加权年龄标准化的现患率是 1.8%。在印度（6.2%）、孟加拉国（3.9%）、马达加斯加（3.4%）等国家现患率较高，在阿尔巴尼亚、玻利维亚、埃及等 6 个国家的现患率小于 0.1%，而且大多数国家低体重指数的患病率没有随时间降低；不同受教育程度、不同收入水平的人群中现患率也有差异。这提示需要对社会经济因素和健康危险因素之间的相关关系及低体重指数的干预进行进一步研究。

基因的罕见变异在人群中的发生率比较低。Khera 等[45]从心肌梗死遗传学联盟（Myocardial Infarction Genetics Consortium）和盖辛格保健系统 DiscovEHR 队列（Geisinger Health System DiscovEHR cohort）获得 46 891 例脂蛋白脂酶（lipoprotein lipase，LPL）基因测序的数据，发现 188 例（0.40%）发生了 LPL 罕见突变，并且罕见突变与循环中甘油三酯水平上升以及早发冠状动脉疾病（coronary artery diseases，CAD）有相关性。为进一步进行大规模的基因-疾病关联研究和相关机制的研究提供了有力的支持。

基于移动平台数据的研究正处于探索阶段。Xian 等招募了自愿参与研究的 167 名 Pokémon GO 游戏玩家参与调查，比较参与游戏前后两次横断面调查的自报体力活动量（步数），提示可以通过移动平台或手机应用程序等方式进行危险因素干预的探索[46]。

4.3.2.3 病例-对照研究

病例-对照设计在罕见病研究和同时研究多种危险因素与疾病的关联方面有优势，是研究复杂疾病基因和环境危险因素中最常用的研究设计。其中病例组为全部或有代表性的病例，对照组来自有代表性的无研究所关注疾病的人群。回顾性收集病例组和对照组在发病前的危险因素暴露情况，比较两组暴露水平的差异，通过比值比（Odds Ratio，OR）得到暴露因素危险度估计。

完善的患者登记系统有很好的完整性和连续性，应用在病例-对照研究中，可以减少研究的选择偏倚和回忆偏倚。丹麦国家患者注册系统（Danish National Patient Register，NPR）[47]建立于 1977 年，被认为是全球最完善的注册登记系统，到 2007 年，该系统已经包含了所有丹麦医院的患者信息。Gais 等通过出院诊断从该系统中找到首发硬膜下血肿患者 10 010 例，通过丹麦民事登记系统按照 1∶40 匹配对照，在分析抗血栓药物使用和硬膜下血肿的关联关系时有足够的样本量可以按照 4 类药物的 5 种使用状态或 5 种使用时间长短进行详细的亚组分析[47]。

4.3.2.4 队列研究

队列研究设计中，研究者随访一个无疾病的有代表性的人群，按照基线时期有无暴露因素分成不同的亚组，追踪各自的结局，比较暴露组和对照组之间发病率的差异，可以判断暴露因素和疾病之间的关联关系。建立大型的队列，可以同时验证多种暴露因素和多种疾病结局之间的关联,识别对疾病诊断和预后有预测价值的指标,将研究的结果向一般人群推广。

1) 建立大型队列

吕筠等[48]总结了部分样本量≥20万人的前瞻性队列研究,其中样本量超过50万人的如表4-1所示。

表4-1 全球部分超大规模(样本量在50万以上)前瞻性流行病学队列研究列举

研究名称	研究起始时间(年)	国家	队列入选对象特征	样本量
(1) 欧洲癌症和营养前瞻性调查	1992	欧洲多国	10个国家23个研究中心,年龄≥20岁的居民	521 468
(2) 美国国立卫生研究院退休人员协会饮食与健康研究	1995	美国	6个州和2个城市,年龄为50~69岁的退休人员	567 169
(3) 百万女性研究	1996	英国	出生于1932—1951年,并于1996年5月到2001年3月接受乳房X线片检查的妇女	1 084 110
(4) 欧洲双生子基因组研究(The GenomEUtwin study,该研究已结束)	2002	欧洲多国	8国双生子登记系统以及MORGAM队列研究中的对象	>600 000 (估计样本对数)
(5) 中国慢性病前瞻性研究项目(CKB)	2004	中国	5个城市地区和5个农村地区,年龄为35~74岁的常住居民	512 891
(6) 英国生物样本库	2007	英国	22个社区中心,年龄为40~69岁的志愿者	500 000
(7) 欧洲遗传和基因组流行病学网络(European Network for Genetic and Genomic Epidemiology,ENGAGE,该研究已结束)	2008	欧洲多国	13个国家,39个队列研究中的对象	>600 000 (估计样本量)
(8) 凯泽永久研究所基因、环境和健康研究计划(The Kaiser Permanente Research Program on Genes,Environment,and Health,RPGEH)	2012	美国	北加利福尼亚凯泽永久医疗集团(Kaiser Permanente)成员	500 000 (进行或筹划中的样本量)
(9) 百万老兵计划(Million Veteran Program,MVP)	2012	美国	美国退伍军人事务部保健系统的使用者	1 000 000 (进行或筹划中的样本量)

资料来源:表中数据来自参考文献[48]。

以中国慢性病前瞻性研究项目为例,利用 51 万人的随访数据,已经验证了在中国人群中每天摄入新鲜水果与降低收缩压、降低血糖水平和心脑血管事件发病率之间的关联关系,规律食用辣椒是肿瘤、缺血性心脏病和呼吸系统疾病死因别死亡和全死因死亡的保护因素等研究假设;发现中国人群中糖尿病患者的死亡风险是非糖尿病患者的2 倍,糖尿病患病率城市高于农村,但是糖尿病死亡率农村高于城市[49-51]。根据中国慢性病前瞻性研究项目官方网站信息,该研究将继续开展生活方式、代谢因素等对慢性病及死亡的关联研究,并且到 2014 年底已经完成了 25 万人的 DNA 提取。

大型的队列研究收集的暴露因素和结局因素通常比较全面,可以利用这些危险因素进行疾病风险预测。Ganna 和 Ingelsson 利用英国生物样本库近 50 万研究对象的数据,分别利用所有可得的 655 个变量信息(包括人口学特征、健康和生活方式信息)以及其中的自报信息(仅需问卷调查不需测量的变量)建立了预测中老年人群 5 年死亡风险的模型[52],充分利用了数据库中危险因素记录全面、样本量大的优势。此外所有人都可以通过网站查看该研究的结果,并且利用其公布的基于自报信息的预测模型了解自身的健康状态。尽管并不能确定研究纳入的自变量和结局之间是否有明确的因果关系,而仅是基于数据得到的关联关系,但是研究结果对个人、医生和公共卫生政策制定者都有一定的参考意义。同时也证明英国生物样本库在验证疾病和危险因素的关联研究中有很大的优势[53]。

孟德尔随机化方法的应用提供了一种利用观察性研究设计进行因果推断的方法。Emdin 等结合全基因组关联分析(genome-wide association study,GWAS)的结果和英国生物样本库个体水平的数据,使用孟德尔随机化方法对腹型肥胖引起冠心病的因果关系进行验证。48 个单核苷酸多态性(single-nucleotide polymorphism,SNP)对调整BMI 之后的腰臀比(waist-to-hip ratio,WHR)进行评分作为腹型肥胖的工具变量。BMI 调整的腰臀比基因评分每升高一个标准差,2 型糖尿病绝对危险度增加 6.0/1 000人年(40 530 例糖尿病患者,$OR=1.77$,95%置信区间为 1.57~2.00),冠心病(coronary heart disease,CHD)绝对危险度增加 1.8/1 000 人年(66 440 例冠心病患者,$OR=1.8$,95%置信区间为 1.3~2.4),研究结果支持腹型肥胖和 2 型糖尿病、冠心病之间存在因果关联[54]。但在应用和解释孟德尔随机化研究的结果时应该注意,研究假设条件比较强,基因对复杂疾病或表型可以解释的比例较小(本研究 48 个 SNP 的多基因风险评分可以解释 BMI 调整的腰臀比变异的 1.5%),对疾病病因的解释可能会产生偏倚。

此外,英国生物样本库数据是全球共享的数据资源,所有的医疗卫生研究人员都可以申请使用其数据,其他大型队列研究如欧洲癌症和营养前瞻性调查和中国慢性病前瞻性研究项目等的数据也开放了申请途径。

2) 数据库连续资料

医疗保险数据库纳入的研究对象有连续的诊疗或费用记录,可以用于药物不良反应、医疗资源利用等方面的研究。美国 OptumLabs 数据仓库（OLDW）数据库，包含了860 万参与商业保险的管理数据，包括患者的就诊、诊断、处置和实验室检查等信息。McCoy 等从中获取血糖得到稳定控制的 2 型糖尿病患者，分析其糖化血红蛋白过度检测和过度治疗的问题[55]。

　　使用通用数据模型（common data model,CDM）可以将不同模块的临床数据进行联系，如英国 CALIBER（CArdiovascular research using LInked Bespoke studies and Electronic health Records）项目的数据由 4 个可以互相联系的数据库组成，分别为有一级预防人群代表性的临床实践研究数据（Clinical Practice Research Datalink,CPRD）提供身体测量、实验室诊断、临床诊断与处方和处置信息，心肌缺血国家审计项目（Myocardial Ischaemia National Audit Project,MINAP）提供急性冠脉综合征登记信息，医院事件统计（Hospital Episodes Statistics,HES）提供英国公立医院所有择期手术和急诊手术的医疗处置信息和全死因死亡数据库。Rapsomaniki 等从链接的电子病历系统中选择基线（1997—2010 年）不小于 30 岁且无心脑血管疾病的 125 万人，平均随访5.2 年，共发生 83 098 例心脑血管疾病。电子病历系统提供了充足的样本量和疾病诊断编码信息（ICD-10），方便该研究对心脑血管疾病结局根据亚型及其与患者人口学特征的交互作用进行分析，并且计算了 30 岁、60 岁和 80 岁人群有或无高血压发生心脑血管疾病的终生风险，定量解释了收缩压升高对心绞痛、心肌梗死、外周动脉疾病发生的影响更大，舒张压升高对腹主动脉瘤发生的影响更大[56]。

4.3.2.5　二次研究

　　基于个体患者数据（individual patient data,IPD）的荟萃分析研究（IPD Meta），根据研究目的制订分析计划，通过系统综述或非系统综述的方法找到相关的研究，直接与原始研究者联系，确认研究是否满足要求，按照统一的格式进行数据编码，所有研究使用统一的分析方案和方法进行分析，得到合并的研究结果[57]。Nevitt 等对 IPD Meta 分析进行系统综述，发现在 1 280 个 IPD Meta 分析中有 760 个研究是在系统综述基础上进行的。获得了全部所需个体数据的占 25%（188 个研究）[58]。IPD Meta 分析研究具有以下多种优势。

　　1) IPD Meta 的数据源

　　IPD Meta 分析中的数据需要进行多重重复校对、清理及协调标准化以保证原始数据质量。很多研究还对原始研究进行定期的数据更新和核查，使得 IPD Meta 中的分析能够在一定程度上提供比原始发表文献更多、更可靠的信息。

　　此外，可以包含文献以外的研究，减少发表偏倚。

　　2) IPD Meta 的分析方法

　　IPD Meta 的分析方法对于纳入排除的标准可以做到一致性最大化，如对患有特定疾病的患者可以统一排除，能够使用统一的分析方法和共同定义的混杂因素集，能够提供更丰富的终点结局分析或统计分析量。

3) 深入的异质性分析、亚组分析和交互作用分析

例如新兴危险因素协作组(Emerging Risk Factors Collaboration,ERFC)项目中纳入了超过 125 个前瞻性人群为基础的研究中超过 200 万个体的数据,并对数据进行系统的统一化和更新。对生物标志物(如糖化血红蛋白、脂质相关生物标志物)和主要疾病结局(如心脑血管疾病等)之间的关联关系进行再分析,或将研究结果应用于疾病的筛查或风险预测[59,60]。

4.3.3　健康医疗大数据在慢性病管理中应用的挑战

虽然大数据在慢性病预测、管理和研究中具有重要意义,但是目前仍存在一些挑战。例如,慢性病患者多为老年人,对可穿戴设备、智能手机等接受度较低。目前市场上的可穿戴设备价格偏高,设备质量良莠不齐,绝大多数消费者对这类产品了解不足,对其实用性和必要性产生怀疑。即使是目前最普及的两种可穿戴设备——手环和手表,用户黏性也较差,导致数据收集不连续,影响了数据的真实性。

各个医疗机构、社区、个人可穿戴设备之间数据采集的内容、格式等不统一,各数据平台形成信息孤岛,难以有效整合。各个层面数据的联通和共享还涉及个人隐私、患者知情同意、公众利益甚至国家安全问题。目前 80% 的医疗和健康大数据是以非结构化形式存储的,对大数据的处理和分析提出了新的技术挑战。

大样本为慢性病流行病学研究带来了创新和机遇,但我们仍应注意到,大样本数据分析也存在一些问题。① 选择偏倚:不完善的病例登记系统纳入的病例不完整,登记患者和未登记患者的特征可能有差异,直接应用登记病例计算可能低估患病率或发病率;同样,如果队列研究在设计之初没有选取有人群代表性的研究对象,随访得到的疾病发病率将不能推广到一般人群中。② 测量误差:研究设计中因测量工具的准确性带来的误差,不能依靠增加样本量来解决。③ 残余混杂:可能存在数据库中未记录的信息,如医院病历系统中很少有患者生活方式信息,低剂量的阿司匹林等药物在一些国家可以不经过医疗机构获得,医疗记录中的信息不能完全体现患者的暴露情况。④ 错分偏倚:不准确的疾病诊断或者死因判断可能造成疾病种类或者死亡原因的错误分类,影响疾病亚组分析结果或者死因别死亡分析结果的解释;在监测数据、病历系统等长期连续数据的收集过程中,疾病的分类标准可能产生变化(如 ICD,从 ICD-9 变更为 ICD-10),可能引起疾病的错分。⑤ 信息偏倚:在对既往文献的二次研究中,不同研究对暴露或疾病的分类标准、测量方式可能存在差异,合并结果存在信息偏倚。⑥ 生态学谬误:大样本的生态学研究也可能存在虚假的关联。此外,数据驱动的研究可能因没有提前明确研究假设而受到质疑。

4.4 健康医疗大数据在药品安全监管中的应用

药品在诊断、治疗和预防疾病以及调节生理功能过程中给人们带来了巨大的效益，如患者在服药后疾病症状减轻，疾病得到控制，治愈了疾病，或者通过改变疾病的进程延长了生命等。但药品的使用也存在潜在风险，包括用药错误、不合理用药，以及合格药品在正常用法用量下产生的药品不良反应（adverse drug reaction，ADR）等。此外，假冒伪劣药品的危害也不容忽视。因此，人们常说"是药三分毒"，没有零风险的药品。药品安全日趋成为威胁人类生命和健康的严重公共卫生问题，预防和控制药源性损害刻不容缓。

药品安全监管的主要任务是利用所有的手段和方法，将药品对患者的风险降到最低，保证药品的效益大于风险。新药在上市前往往要进行严格的动物实验和临床试验。由于人类和动物之间的种属差异（即便使用灵长类动物进行实验），对药物的反应不尽相同，因此动物实验的结果不足以预测此药用于人类的安全性。临床试验是新药上市前进行的人体试验。参加新药临床试验的受试者都是经过严格筛选的，人数通常在数百到数千例。由于病例数量少、试验对象选择范围狭窄、受试对象控制较严和研究目的单纯等局限性，对人体可能产生的不良反应的认识只能局限于受试者群体，无法代表所有用药人群，同时也无法观察到罕见的不良反应。而药物进入市场后，服药人群将达到上百万甚至上千万人，这些人的身体状况、用药情况等千差万别。各种服药后的不良反应以及药物之间的相互作用纷至沓来，严重的甚至可能危及生命。另外，由于临床试验的观察时间有限，也无法观察到迟发（如用药后几年内发生）的不良反应。因此在药品上市后对其安全性进行密切监测，尤其是对药品不良反应进行监测，是各国药品监督管理部门的重要职责，更是确保药品安全、保障公众健康的主要手段[61,62]。

当前，医疗信息化的迅猛发展为健康医疗数据的快速积累奠定了基础。以医院电子病历数据、医疗保险数据、区域医疗数据平台和注册登记研究数据为主的健康医疗大数据已经在药品上市后安全性监测实践中推广和利用，极大地弥补了传统的上市后安全性监测工作的局限，提高了药品安全监管工作的效率。本节将着重介绍国际上几个重要的基于健康医疗大数据开展的药品上市后安全性监测项目，以及我国在开展基于大数据的药品上市后安全性主动监测方面的进展。

4.4.1 药品上市后安全性被动监测与早期主动监测

长期以来，美国食品药品监督管理局（FDA）、中国及其他国家的药品监管部门主要依靠自发呈报系统被动监测药品上市后的安全性。自发呈报系统基本涵盖以下主要内容：患者的基本信息；引起不良反应药品的信息；药品不良反应的表现、临床检查；药品与不良反应之间因果关系的分析判断。自发呈报系统可以及早发现潜在的药品不良反应问题的信号,从而形成假说,使得药品不良反应得到早期警告[63-68]。

自发呈报系统的优势在于,可以快速对药品不良反应进行追踪,研究工作的持续时间地点不受限制;操作简便且费用不高,覆盖范围广。理论上包括了所有的医师和药师、所有的药品、所有的不良反应、暴露于药品的整个人群,包括临床试验中所排除的老年人、儿童、孕妇等;药品上市后自然地加入被监测系统,可以得到早期警告[69]。

然而自发呈报系统也存在一定的局限性。对于任何一份报告,并不能直接说明药品与不良反应间存在确定的因果关系。药品不良反应可能是由疾病本身、联合用药或是服药时的偶然条件引起。由于实际用药人群数量未知,缺乏整体用药人群基数,即只有分子,没有分母,不能计算出不良反应发生率,只能计算各种不良事件的构成比,因而无法衡量发生风险、分析相应的危险因素等[70]。该系统完全依赖患者、医生或药品制造商向政府药监部门报告在用药过程中观察到的不良事件,由于报告为自愿而并非强制,报告数远远小于实际发生数,且容易出现错报。不是所有的不良反应都会报告到相关部门,这种"低报"现象的存在导致该系统灵敏度下降。此外,自发呈报系统还存在报告率变化较大的问题。自发报告数量一般受以下因素影响:药品固有的急性毒理、药物的用法、药物已经上市的年数、是否有公开发布的药品不良反应信息[71,72]。

药品不良反应的主动监测可以弥补自发呈报系统的上述不足,主要包括处方事件监测、重点医院监测、记录联结系统和流行病学专题调查等,其中流行病学专题调查又可以分为队列研究、病例-对照研究、病例系列等。然而,这类主动监测方法也存在瓶颈。首先,任何一个流行病学专题调查从设计到实施,包括研究对象的募集、随访、资料的收集和整理分析等环节,都需要较长的时间,研究时效性较差,研究结果颇为滞后;其次,开展相关监测工作通常需要消耗较多的人力、物力,因而研究花费也较高,很难广泛推广使用[73]。

4.4.2　基于健康医疗大数据的药品上市后安全性主动监测

电子病历可以将临床数据转化为群体水平的药品不良反应监测数据[74-76]。包括中国在内的各个国家积累了海量日常临床诊疗数据,记录了患者的诊断、处方、症状、体征和实验室检查等信息,具有良好的代表性[77,78]。以电子病历为代表的电子医疗数据已逐渐成为药品上市后安全性研究的重要资源,可广泛应用于上市后药品监测、疗效比较等领域[79,80]。20 世纪 80 年代开始,英国综合医疗研究数据库(general practice research database,GPRD)的电子病历数据用于药品上市后安全性研究[81]。但直到近 10 年,随着医疗记录电子化的不断进步和数据库系统的不断完善、大数据信号挖掘技术的不断提高,基于大规模现有真实世界数据(如电子病历数据,医疗保险数据,区域医疗数据等)开展药品不良反应/不良事件主动监测才成为可能。

4.4.2.1 哨点系统

2007 年美国国会通过了《美国食品药品监督管理局 2007 年修正法案》(*Food and Drug Administration Amendments Act of 2007*,FDAAA)[82],授权 FDA 与公众、学术界和私营实体合作,以建立上市后药品安全性主动监测系统。法案要求该系统截至 2012 年必须至少覆盖 1 亿人。包括医疗保险数据及电子医疗健康数据在内的多种自动医疗数据源,以及建立分布式网络链接数据源是这一风险识别和分析系统的重要特征,不仅有助于描述已知不良反应的特性、监测可预防的药品不良反应,还可以加强对上市后可能出现的药品安全问题的认识。针对该法案,FDA 在 2008 年宣布了哨点计划(Sentinel Initiative),旨在建立一个可扩展的、高效的、可持续的监测系统,利用多种来源的电子医疗数据进行药品和医疗器械产品的主动安全监测[83],对已有的大规模上市后被动安全性监测系统进行有效补充[84,85]。2009 年,FDA 与哈佛朝圣者医疗保健院(Harvard Pilgrim Health Care Institute,HPHC)签订了为期五年的"迷你哨点计划"(Mini-Sentinel)项目。该项目由哈佛大学主导,联合多样化的合作伙伴,旨在研发和测试各种工具和方法,从而为完善整个哨点计划的结构和实施奠定基础[86]。到 2011 年,迷你哨点计划已经建成了一个覆盖 1.26 亿人,拥有 30 亿条处方记录、24 亿条就诊记录、4 000 万条急性住院记录的分布式数据网络。覆盖人群平均观察时间为 2.7 年,2 700 万人有超过 3 年的医疗数据,其中 1 300 万人有实验室检验结果的数据。从 2014 年 9 月开始,迷你哨点计划向完整版的哨点系统过渡。2016 年 2 月,FDA 宣布全面启动哨点系统,并将其作为医疗产品安全性评价工作的主要组成部分。

哨点计划有两个主要特点。第一个特点是采用哨点分布式数据库(Sentinel Distributed Database,SDD)。哨点计划采用多方合作的机制,即数据合作方由协调中心(即哈佛朝圣者医疗保健院)、数据提供方(数据合作伙伴)和学术研究机构(学术合作伙伴)共同组成。不同的数据合作伙伴仍享有数据的所有权,无需将数据传送到一个数据中心进行统一保存和管理,保证了数据合作伙伴对数据的操作权。使用分布式网络的好处显而易见。首先,它能够满足 FDA 建立非集中式数据库的要求,因为建立集中式数据库会引起对医疗数据隐私保密的顾虑。这种分散式的设计可以避免集中式数据仓的建库、维护、获得数据等一系列工作,降低了系统运行和维护的成本。同时,也可以减少数据传输中潜在的数据窃取、数据丢失等安全隐患,避免数据合作伙伴对个体保密信息泄露和数据专属权丧失的担忧。其次,可以发挥数据合作伙伴对数据内容及其用途了解的优势,更加有效地处理和更新数据,保证对数据的正确使用和合理阐释。第二个特点是采用了通用数据模型。通用数据模型是药物流行病学专家根据不同数据库的特点以及药物流行病学研究的需求,通过反复论证,研究和设计的标准数据结构。数据合作伙伴根据通用数据模型的要求在本地对其数据进行转换,将不同数据源的数据转换为统一的数据结构,使得每个数据合作伙伴能够运行相同的标准化计算机程序。使用标准化计算机程序由不同的数据合作伙伴自行分别完成数据分析,一方面可以极大地降低数据分析程序的开发成本,仅需开发通用的程序代码,而无须针对每个数据合作伙伴的数据特性进行定向开发;另一方面还可以通过各个数据合作伙伴各自同时独立运行分析程序,减少运行时间,提高分析效率。通用数据模型的建立需要确定两方面内容,一是确定数据项目,包括登记信息、基本信息、就诊、处方信息、诊断、手术、检验和体征 8 个方面的内容,如基本信息中包括患者 ID、性别、出生日期、种族、邮政编码等项目;二是确定每个数据项的标准格式,如基本信息中性别一项的标准格式字符包括 F、M、N,分别对应女、男和不详。通用数据模型随着主动监测系统的不断发展也在不断调整和完善,目前最新版本为 CDM v6,包括 13 个表,包含了哨点系统所需的全部数据元素,不同表之间通过唯一的人员标识符(PatID)关联[87]。

FDA 已经利用哨点系统开展了以下应用研究:① 通过系统综述获得识别关注结局的算法,如在管理数据中确定胰腺炎[88]、在管理数据和医保数据库中确定与输血相关的败血症[89]等;② 查询关注问题,如了解活产孕妇中使用 5 - 羟色胺再摄取抑制剂(SSRI)的情况[90]、哮喘药物使用模式的变化[91]等;③ 评价安全问题,如评价戒烟用药和心脏病结局的关系[92],评价新用沙格列汀、西他列汀和其他降血糖药引起患者住院心力衰竭的风险[93]等;④ 方法学探索或比较,如探索控制混杂因素的方法[94,95]、比较不同方法确认急性心肌梗死患者的能力[94,96]等。

其中最著名的应用实例是评价比较达比加群和华法林引起的颅内出血和胃肠道出血事件[97,98]。达比加群于 2010 年 10 月由 FDA 批准用于房颤患者的卒中预防,长期抗凝治疗的随机对照试验(RE-LY)已表明此药可能引起出血,因此建立了出血事件的报告制度。但在达比加群上市后几年内,不良事件报告系统收到该药引起的严重出血和致死性出血的报告数量远大于华法林(在达比加群被批准前一直使用的抗凝药),美国消费者因达比加群严重出血的不良反应对药品生产商提起诉讼。FDA 需要确认上市后达比加群与华法林相比其出血性风险是否增加,考虑到可能存在报告偏倚,FDA 利用哨点计划快速查询了达比加群上市(2010 年 10 月 19 日)至 2011 年 12 月 31 日期间使用达比加群或华法林的颅内出血和胃肠道出血的住院患者的记录,评估了药物使用情况和出血事件的关联,结果显示达比加群使用者的出血发生率并没有高于华法林。基于此结果,FDA 没有更改其关于达比加群的推荐意见。

4.4.2.2 观测医疗结果的合作项目

观测医疗结果的合作项目(Observational Medical Outcomes Partnership,OMOP)是一个由 FDA、学术界、数据公司、制药企业等参与的公共和私营部门的合作项目[99]。该项目由美国国立卫生研究院基金会(Foundation for the National Institutes of Health,FNIH)管理,旨在帮助改善上市后药品安全监测。自 2008 年建立以来,OMOP一直致力于主动监测方法、数据资源和结构的可行性和实用性研究。OMOP 的目标就是，为了完善现有观测医疗数据使用，发展必需的技术和方法，进而最大限度地提高药品的效益，减少药品的风险[100]。

OMOP 由多机构多数据源组成，其数据组织结构如下：① 一个研究核心，负责监督 OMOP 计划实施、制订和执行研究协议，针对研究方法开发源代码。② 一个研究实验室，负责提供对 5 个中央数据库构成的集中式模型的访问，用以测试 OMOP 的研发方法，其数据来源包括 4 个保险索赔数据库、1 个电子健康记录数据库。③ 由若干数据持有者作为研究合作伙伴构成分布式网络，他们的数据类型、数据源和覆盖人群各不相同，如 Humana、Regenstrief、VA Center for Medication Safety、SDI Health、Partners HealthCare 等。这些数据拥有者均由 OMOP 资助并利用其自有的数据源进行有关方法的测试。④ 提供财力资助以及方法学研究的合作者。⑤ 扩展联盟：由来自学术界、制药企业和政府部门人士自愿参与组成[99,101,102]。例如，辉瑞制药公司参与 OMOP 扩展联盟，自愿承担了将一个英国电子医疗健康数据库——健康改进网络（The Health Improvement Network，THIN）转换成 OMOP 所使用的通用数据模型结构的试验[103]。与哨点系统相似，OMOP 也具有两个明显的特征：一是使用通用数据模型；二是使用分布式网络[104]。

OMOP 于 2013 年 6 月结束了在 FNIH 的试点工作，其研究实验室转入 Reagan-Udall 基金会（由美国国会根据 FDAAA 建立的一个私有且独立的非营利组织）的医学证据开发和监测创新计划（Innovation in Medical Evidence Development and Surveillance，IMEDS）。IMEDS 由公私合作，其主要目标是促进科学发展、创建必要的工具和方法以提高产品安全性监测和评价的精度和效率，并促进强大的电子医疗保健数据平台的利用，为加强上市后产品监管产生更佳的证据。而 OMOP 原有的全部研究团队加入了一个名为观察性健康医疗数据科学与信息学（Observational Health Data Sciences and Informatics，OHDSI）的项目，该项目将基于 OMOP 的方法学研究，不断迭代 OMOP 的通用数据模型，并且将不断继续方法开发并将其应用在观察性数据中，以回答真实世界的临床问题[105]。

4.4.2.3　其他国家和地区的主动监测项目

2008 年，在欧盟委员会第七研发框架计划（7th Framework Programme of the European Community for Research，FP7）的资助下，欧洲药品管理局（European Medicines Agency，EMA）启动了探索与理解药品不良反应项目（Exploring and Understanding Adverse Drug Reactions by Integrative Mining of Clinical Records and Biomedical Knowledge，EU-ADR Project）[106]，希望通过该项目能够利用计算机系统处理电子健康数据，从而能够更早期全面地主动监测药品不良事件。共有 18 个来自学术界、医疗界、卫生服务管理系统以及制药业的机构参与了这个合作项目[75]。EU-ADR 项目也开发了通用数据模型来提取和聚集欧盟不同国家的数据，同时开发了数据分析方法、建立了开放的综合分析网络平台。该项目拥有 8 个电子医疗健康数据库,覆盖 4 个欧洲国家(意大利、荷兰、丹麦和英国)逾 3 000 万患者。EU-ADR 项目已于 2012 年 9 月终止。2014 年,EU-ADR Alliance 项目作为一个长期的联合协作项目接力 EU-ADR。同时,FP7 在 2013 年底结束,新的研究与创新框架计划——"地平线 2020"(Horizon 2020)于次年正式启动,为期 7 年(2014—2020 年),并由 EU-ADR Alliance 项目提供资金支持。

除 EU-ADR 项目之外,全球还有不少利用健康医疗大数据建立的药品安全主动监测系统,包括:欧盟协会关于各个治疗领域药品不良反应的药物流行病学研究系统(Pharmacoepidemiological Research on Outcomes of Therapeutics by a European Consortium,PROTECT)和疫苗不良事件监测与沟通系统(Vaccine Adverse Event Surveillance and Communication,VAESCO);加拿大的药效研究观察网络(Canadian Network for Observational Drug Effect Studies,CNODES)、药品安全性和有效性网络(Drug Safety and Effectiveness Network,DSEN)和安大略省疫苗和免疫监测系统(Vaccine and Immunization Surveillance in Ontario,VISION);英国的药物警戒与风险管理系统(Vigilance and Risk Management of Medicines,VRMM)和药品安全性研究系统(Division and the Drug Safety Research Unit,DSRU);亚洲的药物流行病学网络(Asian Pharmacoepidemiology Network,AsPEN)等[107]。

4.4.3　我国基于健康医疗大数据的药品上市后主动监测系统

随着医疗信息化建设的迅速发展、药品安全相关政策和管理规定的不断完善,以及我国在药品上市后安全性研究领域学术水平的不断提升,我国也已经具备了开展基于大数据药品安全主动监测的条件。

2015 年国务院印发了《关于积极推进"互联网+"行动的指导意见》[108]和《促进大数据发展行动纲要》[109],大力推动健康医疗大数据应用的发展。在 2017 年 2 月国务院印发的《"十三五"国家药品安全规划》中,明确提出"利用医疗机构电子数据,建立药品医疗器械安全性主动监测与评价系统。"同时,将在综合医院设立 300 个药品不良反应和医疗器械不良事件监测哨点。在精神疾病专科医院及综合医院设立 100 个药物滥用监测哨点[110]。

我国的科研工作者也已开始对医疗大数据在药品上市后安全性主动监测方面应用的模式进行探索。北京大学公共卫生学院的研究团队引入处方序列对称分析方法,尝试根据我国医保数据库的实际情况选择合适的标签药物和洗脱期时长来进行药品安全性评价,取得了良好结果[111];该团队还在 2015 年开始尝试基于通用数据模型研究耐多药肺结核治疗中的不良反应,初步构建了我国耐多药肺结核的通用数据模型,并将继续研究不良反应信号监测、混杂因素控制等方法在我国电子病历数据中的应用。这些尝试为今后利用医疗大数据开展分析和利用积累了经验。

药品安全关系到公众生命健康权益的维护和保障,关系到经济健康发展和社会和谐稳定,关系到全面建设小康社会宏伟目标的实现。当前我国正处在食品药品安全矛盾凸显期,保障用药安全是重大的民生问题。医疗机构记录和存储了实际医疗行为中产生的大量数据,如不同来源的人群、各种疾病治疗措施、药品间组合治疗、不同健康结局以及发生了安全性风险的各种数据,均具有大数据特征和潜在价值[108]。在逐步建立区域卫生信息平台、电子病历和健康档案的过程中,同时引入云计算、数据仓库、数据挖掘等信息技术,改善现有数据应用的碎片化状态,充分合理地对海量的观察性医疗数据进行二次开发利用,可以有效地控制用药风险,为临床决策提供即时的科学依据,充分发挥药品在医疗行为中的最大作用。

4.5　健康医疗大数据在环境与健康研究中的应用

随着信息技术的高速发展和社会生活的不断进步,以互联网、云计算等新兴技术为依托的大数据研究和应用给国家、社会和生活带来巨大变革,这使得大数据在很多领域都得到了广泛应用[109]。其中,随着卫生信息化建设进程的提速,以及基因测序、生物分析等技术在临床决策、公共卫生领域中的广泛应用,产生了以海量数据集为特点的健康医疗大数据[110]。健康医疗大数据的发展对提升临床诊疗水平、改善公共卫生和提升人群健康水平等发挥了重要的作用,对未来经济、社会和环境等产生重大而深远的影响[111]。

在公共卫生领域中,以大规模流行病学调查和稳健的健康知识整合为特点的健康医疗大数据是促进公共卫生领域发展的重要推动力[112,113]。健康医疗大数据也以其独特的技术优势,为公共卫生领域中相关疾病的预测和预防、循证公共卫生的决策、促进公众健康和创造高质量的生活水平提供了重要保障[114]。欧洲委员会最近发布的"大数据支持公共卫生政策"的建议书中明确了公共卫生领域大数据对确定环境因素、基因和行为方式及其之间交互作用在健康决策中的重要作用[115]。可以预见,健康医疗大数据具有广阔的发展空间和应用前景。

随着城市化和交通的高速发展以及人类活动的不断增加,以大气污染、水污染和土壤污染为主的全球环境污染问题日益严峻,数以亿计的人口暴露在环境污染引起的健康风险中,这使得环境因素对人体健康的影响一直是公共卫生领域研究的主题之一。由于健康医疗大数据能够实现对海量数据的搜集、整理和分析进而达到对人群疾病危害的预防和预测[116,117],通过将健康医疗大数据(如医疗机构诊疗数据、医疗保险数据、疾病监测数据等)与环境数据相结合,探索环境因素对人体健康的危害,将非常有助于促进环境相关疾病的预防和基于健康防护的环境污染治理措施的制订。下面将分别阐述环境与健康医疗大数据结合在多个研究领域的应用前景。

4.5.1 健康医疗大数据的环境质量监测和健康危害预测

环境污染种类纷繁多样,其中人类的生产和生活中产生的空气污染,成为全球和我国大多数城市群地区面临的最为严重的环境问题之一[118-122]。我国近年大气环境污染严重,以高水平细颗粒物(PM2.5)和臭氧(O_3)为特征的区域复合性大气污染,呈现出地域面积大、持续时间长等特征,促进了环境空气质量监测平台的快速建立和相关重大技术的发展[123]。国家已经开始建立空气质量高时空分辨率在线监测网络,有助于全面掌握和收集空气污染源的排放情况和不同空气污染物的时空分布特征,更为直观和及时地把握全国范围的空气质量情况;同时,借助环境监测大数据平台支持,能够促进针对环境污染水平和来源、分布区域、生态危害和人群健康等大数据的交叉分析,为环境与健康风险的预测、预警提供科学数据。自2015年1月1日起,覆盖我国338个地级市以上城市、有1 436个监测点位的国家空气质量监测网,已经具备了符合国家空气质量标准指标的监测能力。环境大气质量信息的实时联网发布,已经初步具备大数据的特性,为在典型地区开展高精确度的暴露评价及多中心、多病种流行病学研究奠定了重要基础。

近半个世纪,卫星成像技术不断发展、完善,遥感卫星能够自动识别海量的遥测数据,并通过反演获得近地面污染物水平和成分等相关数据。将反演获得的污染数据融入大数据客观分析,通过与地面站点数据的交叉验证,不但能够填补或修正地面数据在空间的不连续性,而且可以进一步提高污染监测的时空分辨率、补充缺失的历史数据等。另外,卫星遥感技术能够动态监测空气中各类污染源的实时变化,从而动态更新排放清单,有助于获得更加准确的空气质量预测结果[124]。我国学者已经开始采用国际接轨的卫星遥感技术、基于我国区域排放清单建立的高分辨率污染网格化评估技术,积极探索我国不同地区大气污染物长期变化趋势、来源及化学成分,为开展大气污染长期暴露的流行病学研究,提供了更为丰富和精确的暴露评价手段和技术支持[125-128]。

与此同时,大数据在精准气象预测预报、大气污染集成预报和大规模实时动态污染排放等方面具有广泛的应用[129]。基于大数据平台建立的环境污染预测体系,通过大数据平台与云计算技术高效处理海量数据,能够大大提升在有限时间内完成环境监测数据收集和处理分析的能力,使得高精度环境污染预测和可视化发布成为可能,为我国环境污染预报预测技术发展带来了机遇。由于环境污染对健康的影响具有滞后性,污染暴露很难及时捕捉和预测,一旦对健康产生危害通常难以逆转或改变。因此,基于大数据的环境污染的预报预测技术研究,能够为实现健康防护的早期预警提供技术支持,具有重要的应用前景。日益完善的环境污染评价和预测技术,已经能够根据区域环境中污染物排放以及未来一段时间内气象条件、大气扩散情况等因素,较为准确地预测环境污染的水平、变化趋势、持续时间和未来一段时间内的危害程度[130]。

4.5.2 健康医疗大数据的环境暴露评价

暴露评价是环境污染健康危害识别的重要技术,是环境健康风险评估过程的基本组成部分[131,132]。暴露的定义包括人从怀孕一直到死亡整个过程中环境因素和其他可能因素的总暴露量。人体对环境污染物的暴露是产生其相应健康危害的主要原因,环境污染的暴露评价是科学建立人群暴露与健康效应的量效关系的关键步骤。然而对人群暴露水平做出科学、正确的评价是一项十分复杂的工作。任何一种疾病的发生和流行,尤其是具有长潜伏期的疾病(如心脑血管疾病、慢性阻塞性肺疾病、癌症等),都是多种致病因子综合作用的结果,既包括空气、水源、食物中的各种污染物等环境因素暴露,也包括如气候、性别、年龄、职业、经济、生活方式和饮食习惯等因素的综合影响[133]。其中环境污染物的健康危害除了影响人体本身的状况外,也会随着污染物浓度、接触时间与频率的不同影响致病因子,通过不同接触途径与方式间接地对人体健康产生影响。因此,建立基于大数据的人群暴露评价体系,收集污染要素多、数据量大、数据来源广泛的环境污染数据,为环境健康风险研究提供系统化、精细化的暴露评价基础数据具有重要意义[133-137]。

建立基于大数据的高时空分辨率的污染物时空分布是暴露评价方法的关键技术之一,是获得可靠的污染物与特定健康结局之间定量关系的重要保障[138]。结合地表污染水平监测系统,通过高时空分辨率的污染物暴露评估模型,对研究对象进行准确的、个体化暴露评价,是提升暴露反应关系准确性和可信度的重要方法,该方法已经在国际大气污染流行病学研究中得到了广泛的应用,并在不断发展完善中。2013 年之前,我国的空气质量日常监测网络非常稀疏,绝大部分位于大城市的市区区域。监测点位的稀少使得我国已有的大气污染与健康效应的流行病学研究较为简单,如假设同一人群在同一时间暴露于相同浓度的大气污染物。该暴露评价方法存在明显的暴露错分,进而导致暴露反应系数的估计偏倚,可能引起大气污染的效应参数估计更倾向于无效估计。随着地理信息系统(Geographic Information System,GIS)概念和技术的不断成熟,卫星遥感反演数据的不断优化更新,基于 GIS 技术和卫星遥感技术建立起来的高时空分辨率的大数据体系已经成功地应用于欧美空气污染健康效应流行病学研究的暴露评价领域,能够有效及时地提高和知晓个体暴露和空间分布的表征[139,140]。近年发展起来的土地利用回归模型在评价城市区域交通相关的污染物空间分布趋势方面表现优异。利用该模型可以获得城市内部高分辨率的污染物浓度分布,进一步实现了在流行病学研究中基于住址个体化对研究对象开展精准暴露评价,为环境风险的长期人体危害评估提供了更加精准的暴露方法参考[137]。

4.5.3 健康医疗大数据的环境健康风险评估

环境健康风险评估是基于环境监测数据和健康数据,通过暴露评价和流行病学的暴露剂量反应关系,对环境污染、气候变化等环境危害因素给人体造成的健康危害风险发生概率进行定量评估或预测,并将风险结果提供给决策者用于政策制定,进而降低人群健康风险[138]。因此,环境健康风险评估可为对环境健康危害有更直观的认识以及环境与健康相关政策的制定提供重要的依据。随着当前环境与健康数据的不断丰富以及环境健康风险评估技术不断发展,越来越多的研究基于大数据应用开展人体健康风险评估,将环境变量的大数据与疾病发生和发展、城市资源配置的大数据相互关联,并将环境污染程度与人体健康联系起来,以风险度为评价指标,通过模型分析,为定量描述污染对人体健康产生危害的风险提供了更加精细化的风险评估成果[141,142]。

随着对慢性病研究的不断深入,许多大型队列研究逐渐兴起,其长期随访过程中收集到的大量健康资料,对环境健康风险研究的开展是重要的基础数据保障。美国哈佛六城市队列研究是著名的空气污染与健康的研究,首次建立了环境污染物与人体健康效应之间的关系,并对1997年美国率先将PM2.5作为空气质量监测一项重要指标的决策产生了重大的影响。该队列以美国东部六城市的8000多名居民为研究对象,对他们的健康状况以及六城市的污染物浓度进行了14~16年的追踪记录和测定,在控制了吸烟、性别和年龄等混杂因素后发现肺癌和心肺系统疾病死亡与空气污染存在不良的危害关联[143]。另外一项著名的美国癌症协会队列研究起初研究吸烟和饮食对癌症的影响,借鉴美国六城市队列研究方法后,也纳入美国环境空气质量监测数据,对美国120万30岁以上的成年人进行随访研究,探讨了空气污染与肺癌死亡的关系。该研究通过基线调查问卷获取了与个体危险因素相关的大量基础数据。早期的分析包含了7年的随访资料,随后有文献分别涵盖了16年、18年和26年的随访资料。与美国哈佛六城市研究不同,该研究采用了美国国家空气质量监测网络的数据来评估污染暴露情况,研究人群限定在居住在大都市、可获得污染暴露数据的居民,证实了空气污染可引起肺癌风险的增加,为空气污染长期暴露的健康危害提供了重要的参考依据[36]。类似美国癌症协会队列研究,利用大量的人群健康资料与环境监测数据中地面监测、卫星遥感观测/化学气象模型以及土地利用模式的空间暴露数据相结合,评价环境对人体健康危害,已经广泛应用于临床性的队列研究中。例如,南加州大学开展的两项随机双盲干预性试验维生素E动脉粥样硬化进展研究(the Vitamin E Atherosclerosis Prevention Study,VEAPS)和B族维生素动脉粥样硬化干预试验(B-Vitamin Atherosclerosis Intervention Trial,BVAIT)收集了动脉粥样硬化发展指标的颈动脉内膜中层厚度的临床数据,与长期的空气污染暴露进行相关性分析,发现了动脉粥样硬化与环境空气污染的流行病学证据,提示在PM2.5长期暴露下引起的心血管疾病是导致死亡的重要危险因素之一[144]。

近年来,随着航天技术的发展,基于卫星遥感技术的暴露评价方法开始广泛应用于大气颗粒物对人群心脑血管疾病的健康风险评估中,为对大尺度范围内人群健康危害进行更加精细化的健康风险评估提供数据参考[145-147]。国外已有大量的研究报道了应用卫星遥感技术获取大气颗粒物高时空分辨率分布的人群的健康效应,如 Hu 等利用贝叶斯分层模型分析了中分辨率成像光谱仪的气溶胶光学厚度(moderate resolution imaging spectroradiometer /aerosol optical depth,MODIS /AOD)数据估算的 PM2.5 对人群冠心病死亡率的影响,发现 PM2.5 浓度升高明显增加标准化慢性冠心病死亡率[148]。Jamie 等将卫星遥感数据应用在颗粒物浓度与急性心肌梗死的相关性研究中,提出卫星遥感在精确估计个体暴露和空间分布中的优势[149]。Madrigano 等利用卫星遥感估算的 PM2.5,与 1995—2003 年确诊的 4 467 例急性心肌梗死病例进行相关性分析,发现 PM2.5 每升高 0.59 $\mu g /m^3$,人群发生心肌梗死的风险相应增加 16%[150]。目前,我国学者利用卫星遥感产品进行大气细颗粒物污染与人群健康危害的流行病学研究刚刚起步,叶瑜等在 2009 年大气污染与脑出血急性发作病例交叉研究中,应用了卫星遥感反演数据评估空气污染物 PM10、SO_2 和 NO_2 的浓度与脑出血急性发作的关系[149]。

基于全球近 60 年环境与健康研究成果,WHO 已经明确了空气污染长期和急性暴露的危害,并于 2013 将大气颗粒物定义为人类一类致癌物[151]。我国空气污染与健康的研究起步较晚,且我国目前制定的空气质量相关政策主要参考 WHO 于 2005 年发布的《全球空气质量指南》,但 WHO 指南主要基于在污染物水平较低的发达国家开展的流行病学研究的结果,可能不能充分、正确地反映我国高污染物浓度水平下的健康效应暴露-反应关系。因此,需深入开展更多数据来源的空气污染与更大范围内人群健康危害的流行病学研究,获得更加系统化和精确化的中国人群大气污染物与人群健康效应的暴露-反应关系,为制定符合我国国情的空气质量标准和制订保护人群健康措施提供重要科学依据。

4.5.4   健康医疗大数据的基因与环境的交互作用分析

近几十年来,人类在健康基因组学研究中的耗资达几十亿美元,但找到的能够解释疾病发生发展的疾病致病基因仍十分有限。在研究个体对疾病易感性的差异性分析中发现,基因多态性的存在并不直接造成某疾病的发生,但是能够造成个体对某特殊环境易感性的改变,因此绝大多数疾病是遗传因素和环境因素共同作用的结果[152,153]。随着人群流行病学和分子遗传学技术的不断发展以及人类基因组计划的顺利实施和完善,基因大数据平台在研究疾病的发生中发挥着越来越重要的作用。基因与环境交互作用的研究在疾病的病因学研究中也显示出越来越令人瞩目的公共卫生学价值。通过基因数据与环境因素作用的研究,可发现基因与环境交互作用的复杂性[154]。

基因组学研究本身就是一个基于自然人群和临床队列研究整合获得的数据,越来越多的研究基于基因组学研究数据与环境交互作用开展分析,寻找基因与环境的交互作用,其中环境的概念已扩大,包含了社会决定因素、微生物和其他外部因素。以结合基因组、代谢组、脂质组和蛋白质组等丰富的临床数据为基础,寻找环境暴露与机体内部一些决定性因素的交互作用特点[115,155],将有助于了解人群易感性差异,使人们能够更好地理解环境因素对人类疾病的影响,进而对环境与疾病、基因与疾病的关系有更深入的认识,为疾病寻找更可靠的发病机制。

本章节阐述了应用健康医疗大数据能够实现对海量数据的搜集、整理和分析进而达到对人群疾病的预防和预测,在环境健康领域带来了前所未有的机遇。在环境监测方面,建立基于大数据的高时空分辨率的环境监测体系,可为国家的环境健康研究和疾病预防提供坚实的数据基础。在环境暴露评价方面,在基于大数据的环境监测基础上,对人群开展精准暴露评价,可对长期人体危害评估的环境风险提供更加精准的暴露方法参考。在环境健康风险评估方面,完善风险评估所需的大量人群暴露数据和健康数据的收集,可不断系统和精细地开展风险评估。在基因与环境交互方面,构建基因大数据与环境因素的病因学研究,有助于深入认识基因和环境与疾病的关系。

4.6 健康医疗大数据在公共卫生领域的其他应用

健康医疗大数据除了可应用到前面提到的传染病预测、慢性病管理、药品安全监管和环境健康领域之外,还可以应用到交通伤害、精神心理健康、个人健康管理等多个领域。

1) 在交通伤害流行病学研究中的应用

交通安全已经成为很多国家和社会的重要公共安全议题,越来越多的国家和地区制订了道路安全战略/计划。大数据可使智能交通系统更普及和大众化,使交通管理和伤害防控更有预见性和有针对性,从而使交通更安全、更高效。利用大数据分析新方法、模型和技术进行分析和挖掘,可提出科学高效的决策与实施对策,有助于高效的交通伤害防控与救治,使措施与对策都走在交通事故的前面,实现零死亡战略。目前,大数据在交通安全分析、气候条件的安全计划建议、实时安全策略和实施指导等方面已有初步应用[156]。

2) 在精神及心理卫生研究中的应用

不少研究者使用医疗保险数据、EHR 或者电子病历数据进行精神疾病方面的研究,其中最常见的为单相抑郁和痴呆,其后依次为精神分裂症、孤独症谱系障碍、躁郁症、物质使用障碍和神经发育障碍等[157]。利用社交媒体数据进行精神病学分析还可以用来预防和干预自杀行为。由于自杀的表现具有极端的异质性,有自杀可能的个体经常被排除在临床研究之外。通过组合海量的社交媒体数据和医疗数据,可以帮助研究者发现自杀行为的发生模式,发现潜在的自杀倾向[158]。

3) 在健康管理上的应用

大数据分析的核心之一是跨行业数据的融合分析。通过集成个人购物数据、就餐数据(移动支付平台)、出行数据、检索记录以及社交媒体数据等,可以对个人进行"用户画像",勾画出每个人的生活模式和饮食方式。再与体检数据、就诊数据和个人日常健康数据(通过 APP 或者可穿戴设备记录并上传)等进行联合分析,从而建立针对个体的健康管理指导,增强个体健康水平,减少疾病的发生,最终实现确定人类健康的基线水平,并找出维持基线水平的最佳方法[159]。另外,以前用于营销分析的技术,如推荐系统,现在可用于了解和改变个人健康方面的偏好,鼓励人们遵循更健康的饮食习惯。

随着新型智能硬件、可穿戴设备以及内置生物传感器的不断涌现,健康医疗大数据的来源将更加丰富,同时人们量化自我的需求将更加强烈,数据积累的速度将进一步加快,每年产生的数据将会超过之前人类诞生以来的数据量总和。在可见的未来,得益于云服务、机器学习(深度学习)和人工智能等技术的迭代更新,健康医疗大数据在公共卫生领域的应用将层出不穷。

4.7　小结与展望

健康医疗大数据是我国公共卫生事业发展过程中不可或缺的重要组成部分。为了实现健康医疗大数据的巨大价值,公共卫生领域不仅需要全面实现数据信息的标准化,增强数据的互用性、促进信息的共享,改进分析技术和方法,培养拥有公共卫生背景的数据分析专业人才,更要结合日常诉求,对数据信息进行整合和应用,建立有效的数据管理方法,从根本上推进我国整体医疗服务水平的提高。

参考文献

[1] 特诺克,胡永华.公共卫生基础[M].北京:北京大学医学出版社,2009.
[2] 朱明诺,罗先讯,李立明,等.生态大众健康——公共卫生从理想到实践[M].北京:北京医科大学中国协和医科大学联合出版社,1997.
[3] Ginsberg J, Mohebbi M H, Patel R S, et al. Detecting influenza epidemics using search engine query data[J]. Nature, 2009, 457(7232): 1012-1014.
[4] Khoury M J, Ioannidis J P. Big data meets public health[J]. Science, 2014, 346(6213): 1054-1055.
[5] Fung I C, Tse Z T H, Fu K. Converting Big Data into public health[J]. Science, 2015, 347

(6222)：620.

［ 6 ］Brogger S. Systems analysis in tuberculosis control：A model［J］. Am Rev Respir Dis，1967，95 (3)：419-434.

［ 7 ］邓聚龙. 灰色系统理论教程［M］. 武汉：华中理工大学出版社，1990.

［ 8 ］马知恩，周义仓，王稳地，等. 传染病动力学的数学建模与研究［M］. 北京：科学出版社，2004.

［ 9 ］Hethcote H W. The mathematics of infectious diseases［J］. SIAM Rev，2000，42(4)：599-653.

［10］Anderson R M. Infectious Diseases of Humans — Dynamics and Control［M］. New York：Oxford University Press，1991.

［11］贾忠伟，成诗明，陈伟，等. 结核病筛查策略评估模型［J］. 中国循证医学杂志，2011，11(3)：329-332.

［12］Stanford D P. Stability for a multi-rate sampled-data system［J］. SIAM J Contr Optim，1979，17 (3)：390-399.

［13］Narendra K S，Balakrishnan J. A common Lyapunov function for stable LTI systems with commuting A-matrices［J］. IEEE Trans Autom Contr，1994，39(12)：2469-2471.

［14］Liberzon D，Morse A S. Basic problems in stability and design of switched systems［J］. IEEE Contr Syst，1999，19(5)：59-70.

［15］Lin Y，Sontag E D，Wang Y. A smooth converse Lyapunov theorem for robust stability［J］. SIAM J Contr Optim，1996，34(1)：124-160.

［16］Dayawansa W P，Martin C F. A converse Lyapunov theorem for a class of dynamical systems which undergo switching［J］. IEEE Trans Autom Contr，1999，44(4)：751-760.

［17］Mancilla-Aguilar J L，Garcıa R A. A converse Lyapunov theorem for nonlinear switched systems ［J］. System Contr Lett，2000，41(1)：67-71.

［18］Angeli D. A note on stability of arbitrarily switched homogeneous systems［J］. Preprint，1999.

［19］Grassberger P. On the critical behavior of the general epidemic process and dynamical percolation ［J］. Math Biosci，1983，63(2)：157-172.

［20］Moore C，Newman M E. Epidemics and percolation in small-world networks［J］. Phys Rev Lett，2000，61(5)：5678-5682.

［21］Pastor-Satorras R，Vespignani A. Epidemic spreading in scale-free networks［J］. Phys Rev Lett，2001，86(14)：3200-3203.

［22］Wang L，Dai G. Global stability of virus spreading in complex heterogeneous networks［J］. SIAM J Appl Math，2008，68(5)：1495-1502.

［23］d' Onofrio A. A note on the global behaviour of the network-based SIS epidemic model［J］. Nonlinear Analysis：Real World Appl，2008，9(4)：1567-1572.

［24］靳祯，孙桂全，刘茂省. 网络传染病动力学建模与分析［M］. 北京：科学出版社，2014.

［25］Jia Z，Tang G，Jin Z，et al. Modeling the impact of immigration on the epidemiology of tuberculosis［J］. Theor Popul Biol，2008，73(3)：437-448.

［26］Sun G，Li L，Jin Z，et al. Pattern formation in a spatial plant-wrack model with tide effect on the wrack［J］. J Biolog Phys，2010，36(2)：161-174.

［27］王艳，周义仓. 艾滋病毒感染后疾病进展和治疗的数学模型及其动力学性态［J］. 工程数学学报，2010，27(3)：534-548.

［28］Ginsberg J，Mohebbi M H，Patel R S，et al. Detecting influenza epidemics using search engine query data［J］. Nature，2009，457(7232)：1012-1014.

［29］Cauchemez S，Bhattarai A，Marchbanks T L，et al. Role of social networks in shaping disease transmission during a community outbreak of 2009 H1N1 pandemic influenza[J]. Proc Natl Acad Sci U S A, 2011, 108(7): 2825-2830.

[30] Pennacchiotti M, Popescu A. A machine learning approach to Twitter user classification[J]. Icwsm, 2011, 11(1): 281-288.

[31] Zhang F, Luo J, Li C, et al. Detecting and Analyzing Influenza Epidemics with Social Media in China[M] // Advances in Knowledge Discovery and Data Mining. Berlin: Springer, 2014: 90-101.

[32] Guo Q, Huang W W, Huang K, et al. Information Credibility: A Probabilistic Graphical Model for Identifying Credible Influenza Posts on Social Media[M] // Smart Health. Berlin: Springer, 2015: 131-142.

[33] Nemirovski G, Nolle A, Sicilia Á, et al. Data integration driven ontology design, case study smart city[C] // WIMS '13 Proceedings of the 3rd International Conference on Web Intelligence, Mining and Semantics. ACM, 2013: 1-10.

[34] Zhao J, Wang Y. Toward domain knowledge model for smart city: The core conceptual model [C] // The First IEEE International Smart Cities Conference. IEEE, 2015: 1-5.

[35] Almishari M, Oguz E, Tsudik G. Fighting authorship linkability with crowdsourcing[C] // COSN '14 Proceedings of the second ACM conference on Online social networks. ACM, 2014: 69-83.

[36] Rossi L, Musolesi M. It's the way you check-in: identifying users in location-based social networks [C] // COSN '14 Proceedings of the second ACM conference on Online social networks. ACM, 2014: 215-226.

[37] Goga O, Lei H, Parthasarathi S H K, et al. Exploiting innocuous activity for correlating users across sites[C]. WWW '13 Proceedings of the 22nd international conference on World Wide Web. ACM, 2013: 447-458.

[38] Butler D. When Google got flu wrong[J]. Nature, 2013, 494(7436): 155.

[39] Lazer D, Kennedy R, King G, et al. The parable of Google Flu: traps in big data analysis[J]. Science, 2014, 343(6176): 1203-1205.

[40] Manolio T A, Bailey-Wilson J E, Collins F S. Genes, environment and the value of prospective cohort studies[J]. Nat Rev Genet, 2006, 7(10): 812-820.

[41] Ma J, Ward E M, Siegel R L, et al. Temporal trends in mortality in the United States, 1969-2013[J]. JAMA, 2015, 314(16): 1731-1739.

[42] Shiels M S, Chernyavskiy P, Anderson W F, et al. Trends in premature mortality in the USA by sex, race, and ethnicity from 1999 to 2014: an analysis of death certificate data[J]. Lancet, 2017, 389(10073): 1043-1054.

[43] Zhou B, Bentham J, Di Cesare M, et al. Worldwide trends in blood pressure from 1975 to 2015: a pooled analysis of 1479 population-based measurement studies with 19. 1 million participants[J]. Lancet, 2017, 389(10064): 37-55.

[44] Razak F, Corsi D J, Slutsky A S, et al. Prevalence of body mass index lower than 16 among women in low-and middle-income countries[J]. JAMA, 2015, 314(20): 2164-2171.

[45] Khera A V, Won H H, Peloso G M, et al. Association of rare and common variation in the lipoprotein lipase gene with coronary artery disease[J]. JAMA, 2017, 317(9): 937-946.

[46] Xian Y, Xu H, Xu H, et al. An initial evaluation of the impact of pokemon GO on physical activity[J]. J Am Heart Assoc, 2017, 6(5).

[47] Gaist D, Garcia R L, Hellfritzsch M, et al. Association of antithrombotic drug use with subdural

hematoma risk[J]. JAMA, 2017, 317(8): 836-846.

[48] 吕筠,李立明. 流行病学超大规模队列研究——开启 21 世纪人类复杂性疾病病因研究的钥匙[J]. 中华疾病控制杂志,2013,17(1): 66-71.

[49] Lv J, Qi L, Yu C, et al. Consumption of spicy foods and total and cause specific mortality: population based cohort study[J]. BMJ, 2015, 351: h3942.

[50] Du H, Li L, Bennett D, et al. Fresh fruit consumption and major cardiovascular disease in China [J]. N Engl J Med, 2016, 374(14): 1332-1343.

[51] Bragg F, Holmes M V, Iona A, et al. Association between diabetes and cause-specific mortality in rural and urban areas of China[J]. JAMA, 2017, 317(3): 280-289.

[52] Ganna A, Ingelsson E. 5 year mortality predictors in 498, 103 UK Biobank participants: a prospective population-based study[J]. Lancet, 2015, 386(9993): 533-540.

[53] Thompson S G, Willeit P. UK Biobank comes of age[J]. Lancet, 2015, 386(9993): 509-510.

[54] Emdin C A, Khera A V, Natarajan P, et al. Genetic association of waist-to-hip ratio with cardiometabolic traits, type 2 diabetes, and coronary heart disease[J]. JAMA, 2017, 317(6): 626-634.

[55] McCoy R G, Van Houten H K, Ross J S, et al. HbA1c overtesting and overtreatment among US adults with controlled type 2 diabetes, 2001-13: observational population based study[J]. BMJ, 2015, 351: h6138.

[56] Rapsomaniki E, Timmis A, George J, et al. Blood pressure and incidence of twelve cardiovascular diseases: lifetime risks, healthy life-years lost, and age-specific associations in 1. 25 million people [J]. Lancet, 2014, 383(9932): 1899-1911.

[57] Stewart L A, Tierney J F. To IPD or not to IPD? Advantages and disadvantages of systematic reviews using individual patient data[J]. Eval Health Prof, 2002, 25(1): 76-97.

[58] Nevitt S J, Marson A G, Davie B, et al. Exploring changes over time and characteristics associated with data retrieval across individual participant data meta-analyses: systematic review[J]. BMJ, 2017, 357: j1390.

[59] Emerging R F C. Diabetes mellitus, fasting blood glucose concentration, and risk of vascular disease: a collaborative meta-analysis of 102 prospective studies[J]. Lancet, 2010, 375(9733): 2215-2222.

[60] Manolio T A, Bailey-Wilson J E, Collins F S. Genes, environment and the value of prospective cohort studies[J]. Nat Rev Genet, 2006, 7(10): 812.

[61] 崔燕宁. 药物安全与药物警戒[M]. 北京: 人民卫生出版社,2014.

[62] 杨羽,詹思延. 上市后大数据药品安全主动监测模式研究的必要性和可行性[J]. 药物流行病学杂志,2016,25(7): 401-404.

[63] 章少华,王大猷,王越,等. 报告率比例失衡信号检测的实证研究[J]. 药物流行病学杂志,2006,15(2): 77-80.

[64] 陈延,郭剑非,江冬明,等. 数据库挖掘和药物不良反应信号的探索与分析(上)[J]. 药物流行病学杂志,2006,15(1): 43-45.

[65] 陈延,郭剑非,江冬明,等. 数据库挖掘和药物不良反应信号的探索与分析(下)[J]. 药物流行病学杂志,2006,15(2): 104-107.

[66] 陈锋,杨世民. 我国药物不良反应监测体系建设现状与存在的问题[J]. 医药导报,2006,25(5): 486-488.

[67] 王晓瑜,杜文民,王宏敏,等. 药品不良反应报告中存在的问题及改进建议[J]. 上海医药,2006,27

(5)：215-216.

[68] 党大胜,胡晋红,王卓,等.药物不良反应标准术语检索数据库的建立及实用性考察[J].药学服务与研究,2006,6(4)：253-256.

[69] 叶小飞.基于自发呈报系统与循证医学的药品不良反应信号挖掘[D].上海：第二军医大学,2011.

[70] 武珊珊.耐多药肺结核患者不良反应回顾性队列研究和通用数据模型构建[D].北京：北京大学,2015.

[71] Egberts A C，Meyboom R H，van Puijenbroek E P. Use of measures of disproportionality in pharmacovigilance[J]. Drug Saf, 2002, 25(6)：453-458.

[72] 卜擎燕,熊宁宁,邹建东,等.ICH 国际医学用语词典（MedDRA）：药事管理的标准医学术语集[J].中国临床药理学与治疗学,2007,12(5)：586-590.

[73] 傅政,陈文,贺佳,等.药品上市后不良反应监测及信号自动发现方法[J].药学服务与研究,2007,7(6)：422-426.

[74] Ryan C，Joshua J G，Jennifer N，et al. Mini-Sentinel Surveillance Plan：Mini-Sentinel prospective routine observational monitoring program tools (prompt)：rivaroxaban surveillance[R]. 2014.

[75] Coloma P M，Trifirò G，Schuemie M J，et al. Electronic healthcare databases for active drug safety surveillance：is there enough leverage[J]. Pharmacoepidemiol Drug Saf，2012，21(6)：611-621.

[76] Merelli I，Pérez-Sánchez H，Gesing S，et al. Managing, analysing, and integrating big data in medical bioinformatics：open problems and future perspectives[J]. BioMed Res Int，2014，2014：134023.

[77] 徐维,王志勇,陈薇薇,等.从中美纸质病历元数据比较看中国电子病历元数据[J].中国全科医学,2009,12(58)：925-927.

[78] 王丹.药品不良反应主动监测及其发展趋势[J].中国药物警戒,2015,12(10)：600-602.

[79] 朱曼,陈超,郭代红.万古霉素相关肾毒性的主动监测研究[J].中国药物应用与监测,2014,11(1)：26-29.

[80] 蔡兵,刘青,周晓枫.药品安全主动监测方法简介[J].药物流行病学杂志,2013,22(8)：439-443.

[81] Hall G. Pharmacoepidemiology using a UK database of primary care records [J]. Pharmacoepidemiol Drug Saf, 1992, 1(1)：33-37.

[82] Congress US. Food and drug administration amendments act of 2007[J]. Public Law, 2007：115-185.

[83] Robb M A，Racoosin J A，Sherman R E，et al. The US Food and Drug Administration's Sentinel Initiative：expanding the horizons of medical product safety[J]. Pharmacoepidemiol Drug Saf，2012，21(S1)：9-11.

[84] Forrow S，Campion D M，Herrinton L J，et al. The organizational structure and governing principles of the Food and Drug Administration's Mini-Sentinel pilot program [J]. Pharmacoepidemiol Drug Saf, 2012，21(S1)：12-17.

[85] Platt R，Carnahan R. The US Food and Drug Administration's Mini-Sentinel Program[J]. Pharmacoepidemiol Drug Saf，2012，21(S1)：1-8.

[86] Behrman R E，Benner J S，Brown J S，et al. Developing the Sentinel System — a national resource for evidence development[J]. N Engl J Med, 2011，364(6)：498-499.

[87] 侯永芳,沈璐,刘巍,等.美国医疗产品安全主动监测系统概述及启示[J].中国药物警戒,2017,14(1)：32-35.

[88] Moores K，Gilchrist B，Abrams T，et al. A systematic review of validated methods for identifying

pancreatitis using administrative data[J]. Pharmacoepidemiol Drug Saf, 2012, Suppl 1(21): 194-202.

[89] Carnahan R M, Herman R A, Moores K G. A systematic review of validated methods for identifying transfusion — related sepsis using administrative and claims data [J]. Pharmacoepidemiol Drug Saf, 2012, 21(S1): 222-229.

[90] Andrade S E, Reichman M E, Mott K, et al. Use of selective serotonin reuptake inhibitors (SSRIs) in women delivering liveborn infants and other women of child-bearing age within the US Food and Drug Administration's Mini-Sentinel program[J]. Arch Women's Ment Health, 2016, 19(6): 969-977.

[91] Butler M G, Zhou E H, Zhang F, et al. Changing patterns of asthma medication use related to US Food and Drug Administration long-acting β2-agonist regulation from 2005-2011[J]. J Allergy Clin Immunol, 2016, 137(3): 710-717.

[92] Toh S, Baker M A, Brown J S, et al. Rapid assessment of cardiovascular risk among users of smoking cessation drugs within the US Food and Drug Administration's Mini-Sentinel program[J]. JAMA Intern Med, 2013, 173(9): 817-819.

[93] Toh S, Hampp C, Reichman M E, et al. Risk for hospitalized heart failure among new users of saxagliptin, sitagliptin, and other antihyperglycemic drugs: a retrospective cohort study[J]. Ann Intern Med, 2016, 164(11): 705-714.

[94] Li X, Girman C J, Ofner S, et al. Sensitivity analysis of methods for active surveillance of acute myocardial infarction using electronic databases[J]. Epidemiology, 2015, 26(1): 130-132.

[95] Toh S, Reichman M E, Houstoun M, et al. Multivariable confounding adjustment in distributed data networks without sharing of patient-level data[J]. Pharmacoepidemiol Drug Saf, 2013, 22(11): 1171-1177.

[96] Carnahan R M. Mini — Sentinel's systematic reviews of validated methods for identifying health outcomes using administrative data: summary of findings and suggestions for future research[J]. Pharmacoepidemiol Drug Saf, 2012, 21(S1): 90-99.

[97] Southworth M R, Reichman M E, Unger E F. Dabigatran and postmarketing reports of bleeding [J]. N Engl J Med, 2013, 368(14): 1272-1274.

[98] Sipahi I, Celik S, Tozun N. A comparison of results of the US food and drug administration's mini-sentinel program with randomized clinical trials: the case of gastrointestinal tract bleeding with dabigatran[J]. JAMA Intern Med, 2014, 174(1): 150-151.

[99] Stang P E, Ryan P B, Racoosin J A, et al. Advancing the science for active surveillance: rationale and design for the Observational Medical Outcomes Partnership[J]. Ann Intern Med, 2010, 153(9): 600-606.

[100] 周晓枫,刘青,蔡兵.全球上市后药品主动监测系统概况[J].药物流行病学杂志,2012,21(7): 338-342.

[101] Scarnecchia T. OMOP Overview and Insights[C]// 46th DIA Annual Meeting. 2010.

[102] Overhage J M, Ryan P B, Reich C G, et al. Validation of a common data model for active safety surveillance research[J]. J Am Med Inform Assoc, 2011, 19(1): 54-60.

[103] Zhou X, Murugesan S, Bhullar H, et al. An evaluation of the THIN database in the OMOP Common Data Model for active drug safety surveillance[J]. Drug safety, 2013, 36(2): 119-134.

[104] Stang P, Ryan P, Hartzema A G, et al. Development and Evaluation of Infrastructure and Analytic Methods for Systematic Drug Safety Surveillance: Lessons and Resources from the

Observational Medical Outcomes Partnership[M]. Hoboken：John Wiley & Sons，Ltd，2014：453-461.

[105] 王玲.美国观察医疗结果合作项目中数据组织及通用数据模型的应用研究[J].中国药物警戒，2015,12(6)：341-346.

[106] Trifirò G，Coloma P，Andrews E B，et al. Leveraging Routinely Collected Healthcare Data to Scale Up Drug Safety Surveillance：The EU-ADR Experience[M]. Hoboken：John Wiley & Sons，Ltd，2014：439-451.

[107] 方任飞,李静湖,张杰,等.基于处方序列对称分析的他汀类药物肝脏安全性研究[J].中华流行病学杂志,2016,37(007)：935-939.

[108] 王玲.基于医院信息系统开展药品不良反应监测研究[J].中国药物警戒,2015,12(4)：229-231.

[109] 宋波,杨艳利,冯云霞.医疗大数据研究进展[J].转化医学杂志,2016,5(5)：298-300.

[110] Wyber R，Vaillancourt S，Perry W，et al. Big data in global health：improving health in low-and middle-income countries[J]. Bull World Health Organ，2015，93(3)：203-208.

[111] 代涛.健康医疗大数据发展应用的思考[J].医学信息学杂志,2016,37(2)：2-8.

[112] Khoury M J，Ioannidis J P. Big data meets public health[J]. Science，2014，346(6213)：1054-1055.

[113] Fung I C，Tse Z T H，Fu K. Converting Big Data into public health[J]. Science，2015，347(6222)：620.

[114] 孟润堂,罗艺,宇传华,等.健康大数据在公共卫生领域中的应用与挑战[J].中国全科医学,2015,18(35)：4388-4392.

[115] Stieb D M，Boot C R，Turner M C. Promise and pitfalls in the application of big data to occupational and environmental health[J]. BMC Public Health，2017，1(17)：372.

[116] 范俊杰,王怡,张震,等.基于空间统计的公共卫生研究现状与展望[J].中国预防医学杂志,2015,(7)：562-565.

[117] 王黎洲.健康大数据在公共卫生领域中的应用研究[J].中国卫生标准管理,2016,7(9)：1-2.

[118] Pope III C A，Burnett R T，Thun M J，et al. Lung cancer，cardiopulmonary mortality，and long-term exposure to fine particulate air pollution[J]. JAMA，2002，287(9)：1132-1141.

[119] Samet J M，Zeger S L，Dominici F，et al. The national morbidity，mortality，and air pollution study Part II：morbidity and mortality from air pollution in the United States[J]. Res Rep Health Effects Inst，2000，94(pt 2)：5-79.

[120] Chen R，Huang W，Wong C，et al. Short-term exposure to sulfur dioxide and daily mortality in 17 Chinese cities：the China air pollution and health effects study（CAPES）[J]. Environ Res，2012，118：101-106.

[121] Chen R，Li Y，Ma Y，et al. Coarse particles and mortality in three Chinese cities：the China Air Pollution and Health Effects Study（CAPES）[J]. Sci Total Environ，2011，409(23)：4934-4938.

[122] Krzyzanowski M. WHO air quality guidelines for Europe[J]. J Toxicol Environ Health A，2008，71(1)：47-50.

[123] 尹文君,张大伟,严京海,等.基于深度学习的大数据空气污染预报[J].中国环境管理,2015,7(6)：46-52.

[124] 詹志明,尹文君.环保大数据及其在环境污染防治管理创新中的应用[J].环境保护,2016,44(6)：44-48.

[125] You W，Zang Z，Pan X，et al. Estimating PM2.5 in Xi'an，China using aerosol optical depth：A

comparison between the MODIS and MISR retrieval models[J]. Sci Total Environ, 2014, 505: 1156-1165.

[126] You W, Zang Z, Zhang L, et al. Estimating national-scale ground-level PM2.5 concentration in China using geographically weighted regression based on MODIS and MISR AOD[J]. Environ Sci Pollut Res Int, 2016, 23(9): 8327-8338.

[127] 叶瑜,李秀央,陈坤,等. 大气污染与脑出血急性发作关系的病例交叉研究[J]. 中华流行病学杂志,2009,30(8): 816-819.

[128] Han Y, Wu Y, Wang T, et al. Impacts of elevated-aerosol-layer and aerosol type on the correlation of AOD and particulate matter with ground-based and satellite measurements in Nanjing, southeast China[J]. Sci Total Environ, 2015, 532: 195-207.

[129] 武装,覃爱明. 大数据在环境空气质量监测预报预警体系中的应用[J]. 城市建设理论研究(电子版),2015(4): 1360-1361.

[130] 王德敏. 空气污染数据可视化方法研究及可视化系统实现[D]. 济南: 山东大学,2012.

[131] WHO, Regional Office for Europe. Methodology for assessment of exposure to environmental factors in application to epidemiological studies[J]. Sci Total Environ, 1995, 168(2): 93-100.

[132] 廖永丰,杨林生,王五一. GIS 在环境健康信息学中的应用[J]. 环境科学,2004,25(3): 171-176.

[133] Forouzanfar M H, Alexander L, Anderson H R, et al. Global, regional, and national comparative risk assessment of 79 behavioural, environmental and occupational, and metabolic risks or clusters of risks in 188 countries, 1990-2013: a systematic analysis for the Global Burden of Disease Study 2013[J]. Lancet, 2015, 386(10010): 2287-2323.

[134] Lim S S, Vos T, Flaxman A D, et al. A comparative risk assessment of burden of disease and injury attributable to 67 risk factors and risk factor clusters in 21 regions, 1990-2010: a systematic analysis for the Global Burden of Disease Study 2010[J]. Lancet, 2012, 380(9859): 2224-2260.

[135] Cohen M A, Adar S D, Allen R W, et al. Approach to estimating participant pollutant exposures in the Multi-Ethnic Study of Atherosclerosis and Air Pollution (MESA Air)[J]. Environ Sci Technol, 2009, 43(13): 4687-4693.

[136] Atkinson R W, Ross Anderson H, Sunyer J, et al. Acute effects of particulate air pollution on respiratory admissions: results from APHEA 2 project[J]. Am J Respir Crit Care Med, 2001, 164(10): 1860-1866.

[137] Raaschou-Nielsen O, Andersen Z J, Beelen R, et al. Air pollution and lung cancer incidence in 17 European cohorts: prospective analyses from the European Study of Cohorts for Air Pollution Effects (ESCAPE)[J]. Lancet Oncol, 2013, 14(9): 813-822.

[138] 杜艳君,班婕,孙庆华,等. 环境健康风险的研究前沿及展望[J]. 现代预防医学,2016,11(24): 4437-4439,4451.

[139] Seltenrich N. Remote-sensing applications for environmental health research[J]. Environ Health Perspect, 2014, 122(10): A268-A275.

[140] Sorek-Hamer M, Just A C, Kloog I. Satellite remote sensing in epidemiological studies[J]. Curr Opin Pediatr, 2016, 28(2): 228-234.

[141] Atkinson R W, Cohen A, Mehta S, et al. Systematic review and meta-analysis of epidemiological time-series studies on outdoor air pollution and health in Asia[J]. Air Qual, Atmosph Health, 2012, 5(4): 383-391.

[142] Lu F, Xu D, Cheng Y, et al. Systematic review and meta-analysis of the adverse health effects of

ambient PM2. 5 and PM10 pollution in the Chinese population[J]. Environ Res，2015，136：196-204.

[143] Dockery D W，Pope C A，Xu X，et al. An association between air pollution and mortality in six US cities[J]. N Engl J Med，1993，329(24)：1753-1759.

[144] Künzli N，Jerrett M，Mack W J，et al. Ambient air pollution and atherosclerosis in Los Angeles [J]. Environ Health Perspect，2005，113(2)：201-206.

[145] Evans J，van Donkelaar A，Martin R V，et al. Estimates of global mortality attributable to particulate air pollution using satellite imagery[J]. Environ Res，2013，120：33-42.

[146] Stieb D M，Judek S，van Donkelaar A，et al. Estimated public health impacts of changes in concentrations of fine particle air pollution in Canada，2000 to 2011[J]. Can J Public Health，2015，106(6)：e362-e368.

[147] Wang Z，Liu Y，Hu M，et al. Acute health impacts of airborne particles estimated from satellite remote sensing[J]. Environ Int，2013，51：150-159.

[148] Hu Z. Spatial analysis of MODIS aerosol optical depth，PM2.5，and chronic coronary heart disease[J]. Int J Health Geogr，2009，8(1)：27.

[149] Banks J R，Brindley H E，Flamant C，et al. Performance of satellite dust retrievals over the West African Sahara during Fennec in June 2011[C]//The EGU General Assembly 2013. 2013.

[150] Madrigano J，Kloog I，Goldberg R，et al. Long-term exposure to PM2. 5 and incidence of acute myocardial infarction[J]. Environ Health Perspect，2013，121(2)：192-196.

[151] Loomis D，Grosse Y，Lauby-Secretan B，et al. IARC evaluation of the carcinogenicity of outdoor air pollution[J]. Environnement，Risques & Santé，2014，13(4)：347-352.

[152] 王培桦,沈洪兵,陈峰,等. 又生分析在基因-环境交互作用研究中的应用与意义[J]. 中华流行病学杂志,2005,26(1)：54-57.

[153] 顾东风.常见复杂性疾病的遗传学和遗传流行病学研究：挑战和对策[J].中国医学科学院学报,2006,28(2)：115-118.

[154] 夏果,廖芳芳,邹延峰,等. 基因与环境交互作用分析方法在复杂疾病研究中的应用[J]. 中国卫生统计,2009,26(1)：87-90.

[155] Manrai A K，Cui Y，Bushel P R，et al. Informatics and data analytics to support exposome-based discovery for public health[J]. Annu Rev Public Health，2017，38：279-294.

[156] 周继红,王正国,邱俊,等. 交通医学研究进展简述——第25届国际交通医学大会纪要[J]. 中华创伤杂志,2016,32(3)：286-288.

[157] Stewart R，Davis K. 'Big data' in mental health research：current status and emerging possibilities[J]. Soc Psychiatry Psychiatr Epidemiol，2016，51(8)：1055-1072.

[158] Grunebaum M F. Suicidology meets "big data"[J]. J Clin Psychiatry，2015，76(3)：e383-e384.

[159] Goode L. Alphabet's health division made a better smartwatch than Google could[EB/OL]. https：//www. theverge. com/2017/4/14/15305694/alphabet-verily-health-tracking-smartwatch-study-watch.

5 健康医疗大数据的发展方向

信息科技的迅猛发展,使得数据采集方式和数据来源大为扩展,数据存储与处理技术更加高效,数据量呈现爆发式增长、数据规模变得非常庞大、数据类型更加复杂多样。健康医疗是一个数据高度密集的行业,在今天,健康医疗已经迈进数据驱动的时代。据美国国际数据公司(IDC)预测,截至2020年,健康医疗数据量将达40万亿GB,是2010年的30倍。无论是卫生政策决策,还是传统意义上的检测、诊断、治疗、康复等健康医疗服务,或是近年来信息网络技术与传统的公共卫生、医疗服务、医疗保障、药品管理、计划生育、综合管理等六大业务的深度融合,以及"互联网+"健康医疗、精准医学、人工智能等新兴领域与健康相关的数据,均建立在对量化数据的生成、采集、挖掘和利用的基础上,其本质就是对健康数据的处理。

5.1 健康医疗大数据的资源化

数据的资源化是指大数据在企业、社会和国家层面成为重要的战略资源。健康医疗大数据的资源化既关系到医疗,更关系到民生。如表5-1所示,近年来,政府对健康医疗大数据管理与应用的重视程度越来越高,已将其纳入国家大数据战略布局。2016年,中共中央、国务院印发了《"健康中国2030"规划纲要》(以下简称《纲要》),健康医疗大数据行业已经起步发展,《纲要》中明确提出建立和完善全国健康医疗数据资源目录体系,全面深化健康医疗大数据在行业治理、临床和科研、公共卫生、教育培训等领域的应用。同年,国务院办公厅印发《关于促进和规范健康医疗大数据应用发展的指导意见》(国办发〔2016〕47号),要求顺应新兴信息技术发展趋势,规范和推动健康医疗大数据融合共享、开放应用,并明确提出建立全国健康医疗数据资源目录体系,制定分类、分级、分域的健康医疗大数据开放应用政策规范,稳步推动健康医疗大数据开放。

2016年4月—2017年6月,由当时的国家卫生计生委统一牵头组织,国家健康医疗大数据安全管理委员会(大数据办)统一监管的中国健康医疗大数据产业发展集团公司、中国健康医疗大数据科技发展集团公司和中国健康医疗大数据股份有限公司相继筹建,以国有资本为主体的三大健康医疗大数据集团,旨在通过健康医疗大数据应用促进优质医疗资源下沉到基层群众,努力提高人民群众获得感;通过健康医疗大数据支持三医联动、分级诊疗、异地结算和远程服务等,为深化医改注入新动力;通过健康医疗大数据应用发展,创新健康服务新业态,发展健康科技产品,推进覆盖第一、第二、第三产业的全健康产业链的发展,促进数字经济为国民经济增添新动能。

表 5-1　2009—2017 年国内出台的关于医疗信息化建设总体要求类相关政策

时间	部门	政　　　策	政策分类
2009	国务院	《关于深化医药卫生体制改革的意见》	
2010	卫生部	《3521 工程》	
2013	住建部	《关于开展国家智慧城市试点工作的通知》	整体指导
2013	卫生计生委	《关于加快推进人口健康信息化建设的指导意见》	
2015	国务院	《全国医疗卫生服务体系规划纲要(2015—2020 年)》	
2011	卫生部	《基于电子病历的医院信息平台建设技术解决方案(1.0 版)》	
		《电子病历系统功能应用水平分级评价方法及标准(试行)》	
2012		《健康中国 2020 战略研究报告》	医院信息化
2014	卫生计生委	《电子病历基本数据集》	
		《基于电子病历的医院信息平台技术规范》	
2012	国务院	《卫生事业发展"十二五"规划》	医药信息化
		《服务业发展"十二五"规划》	
2013	中共中央	《中共中央关于全面深化改革若干重大问题的决定》	
2014	卫生计生委	《居民健康档案医学检验项目常用代码》	区域信息化
		《基于居民健康档案的区域卫生信息平台技术规范》	
2015	国务院	《关于城市公立医院综合改革试点的指导意见》	
2015	国务院	《促进大数据发展行动纲要》	数据融合、使用及安全
2016	国务院	《关于促进和规范健康医疗大数据应用发展的指导意见》	
2017	卫生计生委	《"十三五"全国人口健康信息化发展规划》	

5.1.1　健康医疗大数据资源化的建设目标

5.1.1.1　建立"一个系统"

建立健康医疗大数据资源目录管理系统,基于统一数据模型、从多种用户视角对我国健康医疗大数据资源进行注册和管理,以规范的方式对各级各类卫生计生机构产生的各种信息资源进行标准化编目,对注册的资源目录元数据进行集中管理,促进跨机构、跨地域健康医疗大数据资源的共享、开放与应用。

5.1.1.2　提供"三类服务"

(1)资源共享服务:通过资源注册和查询,实现单一信息源对其他机构、部门的信息资源共享,从而解决信息的完整性和一致性问题。

(2)公共信息服务:通过资源查询与推送,实现对授权人提供完整个人健康医疗大数据信息或对社会公众提供公共健康医疗信息,从而解决信息的可及性和公开性问题。

(3)辅助决策服务:通过资源查询与调阅,实现多渠道健康医疗信息的采集、汇总、分析与综合应用,为行政管理部门提供多样、科学的决策信息。

5.1.1.3　解决"四大问题"

(1)依靠对资源目录的编目、注册和发布,解决"有哪些信息资源"的问题。

(2)依靠对资源目录的查询,解决"信息资源在哪里"的问题。

(3)依靠对资源目录的调阅和推送,解决"如何获取信息资源"的问题。

(4)依靠对资源目录的查询、统计、维护、监控,解决"信息资源的应用及管理"的问题。

5.1.2　健康医疗大数据资源化的建设内容

5.1.2.1　健康医疗大数据资源目录关键技术

健康医疗大数据资源目录体系以元数据库为核心,以资源目录分类模型和资源目录细目词表为基础,对全国各级各类卫生计生机构产生的各种健康医疗大数据资源进行分类注册与编目,并利用统一的资源目录管理系统进行资源管理、对外提供服务。

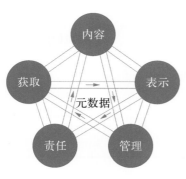

**图 5-1　健康医疗大数据信息资源
目录元数据库五维模型**

1)健康医疗大数据资源目录的元数据库模型

元数据是关于数据的数据,建立资源目录元数据标准是有效描述信息资源、实现信息资源高效发现和交流的基础。根据我国健康医疗大数据信息资源管理、应用的需求,综合吸收国外大数据资源目录体系构建元素,参考国内其他行业大数据资源归类方法,我国健康医疗大数据信息资源目录元数据库的构建应包括资源内容、资源表示、资源管理、资源责任和资源获取 5 个维度(见图 5-1),各维度元数据分类与元数据项如表 5-2所示。

表 5-2　五维模型元数据分类与元数据项设置

维度	元 数 据 分 类	元 数 据 项
资源内容	题名	信息资源名称
	主要内容的摘要	资源内容简介
	主题词及主题类别	关键词、数据所属业务类型
	资源相关信息	数据库名称、核心数据库表内容
	覆盖范围及空间占用信息	数据覆盖范围、数据量
资源表示	将此条记录与其他记录区别开的标志	数据主索引
	将此数据项与其他数据项区别开的标志	数据标识
	记录资源的文件格式和类型	数据资源格式、数据资源类型
	信息管理系统与数据库信息	信息系统名称、信息系统功能、信息系统架构类型、使用何种数据库系统
	系统使用时间	使用时间
资源管理	安全测评信息	安全等级测评
资源责任	管理人员信息	信息负责部门、联系人、联系电话
资源获取	数据来源描述	数据可获得性描述
	数据获取的限制，如收费、网络情况等	自评价情况
	数据来源、数据采集频次、数据采集起止时间	数据共享范围、数据使用方式、数据分析利用部门、可获得数据链接
	是否向数据使用者收费、系统运行网络	数据安全情况自评价、隐私管理情况自评价、数据质量情况自评价

2）健康医疗大数据资源的分类模型

为加强卫生信息化的顶层设计和卫生计生的资源整合，加强统筹规划和管理，2014年，国家卫生计生委制定了资源整合顶层设计规划——"4631-2 工程"，即建设国家级人口健康管理平台、省级人口健康信息平台、地市级人口健康区域信息平台、区县级人口健康区域信息平台等 4 级卫生信息平台，支撑公共卫生、医疗服务、医疗保障、药品管理、计划生育、综合管理等 6 项业务应用，构建电子健康档案数据库、电子病历数据库、全员人口个案数据库 3 大数据库，建立 1 个融合网络——人口健康统一网络，加强人口健康信息标准体系、信息安全防护体系 2 个体系建设。

在此基础上，2016 年，国家健康医疗大数据资源目录与标准体系研究项目工作组确定了《健康医疗大数据资源分类框架》，将健康医疗大数据资源进行分类，分为类目、亚目和细目 3 个层次（见图 5-2）。

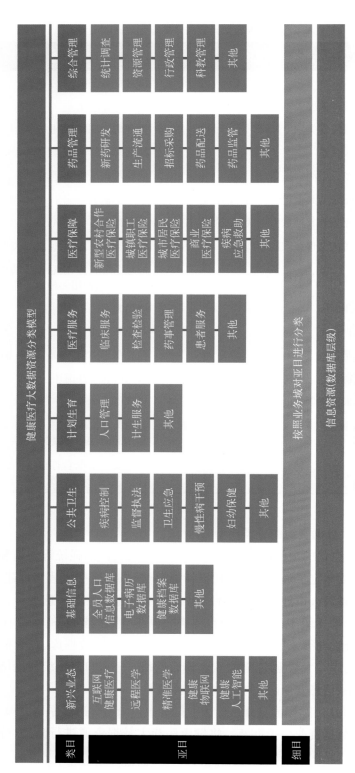

图 5-2　健康医疗大数据资源分类模型

类目包括基本业务类 6 个（公共卫生、计划生育、医疗服务、医疗保障、药品管理和综合管理）、基础信息类 1 个（全员人口信息数据库、电子病历数据库和健康档案数据库）和新兴业态类 1 个（移动通信、云计算、物联网和人工智能等新兴技术），共 8 个大类。

亚目是根据各类目领域的特点，按照业务内容的组成部分或业务流程的先后顺序进行分类，并对每个类目都增加"其他"项作为兜底项。

细目的初步编制是通过面向国家级卫生计生部门、省级卫生计生部门和部分大型医院开展资源调查，将调查数据进行清洗、拆分、归并后逐一规范化命名形成，这将是一个逐步完善的过程。

通过健康医疗大数据资源目录管理系统实现大范围注册后，才可能逐步编目完成一个较为全面、科学的资源目录细目。

3）健康医疗大数据资源目录的编码模型

依据我国《卫生信息标识体系对象标识符编号规则》和《卫生信息标识体系对象标识符管理注册管理规程》，我国健康医疗大数据资源的根目录为 2.16.156.10011.2.100，并分别对类目（2 位码）、亚目（2 位码）、细目（4 位码）和信息资源（10 位码）进行编码（见图 5-3）。

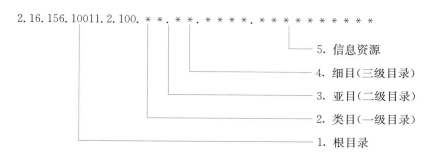

图 5-3　我国健康医疗大数据信息资源目录编码模型

4）健康医疗大数据资源目录的管理系统

健康医疗大数据资源目录管理系统是全国性、常态化开展健康医疗大数据资源管理、共享与应用的重要支撑，系统建设应以数据资源的注册与管理为基础，以共享应用需求为导向，兼顾系统的安全性、可靠性、规范性、可维护性和可扩展性，实现我国健康医疗大数据资源的综合利用与共享，具体内容如下。

（1）依据元数据标准，利用资源目录元数据库提供元数据管理，依据资源分类标准和资源编码规则构建和维护信息资源数据库，并从应用的角度分别建立资源目录和服务目录，为健康医疗大数据资源的共享与应用提供标准化的数据基础。

（2）对外实现健康医疗大数据资源注册、发布、查询、调阅、推送等功能，对内实现健康医疗大数据资源编目、目录维护、主题统计、共享监测等功能。

（3）功能层各种功能点支撑健康医疗大数据资源目录管理系统提供资源共享、公共信息和辅助决策三类服务，并通过外部网站门户将不同功能和服务进行集成，以统一的界面呈现给用户，通过内部管理系统实现对健康医疗大数据资源的全面管理和对目录管理系统的优化配置。

我国健康医疗大数据资源目录管理体系采用两级架构，分为国家级资源目录中心和省级资源目录中心。省级资源目录中心注册和管理的信息资源需及时向国家级数据资源目录中心注册，保持国家级数据资源目录的完整性（见图 5-4）。

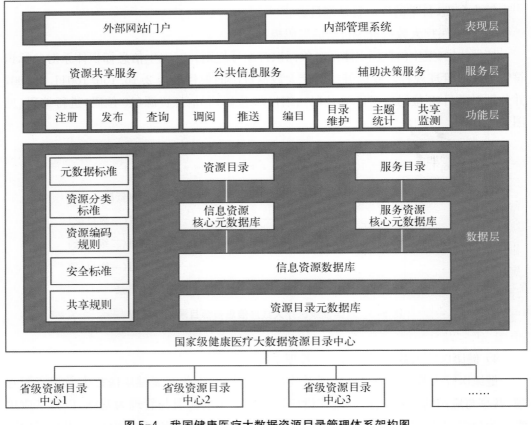

图 5-4　我国健康医疗大数据资源目录管理体系架构图

5.1.2.2　健康医疗大数据资源目录的管理制度与标准建设

管理制度是保证健康医疗大数据资源目录体系持续、有效、规范运行的基础，应包括如下部分。

（1）健康医疗大数据资源管理与共享相关的行政制度：如资源注册登记制度、分级管理制度和共享规则等。

（2）健康医疗大数据资源目录体系的专项管理制度：如资源目录体系的统筹规划管理、测评管理制度，不同目录层级管理部门之间的信息交换、共享、协调制度和系统维护管理要求等。

（3）健康医疗大数据资源目录的标准体系：从资源目录的框架、技术、数据、分类、编码等多个方面，提出资源目录标准体系并研究制定相关标准，规范化、标准化开展健康医疗大数据资源目录的共享与应用工作。

（4）健康医疗大数据标准体系：在我国健康医疗信息标准体系概念模型和标准体系框架的基础上，依托我国医疗卫生领域在数据资源标准化方面取得的诸多成果，研究借鉴国内外制定的大数据标准体系框架，结合"十三五"以来我国健康医疗大数据资源共享开放和深化应用的需求及卫生业务域数据表达的标准化需求，有序研究制定健康医疗大数据标准体系框架和具体标准，以信息标准为抓手，从数据、技术、安全、管理等多个角度规范健康医疗大数据行业的发展。

5.2 健康医疗大数据的融合共享

"十二五"期间，我国初步建立了全员人口信息、电子健康档案、电子病历等数据库，全国有 27 个省（区、市）建立了省级人口健康信息平台，连同 44 家委属管医院分别与国家平台实现联通。逐步建立了涵盖艾滋病、结核病等 22 个疾病监测的传染病疫情网络直报系统和覆盖 13.7 亿人口的全员人口个案数据库。发布人口健康行业信息标准 102 项。2017年，国家卫生计生委（现国家卫健委）印发《"十三五"全国人口健康信息化发展规划》（国卫规划发〔2017〕6 号），要求在依法加强安全保障和隐私保护的前提下，稳步推动人口健康医疗大数据资源共享开放。依据国家卫生计生委的统一部署，按照"以人为本、创新驱动、规范有序、安全可控、开放融合、共建共享"的原则，"十三五"期间，我国健康医疗大数据资源管理工作必将取得突破性进展，逐步实现健康医疗大数据的融合共享、开放应用。

5.2.1 健康医疗大数据融合共享的信息安全

对于健康医疗数据，目前无论是主管部门还是卫生健康机构，大都把注意力放在如何保障信息系统及系统内信息的安全，目标是使信息或信息系统免受未经授权的访问、使用、披露、破坏、修改、销毁等，也就是保障信息安全中经典的 CIA 三性：保密性（confidentiality），即信息不被泄露给未经授权者的特性；完整性（integrity），即信息在存储或传输过程中保持未经授权不能改变的特性；可用性（availability），即信息可被授权者访问并使用的特性。

数据共享和开放之所以难做，不是因为大家看不到开放共享的好处，而在于健康医疗数据大多数是"能够识别公民个人身份和涉及公民个人隐私的电子信息"，这样的数据一旦开放共享，必然存在个人身份和隐私信息泄露的风险。如何在共享和开放中做到趋利避害，是我国发展健康医疗大数据应用必须克服的关口。

5.2.1.1 英国健康医疗大数据平台 care.data 的经验教训

2012年，英国通过了《医疗和社会保健法案》(*Health and Social Care Act*)，规定由医疗和社会保健信息中心(Health and Social Care Information Centre，HSCIC)向家庭医生(general practitioner，GP)收集其掌握的健康医疗数据，再由 HSCIC 负责对外的数据开放利用。

2013年，健康医疗大数据平台 care.data 正式启动，由英国国家医疗服务体系(National Health Service，NHS)指导 HSCIS 从公立医疗机构和家庭医生处收集医疗数据，建立国家级数据库，同时，允许 NHS 和符合条件的私营公司对数据进行研究(见图5-5)。该平台期待通过数据资源的统一归口、共享、分析实现以下目标：① 更好地认识病患，研发药物和治疗方式；② 认识公共卫生和疾病的发展趋势，保障每个人享有高质量的服务；③ 在有限预算中更好地分配医疗资源；④ 监控药物和治疗的安全状况；⑤ 比较全国各区域的医疗质量。

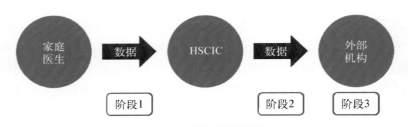

HSCIC—医疗和社会保健信息中心。

图5-5 英国 care.data 健康医疗大数据平台流程图

可以说，care.data 从诞生之日起就被寄予厚望，然而2016年7月6日，NHS 决定从即日起停止 care.data 计划。究其停摆原因，主要是在实际运作过程中存在三方面的信息安全问题。

（1）共享环节：没能尊重各相关方的诉求和立场，更缺乏充分、有效的沟通和宣传。根据《医疗和社会保健法案》，项目采用的默认加入模式在一定程度上剥夺了民众的自主选择权；家庭医生具有法律义务保护患者数据的保密性和安全性，这与必须按照要求将数据传输至 HSCIC 之间具有与生俱来的矛盾；民众和家庭医生不清楚 HSCIC 会将数据提供给谁以及数据会被如何使用。

（2）开放环节：没能对外明确数据开放的规则、流程，有意或无意的遮遮掩掩使各方疑问丛生。尽管 care. data 计划反复强调,收集和共享的数据经过了匿名化或伪匿名化处理,数据无法回溯到个人,不存在隐私泄露的担忧。然而实际上,在大数据环境下,数据很可能经过组合、挖掘,可以重新识别出个人。同时,数据集中存储反而导致遭破坏、窃取、泄露等安全风险的上升。

(3)利用环节:未能清晰界定数据共享开放的用途,始终回避 HSCIC 是否会出售数据盈利,是否允许商业机构获取数据以及获取后是否会以此盈利,在媒体曝光之后才被动应对。

5.2.1.2 我国健康医疗大数据融合共享的信息安全问题

我国同样面临健康医疗大数据融合共享过程中的信息安全风险,至少现阶段在数据共享、开放、利用等规则层面,我国同样没有太多的考虑和制度设计。2017 年,当时的国家卫生计生委印发的《"十三五"全国人口健康信息化发展规划》(以下简称《规划》)明确指出:"信息资源管理、个人隐私保护、行业与市场监管等方面的政策法规问题日益凸显;信息安全防护体系亟待完善;网络安全防护难度骤增,信息安全监管制度和体系亟须进一步加强。"

但是,信息安全和个人隐私到底该如何保护,在 2014 年国家卫生计生委印发的《人口健康信息管理办法(试行)》(以下简称《办法》)、2016 年国务院印发的《关于促进和规范健康医疗大数据应用发展的指导意见》(以下简称《意见》)以及 2017 年《规划》中更多的是采用了一种原则性的表述。例如,《意见》提出要建设"统一权威、互联互通的人口健康信息平台",那么医院向平台提供数据之前,是否需要征求患者同意?《办法》规定"人口健康信息的利用应当以提高医学研究、科学决策和便民服务水平为目的",那么药企申请使用数据用于研发新药,是否符合规定?《办法》规定"涉及保密信息和个人隐私信息,不得对外提供",其中"对外"该如何理解? 是否意味着医疗系统之外的机构和个人,包括大学、科研机构等都不能利用该数据?《规划》中的"实现数据集中权威监督、授权分级分类分域管理",其中"授权分级分类分域"的标准和内容分别是什么? 相关法律依据在哪里? 信息安全和个人隐私,是发展大数据利用的两大前提。前者已经引起了各方面的关注。而对后者的保护,更多地要体现在数据共享、开放、利用的过程中,也应获得各界足够的重视。在发展健康医疗大数据应用时,两者应当并重、并行,才能获得普遍支持。

5.2.1.3 我国健康医疗大数据融合共享的信息安全策略

(1)坚持网络安全与信息化工作同谋划、同部署、同推进、同实施,加快制定人口健康信息化和健康医疗大数据管理办法等法规、政策、制度,加大技术保障力度,强化信息安全管理。

(2)按照相关政策、法规要求,贯彻国家信息安全等级保护制度、分级保护制度和信息安全审查制度,完善安全管理机制。

（3）制定人口健康网络与信息安全规划及健康医疗大数据安全管理办法，加快健康医疗大数据安全体系建设，制定标识赋码、科学分类、风险分级、安全审查规则，落实《卫生计生行业国产密码应用规划》，推进国产密码在安全体系中的应用。

（4）定期开展网络安全风险评估，强化容灾备份工作，完善安全保障体系和运行维护方案，提高行业整体网络安全事件监测及动态感知能力。

（5）完善涉及居民隐私的信息安全体系建设，实现信息共享与隐私保护同步发展，确保系统运行安全和信息安全。

5.2.2　健康医疗大数据的共享开放

5.2.2.1　我国健康医疗大数据共享开放存在的问题

1）资源统筹和整合利用不足

近年来，我国健康医疗领域已基本融合信息技术，拥有涵盖 90 余万家医疗机构的信息库，超过 20％的医院拥有以电子病历为核心的信息化管理系统。但是，由于每个医疗机构的医疗信息标准不尽相同，存在重复建设、分散建设和多头管理、多头采集、多系统并立等问题，"信息孤岛""信息烟囱"依然存在，主要体现在 3 个层面。

（1）数据仅限于在某个医疗卫生机构的信息系统中流转，无法与其他医疗卫生机构的数据互联互通。

（2）数据仅限于在健康医疗行业中实现聚合，未打破卫生健康、工信、民政、公安、社保、环保、食品药品监管等部门的壁垒，做到跨部门数据互联共享。

（3）数据仅限于在公共部门内流转，未实现与可穿戴设备、智能健康电子产品、健康医疗移动应用等产生的数据资源对接。

2）数据质量良莠不齐

当前，我国健康医疗大数据的术语代码类标准不健全，相关标准执行不到位，主要体现在 5 个层面。

（1）疾病诊断编码、临床医学术语、检查检验规范、药品耗材应用编码、数据交互接口等相关代码标准还不健全。

（2）缺乏涵盖数据、技术、管理、安全等方面的人口健康信息化和健康医疗大数据标准规范体系。

（3）基础资源信息、全员人口信息、电子健康档案、电子病历数据等标准和技术规范还不够完善。

（4）数据采集标准机制、数据质量保障机制、数据优化治理机制以及标准应用管理机制还不规范。

（5）可信医学数字身份、电子实名认证、电子证照数据访问控制等数字身份管理等尚缺乏，难以做到服务管理留痕可溯。

3）信息化水平区域发展不平衡

边远、贫困地区的关键信息基础设施薄弱，人口健康信息化自主创新能力和对国家经济增长的拉动作用有待提升。

5.2.2.2 我国健康医疗大数据共享开放的发展策略

1）构建统一权威、互联互通的人口健康信息平台

依托国家电子政务外网，统筹公共基础设施和统一数据共享交换，合理构建标准统一、融合开放、有机对接、授权分管、安全可靠的国家、省、市、县四级人口健康信息平台，实现对全国人口健康信息的深度挖掘和统计分析，支撑人口健康管理和决策以及跨区域、跨业务领域信息共享和业务协同。推进互联互通信息标准落地应用，消除信息壁垒，畅通部门、区域、行业之间的数据共享通道，探索社会化健康医疗大数据信息互通机制，实现健康医疗大数据在平台集聚、业务事项在平台办理、政府决策依托平台支撑。

2）有序推动人口健康信息基础资源大数据开放共享

（1）全面推进全员人口信息数据库建设，实现全员人口信息的预警监测和动态管理，为促进人口与经济社会、资源环境全面协调和可持续发展提供决策依据。

（2）全面推进电子健康档案数据库建设，不断提升公共卫生和基层医疗卫生应用服务水平，满足居民个人健康档案信息查询需求、增强居民自我健康管理能力，提高全民健康水平。

（3）全面推进电子病历数据库建设，以中西医电子病历为核心，依托医院信息平台实现医院内部信息资源整合，通过区域信息平台，实现居民基本健康信息和检查检验结果等医疗机构之间信息实时更新、互认共享。

（4）在三大数据库基础上，加强基础资源信息数据库和健康医疗大数据中心建设，逐步实现医疗机构、医护人员、应急救治、医疗设备、药品耗材、健康管理、产业发展和信息服务等健康医疗基础数据和公共信息资源的集聚整合。

（5）建立统一规范的国家人口健康医疗大数据资源目录体系，按照一数一源、多元校核的原则，实现数据集中权威监督、授权分级分类分域管理，在依法加强安全保障和隐私保护的前提下，稳步推动人口健康医疗大数据资源共享开放。

3）完善人口健康信息各类基础业务应用系统

统筹完善公共卫生、计划生育、医疗服务、医疗保障、药品供应、综合管理等信息系统，建立健全行业管理、健康服务、大数据挖掘、科技创新、文化发展、疾病防控、健康教育、妇幼健康、食品安全、血液管理、综合监督、卫生应急、药物政策、信息宣传、中医药管理等覆盖全行业、涉及健康医疗大数据全产业链的所有信息系统，基于人口健康信息平台建立数据集成、互联互通、业务协同、开放共享的业务系统，促进医疗、医保、医药信息联动，实现人口健康信息化和健康医疗大数据各类基础业务应用系统的协同共享。

4）健全统一的人口健康信息化和健康医疗大数据标准体系

（1）建立完善统一的疾病诊断编码、临床医学术语、检查检验规范、药品耗材应用编码、数据交互接口等相关标准，健全涵盖数据、技术、管理、安全等方面的人口健康信息化和健康医疗大数据标准规范体系，修订完善基础资源信息、全员人口信息、电子健康档案、电子病历数据标准和技术规范，完善标准应用管理机制，推动信息标准应用发展。

（2）加强大数据质量体系建设，规范数据采集，保障数据质量，优化数据治理。

（3）推进网络可信体系建设，强化健康医疗大数据应用发展所需的数字身份管理，建设全国统一标识的医疗卫生人员、医疗卫生机构电子证照和数字认证体系，实现可信医学数字身份、电子实名认证、电子证照数据访问控制，积极推进电子签名应用，推动建立服务管理留痕可溯、诊疗数据安全运行、多方协作参与的健康医疗管理新模式。

5）促进人口健康信息化服务体系协同应用

（1）依托区域人口健康信息平台，实现对公共卫生网底数据的规范采集、传输、存储和分析应用，加强信息共享和服务协同体系、医保业务协同体系、药品管理业务协同体系、计划生育业务协同体系、综合监管业务协同体系等公共卫生业务协同体系建设。

（2）提升现代化医院信息治理能力，加快医院临床信息系统与管理信息系统的深度融合，逐步扩大和规范数据采集范围，保障数据质量，实现基于医院信息平台的信息系统集成与数据统一管理。

（3）鼓励各类医疗卫生机构、相关研究机构加强健康医疗大数据采集、存储，统一上报并规范接入国家健康医疗大数据中心，加强应用支撑和运维技术保障，打通数据资源共享通道，规范健康医疗大数据应用，推动健康医疗大数据资源开放共享。

6）推进健康医疗大数据临床和科研应用

（1）依托现有资源建设一批临床医学数据示范中心，集成基因组学、蛋白质组学等国家医学大数据资源，构建临床决策支持系统。

（2）加强疑难疾病和慢性病管理等重点方面的研究，强化人口基因信息安全管理，推动精准医疗技术发展。

（3）围绕重大疾病临床用药研制、药物产业化共性关键技术等需求，建立药物不良反应预测、创新药物研发数据融合共享机制，建立以基本药物为重点的药品临床综合评价体系。

（4）充分利用优势资源，优化生物医学大数据布局，依托国家临床医学研究中心和协同研究网络，系统加强临床和科研数据资源整合共享，提升医学科研及应用效能。

7）强化人口健康信息化与大数据风险预警和决策应用

（1）利用现有的健康医疗大数据资源，采用先进的信息通信、数据融合及地理空间技术，强化突发公共卫生事件监测预警、紧急医学救援、综合指挥调度能力。

（2）以居民健康档案整合慢性病管理信息，强化动态监测与监管，实现数据交换和信息共享。

（3）加强重症精神疾病患者危险行为预警评估分析，完善传染病监测预警机制，加强流行病学分析、疫情研判和疾病预防控制。

（4）推进妇幼保健与计划生育服务管理资源整合与业务协同，实现妇女、儿童全生命周期医疗保健服务跨区域动态跟踪管理。

（5）构建国家和省、市食品安全风险监测信息系统，实现食源性疾病信息的实时上报，形成网络互联、信息共享的食品安全风险监测数据库。

8）培育健康医疗大数据发展新业态

（1）加强数据存储清洗、挖掘应用、安全隐私保护等关键技术攻关。

（2）鼓励社会力量创新发展健康医疗大数据，促进健康医疗业务与大数据技术深度融合，加快构建健康医疗大数据产业链，大力推进健康与养老、旅游、互联网、健身休闲、食品、环保、中药等产业融合发展。

（3）发展居家健康信息服务，规范网上药店和医药物流第三方配送等服务，推动中医药养生、健康管理、健康文化等产业发展。探索推进智能健康电子产品、健康医疗移动应用等产生的数据资源规范接入人口健康信息平台。

（4）充分发挥人工智能、虚拟现实、增强现实、生物三维打印、医用机器人、可穿戴设备等先进技术和装备产品在人口健康信息化和健康医疗大数据应用发展中的引领作用，推动新产品、新技术在以全息数字人为愿景，集计算机深度学习技术、疾病预防、卫生应急、健康保健、日常护理中的应用，促进由医疗救治向健康服务转变，实现以治疗为中心向以健康为中心的转变。

9）构建"互联网＋健康医疗"服务新模式

（1）引导优质医疗资源下沉到基层、到农村、到家庭，鼓励社会力量参与，整合线上线下资源，依托健康医疗大数据，规范和促进健康医疗新模式形成、发展和应用，大力推进互联网健康咨询、网上预约分诊、移动支付和检查检验结果查询、随访跟踪、健康管理等服务应用。

（2）利用新兴信息技术支持就医流程优化、人工智能辅助诊断等医疗服务模式创新，建立医院、社区、公众三者共同参与的健康管理模式，建设适应居民多层次健康需求、上下联动、衔接互补的健康医疗大数据应用服务体系，健全慢性病患者、专病患者、健康、亚健康人群的授权分级分类分域管理体系和规范，为建成面向全体居民、覆盖全生命周期的健康医疗大数据监控管理和疾病预防体系提供支撑。

（3）实施以远程医疗服务为核心的健康中国云服务计划，构建健康医疗大数据服务集成平台，开启远程医疗服务新模式，提供远程会诊、远程影像、病理结果、心电诊断服务，健全检查结果互认共享机制，向全体居民提供优质、便捷、高效、公平的基本医疗和健康服务提供支撑。

10）打造信息化助力分级诊疗就医新秩序

加强基层人口健康信息化建设，推动健康医疗大数据应用，落实基层首诊制度，支持双向转诊服务，强化社会监督，为居民提供方便可及、优质高效的服务，进一步拓展基层卫生信息系统中医学影像、远程心电、实验室检验等功能，推广基层医疗智能诊断系统，通过引入成熟度较高且适应基层医疗机构的智能诊断系统，并与基层卫生信息系统集成应用，切实提升基层服务能力和医务水平，逐步实现"首诊在基层、大病去医院、康复回社区"的新型医疗秩序，为推动分级诊疗制度落地奠定坚实基础。

11）推广区域人口健康信息化和大数据应用试点示范

推广居民健康卡普及应用，促进和完善区域内健康医疗大数据信息共享、业务协同，创新资源集约、流程科学、服务规范的卫生健康服务模式，方便居民获得优质高效的医疗卫生服务，培养居民健康管理理念，改善看病就医感受，健全以内部管理、外部监管、绩效考核、政府补偿为核心的监管体系，形成全国整体示范效应。加大政策支持扶持力度，积极开展健康医疗大数据工程建设试点。同时，在全国选择 10 个设区的市和 100 个县开展"十市百县"区域人口健康信息化建设试点活动，及时总结试点经验，推广扩大成功做法和实际效果。

12）全民健康保障信息化工程

（1）以基础资源信息、全员人口信息、居民电子健康档案和电子病历四大数据库为基础，建设公共卫生管理、医疗健康公共服务、基本药物制度运行监测评价、卫生服务质量与绩效评价、人口统筹管理和综合管理等业务应用系统，实现互联互通、业务协同。

（2）加快推进省统筹区域人口健康信息平台建设，按照平台功能指引要求，加强信息共享，提高重大疾病防控和突发公共卫生事件应急能力以及妇幼健康服务管理、综合监督和公众健康保障水平，实现全国上下联动、"三医"业务协同。建立覆盖全国医疗卫生机构的健康传播和远程教育视频系统。

（3）推动完善全球公共卫生风险监测预警决策系统，建立国际旅行健康网络，为出入境人员提供旅行健康安全保障服务。

13）健康医疗大数据应用发展工程

（1）加强国家健康医疗大数据中心及产业园建设试点，研究制定政府支持政策，从财税、投资、创新等方面对健康医疗大数据应用发展给予必要支持。

（2）推广运用政府和社会资本合作（PPP）模式，鼓励和引导社会资本参与健康医疗大数据的基础工程、应用开发和运营服务。

（3）鼓励政府与企事业单位、社会机构开展合作，探索通过政府采购、社会众包等方式，实现健康医疗大数据领域政府应用与社会应用相融合。

（4）发挥已设立的有关投资基金的作用，充分激发社会资本参与热情，鼓励创新多元投资机制，健全风险防范和监管制度，支持健康医疗大数据应用发展。

（5）加强人口与家庭大数据的集成分析研究，服务人口发展综合决策。

14）基层信息化能力提升工程

（1）围绕支持公共卫生、基本医疗、基本药物配备使用等基本医疗卫生服务业务，规范基层医疗卫生机构内部管理、医疗卫生监督考核及远程医疗服务保障互联互通等重要功能，不断加强基层人口健康信息化建设，继续加大投入，提高人员素质，夯实发展基础，努力提升基层服务质量和效率。

（2）完善基层信息管理系统，加强基层标准化应用和安全管理，延伸放大医疗卫生机构服务能力，促进"重心下移、资源下沉"。

（3）坚持以家庭医生签约服务为基础，推进居民电子健康档案和居民健康卡的广泛使用，基本实现城乡居民拥有规范化的电子健康档案和功能完备的健康卡，推动实现人人享有基本医疗卫生服务的医改目标。

15）智慧医疗便民惠民工程

（1）在全国选择一批基础条件好、工作积极性高、信息安全防范有保障的医院开展示范建设。

（2）以新兴信息技术为基础，明确智慧医疗服务内容，加快医院信息化基础建设，实施国民电子健康信息服务计划，完善居民健康卡应用受理环境，依托医院信息平台应用功能指引，完善基于电子病历的医院信息平台功能，重点完善基于新兴信息技术的互联网健康咨询、预约分诊、诊间结算、移动支付和检查检验结果查询、随访跟踪等服务，为预约患者和预约转诊患者优先安排就诊，全面推行分时段预约。

（3）通过信息技术促进医疗健康服务便捷化程度大幅提升，远程医疗服务格局基本形成。

（4）普及临床决策支持系统、智能机器人等数字化医学工具在医院中的应用，提升医院信息化水平和服务能力。

（5）发挥互联网优势，推进生育证明、流动人口服务管理证明、出生医学证明、医疗卫生机构注册等电子化管理。

16）健康扶贫信息支撑工程

（1）推动建立农村贫困人口因病致贫、因病返贫个案信息库和动态管理信息系统。通过人口健康信息化建设，加强贫困人口数据采集和筛查，实现对因病致贫、因病返贫的家庭、患者和病种精准识别全覆盖。

（2）加大健康扶贫脱贫信息支撑力度，优先为贫困人口建立动态管理的电子健康档案和居民健康卡，实现身份识别、授权确认、信息归集、安全认证和金融应用等功能，支撑贫困人口家庭医生签约服务开展，逐步实现基本医保、大病医保、医疗救助和社会慈善救助资金"一站式"结算，为实施"大病集中救治一批、重病兜底保障一批、慢性病签约服务一批"提供信息支撑，将健康扶贫落实到人、精准到病，提升贫困地区和贫困人口共享优质医疗资源健康服务的水平。

5.3 健康医疗大数据下的新兴医疗模式

基于健康医疗大数据,未来的医疗健康服务模式将发生改变,个体的自我健康管理将位于卫生体系中最核心的位置,上层的服务提供、支付体系、患者教育等相关体系建设都需要按这个目标来设计,从而充分发挥个体和家庭的主动性并提高其健康管理的能力。疾病管理的成效,体现在医疗卫生服务成本的降低,更体现在全民健康水平的提高,以及生活质量的提高。

5.3.1 精准医疗服务模式

复杂的疾病机制和不断深入的医学研究为未来的医学实践提供了越来越个性化的选项:根据癌症患者的基因特性可以预测某个药物对于这个个体是否有作用;计算机影像技术可以为冠状动脉阻塞的患者提供个性化的植入支架设计;再生医学和干细胞技术能够利用自体细胞替换或者再生相应的组织。这些技术已经不再是科幻小说的内容,而是正在阔步进入临床实践。特别是基因测序技术的成熟和成本的迅速降低,将给医疗卫生服务带来全新的境界。在之前许多临床过程中依赖试错的方式判断药物或者疗法的有效性,其中的风险必须由患者承担,而分子层面许多知识的建立,会将某些药物为什么只对特定人群有疗效清晰地告诉我们,这样就可以有针对性地提供治疗方案。同时,基于大数据的个性化诊疗决策支持提供了个性化医学的另外一个途径,结合两者来铺就个性化医学之路是今后医学信息学发展的重要趋势。个性化知识的成熟以及个性化检查和检测技术的可及性提高,为个性化知识在临床应用提供了前提,但是这样的知识的应用和知识的转化依然面临挑战。

5.3.2 慢性病持续管理服务模式

慢性病不但影响人的生活质量,同时也是医疗卫生服务最大的负担,更是致命的主要因素(在美国 70％的死亡是由于慢性病)。对于许多慢性病患者,以糖尿病患者为例,在其院外的日常生活中血糖控制才是影响其健康的关键问题,而在传统的医疗服务模式中,只有当患者出现了严重的酮症或者并发症时才会进医院,而且出院之后患者又处于一种无监管的状态。国外存在相对成熟的家庭医生制度,可提供院外延伸的慢性病管理服务,而目前我国的家庭医生制度还没有成型,这已成为目前我国医疗服务体系的一个重要短板。

目前,我国在院外医疗卫生服务上存在严重不足。一位内分泌科临床专家曾经说过:"我做了这么久的医生了,每天看很多患者。由于专业和病种的原因,我越来越没有成就感,只有挫败。我的患者大多是治不好的,只能控制,而他们离开医院,我就管不到他们了。几个月下来,半年下来,他们回来看病,一次比一次糟糕,他们自己也不知道发生了什么,我也管不到。从我这里出去一个,这个名单上就加一个,每天积累。无助、无奈、挫败,加上现在压抑的医疗环境,想辞职了。"

通过这段话可以对现有疾病管理模式的弊端了解一二,疾病管理模式的创新是医患共同的愿望。探索创新的服务模式,解决现有服务模式的不足,需要医保政策倾斜,让医疗机构在这些特定慢性病上能够外延服务,构建专职的慢性病院外服务中心,培养专业的疾病管理服务人员,发展相关的数字化医疗、移动医疗和智慧医疗技术,满足这些特定慢性病管理的多方面需求:可以获得患者当前的疾病评估;可以获取患者的历史就医记录;可以在线同患者进行沟通或者干预;可以指导患者合理就医;可以让患者充分了解自己的状况以及相关的干预手段。

5.3.3　个体主动健康服务模式

健康自主管理可以定义为个体为自身健康所做的决策和行为。健康自主管理是使其个人和家庭认识其疾病、了解相关干预措施和形成健康行为模式的关键。

通过健康自主管理将个性化的医学知识正确地介绍给患者,提供有针对性的疑问解答,记录和监督患者的行为,使其对遵循相关的治疗方案和健康生活行为做出更好的选择,这将大大降低因缺少健康管理带来的患者不断入院以及由此带来的额外医疗费用支出。而且从长远来看,多数慢性健康问题都有长期生活因素的影响,而有效控制目前占据主要地位的慢性疾病问题,从预防出发要比治疗更有效。

健康自主管理的核心在于提高个体的医学知识、技能以及健康自主管理的信心。目前有很多面向大众的在线医学知识库,这些知识库成为个体获取知识的主要源泉,这种类型的知识运行于全世界任何地方,任何人在任何时间均可查询。基于这些知识,往往可以缩小患者与医生之间的知识差距。相比通用的知识库,面向特定健康问题的知识库对于健康自主管理的意义更为显著,多个国家面向糖尿病患者开展的在线知识库和管理支持项目也都验证了其效果。健康自主管理正在成为全民健康保障的重要手段。

5.3.4　患者参与的医疗服务模式

虽然在很多人的意识中社交网络仅仅是年轻人的玩意儿,但是不可否认的是,这种社交方式将会对社会行为方式产生革命性的影响,当然也会对患者与患者、患者与医疗机构以及医疗人员之间的交互产生巨大的影响。最简单的影响就是,患者会选择哪个医院和哪个医生,之前都是通过多方打听得到的消息,如今在线就可以获得相应的信息。而社交网络的出现将会跨越空间限制,把许多被共同健康问题困扰的群体紧密联系在一起,他们可以评价某个医院或医生,可以推荐某个药品或者讲述药品使用中的问题,描述自身健康状态的变化,这些比之前的患者教育要丰富得多、生动得多,更容易影响患者的健康行为。一份研究显示 1/3 的美国成年人利用网络寻求健康问题的答案,另外一个调查显示 51% 的患者认为通过数字通信方式获取医疗服务感觉更被重视,同时 41% 的人认为社交网络会影响他们选择医疗机构和医生。目前已经出现一些专业的面向医疗健康的社交网络,如 Patient Like Me(http://www.patientslikeme.com/)。

5.4 人工智能技术在健康医疗大数据中的应用

5.4.1 人工智能技术的发展

随着人工智能相关技术的发展和计算机性能的提升,使得对数字化临床数据进行分析成为可能。利用人工智能方法分析医疗大数据被认为能够在发现新的医学知识、调动患者及亲属在医疗中的积极性等方面发挥巨大作用,因此,对其应用的研究已经成为热点。

检索 2006—2015 年间发表于 7 种影响因子(IF)大于 1.5 的国际医学信息学核心期刊(JAMIA、JBI、IJMI、AIIM、CMPB、BMC MIDM、JOMS)的相关文献,通过关键词对比分析,发现 2010 年前后医学信息学文献热点关键词已经发生改变(见表 5-3),2010 年以后许多关键词与人工智能相关,这也印证了医学信息学的研究热点已经转到人工智能方面。

表 5-3　医学信息学文献热点关键词对比

时 间	热 点 关 键 词
2006—2009 年	software(软件);computer-assisted diagnosis(计算机辅助诊断);computers(计算机);expert systems(专家系统);information systems(信息系统);intelligence(智能);computer simulation(计算机模拟);microcomputers(微型计算机);neurological models(神经系统模型);algorithms(算法);computer-assisted decision making(计算机辅助决策支持);psychological models(心理学模型);theoretical models(理论模型);computer-assisted instruction(计算机辅助教学);comparative study(比较研究);decision making(决策支持);biological models(生物学模型);intelligence tests(智力测试);medical records(医学记录);cognition(认知);problem solving(问题求解)…
2010—2015 年	algorithms(算法);reproducibility of results(结果重现性);sensitivity and specificity(敏感性和特异性);comparative study(比较研究);computer simulation(计算机模拟);automated pattern recognition(自动模式识别);computer-assisted image interpretation(计算机辅助图像判读);neural networks computer(神经网络计算机);computer-assisted signal processing(计算机辅助信号处理);statistical models(统计学模型);information storage and retrieval(信息存储检索);software(软件);cluster analysis(聚类分析);image enhancement(图像增强);biological models(生物学模型);user-computer interface(人-机交互);numerical analysis(数值分析)…

人工智能应用于医疗的时代已经到来。有需求、有供给的快速发展市场是新技术兴起需要的核心驱动力。在需求方面,有场景应用和商业模式的驱动;在供给方面,有算法技术的驱动。

5.4.2 医学人工智能技术在健康医疗大数据中的应用

在数据爆炸和人工智能分析方法日益进步的当下,医疗从业人员应用新的手段进行医学研究。与传统方式不同,医疗机构现在可以使用人工智能方法发现治疗过程中潜在的关系、模式、知识,可以有效地发现潜在药物的新疗法或药物不良反应,辅助医生提高诊断精度、预测方案疗效、降低医疗成本[1]、提高医疗水平。

下面将从临床数据、组学数据、影像数据和社交数据 4 个方面的数据进行阐述。

5.4.2.1 临床数据

一般而言,把一个患者进入医院后诊断、治疗的整个过程称为这个患者的临床过程[2](clinical process)。临床过程中所包括的各项检查及其结果、用药信息和手术信息等医疗干预的数据构成了临床数据。由于临床数据忠实并且详细记录了患者诊疗过程中发生的各种事件,是人工智能分析的绝佳训练集。目前临床数据在以下 4 个方面有非常广阔的应用前景。

1)临床医疗大数据在医药研究中的应用

在药品研发中,医疗卫生机构通过对患者的用药情况、身体指标转变、症状特点等大数据进行挖掘分析,根据不同药品的需求情况和治疗效果制订新的研发方案,更好地保证有效的投入产出比,降低生产成本,提高研发成功率[3]。徐华等人从海量电子病历数据中,依据患者的生存分析,发现现存药物的新疗效——治疗癌症的二甲双胍(metformin)也可以用来治疗糖尿病,且效果要好于传统的胰岛素方法[4]。Ji 等人基于预认知决策模型设计了多种算法用以发现药品不良反应中的低频因果关系,帮助发现了药品的不良反应[5]。

2)临床医疗大数据在个性化诊疗中的应用

通过对大数据研究分析制订的临床决策系统,能够根据医疗知识和临床数据对病例进行分析,根据不同病症提出个性化治疗方案,医生在此基础上再进一步根据实践经验、病症特点、检查检验结果对患者进行治疗,筛选最优的治疗方案,大大降低了误诊率,做到精准治疗[6]。Wang 等人提出基于大数据进行患者相似度分析,并结合药物、费用等其他信息,进行个性化诊疗[7]。

3)临床医疗大数据在风险预测中的应用

疾病风险评估是研究致病危险因素与特定疾病发病率、死亡率之间数量依存关系及规律的技术,被普遍认为是进行疾病防治的核心环节[8]。全面、准确的风险评估是心血管疾病诊疗和管理的基础。在老年群体中,心力衰竭是导致发病致死的主要原因,且治疗心力衰竭花费高昂,美国佐治亚理工学院计算机系 Sun Jimeng 等人学习纵向病例数据,基于 65 336 名患者构建深度循环神经网络,预测心力衰竭患者 18 个月后(或 36 个月后)发生终点事件的概率,提醒医生患者应提早治疗,预防或延缓心力衰竭发病,降低医疗成本[9];Hu 等人结合机器学习技术,基于电子病历建立急性冠状动脉综合征预测模型,对患者主要不良心血管事件进行预测,为医生提供临床决策支持,辅助医生制订合理的诊疗方案,从而减少患者发生不良事件的概率,营造更为详尽的医疗服务环境[10]。

4) 临床医疗大数据在医疗过程挖掘中的应用

医疗过程化是个性化医疗和精准医疗的一个重要阶段。要实现医疗过程化,必须要有丰富的临床知识和获取患者信息的能力[11]。临床的医疗行为往往会被各种信息系统记录下来,通过挖掘与分析,可获得相关知识,这些知识可以为临床人员提供帮助,用于过程的优化和改进,改进后的过程模型可以用于指导医疗实践。随着医学模式的转变,诊疗措施也发生变化。临床医生主要通过人工分析的方法检测并分析诊疗行为的变化趋势,周期长、效率低,且容易出错。殷良英等人提出基于概率主题模型及统计分析的诊断治疗措施变化趋势检测方法,及时发现和分析诊断治疗措施的变化,为改进临床路径提供优化建议,从而提高临床诊疗过程的服务质量[12]。

5.4.2.2　影像数据

在现代医疗过程中,对很多疾病,医生都需要通过研读患者的医学影像数据辅助诊断。但是受限于医学成像的技术原理,依据图像做出准确的判断并非易事,往往需要依赖医生本人的研读能力,因此需要长期的训练。与此同时,人工观察十分乏味,存在效率较低的缺陷。基于以上原因,依靠人工智能进行自动识别的研究十分火热,科学家希望基于各种方法赋予计算机自动识别病变部位的能力或者自动判别医学影像的病理性质的能力,从而提升各类疾病,特别是癌症的诊疗效果。目前,在这一领域有越来越多的研究人员使用深度学习的方法进行相关研究。

1) 基于卷积神经网络对影像区域分割

众所周知,癌症越早发现越有利于治愈,而癌症的早期发现在很大程度上依赖于计算机断层成像(CT)等成像方法[13]。在图像的自动判别领域,传统的识别方法一般使用经过定制修改的、面向专门问题设计过的算法训练数据进行预测。但是近年来,研究人员发现卷积神经网络是一种新的、不需要定制即可使用的方法。Ginneken 等人提出了一种基于卷积神经网络的判别方法,对 CT 图像中的早期肺癌区域(肺结节)进行识别。他们使用公开数据库提供的 865 份 CT 扫描数据,四位医生的目视筛选结果为"金标准",基于他们开发的自动识别系统进行判断,对肺结节的识别准确率达到 78.5%[14]。他们的研究表明,卷积神经网络在对医学成像数据的判断上有十分广阔的前景。

2）基于循环神经网络对影像病理进行分析

循环神经网络也用于对医学影像的病理分析,不同疾病的影像数据往往有较明显的差异。研究人员试图使用不同疾病影像数据的海量训练集对神经网络进行监督学习,从而得到能够对医学影像病理具备自动判断能力的模型。Bar 等人基于循环神经网络开发了识别系统,对 X 线图像的病理进行识别,取得了曲线下面积为 0.87~0.94 的成绩,证明了计算机自动识别 X 线图像病理的可行性[15]。

3）基于粒子群优化和人工蜂群算法进行 MRI 图像识别

与 2）类似,医生经常使用脑部 MRI 的结果辅助诊断,因此对患者的大脑 MRI 图像进行分类对诊断非常重要。Wang 等人提出了一种基于粒子群优化和人工蜂群的方法对患者的脑部图像进行识别。他们先基于小波变换在 MRI 图像中提取特征,再使用主成分分析法对数据进行处理,然后使用上述两种方法进行训练。最后对训练结果进行测试,发现训练的识别精度为 100%[16]。可以预见,人工智能技术将在今后的 MRI 识别中发挥重要作用。

医学影像分类长期以来都是一个十分热门的领域。多年来,研究人员使用了各种人工智能算法进行训练,试图使计算机能自动识别医学影像的相关信息。以前,研究人员更多使用诸如支持向量机、k 近邻等统计学习方法进行学习[17]。近些年,随着深度学习的兴起,使用循环神经网络、递归神经网络包括遗传算法的文献显著增多,人们期待深度学习把医学影像识别的能力提高到一个新的层次。与此同时人们发现,目前对于影像的分类研究多集中于 CT 等静态图像,随着技术的发展,超声等动态图像的区域识别或许会成为未来的研究热点。

5.4.2.3　社交数据

在移动互联网时代下,人与互联网的结合空前紧密。每个人每天都会大量使用社交网络服务(SNS)和搜索引擎,紧密的连接产生了大量的数据,研究人员认为这部分数据中或许蕴藏了提升医疗服务质量的信息。这也是目前最新也亟待研究的领域。

1）基于 SNS 记录的语义的分析

越来越多关心健康的患者和人们正在使用社交媒体分享关于个人健康和医生及治疗的信息。他们通过聊天或分享,从具有相同健康状况的其他同龄人的现实世界经验中学习,得到更多的医疗知识服务他们的生活。而对公共卫生人员而言,如果可以获知患者聊天的主题内容或分享的内容,他们就可以更有针对性地提供服务或教育,提升医疗水平。Huang 等人基于潜在狄利克雷分配模型,对来自 118 位 QQ 用户的聊天记录进行了分析,从中提取出了孕妇在分娩后一段时间内聊天时的 6 个主题相关的词汇[18]。

无独有偶,除了 QQ 这样的私人聊天工具之外,公共平台上的数据信息也可以用于挖掘。Lin 调取了美国最大的点评网站 Yelp 上 6 914 名消费者对于医院的评价信息,通过自然语言处理(NLP)技术对各个医院的点评信息进行处理,生成每个点评句子的分析树(parse tree)和依赖树(dependency tree),基于处理结果对所有医院的服务质量进行了评分,希望据此对医院服务进行评估,从而达到提升医疗效果的目的[19]。

2) 基于搜索引擎的预测

谷歌流感趋势(Google Flu Trend)预测是已有的最大规模的大数据应用实践之一。谷歌公司认为每个人的搜索内容代表了他当前需要的信息,因此可以基于某个区域的人查询"流感"的频率判断流感是否已经波及当前区域。基于这个假设,谷歌在几年前向全世界发布了流感区域预测模型。由于传统统计方法在进行数据汇总时耗时巨大,使得公共卫生部门的流感传播数据一般要延迟两周的时间才能发布,但是谷歌公司直接通过每个人利用搜索引擎的搜索内容进行流感波及区域判别,得到了近乎实时的流感传播信息,成功地预测了流感的传播范围[20]。

基于社交媒体进行数据挖掘是一个非常新的领域,相比于影像学资料的数据挖掘已经可以得到非常优秀的结果,基于社交数据的医疗挖掘还处于起步期,哪怕是其中最为著名的谷歌流感趋势预测最后也面临严重的估计失准问题而不得不宣告失败[21]。一方面,社交数据虽然数据量大,但是由于来源杂乱无章,很难对数据本身进行充分的认识从而选择最优的模型进行分析;另一方面,由于很难对数据本身进行充分的认识,也很难对结果的优劣进行评估,非常容易出现过拟合的问题。总体而言,利用人工智能对社交数据进行分析是大势所趋,虽然目前相关研究才刚刚起步,但是相信未来这方面会有很大的发展空间。

5.4.2.4　组学数据

组学(omics)是一个分子生物学概念,主要分为基因组学、蛋白质组学、代谢组学等。"组学"一般指的是研究基因、蛋白质、代谢系统的结构及功能的学科,是一种基础研究。在人类基因组计划已经完成之后,蛋白质组学成为当下的热点。当前,研究者可以较为方便地测定蛋白质的氨基酸序列(一级结构),但是由于蛋白质在特定的空间结构下才能发挥生物活性,蛋白质的空间结构也是必须测得的。以往的研究中,一般依据X射线衍射或者核磁共振的方法进行蛋白质空间结构预测,但是这两种方案效率较低,无法满足当今测得一级结构的蛋白质呈指数级暴涨的情况下,对空间结构预测方法效率的需求。因此研究者现在更加倾向于使用人工智能的方法对蛋白质的空间结构进行预测[22]。

1) 基于统计学习的方法

蛋白质的空间结构预测方法往往是使用统计学习方法加上一定的其他信息后进行比较,如氨基酸序列信息。在常用的机器学习预测模型中,神经网络和支持向量机均具备良好的分类效果,被研究者广泛运用。一般使用支持向量机算法预测蛋白质二级结构时,准确度可以达到70%以上。

后来,研究人员在预测时使用人工神经网络,并且引入了同源序列对比方法。在这种条件下表现较好的 PSIPRED 方法预测蛋白质结构的平均准确率达到 78%[22]。

2) 基于深度学习方法

Jo 等人首次尝试使用深度学习解决蛋白质结构是否折叠的问题。基于深度学习方法预测蛋白质结构是否折叠,就是把蛋白质折叠识别问题视为二进制分类问题。通过无监督学习把一组初始输入特征映射到高层次,最终提高监督学习任务的预测精度。从最终的结果来看,在蛋白质家族层级上,基于深度学习的预测模型的精度达到 85% 左右,进一步提升了预测的精准度[23]。

5.5 小结与展望

在如今的时代,信息产生的速度越来越快,一方面移动互联网和可穿戴设备的蓬勃发展使得万物互联的构想正在一步一步变成现实,每个人每天都在制造远超以往的信息;另一方面,医疗系统电子化把以往模拟的、纸质的信息保存到数据中心中,原本不可以使用计算机分析的数据现在也可以使用计算机进行分析。传统的分析方法会逐渐不适应现在已经呈爆炸式增长的数据,因此必须采取全新的方法获取知识,验证知识。就目前来看,人工智能是其中最合适的办法。2016 年的世界经济论坛将开放人工智能系统列为十大最重要的新兴技术之一。随着数据量的增长和算法的进步,人工智能的应用将对消费者越来越有用,在医疗和医疗保健方面尤其如此[24]。

医疗健康与人类的生产生活息息相关,如何更好地利用技术服务人类,促进人类的发展,在"大数据时代"背景下变得更加迫切。人工智能在医疗领域的研究应用,不仅仅可以为人类带来更好的医疗健康服务,更为重要的是,在应用的过程中人工智能可以不断发现新的知识内容,促进医学知识和医学技术的进步[25]。虽然健康医疗大数据挖掘技术还处于初级阶段,我国的医疗信息化发展仍面临巨大的挑战,但是随着我国医疗行业的快速发展、信息技术和医疗的不断融合、健康医疗市场的不断扩大,这样的挑战也带来了前所未有的机遇,通过提高大数据分析技术、加强隐私保护和数据安全,将为国家、社会带来效益[26]。

参考文献

[1] 董诚,林立,金海,等. 医疗健康大数据:应用实例与系统分析[J]. 大数据,2015,1(2):78-89.
[2] Huang Z, Lu X, Duan H. Latent treatment pattern discovery for clinical processes[J]. J Med Syst, 2013, 37(2):9915.
[3] 朱蕊,彭龑. 医疗大数据的应用[J]. 中国西部科技,2015,14(5):95-97.
[4] Xu H, Aldrich M C, Chen Q, et al. Validating drug repurposing signals using electronic health

records：a case study of metformin associated with reduced cancer mortality[J]．JAMIA，2015，22(1)：179．

[5] Ji Y，Ying H，Tran J，et al．A method for mining infrequent causal associations and its application in finding adverse drug reaction signal pairs[J]．IEEE Trans Knowl Data Eng，2013，25(4)：721-733．

[6] 林青.大数据在医疗卫生系统中的应用[J].电脑编程技巧与维护,2016(7)：48-49．

[7] Wang X，Wang F，Hu J，et al．Towards actionable risk stratification：A bilinear approach[J]．J Biomed Inform，2015，53：147-155．

[8] 龚幼龙.社会医学[M].北京：人民卫生出版社,2000．

[9] Choi E，Schuetz A，Stewart W F，et al．Using recurrent neural network models for early detection of heart failure onset[J]．JAMIA，2017，24(2)：361-370．

[10] Hu D，Huang Z，Chan T M，et al．Utilizing Chinese admission records for MACE prediction of acute coronary syndrome[J]．Int J Environ Res Public Health，2016，13(9)：912．

[11] Peleg M．Computer-interpretable clinical guidelines：a methodological review[J]．JBI，2013，46(4)：744-763．

[12] 殷良英,董蔚,黄正行,等.面向临床路径的医疗行为变化趋势检测与分析[J].中国生物医学工程学报,2015,34(3)：272-280．

[13] Aberle D R，Adams A M，Berg C D，et al．Reduced lung-cancer mortality with low-dose computed tomographic screening[J]．N Engl J Med，2011，365：395-409．

[14] van Ginneken B，Setio A A A，Jacobs C，et al．Off-the-shelf convolutional neural network features for pulmonary nodule detection in computed tomography scans[C]//IEEE 12th Int Symp Biomed Imag，2015：286-289．

[15] Bar Y，Diamant I，Wolf L，et al．Chest pathology detection using deep learning with non-medical training[C]//IEEE 12th Int Symp Biomed Imag，2015：294-297．

[16] Wang S，Zhang Y，Dong Z，et al．Feed-forward neural network optimized by hybridization of PSO and ABC for abnormal brain detection[J]．Int J Imaging Syst Technol，2015，25(2)：153-164．

[17] Sivasundari S．Review of MRI image classification techniques[J]．IJRSCSE，2014，1(1)：21-28．

[18] Wang T，Huang Z，Gan C．On mining latent topics from healthcare chat logs[J]．J Biomed Inform，2016，61：247-259．

[19] Rastegar-Mojarad M，Ye Z，Wall D，et al．Collecting and analyzing patient experiences of health care from social media[J]．JMIR Res Protoc，2015，4(3)：e78．

[20] Cook S，Conrad C，Fowlkes A L，et al．Assessing Google flu trends performance in the United States during the 2009 influenza virus A (H1N1) pandemic[J]．PLoS One，2011，6(8)：e23610．

[21] Butler D．When Google got flu wrong[J]．Nature，2013，494(7436)：155-156．

[22] 张安胜.深度学习在蛋白质二级结构预测中的应用研究[D].合肥：安徽大学,2015．

[23] Jo T，Hou J，Eickholt J，et al．Improving protein fold recognition by deep learning networks[J]．Sci Rep，2015，5：17573．

[24] Hamet P，Tremblay J．Artificial intelligence in medicine[J]．Metabolism，2017，69S：S36-S40．

[25] 颜延,秦兴彬,樊建平,等.医疗健康大数据研究综述[J].科研信息化技术与应用,2014,5(6)：3-16．

[26] 沈韬,崔泳.医疗大数据：期望与现实[J].中国数字医学,2015,10(7)：2-4．

索　　引